Sozialpflege

Miteinander leben – füreinander arbeiten

von

Elke Koch
Christine Neumann
Dr. Wolfgang Schmidt

8., durchgesehene Auflage

Dr. Felix Büchner – Handwerk und Technik · Hamburg

ISBN 978-3-582-10830-2 Best.-Nr. 4755

Verlag Dr. Felix Büchner – Verlag Handwerk und Technik GmbH,
Lademannbogen 135 · 22339 Hamburg · Postfach 63 05 00 · 22331 Hamburg – 2018
E-Mail: info@handwerk-technik.de – Internet: www.handwerk-technik.de

Umschlagfoto: iStockphoto, Berlin
Layout und Satz: PER MEDIEN & MARKETING GmbH, 38102 Braunschweig
Druck: STANDARTU SPAUSTUVE, 02189 Vilnius, Litauen

Vorwort

Das Buch eignet sich vor allem für Schülerinnen und Schüler der Berufsfachschulen für Sozialpflege, Sozialwesen und sozialpflegerische Assistenz. Ziel ist der Erwerb beruflicher Handlungskompetenz für den Umgang mit Menschen verschiedener Altersstufen.
Das Buch verknüpft die Vermittlung von Basiswissen mit sozialpädagogischen/sozialpflegerischen Handlungsmöglichkeiten. Im Mittelpunkt steht der Mensch mit seiner Entwicklung, in unterschiedlichen Lebenslagen sowie mit seinen individuellen Bedürfnissen. Die Themen werden anschaulich mithilfe zahlreicher Fallbeispiele erarbeitet.
Das Buch ist in elf Kapitel gegliedert, die sich an den Lernfeldern der Bundesländer orientieren. Die Lehrpläne der einzelnen Bundesländer unterscheiden sich in der Anzahl der ausgewiesenen Lernfelder sowie den darin aufgeführten Inhalten und ihrer Gewichtung. Die in diesem Buch vorgenommene Zuordnung der Themen zu den einzelnen Kapiteln ist deshalb nicht immer deckungsgleich mit dem jeweiligen Landeslehrplan.

Zum Aufbau des Buches:

- Jedes Kapitel beginnt mit einem oder mehreren Fallbeispielen und/oder bildlichen Darstellungen, die ebenso wie die sich anschließenden Aufgaben die Schülerinnen und Schüler zu den Lerninhalten hinführen sollen.
- Die jeweiligen Themen und Problemstellungen sind durch Abbildungen anschaulich aufbereitet.
- Zahlreiche in den Text integrierte Aufgaben und Handlungsaufforderungen regen zu einer aktiven Auseinandersetzung mit Problembereichen und einem kritischen Hinterfragen des eigenen Standpunkts an. Dies fördert die Eigentätigkeit der Schülerinnen und Schüler und hilft ihnen, Problemsituationen in der Praxis erfolgreich zu bewältigen.
- Am Ende eines jeden Kapitels erfolgt eine Zusammenfassung der wichtigsten Inhalte.
- Die Aufgaben am Kapitelende dienen der Wiederholung und selbsttätigen, vertieften Auseinandersetzung mit den behandelten Themen.

Im Buch wird überwiegend die weibliche Form verwendet. Selbstverständlich ist mit der jeweiligen Form immer auch das andere Geschlecht angesprochen.
Vorschläge zur Korrektur und Weiterentwicklung sowie konstruktive Kritik werden gern entgegengenommen.

Autoren und Verlag

1 Berufsfeld Sozialwesen, Berufe und Anforderungen im Überblick

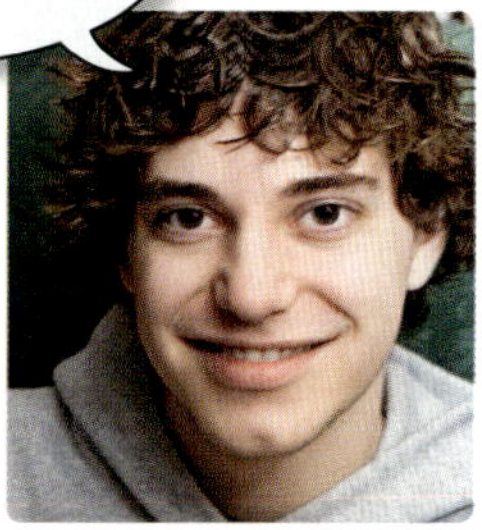
Ich möchte etwas mit Menschen zu tun haben.
Florian

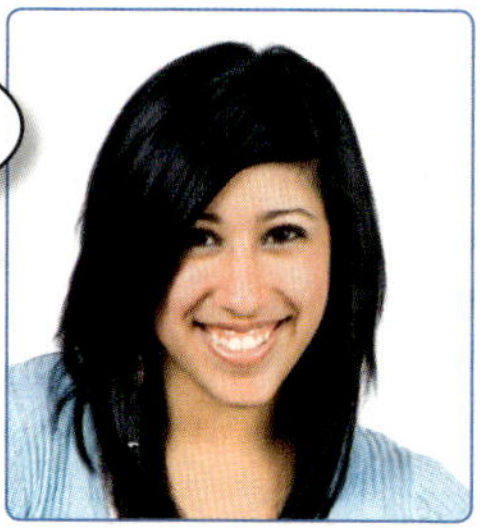
Mir tun Menschen mit Behinderungen leid. Ich möchte ihnen helfen.
Aynur

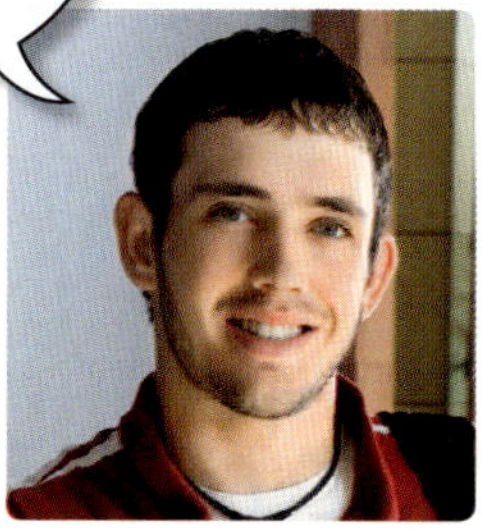
Mein Vater ist Erzieher. Der kennt so viele Spiele. Das finde ich prima.
Louis

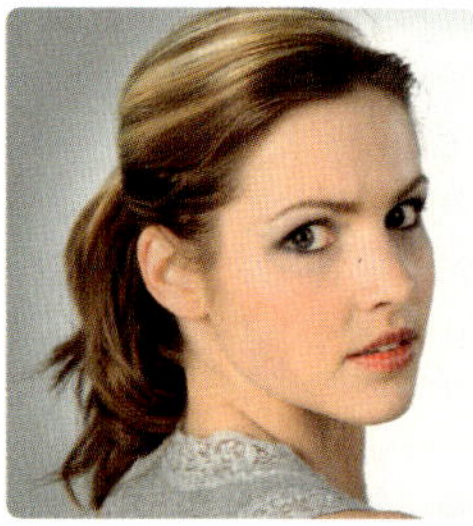
Meine Oma war in einem furchtbaren Heim. Keiner hatte Zeit, sie war viel alleine und immer musste alles schnell gehen und auf die Minute genau. Das möchte ich ändern.
Katrin

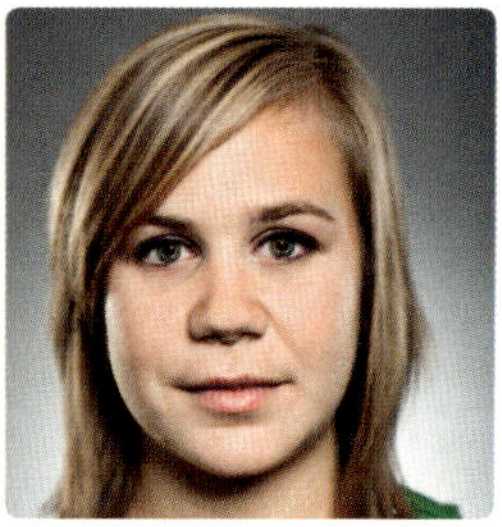
Meine Tante hat Gesundheits- und Krankenpflegerin gelernt. Seit sie Kinder hat, arbeitet sie mehrmals im Monat als Nachtwache. So kann sie Familie und Beruf gut vereinen. Das ist mir wichtig.
Eva-Maria

AUFGABEN

1. Welche Berufe werden von den einzelnen Personen angesprochen?
2. Was könnte man Florian raten?
3. Welche Motive für die Berufswahl werden aus den Aussagen deutlich?
4. Warum haben Sie sich für dieses Berufsfeld oder diesen Beruf entschieden?
5. Wer oder was hat Sie dabei beeinflusst und wo haben Sie sich informiert?

1.1 Berufe und Ausbildungen im sozialpädagogischen/sozialpflegerischen Bereich

Zum Berufsfeld Sozialwesen gehören alle Berufe, bei denen der Mensch mit seinen Bedürfnissen in unterschiedlichen Altersstufen und Lebenssituationen im Mittelpunkt steht. Man kann sie unterteilen in:

- sozialpädagogische Berufe und
- sozialpflegerische Berufe.

Sozialpädagogische/sozialpflegerische Berufe gehören zu den personenbezogenen sozialen Dienstleistungsberufen. Viele dieser Berufe sind in den Bundesländern nicht einheitlich geregelt. Das bedeutet: Jedes Bundesland erlässt eigene Ausbildungs- und Prüfungsordnungen. Dadurch können sich Unterschiede ergeben bei:

der Berufsbezeichnung
So wird beispielsweise die Ausbildung für den Tätigkeitsbereich „Familien mit Unterstützungsbedarf" in einigen Bundesländern mit der Berufsbezeichnung „Familienpflegerin", in anderen mit „Haus- und Familienpflegerin" abgeschlossen.

der Ausbildungsdauer
Das trifft beispielsweise auf die Ausbildung zur Kinderpflegerin zu, die zwischen zwei und drei Jahren dauert.

den Ausbildungsinhalten
Das betrifft die Fächer, die Unterrichtsthemen und die Anzahl der Wochenstunden.

den Prüfungsregelungen
Dies gilt z. B. für die Anzahl der Prüfungsfächer.

den Abschlussberechtigungen
In einigen Bundesländern ist es möglich, mit dem Berufsabschluss auch einen höherwertigen, allgemeinbildenden Abschluss zu erwerben, z. B. die Gleichstellung mit dem mittleren Schulabschluss.

den angebotenen Ausbildungen
Ferner gibt es Berufe, die nur in wenigen Bundesländern vertreten sind.

Hier einige Beispiele:
- Sozialhelfer/-in
- Sozialbetreuer/-in
- Pflegefachhelfer/-in
- Alltagsbetreuer/-in
- Sozialassistent/-in
- Gesundheits- und Pflegeassistent/-in
- Heilerziehungsassistent/-in
- Heilerziehungshelfer/-in

den Fort- und Weiterbildungen
In allen Bundesländern gibt es vielfältige Aus-, Weiter- und Fortbildungen, die auf einer Einstiegsqualifizierung aufbauen. Das kann
- eine einschlägige Berufsfachschule (BFS) ohne Berufsabschluss sein, wie beispielsweise die BFS Gesundheit, Sozialwesen oder Sozialpflege, und/oder
- eine sozialpädagogische oder sozialpflegerische Erstausbildung, wie sie beispielhaft in der Tabelle unten links dargestellt werden.

Zu den Weiterqualifizierungen gehören Berufe wie z. B.:
- Altenpfleger/-in
- Erzieher/-in
- Heilerziehungspfleger/-in
- (Haus- und) Familienpfleger/-in
- Fachwirt/-in im Gesundheits- und Sozialwesen
- Fachkraft für Gerontopsychiatrie

Die hier aufgelisteten Aus- und Weiterbildungen werden nicht in allen Bundesländern angeboten.

Um den Übergang in den Hochschulbereich zu ermöglichen, haben alle Bundesländer die Fachoberschule (FOS) eingerichtet.
In einigen Bundesländern gibt es auch die Berufsoberschule (BOS) im Bereich (Gesundheits- und) Sozialwesen.

Beide Bildungsgänge
- vermitteln mit ihren Abschlüssen die Hochschulzugangsberechtigung und ermöglichen damit die Aufnahme eines Studiums: die Fachoberschule an der Fachhochschule und die Berufsoberschule an der Universität,
- bieten damit die Möglichkeit zu einer Karriereplanung.

AUFGABEN

1. Informieren Sie sich über Ausbildungsmöglichkeiten, -bedingungen und -schwerpunkte sowie über mögliche Einsatzorte im Bereich Sozialwesen in Ihrem Bundesland.
2. Tragen Sie Ihre Ergebnisse in einer Tabelle zusammen und stellen Sie diese in der Klasse vor.

Bearbeiten Sie die Aufgaben in einer Kleingruppe.

1.2 Tätigkeitsfelder und Aufgaben

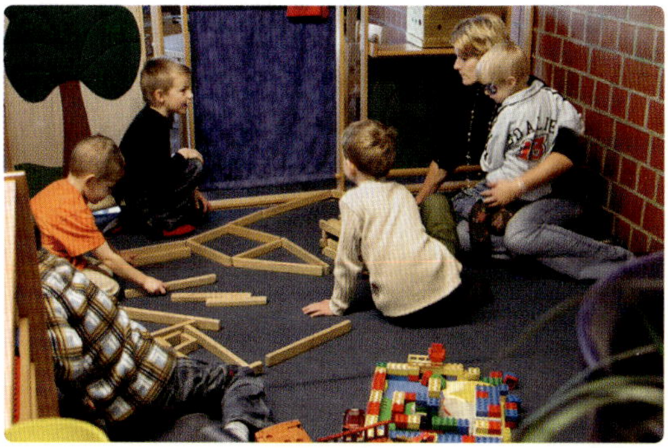

■ Beschäftigung im Kindergarten

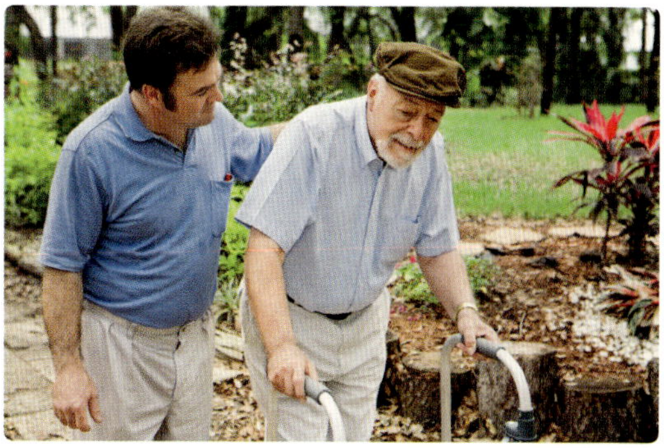

■ Betreuung von Menschen mit Behinderungen

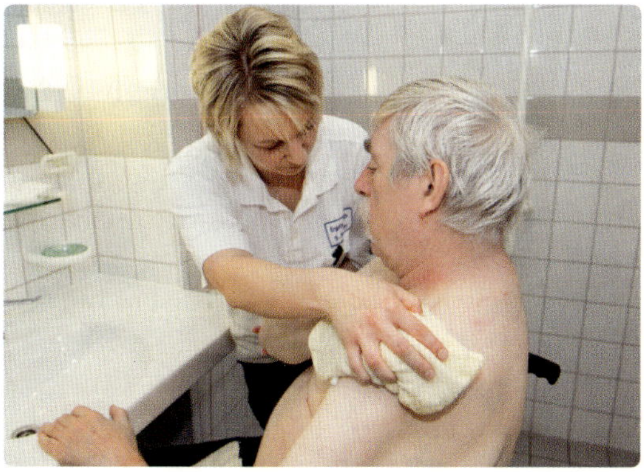

■ Altenpflege

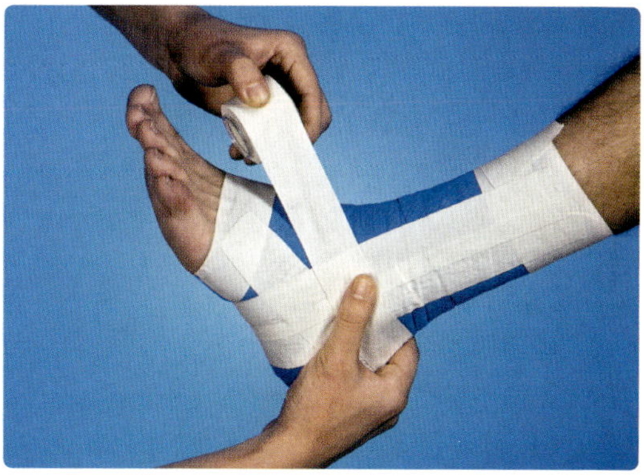

■ Anlegen eines Verbands

AUFGABE

Beschreiben Sie die Bilder und die jeweils ausgeübte Tätigkeit.

Die Einstiegsberufe in das Berufsfeld Sozialwesen wie z. B. Kinderpflegerin, Sozialhelferin, -betreuerin oder -assistentin[1] qualifizieren für eine Mitarbeit in unterschiedlichen Einsatzorten, wie auch aus den Abbildungen deutlich wird.

1.2.1 Tätigkeitsfelder

Sozialpflegerinnen können in Einrichtungen der Alten-, Behinderten-, Familien- sowie der Kinder- und Jugendhilfe arbeiten sowohl im stationären, teilstationären, ambulanten als auch privaten Bereich.

[1] Im weiteren Text zusammenfassend als Sozialpflegerin bezeichnet.

In den Einrichtungen der **Altenhilfe** verrichten die Sozialpflegerinnen überwiegend hauswirtschaftliche, versorgende und pflegerische Aufgaben.

In den Einrichtungen der **Behindertenhilfe** sind sie mitverantwortlich für die Betreuung, Anleitung und Förderung von Menschen mit Behinderungen.

In der **Familienhilfe** steht die hauswirtschaftliche Versorgung im Mittelpunkt der beruflichen Tätigkeit. Sozialpflegerinnen übernehmen in Absprache mit der Hausfrau oder dem Hausmann – und häufig auch in deren Abwesenheit – die Pflege und Betreuung von Kindern, kranken oder alten Menschen und verrichten hauswirtschaftliche Tätigkeiten.

In Einrichtungen der **Kinder- und Jugendhilfe** ergänzen sie das sozialpädagogische Team und verrichten vorwiegend pflegerische und hauswirtschaftliche Tätigkeiten.

1.2.2 Aufgaben

Im Berufsfeld Sozialwesen lassen sich vier Tätigkeitsschwerpunkte unterscheiden: **Pflegen, Versorgen, Betreuen** sowie **Erziehen (und Bilden)**. Bei den sozialpädagogischen Berufen überwiegen pädagogische Aufgaben wie Erziehung, Bildung (und Betreuung), bei den sozialpflegerischen Berufen (neben der Betreuung) Pflege und Versorgung.
Ziel aller Tätigkeiten ist die **Unterstützung** und **Förderung** der Menschen in der jeweiligen Altersstufe und Lebenssituation.

Unterstützung

Fachkräfte begleiten Menschen bei ihrer Lebensführung und leisten Hilfestellungen bei gesundheitsfördernden, pflegerischen und erzieherischen Maßnahmen nach dem Grundsatz: **So viel wie nötig, so wenig wie möglich.**

Die Unterstützung kann sich auf folgende Bereiche beziehen:

- Erhalt und Erwerb von Gesundheit
- Ernährung
- Haushalt und Wohnen
- Inanspruchnahme von Diensten
- Lebensgestaltung
- Entwicklung

Sie ist abhängig von der persönlichen Situation des zu betreuenden Menschen und den Bedingungen seines Umfelds. Das bedeutet: Menschen in besonderen Lebenslagen werden Hilfestellungen z. B. bei der Grundpflege, der Haushaltsführung, der Teilnahme am gesellschaftlichen Leben und dem Erwerb von neuen Fähigkeiten gegeben, damit

- sie ihre Eigenständigkeit erhalten oder wieder erwerben,
- sie möglichst unabhängig und selbstbestimmt leben können.

Förderung

Die Förderung orientiert sich an den Bedürfnissen und Möglichkeiten der zu Betreuenden. Das bedeutet beispielsweise:
Kinder erwerben neue Fähigkeiten durch verschiedenartige Beschäftigungsangebote und vielfältige Anregungen sowie ein beobachtendes und überlegtes Erzieherverhalten (vgl. Kap. 6).

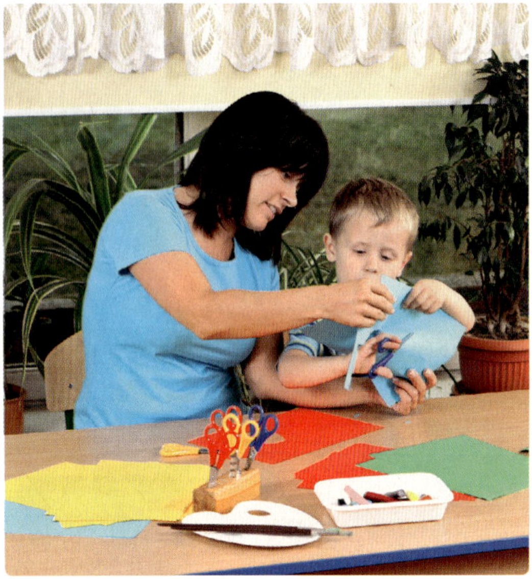

Kind mit Erzieherin übt schneiden

Kranke Menschen oder Menschen mit Beeinträchtigungen können durch gezielte Maßnahmen bereits erworbene Fähigkeiten erhalten, wieder erwerben oder neu erwerben (vgl. Kap. 8 und 9).

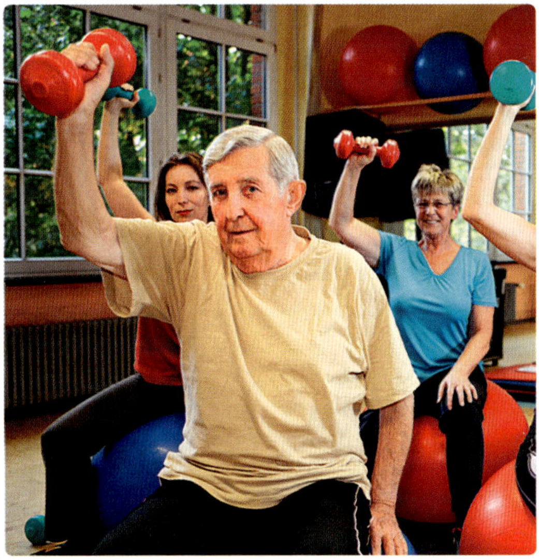

Bewegungsstunde

Zur Förderung des alten Menschen gehört das **Aktivieren.** Das bedeutet, dass man ihm Mut macht und ihn anregt, etwas (selbst) zu tun. Ein wichtiger Aspekt ist dabei, zwischenmenschliche Beziehungen und die Teilnahme am gesellschaftlichen Leben zu fördern. Alte Menschen ziehen sich häufig zurück, weil sie sich nichts mehr zutrauen, und verlieren dadurch viele soziale Kontakte. Dem sollten Betreuungspersonen unbedingt entgegenwirken.

BEISPIELE

Sie absolvieren Ihr Praktikum in einer Familie. Mit drei Vorschulkindern wollen Sie basteln. Sven sagt: „Da mach ich nicht mit, das kann ich sowieso nicht."

Im Altenheim wird ein Computerkurs angeboten. Herr Schneider sagt: „Was soll das, das ist nichts mehr für mich."

AUFGABEN

1. Wählen Sie ein Beispiel aus und überlegen Sie in einer Kleingruppe, wie Sie sich verhalten könnten.
2. Spielen Sie die Situation im Rollenspiel nach.

1.3 Anforderungen

BEISPIEL 1

Zwei alte Damen in einem Altenheim unterhalten sich: „Ich fühle mich hier sehr wohl. Schwester Annemarie ist immer freundlich und kann gut zuhören." „So grundsätzlich kann ich das gute Klima nicht bestätigen. Haben Sie neulich nicht auch beobachtet, wie ungeduldig, geradezu aggressiv Schwester Gudrun mit Herrn Huber umgegangen ist?" „Naja, Herr Huber ist aber auch ein nörgeliger Herr." „Und außerdem Schwester Gudruns Bemerkung zum Bufdi: ‚Frau Meier hatte schon wieder die Hose voll. Es stank und war eklig. Kann die sich nicht beherrschen!?'"

BEISPIEL 2

Die Heimleitung bei einer Mitarbeiterbesprechung in einer Einrichtung: „Es hat ein paar Vorfälle gegeben, die ich heute ansprechen möchte: Zunächst möchte ich ein Lob weitergeben. Die neuen Beschäftigungs- und Bewegungsangebote sind bei allen besonders gut angekommen.
Nun zu der Pünktlichkeit einiger Mitarbeiter/-innen.
Es kann vorkommen, dass man sich mal verspätet, aber das muss eine Ausnahme bleiben.
Noch ein Punkt: Vor ein paar Tagen habe ich eine Nachfrage von Angehörigen bekommen, wer das denn sei mit den ‚Gruftiklamotten'. Die machten einem ja regelrecht Angst. Dem kann ich nur zustimmen."

AUFGABEN

3. Welche Eigenschaften und Anforderungen an das Personal einer sozialen Einrichtung werden aus den Beispielen deutlich?
4. Stimmen Sie den Forderungen der Heimleitung zu? Begründen Sie Ihre Haltung.
5. Nennen Sie weitere Eigenschaften, die Sie bei der professionellen Arbeit mit Menschen für wichtig halten. Begründen Sie Ihre Aussagen.

Bearbeiten Sie die Aufgaben in einer Gruppe.

Im Mittelpunkt sozialpädagogischer/sozialpflegerischer Berufe steht der Umgang mit Menschen, die Betreuung in Anspruch nehmen oder benötigen und/oder auf Hilfe angewiesen sind.
Diese Menschen haben Bedürfnisse, Erwartungen und Wünsche, mit denen Fachkräfte sich auseinandersetzen müssen. Dabei sind Fragen hilfreich wie z. B.:

- Sind die Wünsche oder Erwartungen erfüllbar?
- Sind sie berechtigt?
- Ist die Erfüllung/Befriedigung leistbar?
- Wie kann man sie optimal erfüllen?

Das erfordert viele Kenntnisse, Fertigkeiten und Fähigkeiten (Kompetenzen).

D **Kompetenzen** sind Fähigkeiten eines Menschen, die vermittelt, erworben oder erlernt werden.

Man unterscheidet folgende Arten:

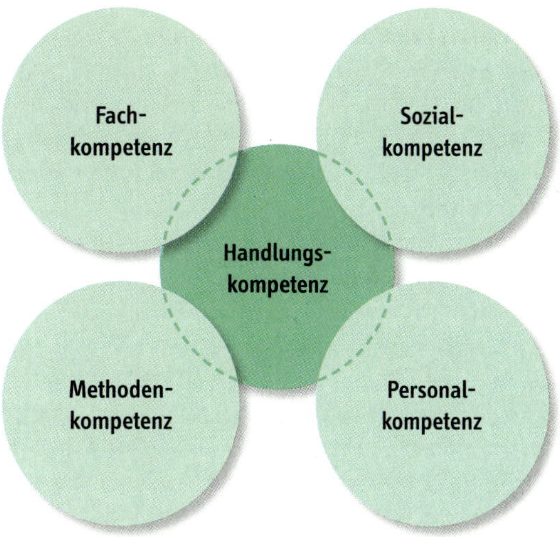

Die folgende Tabelle zeigt beispielhaft auf, was man unter den einzelnen Kompetenzarten versteht.

Kompetenzart	beinhaltet z. B.
Fachkompetenz	Kenntnisse über Entwicklung, Pflegekonzepte, Gesetze; Fertigkeiten im Umgang mit Geräten und Material; Fähigkeit, Aufgaben und Probleme eigenständig zu lösen
Personalkompetenz (Selbstkompetenz)	Motivation, Selbstvertrauen, Urteilsfähigkeit
Sozialkompetenz	Teamfähigkeit, Verantwortungsbewusstsein, Fähigkeit zum Aufbau von Beziehungen
Methodenkompetenz	Beherrschen von Lern- und Arbeitstechniken, sach- und situationsgerechtes Anwenden von Techniken und Verfahren

Das Zusammenspiel der dargestellten Kompetenzarten bezeichnet man als **Handlungskompetenz**.

Jeder, der in diesem Bereich mit und an anderen Menschen arbeitet, sollte folgende **persönliche Grundvoraussetzungen** mitbringen:

- die Freude an der Arbeit mit Menschen und an praktischem Tun
- die Bereitschaft zu körperlichen Tätigkeiten
  Mit Kindern muss man sich bewegen und in Gefahrensituationen spontan reagieren.
  Alte und kranke Menschen müssen gestützt werden.
- keine Abneigung gegen Körperkontakt
  Die zu Betreuenden müssen manchmal spontan in den Arm genommen und getröstet werden.
  Menschen mit Beeinträchtigungen müssen häufig bei der Körperpflege unterstützt und gewaschen werden.
- die Fähigkeit zur Überwindung von Ekelgefühlen (s. Beispiel 1, S. 11)
- Interesse an gestalterischen, pädagogischen und anleitenden Tätigkeiten (s. Beispiel 2, S. 11)
- Leistungsbereitschaft
- Respekt
- eine gute Wahrnehmungs- und Beobachtungsfähigkeit, um die individuellen Fähigkeiten, Erwartungen und Bedürfnisse in der jeweiligen Lebenssituation zu erkennen und entsprechend zu handeln (vgl. Kap. 2)

Folgende Eigenschaften und **grundlegende Fähigkeiten** sind außerdem unverzichtbar:

- **Einfühlungsvermögen (Empathie),** das bedeutet das Erkennen und Annehmen der individuellen Bedürfnisse des zu betreuenden Menschen,
- **Verantwortungsbewusstsein,** das bedeutet Zuverlässigkeit, u. a. aber auch das Abstimmen der Tätigkeiten auf die individuellen Bedürfnisse des zu betreuenden Menschen,
- **Toleranz und Wertschätzung,**
- **Flexibilität,**
- **Zuwendung,**
- **Selbstständigkeit,**
- **psychische Belastbarkeit**
  im Umgang mit kranken und sterbenden Menschen sowie in Stresssituationen, z. B. bei lärmenden, sehr lebhaften Kindern oder in einer Notfallsituation (vgl. Kap. 10),
- **Bereitschaft zur Mitarbeit im Team,**
  das bedeutet kommunikativ, kritikfähig, reflexionsfähig und kontaktfreudig zu sein (vgl. Kap. 3, 4, 5).

Wichtig ist auch das **Erscheinungsbild** (s. Beispiel 2, S. 11):

- für Kinder und Jugendliche sind Fachkräfte Vorbild,
- für alte Menschen und Menschen mit Behinderungen ist eine Fachkraft eine Person, von der sie sich angenommen fühlen.

Als sozialpädagogische/sozialpflegerische Fachkraft muss man Beziehungen zu den Betreuten aufbauen, um eine erfolgreiche, bedürfnisorientierte Arbeit zu leisten. Das beginnt mit dem ersten Eindruck, der Untersuchungen zufolge sehr dauerhaft ist.

Um diese Anforderungen erfüllen zu können, bedarf es einer stabilen Persönlichkeit (vgl. Kap. 3).

AUFGABEN

1. *Ein Bewohner hat sich eingekotet und seinen Stuhl/Kot im Raum verschmiert. Sie betreten das Zimmer.*
   a) Was empfinden Sie und wie reagieren Sie?
   b) Spielen Sie die Situation im Rollenspiel mit wechselnden Rollen nach.
   c) Wie haben Sie sich dabei jeweils gefühlt?
2. Bewerten Sie die Berufswahlmotive von Seite 7.
3. Was versteht man unter Lernkompetenz?

ZUSAMMENFASSUNG

- Sozialpädagogische/sozialpflegerische Berufe sind Dienstleistungsberufe mit den Schwerpunkten Pflegen, Versorgen, Betreuen sowie Erziehen (und Bilden).
- Die Ausbildungen in den einzelnen Bundesländern unterscheiden sich hinsichtlich der Berufsbezeichnung, der Ausbildungsdauer, der Ausbildungsinhalte, der Prüfungsregelungen und der Abschlussberechtigungen.
- In allen Bundesländern gibt es weiterführende Ausbildungsangebote.
- Ziel der beruflichen Tätigkeit ist die Unterstützung, Förderung und Aktivierung der jeweiligen Zielgruppe.
- Der Umfang der Dienstleistungen ist abhängig von der Lebenssituation, den Bedürfnissen und den Wünschen der betreuten Personen.
- Für die Ausübung der sozialen Dienstleistungsberufe sind umfangreiche Kenntnisse, Fertigkeiten und Fähigkeiten (Kompetenzen) erforderlich.
- Man unterscheidet Fach-, Personal-, Sozial- und Methodenkompetenz, die zusammen die Handlungskompetenz bilden.
- Für die professionelle Arbeit mit und an Menschen sind persönliche Voraussetzungen wie beispielsweise Freude am Umgang mit Menschen, körperliche und psychische Belastbarkeit sowie das Fehlen von Ekelgefühlen unverzichtbar.

AUFGABEN

1. Wählen Sie einen der folgenden Schwerpunkte
   - Arbeit mit Kindern und Jugendlichen,
   - Arbeit mit Menschen mit Behinderungen oder
   - Arbeit mit alten Menschen.

   Informieren Sie sich,
   a) welche Ausbildungen es in diesem Bereich gibt,
   b) welche Anforderungen in besonderem Maße dort auf Sie zukommen und
   c) diskutieren Sie Ihre Ergebnisse in der Klasse.
2. *Als Sandra in Ihrer Clique erzählt, dass sie mit alten Menschen arbeiten will, kommen folgende Sprüche:*
   - *„Igitt, die stinken doch."*
   - *„Und dann musst du dir immer anhören, was vor fünfzig Jahren war."*
   - *„Oh, und dieses Gesabber am Tisch. Ich kenn' das von meinem Opa."*

   Wie würden Sie sich verhalten und was könnten Sie antworten?
3. Was verstehen Sie unter einer guten Dienstleistung? Muss man sich alles gefallen lassen? Diskutieren Sie Ihre Überlegungen in der Klasse.
4. Informieren Sie sich in Tagespresse und Internet über Stellenangebote und Anforderungen für Ihren Bereich.
5. Welche Eigenschaften und Fähigkeiten sind Ihrer Meinung nach für soziale Berufe wichtig? Stellen Sie in einer Kleingruppe Ihr ABC hierzu auf (unter Verzicht auf x und y).

2 Beobachtung

In einem Zeitungsbericht über einen Flugzeugabsturz war sinngemäß Folgendes zu lesen:

> Augenzeugen wollen gesehen haben, dass die Maschine ein oder sogar beide Triebwerke beim Landeanflug verlor und im Gleitflug zu Boden stürzte. Nach anderen Aussagen soll ein Pilot in Ausbildung die Maschine bei der Landung gesteuert haben. Dieser habe einen Fehler gemacht und die Maschine in Richtung Acker gesteuert. Der Kapitän habe noch vergeblich eine Korrektur versucht.

AUFGABE

1. a) Geben Sie den Zeitungsbericht mit eigenen Worten wieder.
   b) Diskutieren Sie: Wer hat Recht?
   c) Was wird aus dem Beispiel deutlich?

2.1 Bedeutung der Beobachtung

Menschen beobachten in ihrem Alltag viele Ereignisse und nehmen dabei unterschiedliche Einzelheiten wahr. Obwohl sie dasselbe Geschehen beobachtet haben, treffen sie nicht die gleichen Aussagen, wie auch aus dem obigen Beispiel deutlich wird.

Um Menschen angemessen fördern, betreuen, aktivieren und unterstützen zu können, werden verlässliche Informationen benötigt. Die Beobachtung ist die wichtigste Methode, um eine Zustandsbeschreibung („Diagnose") zu erstellen. Erst auf dieser Grundlage können Maßnahmen ergriffen werden.

BEISPIELE

Ein Kind hat keine Ausdauer beim Spielen, neigt plötzlich zu Wutausbrüchen oder zieht sich von anderen zurück.

Ein sonst lebhafter Heimbewohner ist auf einmal sehr still und nimmt kaum noch Nahrung zu sich.

Ein älterer Heimbewohner hat seit dem Vortag ein hochrotes Gesicht und trinkt ungewöhnlich viel.

Verhaltensauffälligkeiten oder -änderungen, die zunächst zufällig wahrgenommen werden, geben häufig den Anlass zu einer gezielten Beobachtung. Bei ihrer Durchführung wird über einen bestimmten Zeitraum auf das Verhalten des betreffenden Menschen genauer geachtet. Bestätigt sich die eher zufällig erhaltene Information, können gezielte Maßnahmen eingeleitet werden.

Gezielte Beobachtungen durch Angehörige, besser aber durch Fachkräfte wie Erzieher, Mitarbeiter einer Beratungsstelle, Pflegepersonal oder den Arzt, können Aufschluss darüber geben, ob Handlungsbedarf besteht: Sind bei einem Kind beispielsweise Auffassungsgabe, Lernbereitschaft und Belastbarkeit „normal"? Ist der Gesundheitszustand des Heimbewohners so beeinträchtigt, dass man Maßnahmen ergreifen muss? Ein Betreuer kann z. B. durch Beobachtung der Farbe, der Beschaffenheit und Spannung der Haut feststellen, ob ein alter Mensch genug trinkt, und gegebenenfalls die notwendigen Schritte einleiten.

Die Zusammenstellung der Beobachtungsergebnisse und ihre fachliche Interpretation (Deutung) schaffen die Voraussetzung, um Säuglinge, Kinder, Menschen mit Behinderungen sowie kranke oder alte Menschen in der Familie oder einer Einrichtung fachlich zu betreuen und zu versorgen. Besonders Personen, die ihre Bedürfnisse über Sprache noch nicht oder nicht mehr ausreichend äußern können, sind auf Beobachtungen der Betreuungspersonen angewiesen, um Hilfe und Zuwendung zu erhalten.

Die Beispiele machen deutlich, dass die Beobachtung im Mittelpunkt der sozialpädagogischen und sozialpflegerischen Berufspraxis steht.

AUFGABEN

2. Für welche Berufe ist genaues Beobachten von besonderer Bedeutung und warum?
3. Schildern Sie jeweils eine Situation, in der Sie die Beobachtung als positiv bzw. negativ empfunden haben.

2.2 Wahrnehmung als Voraussetzung von Beobachtung

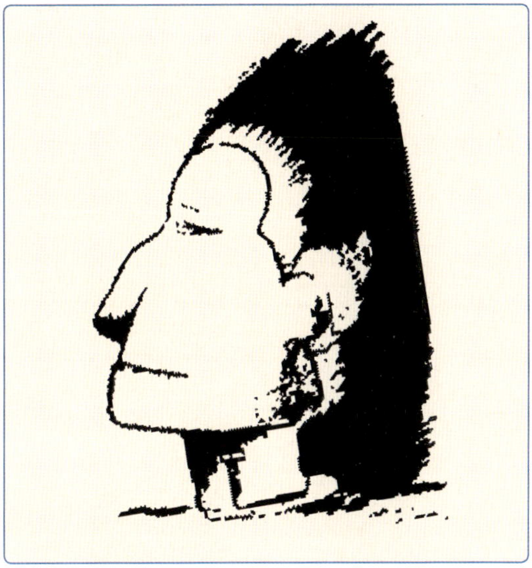

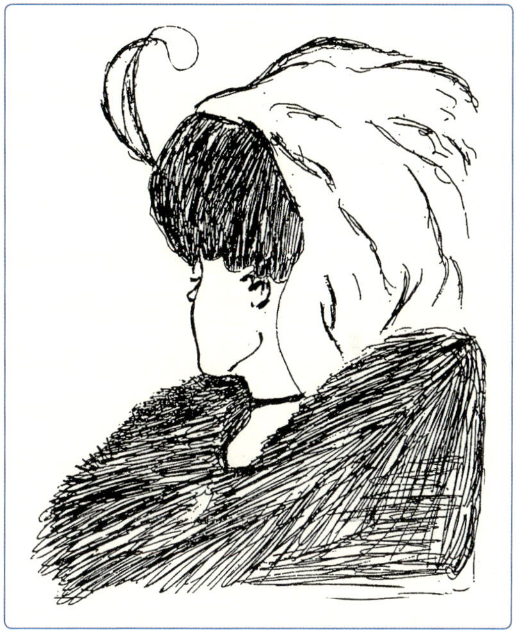

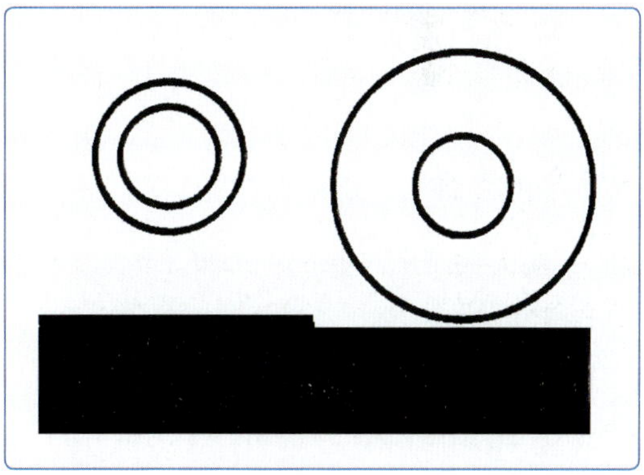

BEISPIEL

Andrea und Lena haben sich auf einer lebhaften Straße zu einem Einkaufsbummel getroffen. Da sagt Andrea: „Hörst Du? Da zirpt eine Grille." Lena: „Ich höre nur den Straßenlärm – die Autos und die vorüberhastenden Menschen." Andrea geht zu dem neben ihnen stehenden Busch und biegt vorsichtig einen Zweig zur Seite. „Tatsächlich, eine Grille. Du hast aber ein feines Gehör." Andrea: „Nein, nicht feiner als deins. Pass mal auf." Sie lässt eine Münze auf den Boden fallen. Eine Frau reagiert auf das Klirren, das nicht lauter als das Zirpen der Grille ist. Sie bleibt stehen, dreht sich um und hebt die Münze auf.

AUFGABEN

1. Wie ist zu erklären, dass das Klirren gehört wird, aber nicht das Zirpen der Grille?
2. a) Betrachten Sie die Abbildungen und beschreiben Sie, was Sie sehen.
   b) Vergleichen Sie die Größe der inneren Kreise miteinander. Zu welchem Ergebnis kommen Sie? Überprüfen Sie Ihr Ergebnis durch Abmessen.
   c) Vergleichen Sie Ihre Ergebnisse innerhalb Ihrer Lerngruppe/Klasse.
      - Wo gibt es Übereinstimmungen,
      - wo Abweichungen?

Im Umfeld eines Menschen geschieht zeitgleich so viel, dass er nicht alles aufnehmen kann. Von den zahlreichen Reizen, die ständig auf ihn einwirken, werden nur bestimmte aufgenommen, andere werden ausgeblendet, wie in dem Beispiel geschildert. Auch aus dem Körperinneren werden Signale gesendet. Schmerzreize weisen zum Beispiel auf eine unangenehme Situation im Inneren hin und sind ein Anzeichen dafür, dass etwas nicht in Ordnung ist.
Die Auswahl der Reize ist von verschiedenen Faktoren abhängig und wird durch Teile des menschlichen Nervensystems gesteuert. Dadurch wird es erst möglich, auf Reize zu reagieren, die von Ereignissen, Personen und Gegenständen in unserer Umgebung ausgehen und auf unsere Sinnesorgane einwirken.

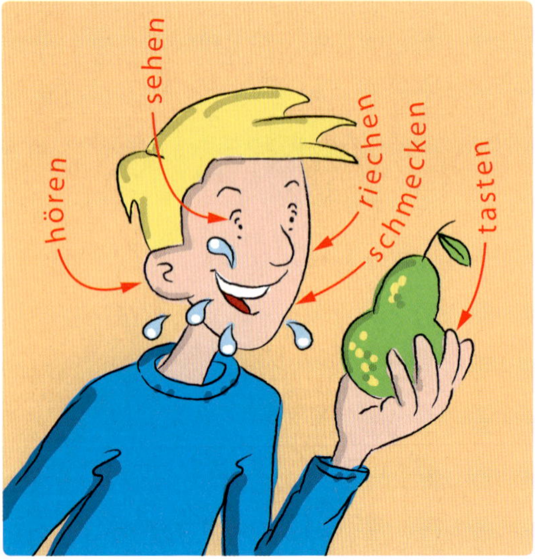

Wahrnehmung von Reizen

Die **Wahrnehmung** vermittelt dem Menschen Informationen aus dem Körperinneren und seiner Umwelt, die es ihm ermöglichen, sich zu orientieren und angemessen zu reagieren. Der amerikanische Psychologe P. G. Zimbardo sagt: „Die Wahrnehmung ist der Schlüssel, der uns die Türen zu der Welt um uns herum öffnet."[1]

Erfahrungen zeigen, dass lediglich „Ausschnitte" der uns umgebenden Welt wahrgenommen werden (**selektive Wahrnehmung**); zufällig aufgenommene Eindrücke bleiben nur relativ kurz im Gedächtnis gespeichert.
Die Wahrnehmung ist immer durch das Interesse des Einzelnen geprägt. Man spricht deshalb auch von **subjektiver Wahrnehmung**.

BEISPIEL

Wer mit dem Bus fährt, sieht viele Leute, die an einer Verkehrsampel warten. Nach kurzer Zeit kann man sich schon nicht mehr an Einzelheiten erinnern, es sei denn, es handelt sich um eine auffällig gekleidete Person, um Bekannte oder Personen, an denen man besonders interessiert ist. So nimmt zum Beispiel ein Rollstuhlfahrer andere Rollstuhlfahrer wahr, einem Ausländer fällt ein Landsmann auf und eine Schwangere wird eher eine andere schwangere Frau bemerken.

[1] Zimbardo, Psychologie, 2008

Die Wahrnehmung von Reizen wird im Wesentlichen durch folgende Faktoren beeinflusst:

Faktor	Beispiel
Unterschiedliche Lebenserfahrung	Ein Mensch, der von einem Hund gebissen worden ist, nimmt diesen als Feind wahr, ein anderer hingegen als Freund.
Persönliche Interessen an einer Situation oder Person	Ein verliebtes Mädchen nimmt vorrangig ihren Freund in einer Gruppe wahr.
Stimmungslage	Ein beleidigter Mensch vermutet hinter allen Äußerungen Vorwürfe.
Empfindlichkeit für bestimmte Reize	Die Mutter eines Säuglings registriert selbst leises Weinen.
Intensität der Reize	Der Geruch von angebranntem Essen überdeckt den Geruch einer Blume.

Allgemein werden Bekanntes und Angenehmes leichter wahrgenommen als Unbekanntes und Unangenehmes.

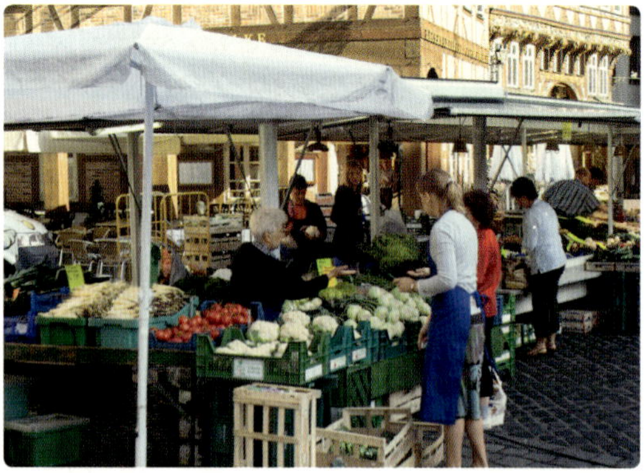

Szene auf einem Wochenmarkt

AUFGABEN

1. Betrachten Sie das Bild 30 Sekunden lang, schließen Sie das Buch und beschreiben Sie es.
2. Beschreiben Sie das Bild nach 30 Minuten noch einmal aus dem Gedächtnis.
3. Vergleichen Sie Ihre beiden Beschreibungen und nennen Sie Gründe, warum sich die Wahrnehmung verändert hat.

2.3 Wie beobachtet der Mensch?

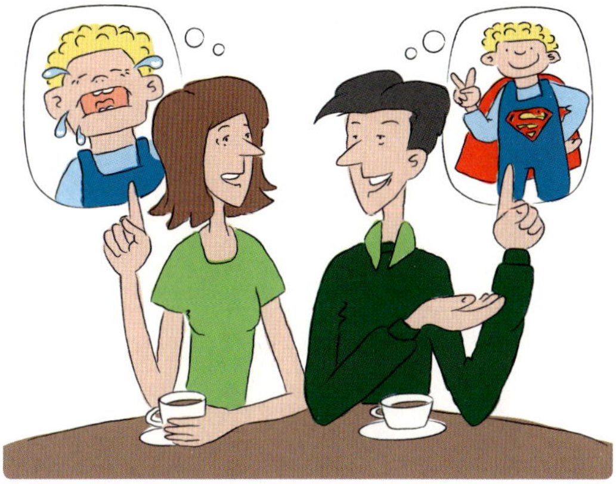

Tischgespräch über das Kind

BEISPIEL 1

Frau und Herr M. unterhalten sich über ihren 3-jährigen Sohn. „Tim ist in letzter Zeit so bockig. Er tut fast immer genau das Gegenteil von dem, was ich will. Wenn ich ihn zum Einkaufen mitnehme – er geht gerne mit –, gibt es jedes Mal ein großes Theater, wenn wir aus dem Haus wollen. Er lässt sich kaum richtig anziehen, obwohl es draußen so kalt ist", sagt Frau M. Herr M. erwidert: „Ich habe in letzter Zeit andere Beobachtungen gemacht. Unser Sohn ist nicht widerspenstig, er entwickelt nur seinen eigenen Willen."

BEISPIEL 2

Frau B. ist Krankenschwester. Am Ende ihrer Schicht erfolgt die „Übergabe". Sie informiert ihre Nachfolgerin über Herrn K.: „Herr K. konnte heute Morgen – mit Unterstützung – aufstehen und 10 Minuten im Zimmer umhergehen. Zu Mittag hat er nichts gegessen, er hat in den letzten beiden Stunden eine Flasche Mineralwasser getrunken."

AUFGABEN

1. Welche Aussagen werden in den beiden Beispielen getroffen? Sind alle Aussagen konkrete Beobachtungen?
2. Beobachten Sie zwei Schülerinnen oder zwei Schüler, die gemeinsam im Klassenraum drei Minuten lang umhergehen.
   a) Schreiben Sie Ihre Beobachtungen auf.
   b) Vergleichen Sie untereinander die Ergebnisse. Wer hat „richtig" beobachtet?

Beobachtung ist ein Verfahren, das jeder aus seinem persönlichen Alltag kennt und mehr oder weniger erfolgreich anwendet.
In Beispiel 1 äußern Eltern ihre Eindrücke, die auf Alltagsbeobachtungen beruhen. Aus einem zufälligen Anlass wird das Verhalten eines Kindes registriert. In Beispiel 2 werden fachliche Informationen, die unter bestimmten Gesichtspunkten für berufliches Handeln bedeutsam sind, weitergegeben.

In Tabelle 1 werden einige Merkmale der „Alltagsbeobachtung", die auch als „naive Beobachtung" bezeichnet wird, der „fachlichen Beobachtung"[1] gegenübergestellt.

Alltagsbeobachtung – zufällig –	fachliche Beobachtung – geplant, gezielt –
nicht unbedingt falsch	wahrscheinlich richtig
von persönlichen Einstellungen geprägt	von beruflichen Interessen geleitet
häufig auf das ganze Geschehen gerichtet	beschränkt sich auf begründet ausgewählten Teilaspekt
viele Einzelheiten, die den Beobachter überfordern	berücksichtigt die menschliche Aufnahmekapazität (max. 7 Informationen zugleich)
die Worte, die zur Beschreibung verwendet werden, sind häufig mehrdeutig	sprachliche Beschreibung ist durch Verwendung von Fachbegriffen präzise und eindeutig

Tabelle 1: Gegenüberstellung von Alltagsbeobachtung und fachlicher Beobachtung

Ziel einer fachlichen Beobachtung ist es, zu einer nachvollziehbaren Beschreibung von Sachverhalten, Vorgängen oder dem Verhalten einer Person bzw. mehrerer Personen zu gelangen. Damit soll gewährleistet sein, dass nach dem Erkennen von Verhaltensweisen und Vorgängen ggf. Maßnahmen ergriffen werden können, die zu Änderungen in Verhalten und/oder Einstellungen führen.
Die absichtliche Art des Wahrnehmens – wobei der Blick auf bestimmte Menschen, Gegenstände, Ereignisse und Vorgänge gerichtet ist – wird im Folgenden als Beobachtung bezeichnet. Diese Form der

[1] Üblicherweise wird die Bezeichnung „wissenschaftliche Beobachtung" verwendet. Um zu vermeiden, dass in berufspraktischen Zusammenhängen nicht erfüllbare Ansprüche gestellt werden, wird hier der Begriff „fachliche Beobachtung" gewählt.

Beobachtung ist von vornherein auf eine Auswertung ausgerichtet, um z. B. Zusammenhängen nachzugehen und Verbesserungen herbeizuführen.

BEISPIEL

Ein Sozialpfleger macht ein Praktikum in einem Altenheim. Er beobachtet, dass ein Heimbewohner vor dem Essen heimlich sein Gebiss herausnimmt. Er teilt seine Beobachtung der Pflegedienstleitung mit.

Die Beobachtung nach konkreten und nachvollziehbaren Kriterien (Merkmalen) gehört zu den beruflichen Daueraufgaben von ausgebildeten Fachkräften, die erzieherisch, pflegerisch und betreuend tätig sind.
Beobachtungsergebnisse können, wenn sie z. B. auch medizinische Befunde einbeziehen, die Grundlagen gezielter (sozial-)pädagogischer, -pflegerischer und therapeutischer Maßnahmen bilden.

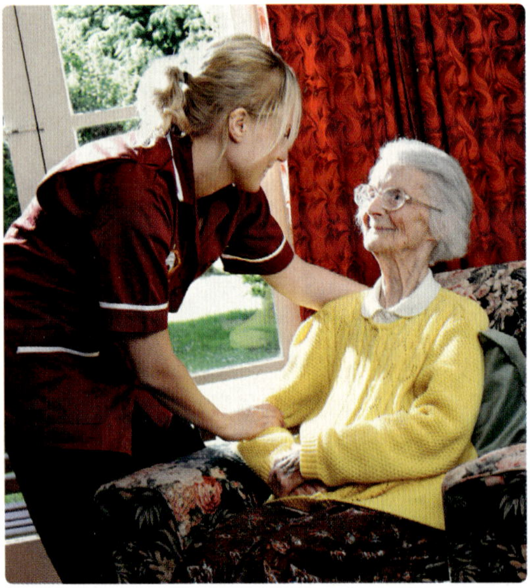

Sozialpflegerin bei der Arbeit

AUFGABEN

1. Erläutern Sie zwei Beobachtungen, die Sie während eines Praktikums gemacht haben.
2. Handelt es sich bei den Beispielen um Alltagsbeobachtungen oder fachliche Beobachtungen? Beziehen Sie sich bei Ihren Überlegungen auf Tabelle 1 (s. S. 17).

2.4 Beobachtungsformen und -methoden

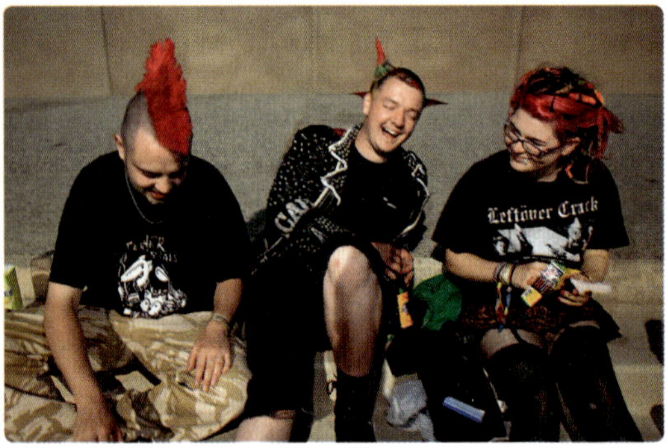

Jugendliche auf dem Schulhof

AUFGABEN

3. Drei Schüler/-innen, die besonders auffällig gekleidet sind, halten sich auf dem Pausenhof auf. Drei Mitschüler/-innen beobachten und notieren die Reaktionen der anderen Schüler/-innen.
   Diskutieren Sie Ihre Ergebnisse in der Klasse.
4. Einem Menschen mit einer Behinderung, der sich kaum bewegen kann, sollen die Zähne geputzt werden. Üben Sie diese Situation in einem Rollenspiel. Eine Schülerin oder ein Schüler führt die Handlung aus; die anderen Teilnehmer/-innen beobachten im Rollenspiel den „zu Betreuenden“ und den „Pfleger/die Pflegerin“.
5. a) Entscheiden Sie sich für eine der in Aufgabe 3 und 4 beschriebenen Beobachtungssituationen und orientieren Sie sich bei der Dokumentation der Beobachtungsergebnisse an dem Protokollbogen (s. Tabelle 2, S. 19).
   Achten Sie darauf, dass Sie bei Ihrer „Aktion“ schulische oder soziale Regeln beachten und die Intimsphäre anderer nicht verletzen.
   b) Vergleichen Sie Ihre Aufzeichnungen.
   c) Welche Schlüsse ziehen Sie aus den Abweichungen?

Die Beobachtung ist im sozialpädagogischen/sozialpflegerischen Alltag eine geplante und gezielte Wahrnehmung von Personen, Situationen und Ereignissen, die dokumentiert und anschließend ausgewertet wird. Dabei muss man sich für eine bestimmte Beobachtungsform und Beobachtungsmethode entscheiden.

2.4.1 Beobachtungsformen

Grundsätzlich werden folgende Beobachtungsformen unterschieden:

- kontrollierte bzw. systematische Beobachtung
- freie Beobachtung
- Fremdbeobachtung
- Selbstbeobachtung

Name des Beobachters: Jens Z.
Beobachtete Person: Johannes P.
Ort: Waltershausen Integrationskindergarten
Beobachtungssituation: Freispiel

Zeit	Verhaltensweisen, Situationen, Ereignisse
24. Januar 10.45 Uhr	Es haben sich zwei kleine Spielgruppen zu je drei Kindern gebildet. Zwei Kinder spielen alleine.
10.48 Uhr	Johannes krabbelt suchend im Raum umher, setzt sich zu den Kindern in der Bauecke. Er spielt nicht mit und hört den Kindern bei ihren Gesprächen zu – mit offenem Mund, schaukelt leicht, spricht nicht.
10.50 Uhr	Er schaut auf die Hände der Kinder, ohne selbst mitzubauen oder für sich zu bauen.
10.51 Uhr	Er legt sich auf den Bauteppich.
10.53 Uhr	Er lutscht Daumen, zieht sich jetzt in eine Ecke zurück, wo ich ihn nicht mehr sehen kann.

Tabelle 2: Protokollbogen

Verhalten	Zeit 0–10 Min.	Zeit 11–20 Min.	Zeit 21–30 Min.	Zeit 31–40 Min.
Spielt allein	|		|	
Spielt mit einem Kind		|		
Spielt mit mehreren Kindern		|		
Setzt sich durch		|		
Zieht sich zurück			|	
Sonstiges				||

Tabelle 3: Beobachtungsschema zum Spielverhalten eines Kindes

Unter **kontrollierter Beobachtung** versteht man die Wahrnehmung einer Situation mithilfe eines Systems wie in Tabelle 2. Das kann auch ein einfaches Schema sein, mit dessen Hilfe Beobachtungen innerhalb von Zeiteinheiten notiert werden können (vgl. Tabelle 3). Der Beobachter hat hier die Aufgabe, in jeder 10-Minuten-Einheit eine Beobachtung zu dem Thema „Spielverhalten von Person X in einer Gruppe" zu notieren. Er muss seine Beobachtungen in die sechs Verhaltenskategorien einordnen; andere Ereignisse sind für ihn unbedeutend.

Es kann sich aber auch um ein ausführliches System handeln. Ein Beispiel hierfür ist der auf der folgenden Seite abgebildete Bogen. Er dient der Feststellung des Bewegungsverhaltens und der Beurteilung der Mobilität.
Die Beobachtung ist in Einzelschritte untergliedert, die genau beschrieben sind, sodass auch verschiedene Beobachter zu vergleichbaren Ergebnissen kommen. Außerdem ist eine einfach zu handhabende Bewertungsskala vorgesehen, auf deren Grundlage entschieden werden kann, ob weiterführende Maßnahmen notwendig sind und wenn ja, welche.

Will man einen Sachverhalt kontrolliert beobachten, ohne einen standardisierten Bogen zu verwenden, muss er eindeutig formuliert werden, vor allem wenn mehrere Personen an der Beobachtung beteiligt sind. Was damit gemeint ist, wird am Beispiel Angst dargestellt.

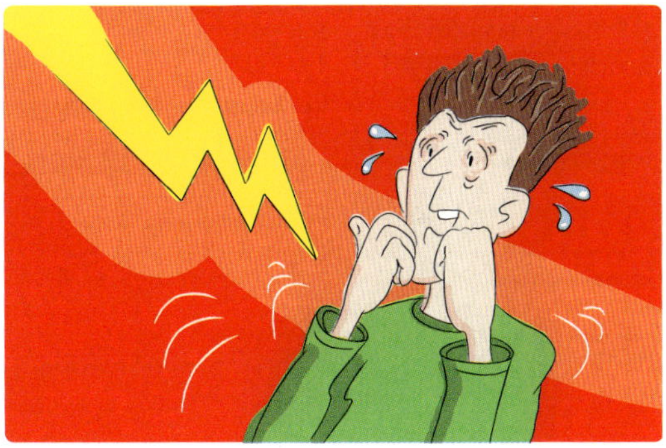

Angst

Wie kann man feststellen, dass jemand Angst hat? Soll seinen Beteuerungen „Ich habe keine Angst" (der Betreffende hat Schweißausbrüche, ihm zittern die Hände) geglaubt werden?

Mobilitätstest nach Tinetti (modifiziert)[1]

Teil 1 – Balancetest/Gleichgewichtstest (15 Punkte)

Punkte	0	1	2	3	4
Gleichgewicht im Sitzen	unsicher	sicher, stabil			
Aufstehen vom Stuhl	nicht möglich	nur mit Hilfe	diverse Versuche; rutscht nach vorn	mit Armlehne oder Halt (1 Versuch)	in einer fließenden Bewegung
Balance in den ersten 5 Sekunden	unsicher	sicher, mit Halt	sicher, ohne Halt		
Stehsicherheit	unsicher	sicher, aber ohne geschlossene Füße	sicher, mit geschlossenen Füßen		
Balance mit geschlossenen Augen	unsicher	sicher, ohne Halt			
Drehung um 360° mit offenen Augen	unsicher; braucht Halt	diskontinuierliche Bewegung; Füße am Boden vor nächstem Schritt	kontinuierliche Bewegung; sicher		
Sicherheit beim Stoß gegen die Brust (3 x leicht)	fällt ohne Hilfe oder Halt	muss Füße bewegen, behält aber Gleichgewicht	gibt sicheren Widerstand		
Abschließendes Hinsetzen	lässt sich plumpsen; braucht Lehne; unzentriert	flüssige Bewegung			

Teil 2 – Gehprobe (13 Punkte)

Punkte	0	1	2
Schrittauslösung (Patient wird aufgefordert zu gehen)	Gehen ohne fremde Hilfe nicht möglich	zögert; mehrere Versuche; stockender Beginn	beginnt ohne Zögern zu gehen; fließende Bewegungen
Schritthöhe (von der Seite beobachtet)	kein selbstständiges Gehen möglich	Schlurfen; übertriebenes Hochziehen	Fuß total vom Boden gelöst; max. 2-4 cm über dem Boden
Schrittlänge (von Zehen bis Ferse des anderen Fußes)		weniger als Fußlänge	mindestens Fußlänge
Schrittsymmetrie	Schrittlänge variiert; Hinken	Schrittlänge beiderseits gleich	
Gangkontinuität	kein selbstständiges Gehen möglich	Phasen mit beiden Füßen am Boden; diskontinuierlich; Pausen	beim Absetzen des einen wird der andere Fuß gehoben; keine Pausen
Wegabweichung	kein selbstständiges Gehen möglich	Schwanken; einseitige Abweichung	Füße werden entlang einer imaginären Linie abgesetzt
Rumpfstabilität	Abweichung; Schwanken; Unsicherheit	Rücken und Knie gestreckt; kein Schwanken; Arme werden zur Stabilisierung nicht gebraucht	
Schrittbreite (von hinten beobachtet)	Gang breitbeinig oder über Kreuz	Füße berühren sich beinahe	

Teil 1 und 2 insgesamt max. 28 Punkte

[1] Tinetti, J. Am. Geriatr. Soc., Heft 34 (2), 1986, S. 119–126

Man kann Folgendes festlegen: Wenn bei einer Person mindestens drei der folgenden sechs Merkmale zu beobachten sind, dann ist „Angst“ vorhanden.
Merkmal 1: ist im Gesicht bleich
Merkmal 2: beginnt zu stottern
Merkmal 3: rutscht auf dem Stuhl hin und her
Merkmal 4: sagt „Ich habe Angst“
Merkmal 5: hat zitternde Hände
Merkmal 6: weint

Treffen die Merkmale 1, 3 und 5 in einer Situation gleichzeitig zu, kann nach obiger Festlegung behauptet werden: Die Person hat Angst. Durch derartige Präzisierungen und Definitionen werden Sachverhalte manchmal stark vereinfacht und dadurch eindeutiger feststellbar.

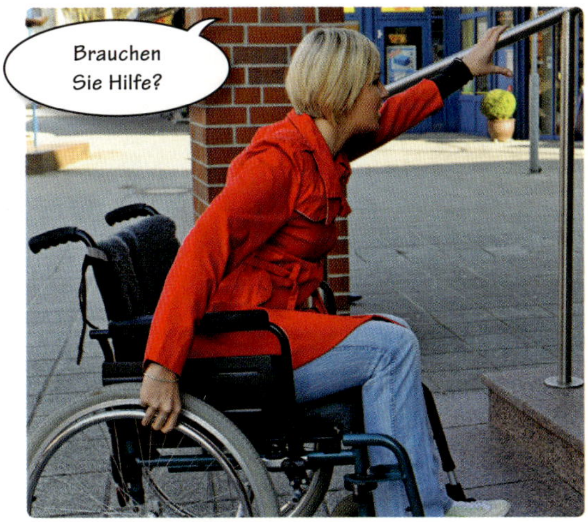

Reaktion auf einen Rollstuhlfahrer

Unter **freier Beobachtung** versteht man die umfassende Wahrnehmung einer Situation und die Ergebnissicherung ohne vorgegebenes Schema.
Der Beobachter versucht möglichst vollständig alles, was er sieht, aufzunehmen und zu verarbeiten. Ereignisse und Vorgänge werden „frei“ notiert, das heißt ohne vorgegebenes Schema. Das kann während der Beobachtung geschehen oder später als Gedächtnisprotokoll.
Unter einer **Fremdbeobachtung** versteht man die Beobachtung eines anderen. Es werden Vorgänge und Ereignisse erfasst, die in der Umgebung stattfinden.
Bei einer **Selbstbeobachtung** beobachtet man die eigene Person im Hinblick auf das Verhalten, die Empfindungen und die inneren Zustände.

In den Sozialwissenschaften wird vielfach die Meinung vertreten, dass nur eine Fremdbeobachtung, die nicht subjektiv gefärbt sein darf, verwertbare Ergebnisse bringt. Demnach soll sich Beobachtung auf das sichtbare Verhalten von Personen oder Gruppen beziehen.
Ergebnisse von Selbstbeobachtungen werden nicht hoch eingeschätzt, weil sie nur bedingt nachvollziehbar und überprüfbar sind. Sie sind außerdem situationsabhängig.

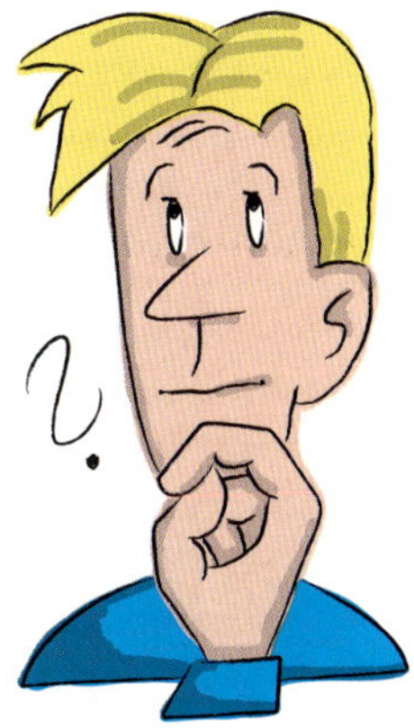

Wie geht es mir?

BEISPIEL

Ein Mensch hat Kopfschmerzen. Wenn er einen ereignisreichen, angenehmen Tag vor sich hat, wird er diese Schmerzen anders empfinden als an einem langweiligen, für ihn traurigen Tag.

Wer sozialpflegerisch erfolgreich arbeiten will, darf seine Aufmerksamkeit nicht ausschließlich auf den zu pflegenden und betreuenden Menschen und dessen Situation richten. Er muss gleichzeitig auch sich beobachten und folgende Fragen für sich beantworten:

- Traue ich mir die Aufgabe zu?
- Wie belastbar bin ich zurzeit?
- Wie geht es mir? Bin ich unruhig? Überträgt sich die Unruhe auf andere?
- Ist Frau K. so zurückgezogen, weil sie Angst vor mir hat?
- Warum reagiere ich auf eine Bitte von Herrn P. immer so schroff?

Solch ein „innerer Dialog“, der aber nicht von der Arbeit ablenken darf, schafft Klarheit und damit eine wesentliche Voraussetzung für sozialpflegerisches Handeln.

BEISPIEL 1

Die 5-jährige Petra sagt: „Mein Bauch sagt die ganze Zeit zu mir: Ich brauche unbedingt ein Stück Schokolade und ein großes Himbeereis.“

BEISPIEL 2

Nach einer Zahnbehandlung erklärt der Arzt einer Patientin: „Es kann sein, dass Sie morgen Schmerzen haben, wenn die Betäubung nachlässt. Wenn die Schmerzen stark sind, kommen Sie sofort, sonst sehen wir uns Anfang nächster Woche." – Am Sonntag ruft die Patientin an und sagt: „Ich habe starke Schmerzen! Können Sie mir eine Spritze geben?" Der Zahnarzt kann nicht beurteilen, ob die Schmerzen unerträglich sind; er verlässt sich auf die Selbstbeobachtung der Patientin und behandelt sie.

AUFGABEN

1. Wie sind Ergebnisse von Selbstbeobachtungen einzuschätzen? Diskutieren Sie diese Frage vor dem Hintergrund der beiden Beispiele.
2. a) Jeder fertigt von sich eine Skizze an (**Selbstbild**) und benennt drei typische Eigenschaften von sich, die er unter das Bild schreibt.
   b) Anschließend wird der Partner/die Partnerin skizziert, ihm/ihr werden ebenfalls drei Eigenschaften zugeordnet (**Fremdbild**).
   c) Diskutieren Sie mit Ihrem Partner/Ihrer Partnerin Übereinstimmungen und Abweichungen von Selbst- und Fremdbild.

2.4.2 Beobachtungsmethoden

Bei der Durchführung der genannten Beobachtungsformen können verschiedene Beobachtungsmethoden verwendet werden:
- teilnehmende Beobachtung
- nicht teilnehmende Beobachtung
- offene Beobachtung
- verdeckte Beobachtung

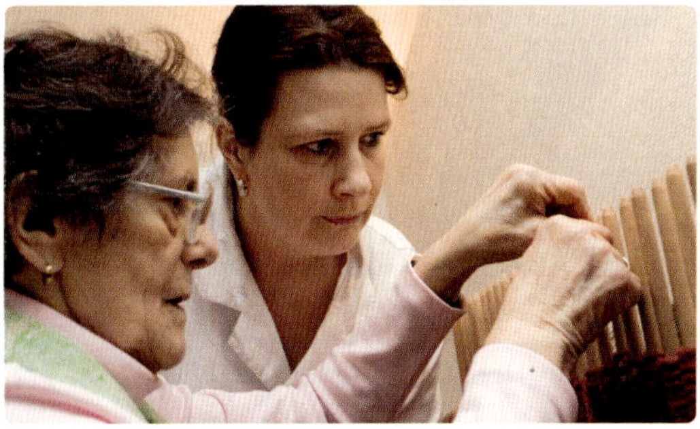

Teilnehmende Beobachtung

Von einer **teilnehmenden Beobachtung** spricht man, wenn der Beobachter gleichzeitig auch Teilnehmer des Geschehens ist. So nimmt er unmittelbar wahr, was um ihn herum passiert.
Das hat den Vorteil, dass er bei Bedarf sofort reagieren kann. Als Teilnehmer und Beobachter kann er aber möglicherweise auch überfordert sein. Er übersieht etwas oder kann als Teilnehmer den Erwartungen nicht genügen. Es besteht weiterhin die Gefahr, dass der Beobachter bei der teilnehmenden Beobachtung durch sein Mitmachen die Situation beeinflusst und damit die Ergebnisse verfälscht.

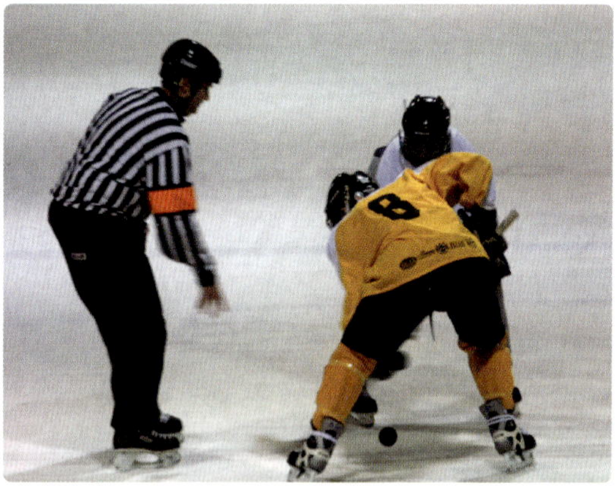

Nicht teilnehmende Beobachtung

Demgegenüber ist der Beobachter bei der **nicht teilnehmenden Beobachtung** nicht in das Geschehen einbezogen. Seine Aufmerksamkeit ist ganz auf die Personen bzw. die Situation gerichtet.

AUFGABE

3. *Eine Praktikantin führt nach Angaben und Anweisungen der Ausbilderin eine Aufgabe aus. Die Ausbilderin beobachtet sie dabei.*
   a) Welche Beobachtungsmethode verwendet die Ausbilderin?
   b) Welchem Zweck könnte die Beobachtung dienen?

Bei der **offenen Beobachtung** – die auch als „wissentliche Beobachtung" bezeichnet wird – ist der Beobachter sichtbar, er verbirgt sich nicht, der Beobachtete sieht den/die Beobachter.
Eine derartige Situation ist beispielsweise eine praktische Prüfung, die vor den Augen einer Prüfungskommission abgelegt werden muss. Allein das Wis-

sen „da schaut jemand zu“ kann zu Unsicherheiten führen; in den meisten Fällen legt sich die anfängliche Aufregung jedoch nach einiger Zeit.

Eine unwissentliche oder **verdeckte Beobachtung** findet statt, wenn die beobachtete Person nicht weiß, dass sie beobachtet wird. Der Beobachter kann sich z. B. hinter einer Einwegscheibe aufhalten. Es handelt sich hierbei um ein Fenster, das so beschichtet ist, dass die Durchsicht nur in eine Richtung möglich ist.
Der Beobachtete wird so nicht verunsichert und gibt sich natürlicher.

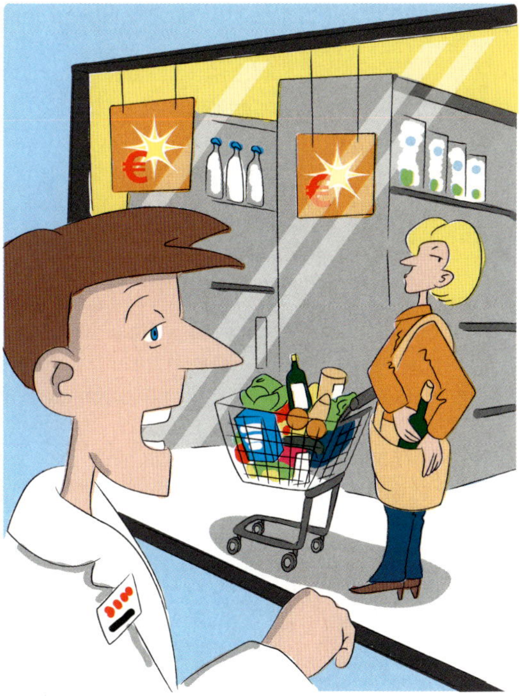

Beobachtung durch eine Einwegscheibe

Bei der verdeckten Beobachtung können allerdings ethische Probleme auftreten. Die Grenzen zwischen einer gerechtfertigten verdeckten Beobachtung, die (noch) den Moralvorstellungen entspricht und den persönlichen Bereich respektiert, und einer Beobachtung, die zu „Schnüffelei“ und Ausspionieren neigt, sind häufig fließend.

Beobachtungen können über unterschiedlich lange Zeiträume durchgeführt werden: z. B. einmalig und nur für kurze Zeit oder auch als Dauerbeobachtung.

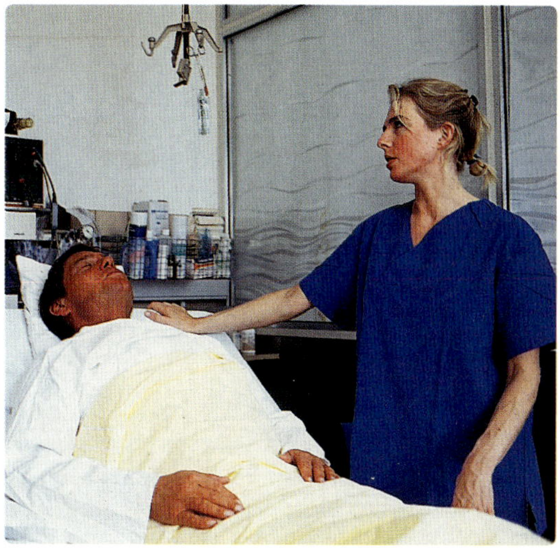

Wache auf einer Intensivstation

Auf Intensivstationen finden Dauerbeobachtungen statt. Während eines Arztbesuchs zu Hause kann dagegen nur eine Kurzbeobachtung erfolgen.
Ein Arztbesuch ist ein gutes Beispiel für das Ineinandergreifen von Selbst- und Fremdbeobachtung. Um die richtige Diagnose stellen zu können, sind neben den Beobachtungen des Arztes die genauen Beschreibungen der Patienten wichtig.

AUFGABEN

1. Präzisieren Sie folgende Begriffe bzw. Verhaltensweisen, damit sie eindeutig beobachtbar sind:
   a) eine reiche Frau
   b) ein gutmütiger Freund
   c) ein aggressives Kind
   d) ein rüstiger alter Mensch
   e) ein gepflegtes Seniorenheim
2. Welche Schwierigkeiten bzw. Vorzüge zeigen sich, wenn bei Beobachtungsübungen gemäß den Aufgaben 3 und 4 (s. S. 18) die nicht teilnehmende Beobachtung angewendet wird?
3. Welche Beobachtungsmethode sollte man bei den genannten Aufgaben auf S. 18 anwenden? Begründen Sie Ihre Entscheidung.
4. Nennen Sie Gründe, die gegen eine verdeckte Beobachtung sprechen, und verdeutlichen Sie diese an Beispielen.

Für eine gezielte Beobachtung kann man sich auch bestimmter Hilfen bedienen. Das können technische Hilfsmittel oder weitere Personen sein.

Der **Einsatz von technischen Hilfsmitteln** wie z. B. Tonband oder Kamera hat den Vorteil, dass die beobachtete Situation beliebig oft wiederholt werden kann.

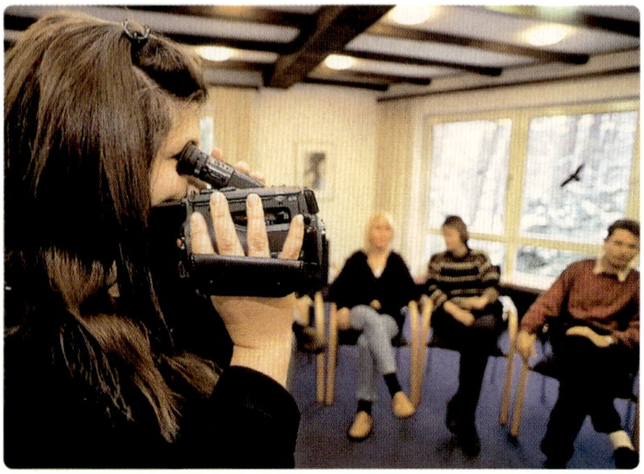

Videoaufnahme als Protokoll

Für ungeübte Beobachter und in Ausbildungssituationen bieten diese Hilfsmittel eine gute Unterstützung, um mehr Einzelheiten wahrzunehmen, das eigene Verhalten zu erleben und zu reflektieren sowie mögliche Fehler zukünftig zu vermeiden.
In medizinischen und therapeutischen Berufen ist der Einsatz von technischen Hilfsmitteln wie z. B. Ultraschallgeräten und Tomographen heute unverzichtbar, um Veränderungen im und am Körper festzustellen und die weitere Behandlung zu planen.

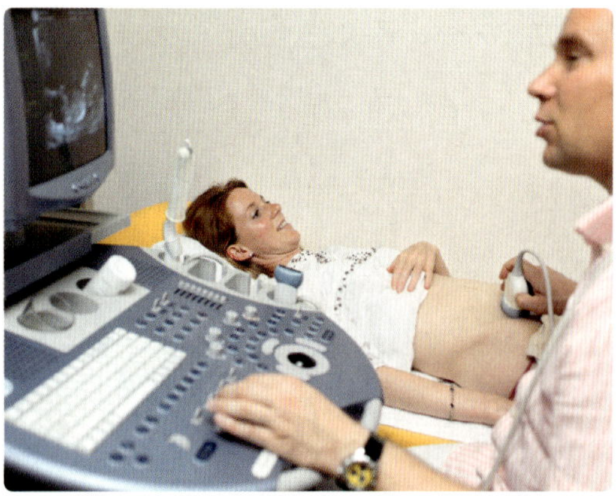

Ultraschallaufnahme

Unterstützung durch weitere Personen

Die Beobachtungen durch weitere Personen können die eigenen Ergebnisse bestätigen und verstärken, aber auch infrage stellen.

BEISPIEL

Sie haben im Heim bei der Essensausgabe einmal beobachtet, dass ein Bewohner sehr wenig isst und einen Großteil seiner Portion weggibt. Da der Bewohner sehr schwach ist, bitten Sie eine zuverlässige Tischnachbarin um Mithilfe.

Die **Auswahl der Beobachtungsform und -methode** hängt unter anderem von folgenden Bedingungen ab:

- **Erfahrung des Beobachters**
  Ein wenig erfahrener Beobachter sollte zunächst die freie Beobachtung anwenden, damit er das Protokollieren übt und lernen kann, Tatsachen (Fakten) festzuhalten und nicht gleich zu deuten und zu bewerten.

- **Beobachtungssituation und Kriterien**
  Wenn die Gesamtsituation und die Fragestellung von vornherein eingegrenzt sind, sollte ein System verwendet werden, das den Vorgang des Beobachtens strukturiert.

- **Fachkenntnisse des Beobachters**
  Ein Beobachter mit (entsprechenden) Fachkenntnissen ist in der Lage, zu Erkenntnissen zu gelangen, mit deren Hilfe er Entscheidungen treffen und Ergebnisse überprüfen kann.
  Ein ungeübter Beobachter sollte durch einen erfahrenen unterstützt werden.

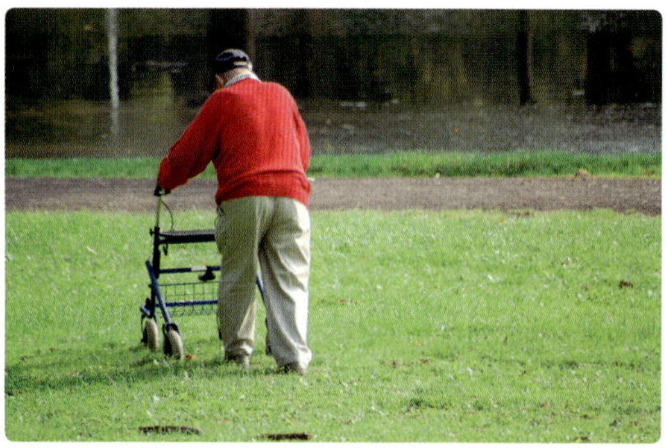

Gehen mit Gehhilfen

AUFGABE

Überlegen Sie sich Kriterien (Merkmale), mit deren Hilfe Sie beurteilen können, ob die eingesetzten Gehhilfen wirksam sind.

2

2.5 Beobachtungsfehler

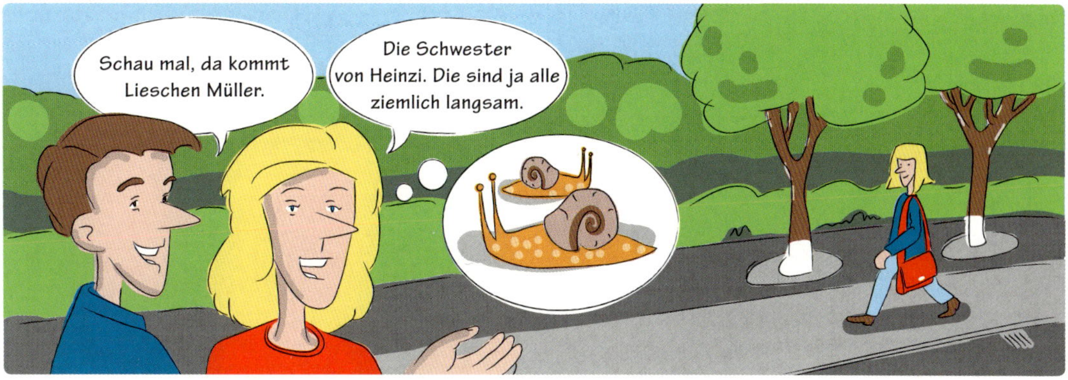
Schau mal, da kommt Lieschen Müller.
Die Schwester von Heinzi. Die sind ja alle ziemlich langsam.

AUFGABE

Bewerten Sie die im Bild enthaltenen Aussagen.

Es ist wichtig zu wissen, dass selbst erfahrenen Beobachtern, die ein häufig eingesetztes Beobachtungsschema verwenden, Fehler unterlaufen. Beobachtungsfehler können in der Person des Beobachters und an dessen Bewertung liegen oder durch äußere Umstände verursacht werden.

2.5.1 Bewertungsfehler

Fehler der zentralen Tendenz

Bei Beurteilungen neigt man überwiegend dazu, die Mitte einer (gedachten) Skala zu verwenden.

BEISPIEL

Der Beobachter kann sich nicht entscheiden, ob ein Heimbewohner sich alleine anziehen kann oder ob er umfassende Hilfe benötigt. Also entscheidet er sich, ihm etwas zu helfen.

Milde-Effekt

Der Beobachter neigt dazu, milder und günstiger zu beurteilen.

BEISPIEL

Eine Krankenschwester muss auf ihrer Station u. a. einen Angehörigen des Chefarztes pflegen. Auf störende Eigenarten dieses Patienten wird sie vermutlich nachsichtiger reagieren als auf die von Herrn XY.

Haloeffekt

Damit werden zwei Phänomene beschrieben. Ausgehend von einem herausragenden Merkmal kann eine Fehleinschätzung des Gesamtbilds erfolgen. Die Gesamtbeurteilung kann aber auch die Einschätzung einzelner Merkmale beeinflussen.

BEISPIELE

Ein Kind ist in einer Situation als ängstlich eingeschätzt worden. Ein Beobachter kann dazu neigen, das Kind generell als ängstlich zu bezeichnen.

Ein guter Redner kann den Eindruck erwecken, er verfüge insgesamt über fundiertes Sachwissen.

Logischer Fehler

Es handelt sich um einen Beurteilungsfehler, der sich daraus ergibt, dass bestimmte Eigenschaften als logisch zusammenhängend erlebt werden.

BEISPIELE

Wer stark und kräftig wirkt, ist auch aktiv und aggressiv.

Freundliche Menschen sind auch ehrlich.

Kontrasteffekt oder Ähnlichkeitseffekt

Verhaltensweisen werden bei der eigenen Person anders eingeschätzt und bewertet als bei anderen. Man spricht dann von Kontrasteffekt.

BEISPIEL

Ein lebhafter Mensch schätzt die ruhige Art anderer.

Werden Verhaltensweisen, die man an der eigenen Person schätzt, auch bei anderen positiv bewertet, so bezeichnet man das als Ähnlichkeitseffekt.

BEISPIEL

Ein sportlicher Mensch schätzt an einem anderen dessen sportliche Art.

AUFGABE

Stellen Sie Beispiele aus Ihrem Praktikum vor, bei denen Ihnen oder einer Mitarbeiterin die genannten Beobachtungsfehler unterlaufen sind.

2.5.2 Ursachen für Beobachtungsfehler

Fehler sind daran zu erkennen, dass Ergebnisse von verschiedenen Beobachtern, die zum gleichen Zeitpunkt dieselbe Situation beobachtet haben, voneinander abweichen.

Folgende Einflussgrößen können die Beobachtungsergebnisse verzerren:

- **Verwendung mehrdeutiger Begriffe**
  Sind sich die Krankenschwestern und -pfleger auf der Station A auch alle darüber einig, dass Herr X ein „schwieriger" Patient ist, so bleibt dennoch die Beobachtung ungenau, weil diese Einschätzung sehr subjektiv geprägt ist, zumindest solange der Begriff „schwierig" unklar bleibt.
- **unterschiedliche Lebens- und Berufserfahrungen**
  Einem Beobachter mit geringer Erfahrung (Schüler/-in im Praktikum) fallen bei der Beobachtung einer Patientin andere Dinge auf als einem Sozialpfleger mit einer langjährigen Berufserfahrung. Einem routinierten Beobachter können aber auch Fehler unterlaufen, gerade weil seine Wahrnehmung durch langjährige Erfahrung geprägt ist. Er sieht nur das, worauf er schon immer geachtet hat. Außerdem können Müdigkeit, Aufregung und Angst Ursachen für eine verzerrte Wahrnehmung sein.
- **Vorurteile**
  Wenn man meint, ein alter Mensch sei uneinsichtig, wird man auch jeden berechtigten Widerspruch von ihm als ungerechtfertigt beurteilen.
- **Wertvorstellungen**
  Ein Vorgesetzter weiß mehr, deshalb hat er immer Recht.
- **momentane Gefühle, Müdigkeit und Stress**
  Angenehme und unangenehme Gefühle sowie tatsächliche oder nur persönlich wahrgenommene Belastungen beeinträchtigen die Aufmerksamkeit und damit die Beobachtungsfähigkeit, z. B.: „Ich bin blind vor Wut!" „Ich kann die Augen nicht mehr offen halten!" „Das schaffe ich sowieso nicht!"

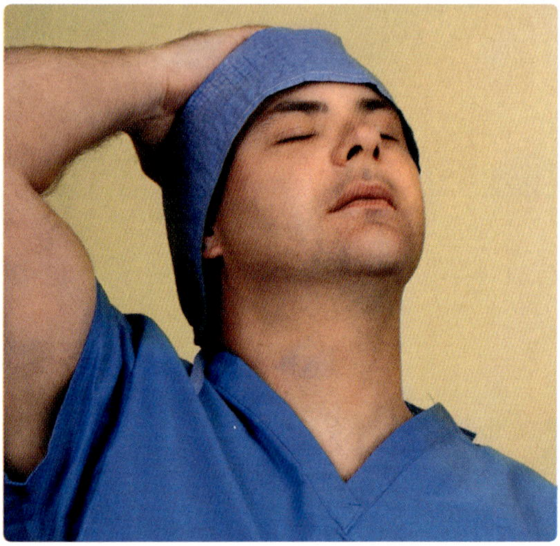

Ein überarbeiteter Pfleger

- **Fehler an Hilfs- und Messgeräten**
  Werden die technischen Mängel (z. B. ein defektes Thermometer) nicht erkannt, können eine falsche Diagnose und Therapie die Folge sein.
- **ungünstige Raum- und/oder Lichtverhältnisse**
  Ist es besonders dunkel oder auch extrem hell in einem Raum, können beispielsweise Veränderungen der Hautfarbe nicht unbedingt wahrgenommen werden.

2.6 Durchführung der Beobachtung

Um zu gewährleisten, dass Beobachtungsergebnisse sowohl dem Beobachter nach einiger Zeit noch verständlich sind als auch von anderen Personen nachvollzogen werden können, müssen die Beobachtungsnotizen und ggf. -bögen in einem (kurzen) Text zusammengefasst werden.
Für die Durchführung einer fachlichen Beobachtung in sozialpädagogischen und sozialpflegerischen Zusammenhängen sollten folgende Schritte eingehalten werden:

Schritt	Erklärung	Beispiel
1. Festlegen der zu beobachtenden Person(en) und/ oder Situation	Der Beobachtungsauftrag muss eindeutig sein: ▪ Wer oder was soll beobachtet werden? ▪ Wie lange?	Eine Heimbewohnerin isst an manchen Tagen fast gar nichts. Das Heimpersonal verständigt sich darauf, zu beobachten: ▪ Wann isst sie besonders wenig? ▪ Was gibt es zu essen? ▪ Wer hat Dienst? ▪ Wer sitzt mit am Tisch?
2. Wahl der Beobachtungsform- und methode	In die Wahl fließen Überlegungen ein wie: ▪ Womit kann man das „beste" Ergebnis erzielen? ▪ Was ist angemessen?	freie Beobachtung
3. Festhalten der Ergebnisse	Je nach Wahl der Beobachtungsmethode kann das Ergebnis der Beobachtung aus ▪ schriftlichen Notizen (freie Beobachtung) und/oder ▪ ausgefüllten Protokollbögen (systematische Beobachtung) und/oder ▪ Fotos bzw. Videoaufnahmen (Beobachtung mit Hilfsmitteln) bestehen.	Jeder notiert sich seine Beobachtungen oder die Eintragungen erfolgen in ein Buch oder elektronisch (PC).
4. Maßnahmen auf der Grundlage der Auswertung	Beobachtungen werden ▪ vorgetragen, ▪ verglichen, ▪ bewertet, ▪ Maßnahmen werden festgesetzt, ▪ für alle dokumentiert und ▪ bei unbefriedigendem Ergebnis wird eine andere Methode gewählt.	Die Heimbewohnerin isst immer besonders wenig, wenn Herr X am Tisch sitzt. Das haben alle beobachtet. Sie wird an einen anderen Tisch gesetzt.

Die sprachliche Darstellung der Beobachtungsergebnisse bereitet oftmals Probleme. Dies gilt insbesondere für die Ergebnisdokumentation im Rahmen der freien Beobachtung.

Die folgenden Beispiele machen dies deutlich:
Zwei Beobachter beschreiben – unabhängig voneinander – das Verhalten desselben Kindes bei der Hausaufgabenhilfe in einem Jugendheim.

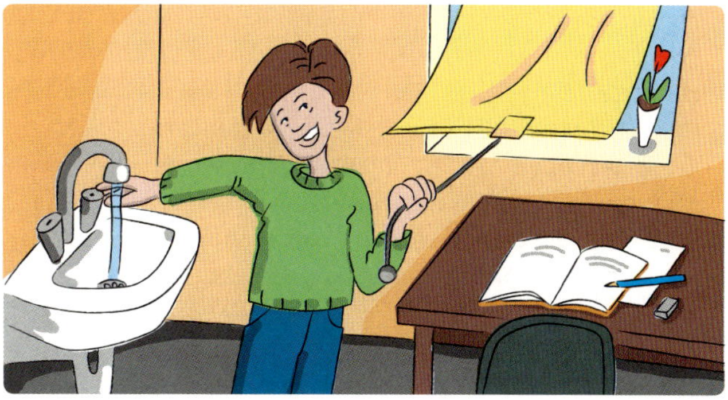

Philip und seine Hausaufgaben

BEISPIEL 1

Erster Beobachter: „... Heute zeigen sich Philips Arbeitsstörungen wieder besonders deutlich. Hausaufgaben empfindet er als große Last und scheint darin durch seine Mutter – vermutlich ungewollt – bestärkt zu werden. Er kann sich nur schwer konzentrieren. Schon längeres Sitzen auf einem Stuhl hält er nicht aus. Ihm fallen 100 Dinge ein, um das Anfangen hinauszuzögern ..."

BEISPIEL 2

Zweiter Beobachter: „... es dauert ziemlich lange, bis Philip mit der Arbeit beginnt. Er schlendert unschlüssig durch den Raum, zieht erst mal nervös am automatischen Rollo, dreht den Wasserhahn auf und zu und läuft noch mal hinaus. Von Frank (Betreuer) wird er mehrfach an die Hausaufgaben erinnert, doch das scheint er nicht zu hören ..."

AUFGABE

1. Untersuchen Sie die beiden Berichte unter folgenden Gesichtspunkten:
   a) Welche Aussagen beziehen sich konkret auf Philips Verhalten und sind reine Beobachtungen?
   b) An welchen Stellen werden Bewertungen vorgenommen?
   c) Welche der beiden Darstellungen finden Sie „besser"? Begründen Sie Ihre Überlegungen.

AUFGABE

2. a) Enthalten die folgenden Auszüge aus Beobachtungsprotokollen Erklärungen und Schlussfolgerungen, die nicht unmittelbar beobachtet wurden? Wenn ja, benennen Sie die entsprechenden Textstellen.
   b) Wo werden Sachverhalte interpretiert?
   c) Welches Protokoll ist Ihrer Ansicht nach sprachlich besser? Begründen Sie Ihre Überlegungen.

Beobachtungen werden vom Beobachter häufig sofort mit Bewertungen wiedergegeben oder sprachlich so zusammengefasst, dass sie nicht eindeutig sind. Wenn eine Sozialpflegerin beobachtet hat, dass ein bestimmtes Kind zu einer Erzieherin eine „gute Beziehung" habe, so mag dies zutreffen; diese Beziehung kann von einem anderen Beobachter jedoch anders interpretiert werden, was zu Missverständnissen führen kann.

Um Mehrdeutigkeiten und Unklarheiten zu vermeiden, sollte Folgendes beachtet werden:

- In Berichten sollten nur Beobachtungen (Sachverhalte und Fakten) festgehalten werden. Erklärungen sollten vermieden werden, denn sie stellen Behauptungen dar, die nicht stimmen müssen:
  „Die Haut von Herrn Thomas ist blass und feucht"
  und nicht:
  „Herr Thomas scheint krank zu sein, denn seine Haut war …".
- Beobachtungen müssen sorgfältig, verständlich, genau und ohne Wertung formuliert werden, damit Ergebnisse nachvollziehbar sind.
  „Herr B. war heute wieder unausstehlich, er hat beim Essenreichen mal wieder alles ausgespuckt."

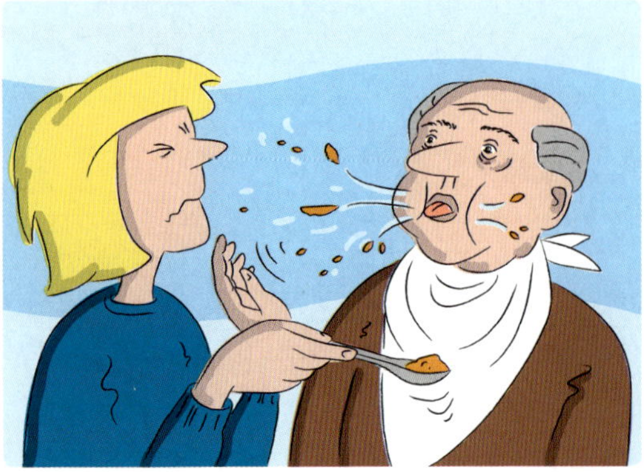

Beobachtungsprotokoll 1

Der Ton war locker, die Jungen waren laut, aber erträglich. Es ist ja insgesamt eine nette Klasse. Die Wortmeldungen waren bei den Jungen häufiger als bei den Mädchen. Dies fällt bei allen naturwissenschaftlichen Fächern auf. Sieht man einmal von der Quantität der Mitarbeit ab, so ist die Qualität jedoch geschlechtsübergreifend ziemlich gleich gut verteilt. Allerdings ist diese gerade im Biologieunterricht bei den Mädchen höher und nimmt über Chemie, Physik bis hin zu Mathematik ständig ab. Das liegt wohl daran, dass sich Mädchen lieber mit lebendigen Dingen beschäftigen, die Jungen hingegen eher mit Materialien und toten Dingen. Außerdem wird in Biologie viel gezeichnet, was der natürlichen Kreativität der Mädchen entgegenkommt.

Beobachtungsprotokoll 2

Bei Bewegungsplanung und -anpassung fällt auf, dass er seine Körpergröße nicht einschätzen kann, also dass er auf dem Hocker stehend die Schaukel aufhängen oder im Bällchenbad zum (hohen) Fenster rausschauen will. Hinzu kommt, dass er sehr unsicher im Benennen (und Wahrnehmen?) von Körperteilen ist. Handmotorisch ist er sehr geschickt, was alltagspraktische Dinge betrifft, hat z.B. einmal, nachdem ein Spiegel zerbrochen war, den Nebenraum aufgeschlossen, den Staubsauger geholt, die Technik erkannt, Verlängerungsschnur angeschlossen, Stecker rein und gesaugt! Hat bei Seifenblasen eine gute Auge-Hand-Koordination, fängt kleine Seifenblasen wieder ein und hält dabei den Behälter gerade. Bei komplizierteren Aufgaben fehlt ihm Konzentration, da ist er es auch nicht gewohnt zu üben. Seine Frustrationstoleranz ist gering, er ist aber von zu Hause da auch wenig gewohnt.

ZUSAMMENFASSUNG

- Beobachtungen liefern wichtige Informationen über besondere Verhaltensweisen, Gesundheitszustände und Bedürfnisse.
- Beobachtungen beruhen auf Wahrnehmungen, die immer nur einen Ausschnitt der uns umgebenden Welt darstellen (selektive Wahrnehmung).
- Die Wahrnehmung vermittelt dem Menschen Informationen aus dem Körperinneren und aus der Umwelt (verursacht durch unterschiedliche Reize).
- Fachliche Beobachtungen werden durchgeführt, um durch Maßnahmen – eventuell unter Einbeziehung medizinischer, gerontologischer oder sonderpädagogischer Befunde – Verbesserungen zu bewirken.
- Vor Beginn der Beobachtung sollten folgende Fragen geklärt sein:
  - Wer und was genau soll beobachtet werden?
  - Welche Beobachtungsform und -methode sollen angewandt werden?
  - Werden Hilfsmittel benötigt? Wenn ja, welche?
  - Aus welchem Anlass soll beobachtet werden?
  - Was soll mit der Beobachtung erreicht werden?
- Das Ergebnis muss in klarer und allen verständlicher Sprache möglichst ohne Wertung schriftlich festgehalten werden.
- Auch erfahrenen Beobachtern können Fehler unterlaufen. Beobachtungen sollten deshalb mit anderen diskutiert und mögliche Maßnahmen beraten werden.
- Eingeleitete Maßnahmen müssen dokumentiert und überprüft werden.

AUFGABEN

1. Erläutern Sie folgende Begriffe:
   - Beobachtung
   - Wahrnehmung
   - Alltagsbeobachtung
   - fachliche Beobachtung
   - subjektive Wahrnehmung
2. Vergleichen Sie Ihre Erinnerungen an einen Klassenausflug oder einen Film, den Sie gemeinsam gesehen haben, mit denen Ihrer Freundin oder Ihres Freundes. Vermutlich werden Sie Unterschiede feststellen. Warum kommt es zu diesen Unterschieden?
3. Nennen Sie die verschiedenen Beobachtungsformen und suchen Sie dazu jeweils ein Beispiel aus Ihrem Erfahrungsbereich (Schule, Praktikum).
4. Welche Bedeutung hat die Selbstbeobachtung für sozialpflegerische Berufe?
5. Nennen Sie Vor- und Nachteile der verschiedenen Beobachtungsmethoden. Begründen Sie Ihre Aussagen.
6. Was kennzeichnet einen guten Beobachter/eine gute Beobachterin?
7. Nennen Sie mögliche Beobachtungsfehler und suchen Sie dazu jeweils ein Beispiel.
8. *Ein alter Mensch ist stark untergewichtig. Damit geeignete Maßnahmen ergriffen werden können, sind Informationen über die Essgewohnheiten dieses Menschen notwendig.*
   a) Welche Beobachtungsform und -methode würden Sie anwenden?
   b) Welche Beobachtungsfehler könnten dabei auftreten?

   Begründen Sie Ihre Überlegungen.

3 Berufliches Handeln und Lernen als lebenslanger Prozess

3.1 Lernen im Alltag und im Beruf

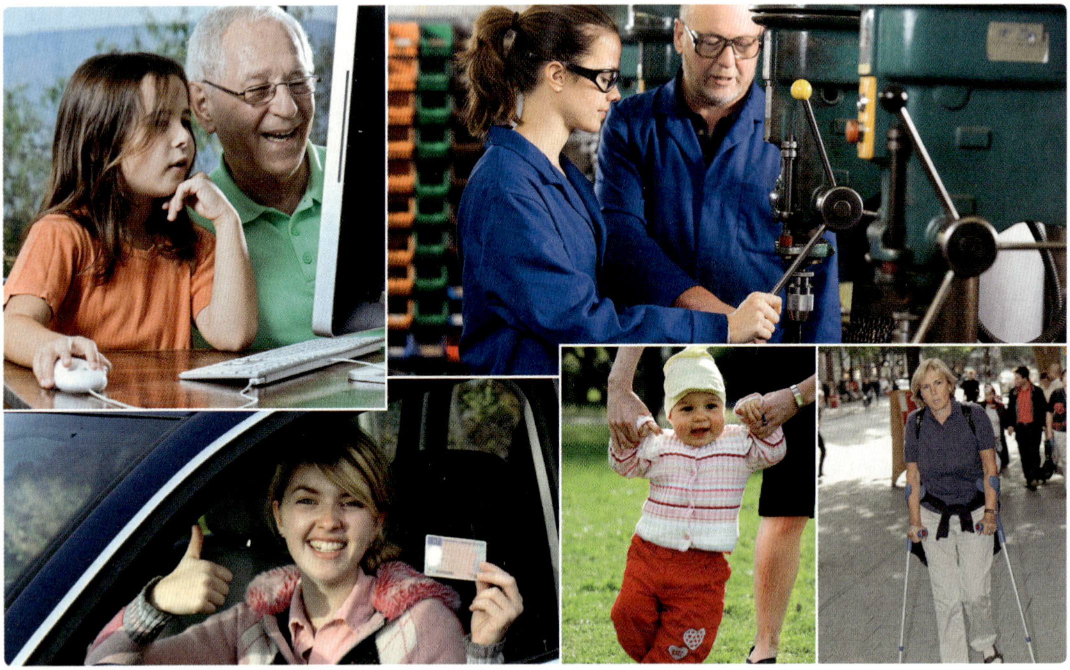

AUFGABEN

1. Beschreiben Sie, was auf den Bildern dargestellt wird.
2. Was haben Sie in der letzten Zeit gelernt?
3. Was möchten Sie in den nächsten fünf Jahren lernen?

3.1.1 Was muss ein Mensch lernen?

Aus den Bildern wird deutlich, dass Lernen ein Leben lang große Bedeutung hat.

Bis zum Schuleintritt haben Kinder zum Beispiel gelernt

- zu sprechen
- Kontakt aufzunehmen
- ohne Hilfe ihrer Eltern zu essen
- sich allein an- und auszuziehen

Schulkinder lernen unter anderem

- rechnen, lesen und schreiben
- die Uhr zu lesen
- sich im Straßenverkehr zu bewegen
- sich durchzusetzen
- eigenständig zu werden

Jugendliche lernen beispielsweise

- Auto fahren
- einen Beruf

Erwachsene lernen unter anderem

- Verantwortung zu übernehmen
- neue Situationen zu bewältigen
- mit Schicksalsschlägen umzugehen
- neue Sprachen

Eine Praktikantin in einem Pflegeheim lernt z. B.

- wie ein Stationsteam zusammenarbeitet

- welches ihre eigenen Aufgaben sind und wie sie diese bewältigen kann
- welche Bewohner sie zu betreuen hat, welche Beeinträchtigungen diese haben und wie sie damit umgehen kann

Das Lernen umfasst folgende Bereiche:

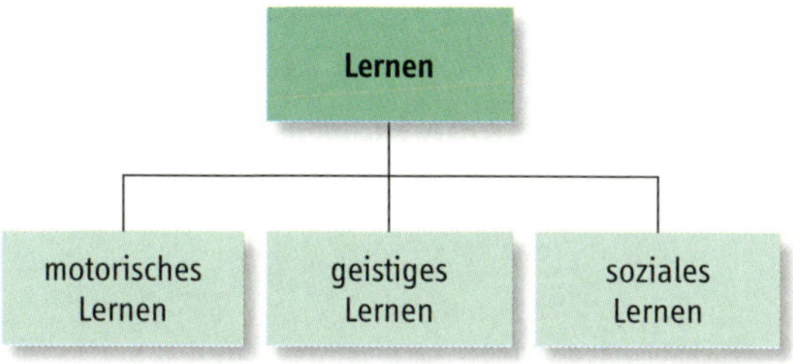

Das motorische Lernen

Ein Mensch erlangt körperliche Fähigkeiten.

BEISPIEL

Ein Kind wird nur zu einem sicheren Radfahrer, wenn es durch Üben die richtige Körperhaltung beherrscht. Mit zunehmender Sicherheit kann es dann beim Abbiegen die Hand herausstrecken oder freihändig fahren.

Das geistige Lernen

Ein Mensch eignet sich Wissen und Einsichten an, um damit Probleme zu erkennen und zu lösen.

BEISPIEL

Sie sind in Spanien, können die Speisekarte nicht lesen und erhalten häufig Speisen, die Sie nicht mögen. Darüber ärgern Sie sich. Für den nächsten Spanien-Urlaub kaufen Sie sich ein Wörterbuch und lernen Spanisch.

Das soziale Lernen

Ein Mensch erwirbt angemessene Verhaltensweisen für den Umgang mit seinen Mitmenschen.

BEISPIELE

Kinder lernen in der Schule, dass man pünktlich kommen muss und dass nicht alle auf einmal reden dürfen.

Pflegepersonen lernen, dass man sich an Absprachen und Anweisungen halten muss, damit niemand unversorgt bleibt oder eventuell falsch versorgt wird.

Das Lernen in den drei Bereichen erfolgt nicht unabhängig voneinander, sondern ergänzt sich und greift ineinander.

BEISPIEL

Beim Verbandanlegen muss man gelernt haben, wie eine Mullbinde richtig gewickelt wird (motorisch), dass man wegen der Infektionsgefahr auf Sauberkeit achtet (geistig) und dass man den Patienten ablenkt, wenn er Angst hat (sozial).

Lernen ist ein Prozess, bei dem Fähigkeiten, Fertigkeiten und Kenntnisse erweitert werden und die erworbenen Verhaltensweisen angewendet, überprüft und wenn nötig verändert werden.
Durch das Lernen können Menschen sich auf neue Lebens- und Umweltsituationen einstellen. Das gilt für jedes Lebensalter. So wie die menschliche Entwicklung nicht mit dem Ende der Pubertät zum Stillstand kommt, findet Lernen lebenslang statt:

- nach dem Verlassen der Schule,
- im Erwerbsleben und
- im Ruhestand.

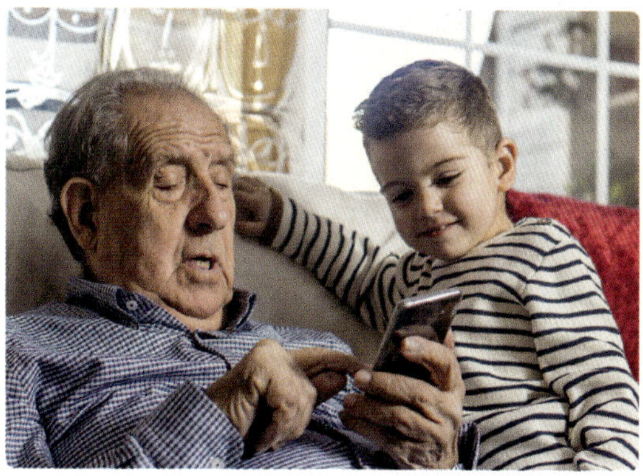

Ältere Menschen lernen den Umgang mit einem Smartphone

AUFGABE

Nennen Sie Gründe und Beispiele, warum lebenslanges Lernen notwendig ist.

Unser Leben unterliegt ständigen Veränderungen. Um den damit verbundenen Anforderungen in Gesellschaft und Berufsleben nachzukommen, sind fortwährendes Lernen und andauernde Lernbereitschaft erforderlich.

Die Notwendigkeit des lebenslangen Lernens ergibt sich aus

- der technischen Weiterentwicklung und neuen wissenschaftlichen Erkenntnissen,
- gesellschaftlichen Veränderungen und
- persönlichen Gründen.

Diese Veränderungen wirken sich nachhaltig auf das Privat- und Berufsleben aus.

Als Beispiele für die **technische Weiterentwicklung** im Privatleben können Smartphone und Tablet mit ständig weiterentwickelten Funktionen genannt werden. Durch den hohen Grad an Technisierung ist es auch zu einer tief greifenden Umweltbelastung gekommen. Diese zeigt sich unter anderem in Luftverschmutzung, Verpackungsflut und Ozonbelastung. Wenn die Menschen weiterhin gesund leben wollen, müssen sie sich mit diesen Problemen auseinandersetzen und lernen, damit umzugehen.

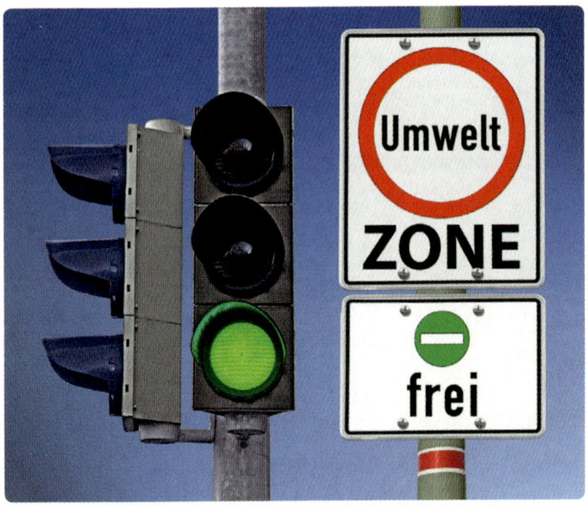

Umweltzonenschild

Für den Arbeitsplatz ist dieser Wandel in allen Berufen erkennbar, auch in den sozialpflegerischen. Beispiel: Einsatz von Computern in der Diagnostik und Dokumentation im Rahmen der beruflichen Tätigkeit.

Ebenso gibt es Auswirkungen auf Berufsausbildungen: alte Berufe wie z. B. Kfz-Mechaniker und Arzthelferin verschwinden, neue wie z. B. Kfz-Mechatroniker und Medizinische Fachangestellte entstehen.
Der Wegfall und die Entstehung von Berufen sind häufig verknüpft mit **gesellschaftlichen Veränderungen**. Das trifft insbesondere für sozialpädagogische und -pflegerische Berufe zu.

Früher gab es die Berufe Gouvernante oder Kindermädchen.

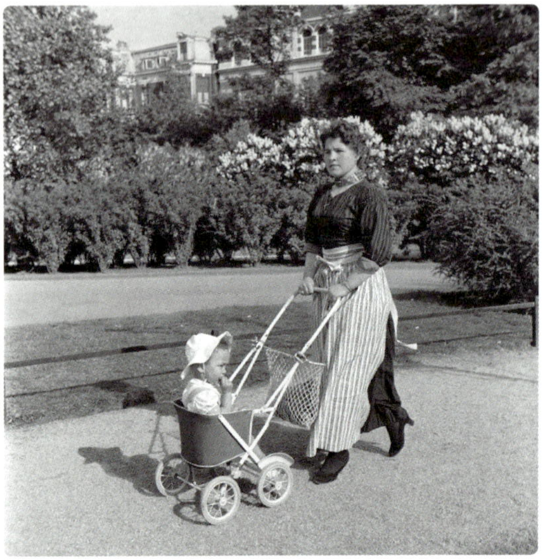

Die Gouvernante

Beide betreuten Kinder und Jugendliche in Familien in umfassendem Maße. Diese Berufe sind verschwunden, weil Kinder heute anders aufwachsen und bei uns nicht mehr so viele Kinder geboren werden. Als Nachfolgeberufe könnte man vielleicht die Kinderpflegerin oder Erzieherin ansehen. Beide arbeiten aber weniger in Familien, sondern überwiegend in sozialpädagogischen Einrichtungen und haben dort einen anderen Status als früher das Kindermädchen.
In unserer Gesellschaft nimmt dagegen der Anteil alter Menschen immer mehr zu. Durch die zunehmende Berufstätigkeit von Frauen steht weniger Zeit für die Pflege in der Familie zur Verfügung. Die Pflege und Betreuung alter Menschen muss daher von dafür ausgebildeten Personen übernommen werden.
Das hat z. B. zur Entstehung des Berufs der Altenpflegerin/des Altenpflegers geführt. Neuere Ausbildungen wie beispielsweise Sozialbetreuer/in, Sozialhelfer/in oder Sozialassistent/in sind geschaffen worden.

Die Entwicklung eines neuen Berufs bedeutet immer, dass sich neue Anforderungen ergeben, auf die Menschen sich einlassen müssen. Man muss umlernen, dazulernen oder neu lernen.

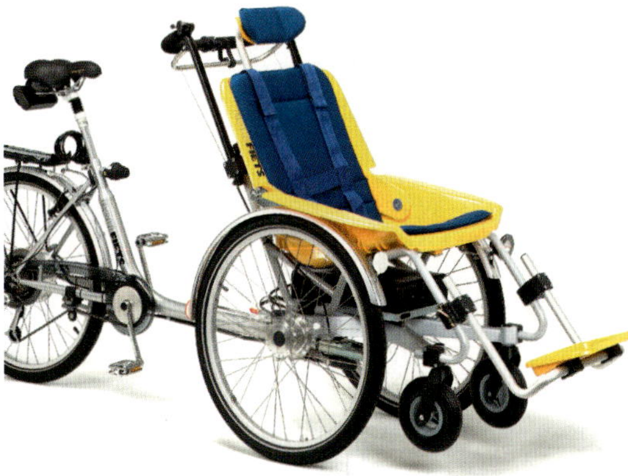

Neues Hilfsmittel: Fahrradrolli

In den vergangenen Jahren sind viele Menschen mit Migrationshintergrund nach Deutschland gekommen, die hier leben, hier arbeiten und auch hier alt werden. Nicht nur diese müssen sich anpassen, sondern auch wir müssen etwas über ihre Kultur lernen, um sie besser zu verstehen. Für die Arbeit in einem Pflegeheim sind deshalb Kenntnisse über die Herkunftskultur der Heimbewohner unverzichtbar, damit sie angemessen betreut werden können.

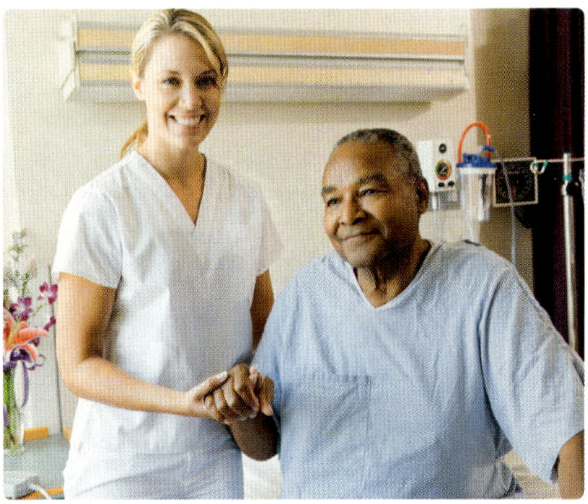

Pflege eines Menschen mit Migrationshintergrund

Neben einem Wandel auf gesellschaftlicher und technischer Ebene finden auch **Änderungen im persönlichen Bereich** statt. Sie ergeben sich aus den jeweiligen Lebensabschnitten (Kindheit, Jugend, Erwachsenenalter, Ruhestand) und einschneidenden Lebensereignissen. Das können sein:

- Eintritt in Kindergarten und Schule
- Abschluss der Berufsausbildung
- Heirat
- Geburt von Kindern
- Wohnungs- und Arbeitsplatzwechsel
- Arbeitslosigkeit
- schwere Krankheit
- Partnerverlust durch Tod oder Trennung

AUFGABEN

1. Sie treten nach Ihrer Berufsausbildung eine Stelle in einer anderen Stadt an. Was werden Sie lernen müssen, wenn Sie Arbeitsplatz und Wohnort wechseln?
2. Befragen Sie berufserfahrene Personen, was sie nach ihrer Ausbildung noch lernen mussten. Werten Sie die Ergebnisse anschließend aus.
3. Was muss jemand lernen, der plötzlich arbeitslos geworden ist?

Je nach Einschätzung und Wahrnehmung können diese Ereignisse persönlichen Katastrophen gleichkommen oder den Aufbruch zu Neuem bewirken. Die geänderten Lebenslagen bedeuten Umstellung von Lebenszielen und Änderungen in der Lebensführung. Lernprozesse sind erforderlich, um mit den neuen Situationen umzugehen.
Kinder erleben z. B. den ersten Tag im Kindertagesheim oder den Tag der Einschulung häufig als Angst einflößende Bedrohung: Sie vermissen die vertraute Umwelt und verlieren ihre Eltern aus dem Blick. Ein neuer Lebensabschnitt beginnt, über den lustige Geschichten, aber auch dramatische Berichte vorliegen. Geschiedene Partner müssen z. B. lernen, sich selbst zu versorgen oder Tätigkeiten zu übernehmen, für die der andere bisher überwiegend zuständig war.

„Selbst ist die Frau“

Einführung in die Technik rund ums Haus

Kleine Reparaturen können nach diesem Kurs von jeder Frau selbst durchgeführt werden.
Mit sicherer Hand erneuert sie z. B. schwarz gewordene Siliconfugen, bringt einen kalten Heizkörper wieder auf Temperatur und tauscht die Dichtung am nachlaufenden Spülkasten aus.

Kurs F 23 808

Auch alte Menschen lernen auf vielfältige Weise. Sie müssen sich häufig an veränderte Lebenssituationen gewöhnen, bedingt durch den Tod des Partners, Krankheit oder manchmal auch Geldmangel. Oftmals ändert sich die Lebenseinstellung und Neues wird begonnen (z. B. Erlernen einer Fremdsprache, Aufnahme eines Studiums, Übernahme ehrenamtlicher Aufgaben). Viele Dinge werden gelassener gesehen. Das kann man z. B. am Umgang der Großeltern mit ihren Enkeln beobachten.

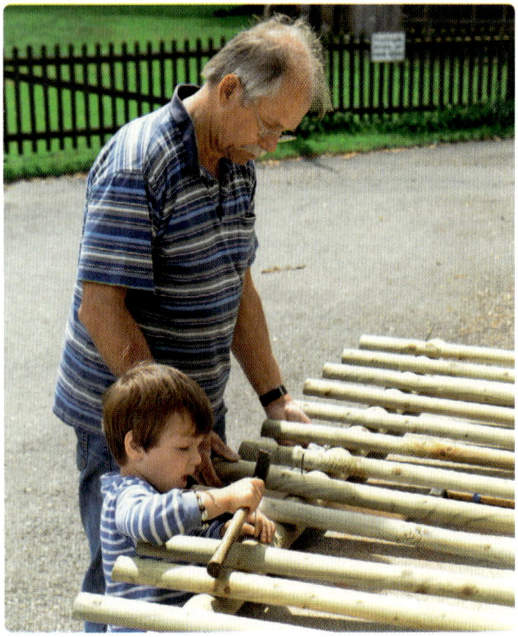

Alt und Jung

Als schwierig hat sich der Umgang mit der eigenen Arbeitslosigkeit erwiesen, von der immer mehr Menschen in unserer Gesellschaft betroffen sind. Angebote von Selbsthilfegruppen und Einrichtungen mit regelmäßigen Treffs bieten Einzelnen Lernmöglichkeiten, wie man mit geringer werdendem Selbstwertgefühl und fehlender Arbeitsaufgabe leben kann.

AUFGABE

1. a) Interviewen Sie in einer Kleingruppe einen arbeitslosen oder alten Menschen über seine Lebenssituation heute und früher.
   Erarbeiten Sie dazu geeignete Fragen.
   b) Leiten Sie aus dem Interview ab, was er lernen musste.

3.1.2 Warum lernt ein Mensch?

Lernen ist wie Rudern gegen den Strom. Wenn man damit aufhört, treibt man zurück. (Laotse)

Sobald man in einer Sache Meister geworden ist, soll man in einer neuen Schüler werden. (Gerhard Hauptmann)

Es ist ein großes Glück, wenn wir den Hindernissen, aus denen wir lernen können, möglichst früh begegnen. (Winston Churchill)

AUFGABEN

2. Welche Motive zum Lernen haben die Menschen auf Seite 7?
3. Was wird aus den Zitaten deutlich?

Für das Lernen gibt es sehr unterschiedliche Beweggründe. Hier einige Beispiele:

Menschen lernen, weil es ihnen Spaß macht.

- Sie lernen eine neue Sprache, damit sie sich im Ausland verständigen können.
- Sie lernen eine neue Sportart, weil sie Spaß an der Bewegung haben oder sich mit anderen messen möchten.

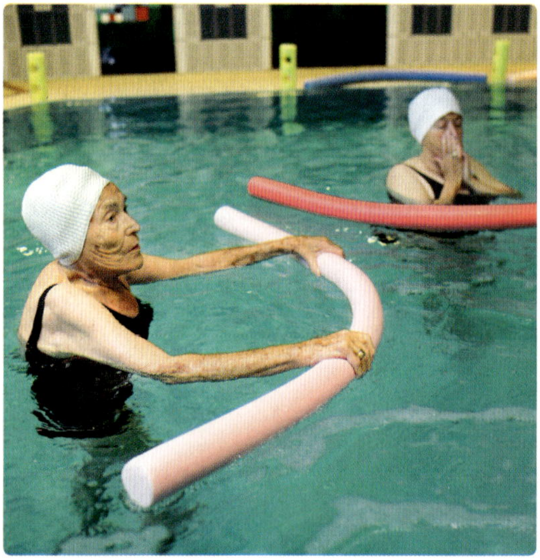

Ältere Menschen im Schwimmbad

Menschen lernen, weil sie negative Erfahrungen gemacht haben und diese nicht wiederholen möchten.

- Sie haben einen teuren Handyvertrag abgeschlossen, weil sie sich vorher nicht richtig informiert haben.
- Sie haben sich nicht richtig auf eine Prüfung vorbereitet und sind durchgefallen.

Menschen lernen aus wirtschaftlichen Gesichtspunkten, weil sie Geld sparen wollen.

- Man möchte sich ein neues Haushaltsgerät anschaffen. Der Preisvergleich alleine reicht nicht. Man muss sich beispielsweise auch über den Wasserverbrauch eines Geschirrspülers oder den Energieverbrauch eines Kühlgeräts informieren.
- Man lernt, einfache Kinderkleidung selbst anzufertigen, weil diese sehr teuer ist und die Kinder schnell herauswachsen.

Menschen lernen, weil es notwendig ist.

- Sie wollen den Beruf wechseln, weil sie an ihrer bisherigen Tätigkeit keinen Spaß mehr haben oder sie keinen Arbeitsplatz mehr finden.
- Sie müssen den Beruf wechseln aufgrund einer Krankheit.
- Sie möchten Karriere machen, und das ist in dem erlernten Beruf nicht möglich.

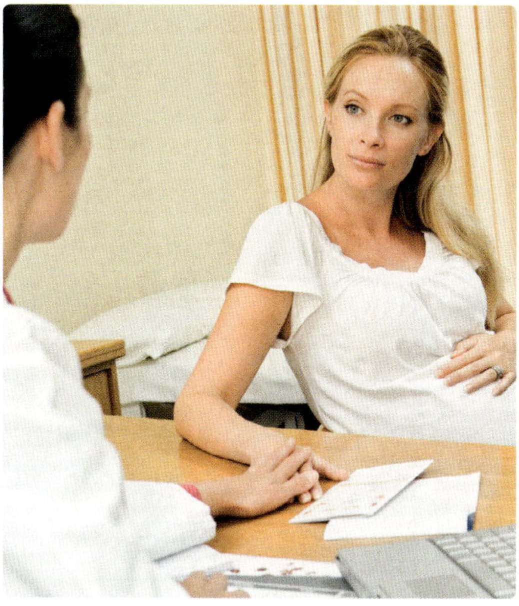

Schwangere Frau im Gespräch

Menschen lernen, weil sie Anerkennung erhalten möchten.

- Ein Kind lernt, weil es ein Lob von den Eltern bekommen möchte.
- Ein Berufstätiger wird sich manchmal Kenntnisse aneignen, um im Ansehen der Vorgesetzten zu steigen.

Menschen lernen, weil sie mit sich selbst zufrieden sein möchten und nicht hilflos wirken wollen.

- Man stellt in einem Mitarbeitergespräch fest, dass man nicht mitreden kann, weil man über eine bestimmte Erkrankung nichts weiß.

BEISPIEL

Eine Frau ist schwanger. Sie ist daran interessiert, wie eine Schwangerschaft verläuft, um sich darauf einzustellen. Dabei helfen ihr das Wissen über die biologischen Zusammenhänge und die Erfahrungen anderer. Beides beeinflusst ihr Verhalten. Sie lernt mit dem „neuen Umstand" umzugehen.
Sie versucht sich so zu verhalten, dass die Schwangerschaft möglichst ohne Schwierigkeiten verläuft. Sie wird sich in vielen Fällen Informationen darüber verschaffen, wie sich das werdende Leben entwickelt, um es möglichst gut zu versorgen, damit das Kind gesund auf die Welt kommt.
Mit anderen Schwangeren wird sie sich darüber unterhalten, welche Probleme auftreten können, wie es ihnen geht und wie sie sich verhalten, um daraus Konsequenzen für ihre eigene Schwangerschaft zu ziehen.
Sie macht einen Lernprozess durch, der sich auf die eigene Lebensführung bezieht, aber auch zu einem verständnisvolleren Verhalten gegenüber anderen schwangeren Frauen führt.

AUFGABEN

1. a) Sammeln Sie Informationen über Geburtsvorbereitungs- und Säuglingspflegekurse in Ihrem Umfeld/Ihrer Stadt/Ihrer Gemeinde.
   b) Was kann man dort lernen?
2. Über welche Kenntnisse aus den Bereichen Ernährung, Hygiene und Hauspflege müssen Sie verfügen, um eine schwangere bettlägerige Frau mit drei Kindern zu betreuen?
   Bearbeiten Sie in einer Gruppe jeweils einen der genannten Bereiche.

3.2 Wie lernt der Mensch?

BEISPIEL

Die Klasse hatte den Auftrag, ein Referat zu einem neuen Thema vorzubereiten, und tauscht sich über ihre Erfahrungen aus.
Lisa: „Ich habe meinen Onkel gefragt. Der weiß viel und kann es gut erklären. Das hilft mir, den Zusammenhang zu verstehen."
Ute: „Ich habe in der Bücherei mehrere Artikel gelesen und danach zu Hause mein Referat geschrieben."
Marco: „Ich war auch in der Bücherei. Aber lesen allein reicht mir nicht. Ich muss das Wesentliche erst einmal mit eigenen Worten aufschreiben. Erst dann kann ich daraus einen zusammenhängenden Text schreiben."

AUFGABEN

1. Wie lernen die Jugendlichen im obigen Beispiel?
2. Wie bereiten Sie sich auf ein Referat vor und lernen dabei?

Die vorherigen Abschnitte haben gezeigt, dass der Mensch ohne seine Fähigkeit zu lernen kaum (über-) leben kann.
Während der Schulzeit macht man die Erfahrung, dass es Mitschüler gibt, die leichter oder schneller lernen als die anderen, oder dass man in einem Unterrichtsfach einmal gut und einmal schlecht sein kann. Das kann abhängig sein von der Schule, dem Lehrer, dem Stoff oder der eigenen Person. Der Lernerfolg hat nicht nur etwas mit Intelligenz zu tun.
Nun stellt sich die Frage: „Auf welche Weise lernt der Mensch?" Die Beispiele am Anfang des Abschnitts zeigen, dass die Herangehensweise individuell sehr unterschiedlich ist. Um möglichst erfolgreich zu lernen, sollte man wissen,

- wie der Lernprozess abläuft,
- welcher Lerntyp man ist und
- welche Lernformen es gibt.

3.2.1 Der Lernprozess

Der Mensch nimmt aus seiner Umwelt die unterschiedlichsten Sinneseindrücke und Informationen auf. Diese werden an das Gehirn weitergeleitet und dort nach wichtig und unwichtig unterschieden. Das Wichtige wird geordnet und im Gedächtnis gespeichert.

Alle Informationen kommen dabei zunächst in das **Ultrakurzzeitgedächtnis**, in dem sie nur ein paar Sekunden bleiben. Das Unwichtige wird gelöscht, das Wichtige mit Bekanntem verknüpft und für einige Minuten oder Tage in das **Kurzzeit- oder Arbeitsgedächtnis** weitergeleitet. Nur Informationen, die hier mit anderen verbunden oder durch Wiederholungen verstärkt werden, gelangen in das **Langzeitgedächtnis**, wo sie gespeichert werden und dauerhaft vorhanden sind.

BEISPIEL

In der dritten Stunde soll eine Klassenarbeit geschrieben werden. Manuela ist ganz entspannt. Sie hat vor einer Woche mit dem Lernen angefangen und fühlt sich gut vorbereitet. Marcel und Dennis hingegen haben sich morgens früher getroffen und versuchen den Lernstoff schnell noch auswendig zu lernen. Dennis: „Jetzt habe ich das Ganze schon viermal durchgelesen und bringe alles durcheinander."

Vereinfacht gesagt bedeutet Lernen, Informationen

- aufzunehmen,
- zu ordnen und zu verknüpfen,
- zu speichern und
- in Handeln und Verhalten umzusetzen.

Auch wenn dieser Vorgang bei jedem Menschen gleich abläuft, ist der Lernerfolg davon abhängig, auf welche Weise ein Mensch am besten lernt bzw. welcher Lerntyp er ist.

3.2.2 Lerntypen

Die Informationen aus der Umwelt werden von den Sinnesorganen (Auge, Ohr, Tastsinn), die auch als Eingangs- oder Lernkanäle bezeichnet werden, aufgenommen.
Diese sogenannten Eingangskanäle sind von Mensch zu Mensch unterschiedlich ausgeprägt, sodass derselbe Lerninhalt auf verschiedene Arten gelernt werden kann.

Je klarer man herausfindet, zu welchem Lerntyp man gehört – ob man das Gehörte noch einmal nachlesen oder über das Gelesene noch einmal sprechen muss –, desto leichter fällt das Lernen in Alltag, Schule und Beruf. Kenntnisse über Lerntypen sind wichtig für den eigenen Lernprozess sowie für Lernprozesse, die man bei anderen bewirken will.

Der **Hörtyp** versteht einen Inhalt am besten, wenn er ihn hört, wie z. B.

- in einem Vortrag des Lehrers oder Ausbilders,
- in einem Gespräch mit Mitschülern oder Kollegen,
- indem er sich Lerninhalte selbst laut vorsagt.

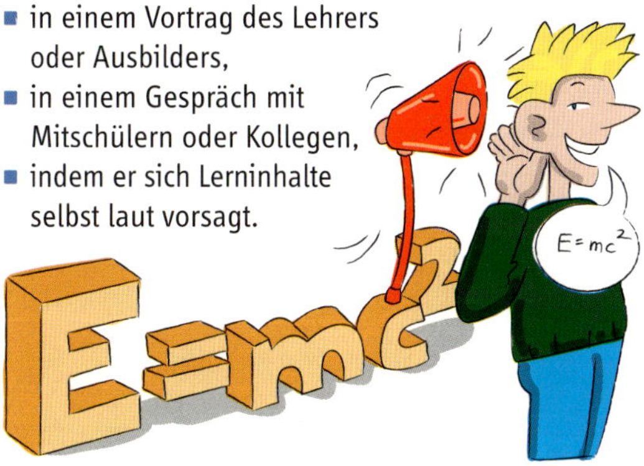

Der **Sehtyp** muss einen Lerninhalt lesen oder beobachten, um ihn zu verstehen, z. B.

- er muss sich aufschreiben, was er gehört hat,
- er muss das Gehörte in einem Buch nachlesen,
- er muss einen Lerninhalt beobachten.

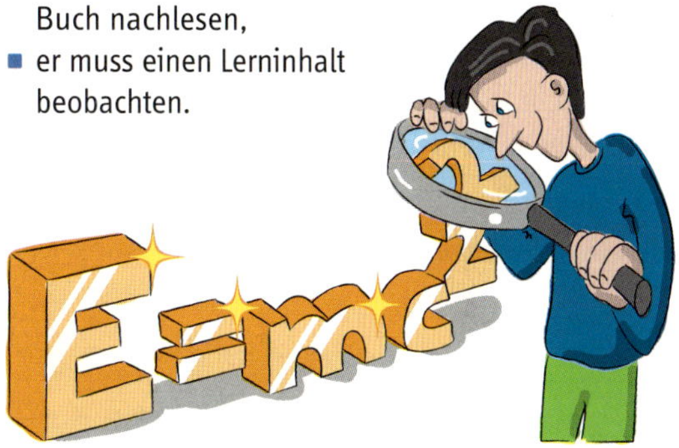

Der **Fühltyp** versteht einen Lerninhalt am besten durch

- Anfassen,
- Fühlen/Ertasten oder
- „Begreifen".

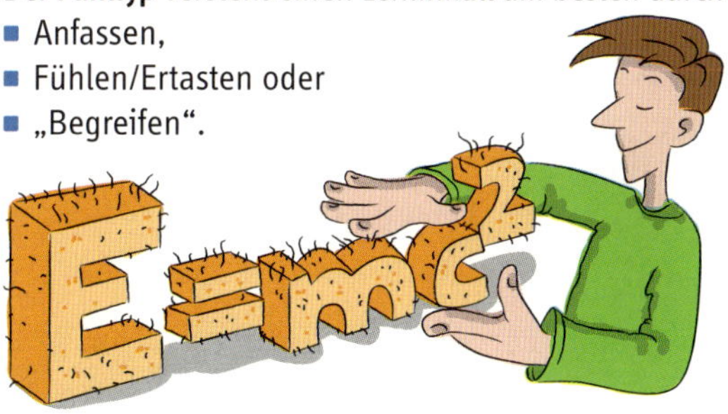

Der **Bewegungstyp** versteht und behält einen Lerninhalt am besten, wenn er dabei etwas tut wie z. B.

- beim Lesen gehen oder
- einen Text schreiben.

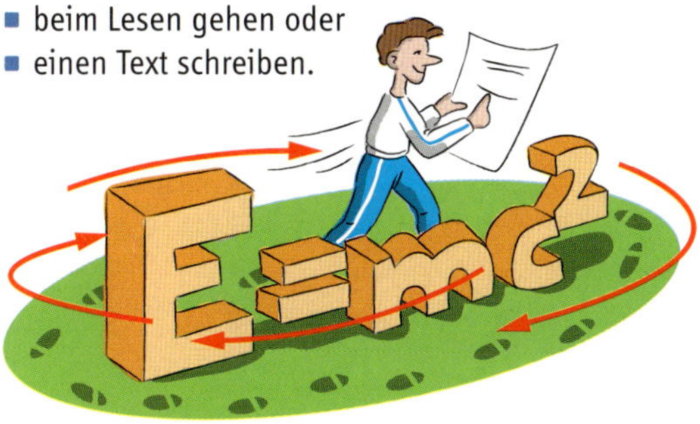

Niemand ist auf einen Lerntyp festgelegt. Die Art zu lernen hängt auch vom Thema oder Interesse des Einzelnen ab. Ist z. B. ein Sehtyp an einem Sachverhalt besonders interessiert, wird er den Inhalt auch schon nach einmaligem Hören begriffen haben.

BEISPIEL

Martin kann sich schlecht Zahlen merken, wenn er sie gehört hat. Er muss sich jede Telefonnummer aufschreiben. Bei einem Ratespiel eines Radiosenders kann man eine CD gewinnen, wenn man ganz schnell eine bestimmte Telefonnummer anruft. Martin hat nichts zu schreiben. Obwohl er ein schlechtes Zahlengedächtnis hat, kann er sich die Telefonnummer ausnahmsweise einmal merken. Das liegt daran, dass er die CD so gerne gewinnen möchte.

Erfahrungen zeigen, dass mehr Informationen aufgenommen werden, wenn verschiedene Eingangskanäle gleichzeitig angesprochen werden. Das hängt mit dem Aufbau und der Arbeitsweise des Gehirns zusammen (siehe Schaubild unten).

Linke Gehirnhälfte
= die logische

- steuert die rechte Körperhälfte
- zuständig für: Schreiben, Lesen, Zahlen/Rechnen, Sprache/Sprechen, Logik
  denkt mit dem Verstand (logisch)
- Stärken: Zerlegt das Ganze in Einzelteile (Analyse), erkennt Einzelheiten

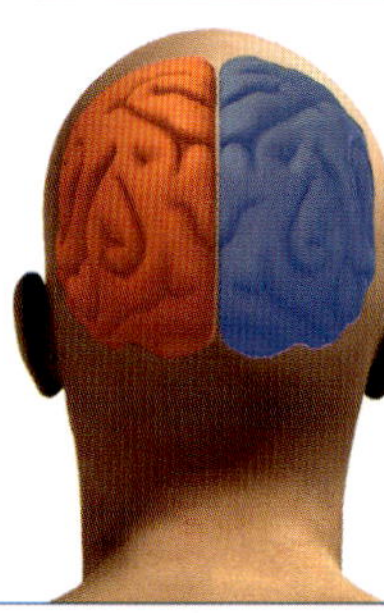

Rechte Gehirnhälfte
= die kreative

- steuert die linke Körperhälfte
- zuständig für: Musik, Rhythmus, Bilder, Fantasie, Gefühle
  denkt mit dem Bauch (intuitiv)
- Stärken: Fügt Einzelheiten zusammen (Synthese), schafft Überblick

Das Gehirn besteht aus zwei Hälften, die unterschiedliche Aufgaben haben (s. Schaubild S. 37). Beim Lernen sollten möglichst beide Gehirnhälften aktiv sein. Das bedeutet z. B.: ein Text sollte mit Bildern veranschaulicht oder ein Vortrag mit Bewegung verknüpft werden. Das Lernen erfolgt außerdem auf unterschiedliche Weise, wie aus den verschiedenen Lernformen (s. Kap. 3.2.3) deutlich wird.

AUFGABE

1. a) Lesen Sie einen Text vor.
   b) Lesen Sie einen Text vor und zeigen Sie dazu Bilder.
   c) Tragen Sie einen Text frei vor und veranschaulichen Sie ihn.
   d) Bewerten Sie die einzelnen Vortragsformen.

3.2.3 Lernformen

BEISPIELE

A. *Paul ist am ersten Tag seines Praktikums im Pflegeheim. Nach einer kurzen Einführung sagt die Anleiterin: „Jetzt müssen wir Betten machen. Ich zeig' dir, wie es geht."*

B. *Die zweijährige Anna spielt mit ihren Bauklötzen. Sie versucht immer wieder, mehr als zwei Bauklötze aufeinanderzulegen, um einen Turm zu bauen. Schließlich schafft sie es.*

C. *Frau Niemann, die meistens sehr spät zum Abendessen kommt, beschwert sich bei der Stationsleitung, dass das Buffet immer so bekleckert aussieht. Diese rät ihr, doch früher zu kommen. Frau Niemann nimmt den Rat an und ist zufrieden.*

D. *Der Großvater beschwert sich bei seinem Enkel: „Seit du so weit weg studierst, sehe ich dich fast gar nicht mehr." Enkel: „Opa, wir können über das Internet videotelefonieren. Dann können wir uns dabei sehen." Daraufhin lernt der Großvater damit umzugehen und ist glücklich, dass er seinen Enkel so wieder öfter sehen kann.*

AUFGABE

2. a) Was haben die einzelnen Personen gelernt?
   b) Auf welche Weise haben sie gelernt?

Die Beispiele machen deutlich, dass es unterschiedliche Wege gibt, etwas zu lernen. Ein Mensch kann

- durch Nachahmen,
- durch Versuch und Irrtum,
- durch Einsicht sowie
- durch Verstärkung lernen.

Lernen durch Nachahmen

Durch Nachahmen werden Verhaltensweisen gelernt, die man bei anderen Menschen beobachtet hat, wie z. B. Paul dies im Praktikum tun soll (s. Beispiel A, linke Spalte). Man spricht deshalb auch von **„Beobachtungslernen"**.
Es ist in jeder Altersstufe eine wichtige Lernform.

Kinder beobachten das Verhalten ihrer Eltern, ahmen es nach und lernen dabei z. B. sprechen, den Fernseher zu bedienen oder wie Menschen miteinander umgehen. Sie schauen sich die Bewegungen und Körperhaltung eines anderen Kindes beim Rollschuhlaufen oder Inlineskaten ab und lernen es dabei selbst.

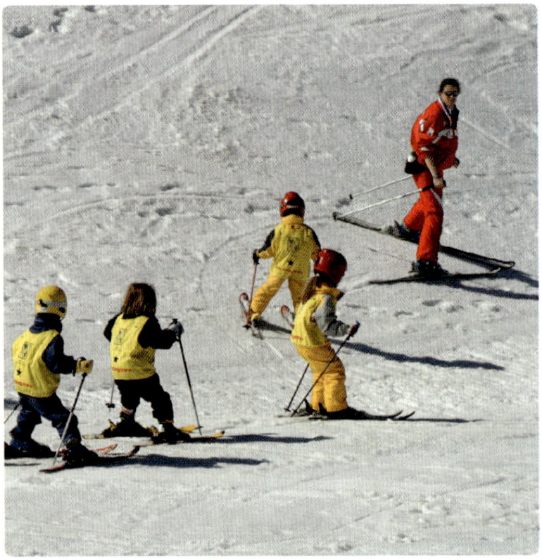

Nachahmung von Sporttechniken

Jugendliche imitieren das Verhalten von Mitgliedern bestimmter Gruppen und lernen unter anderem die Regeln der Gruppe, aggressives Verhalten oder das Gefühl: „Gemeinsam sind wir stark".
Erwachsene ahmen andere Menschen nach und lernen dabei z. B. sicheres Auftreten, den Umgang mit Patienten oder Entscheidungen zu treffen.

Ein Mensch ahmt jedoch nur die Verhaltensweisen nach, die ihn interessieren oder die seinen Wünschen und Bedürfnissen entsprechen. Ein Rollstuhlfahrer, der besonders geschickt mit seinem Rollstuhl umgehen kann, wird wahrscheinlich wegen seiner besonderen Fähigkeit bewundert, aber in der Regel nicht von Menschen nachgeahmt, die sich ohne Hilfsmittel bewegen können.

BEISPIEL

Eine Praktikantin beobachtet in einem Heim, wie eine Pflegerin durch freundliches und geduldiges Zureden einen Heimbewohner dazu bringt, zum Essen in den Speisesaal zu gehen.
Einer anderen Kollegin war das vorher mit der Aufforderung „So, jetzt gehen wir mal schön zum Essen!" nicht gelungen.
Die Praktikantin wird das erfolgreiche Verhalten nachahmen.

Menschen, die imitiert werden, dienen als Modell. Man spricht daher auch von Lernen am Modell **(Modelllernen)**.

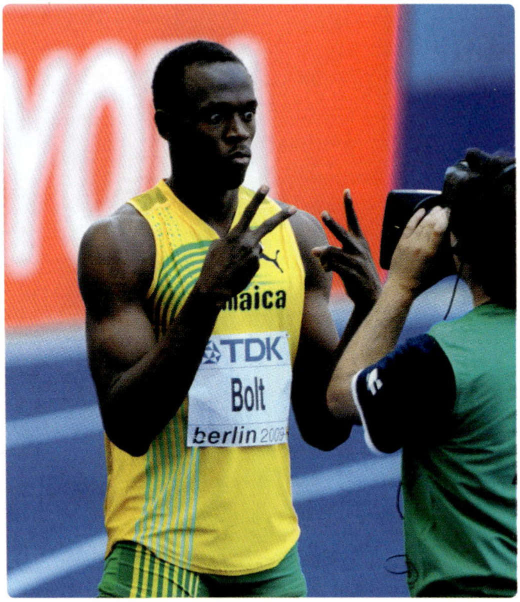

Erfolgreicher Sportler als Modell: Usain Bolt

AUFGABE

Schildern Sie eine Person, die für Sie ein Modell darstellt.

Aber nicht jeder, der eine gewünschte Verhaltensweise beherrscht, wird nachgeahmt. Ein Modell muss gewisse Voraussetzungen erfüllen:

- Es muss entweder dem Beobachter sympathisch sein oder
- es muss vom Beobachter respektiert werden oder
- es muss Ansehen besitzen und/oder einflussreich sein.

Lernen am Modell wird in Schule, Beruf und Alltag häufig angewendet, z. B.:

- beim Sportunterricht
  Der Lehrer zeigt eine neue Turnübung und fordert die Schüler auf: „Schaut her und macht mir das anschließend bitte nach!"
- bei Werbung auf einer Ausstellung
  Ein Verkäufer wirbt für ein neues Fensterputzgerät und demonstriert an einem Fenstermodell den richtigen Umgang mit diesem Gerät.
- in der Ausbildung
  Die Ausbilderin demonstriert die richtige Körperhaltung bei der Pflege kranker Menschen.

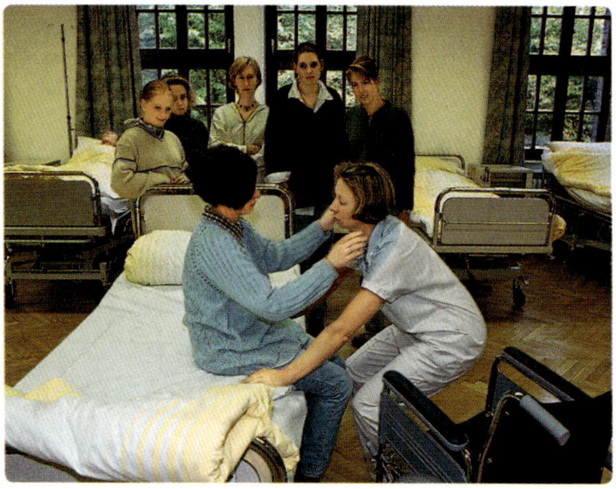

Demonstration richtiger Körperhaltung

Beim Lernen durch Nachahmen besteht die Gefahr, dass man falsche oder schlechte Verhaltensweisen übernimmt, z. B.:

- Erwachsene überqueren bei Rot die Straße. Kinder, die Gefahren im Straßenverkehr noch nicht einschätzen können, sind durch dieses negative „Vorbild" stark gefährdet.
- In der Werbung werden erfolgreiche, fröhliche und/oder schöne Menschen dargestellt. Viele möchten auch so erfolgreich sein wie die Modelle in der Werbung und kaufen die angebotene Ware.

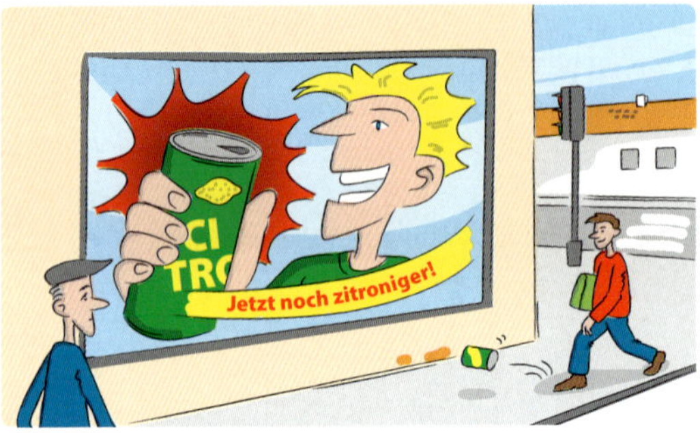

Werbung

AUFGABEN

1. Suchen Sie Werbeanzeigen heraus und diskutieren Sie in Ihrer Lerngruppe, ob das Prinzip „Lernen am Modell" als Verkaufsstrategie genutzt wird.
2. Sollte man im Fernsehen Filme mit gewalttätigen Szenen zeigen? Begründen Sie Ihre Antwort.

Lernen durch Versuch und Irrtum

Lernen findet häufig zufällig statt, wie bei Anna in Beispiel B, S. 38. Man hat ein Problem, das man lösen möchte, und probiert etwas aus. Oft hat man beim ersten Versuch keinen Erfolg und macht Fehler. Man hat sich geirrt und versucht es erneut.

Lernen findet dadurch statt, dass die Lösungsmöglichkeit, die erfolgreich war, gespeichert und wieder angewendet wird.

Fehler zu machen bedeutet nicht, unfähig zu sein, sondern führt häufig zu kreativen und neuen Lösungen. So schreibt beispielsweise der „Harvard Business Manager": „[...] wo es um kontinuierlichen Wandel geht, muss man experimentieren, Fehler machen und schnell daraus lernen – um dann neu zu beginnen und es besser zu machen."[1]

Lernen durch Versuch und Irrtum ist eine Lernform, die in allen Bereichen unseres Lebens Anwendung findet. Viele wissenschaftliche Erkenntnisse sind Zufallsprodukte von Versuchen und basieren auf dieser Lernform.

AUFGABE

3. Suchen Sie Beispiele aus Ihrem Alltag zur Methode „Versuch und Irrtum" und beschreiben Sie diese.

[1] Harvard Business Manager, Heft 10, 2008, S. 48

Lernen durch Einsicht

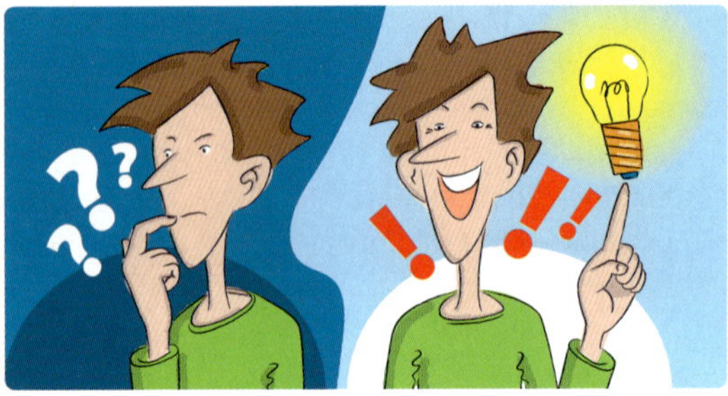

Ein „Aha-Erlebnis"

BEISPIEL

Einer Frau ist ein Schlüsselbund in einen Gulli gefallen. Sie kann den schweren Deckel nicht heben und sieht sich nach Hilfe um. Plötzlich (Aha!) fällt ihr Blick auf den Stockschirm eines älteren Herrn, der auch gleich bereit ist, ihr diesen auszuleihen. Mit dem Schirm gelingt es ihr, die Schlüssel aus dem Gulli zu „angeln".

Ein Mensch, der ein bestimmtes Ziel hat und nicht weiß, wie er es erreichen kann, wird nach Lösungen suchen. Er denkt nach und erkennt, dass er sein Problem lösen kann, wenn es ihm gelingt, geeignete Hilfsmittel dafür ausfindig zu machen, d. h. er muss bestimmte Sachverhalte in Zusammenhang bringen. Ist er auf diese Weise erfolgreich (Aha!), spricht man von „Lernen durch Einsicht".

Durch Einsicht lernt man auch, wenn eine andere Person die Notwendigkeit für ein bestimmtes Verhalten erklärt – einsichtig macht –, wie bei Frau Niemann in Beispiel C, S. 38.

BEISPIEL

Ein Kind sieht auf der anderen Straßenseite eine Freundin und will nicht warten, bis die Ampel auf Grün springt. Der Vater hält es zurück und erklärt, was alles passieren kann, wenn man bei Rot die Straße überquert. Er macht dem Kind den Zusammenhang zwischen seinem Verhalten und den möglichen Folgen deutlich.

Hat man die Zusammenhänge einmal erkannt, muss das dabei gelernte Verhalten in der Regel nicht weiter geübt werden, es ist nun jederzeit wiederholbar. Waren die Erklärungen des Vaters für das Kind einsichtig, wird es zukünftig bei Rot an dieser Ampel stehen bleiben. Auch in neuen Situationen kann das so gelernte Verhalten angewendet werden. Das Kind wird nun generell an roten Ampeln stehen bleiben.

Lernen durch Einsicht bedeutet:
- Durch Nachdenken erkennt der Mensch, dass man verschiedene Dinge in eine sinnvolle Beziehung bringen (umstrukturieren) kann, um ein gewünschtes Ziel zu erreichen.
- Der Zusammenhang zwischen einem Verhalten und den möglichen Folgen wird deutlich. Zwei Erfahrungen werden miteinander verknüpft.

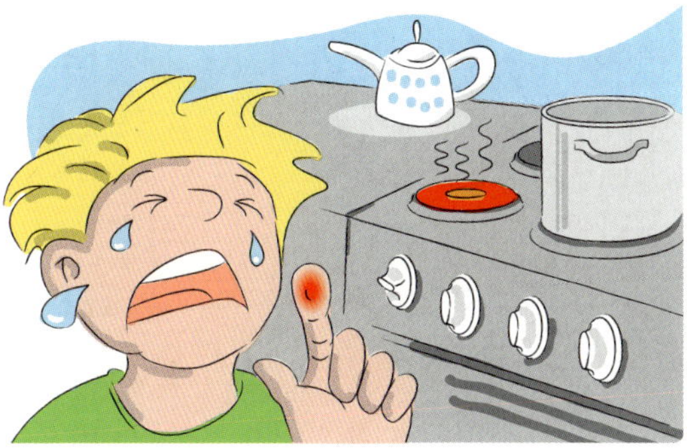

Erfahrung mit einer heißen Herdplatte

Lernen durch Verstärkung

Ein Verhalten oder eine Fähigkeit wird erlernt, weil auf eine Handlung eine Konsequenz erfolgt, wie bei dem Großvater in Beispiel D, S. 38.
Eine als angenehm empfundene Reaktion verstärkt das Verhalten, es wird häufiger wiederholt. Man spricht deshalb von Lernen durch Verstärkung. Als Verstärker dienen
- Lob und
- Belohnung.

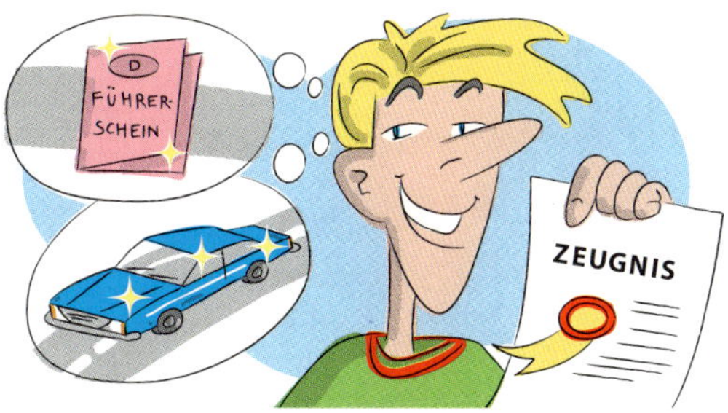

BEISPIEL

Klaus hat überhaupt keine Lust, Vokabeln zu lernen, weil ihm das Fach Englisch nicht „liegt". Da er aber einen guten Notendurchschnitt für einen Ausbildungsplatz in der Krankenpflege braucht, kann er sich im Fach Englisch keine schlechte Note leisten.

Bei Klaus verstärkt eine gute Note die Bereitschaft zum Lernen. Die gute Note ist eine angenehme Folge – eine Belohnung. Für Klaus ist sie daher ein **positiver Verstärker**. Eine schlechte Note ist für ihn eine unangenehme Konsequenz. Durch das Vokabellernen versucht er deshalb, einer für ihn negativen Folge zu entgehen.
Die gute Note wird vom Lehrer verteilt. Sie ist ein **Fremdverstärker**.
Klaus freut sich sehr darüber und kauft sich nach der Schule eine neue CD (*„die habe ich mir verdient"*). Klaus hat sich selbst belohnt – man spricht von **Selbstverstärker**.

Zwei Bedingungen müssen für das Lernen durch Verstärkung erfüllt sein:
- **eine „innere" Bedingung**
  Die Belohnung muss vom Lernenden als solche empfunden werden. Hätte Klaus eine Eins erwartet, wäre er bei einer Zwei enttäuscht und würde diese nicht als Belohnung empfinden.
- **eine „äußere" Bedingung**
  Der belohnten Person muss der Zusammenhang zwischen Handlung und Folge – hier die Belohnung – deutlich sein. Der zeitliche Abstand zwischen beiden darf nicht zu groß sein.

Bleibt ein erwarteter Verstärker aus, kann es zur Verweigerung kommen. Erhält Klaus trotz Lernens keine Eins, lernt er bald nicht mehr. **Positive Verstärker** sind wichtig für Menschen in jedem Alter. Sie haben einen günstigen Einfluss:
- sie stärken das Selbstvertrauen
- sie geben ein gutes Gefühl

Positive Verstärker können jedoch auch negative Auswirkungen haben, wenn sie falsch eingesetzt werden.

Es gibt soziale, materielle und symbolische Verstärker.
- **Soziale Verstärker**
  werden im Zusammenleben am häufigsten eingesetzt, z. B. einem alten Menschen einige Minuten Aufmerksamkeit schenken, jemanden anlächeln oder sich abwenden.
- **Materielle Verstärker**
  sind „anfassbar" – Gegenstände wie Geld, Spielzeug, Süßigkeiten.
- **Symbolische Verstärker**
  sind „Zeichen", z. B. eine Urkunde bei einem Wettkampf oder eine Note.

3

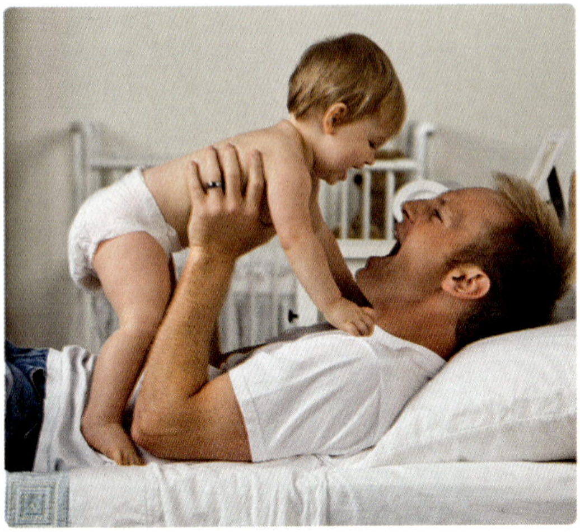

Einsatz sozialer Verstärker

AUFGABEN

1. Welche Folgen können sich einstellen, wenn
   a) ein Vorgesetzter einen Mitarbeiter wegen jeder Kleinigkeit lobt?
   b) ein Mitarbeiter einen Kollegen nur dann vertritt, wenn er etwas dafür erhält?
2. *Marc macht für eine alte Dame ab und zu Besorgungen. Er erhält dafür jedes Mal Geld. Nach einiger Zeit fragt er häufiger nach, ob er einkaufen soll.* Hat Marc gelernt, der alten Dame behilflich zu sein? Begründen Sie Ihre Antwort.
3. Schreiben Sie fünf Situationen auf, in denen Sie belohnt worden sind. Welche Verstärker waren jeweils wirksam?

Zusammenspiel der Lernformen

Die beschriebenen Lernformen treten im Alltag und Beruf in der Regel nicht unabhängig voneinander auf. Lernen verläuft meist vielschichtig. Häufig finden mehrere Lernformen gleichzeitig statt. Das soll an den **Lernprozessen in einem Erste-Hilfe-Kurs** gezeigt werden:

In einem Erste-Hilfe-Kurs, der zum Erwerb des Führerscheins erforderlich ist oder als Baustein in der Pflegeausbildung durchgeführt wird, nimmt vor allem das **Beobachtungslernen** einen breiten Raum ein. Der Ausbilder demonstriert z. B. das Anlegen eines Verbands. Die Teilnehmer beobachten die Handgriffe und merken sich die Reihenfolge. Sie versuchen, mit einem Übungspartner denselben Vorgang nachzuvollziehen.

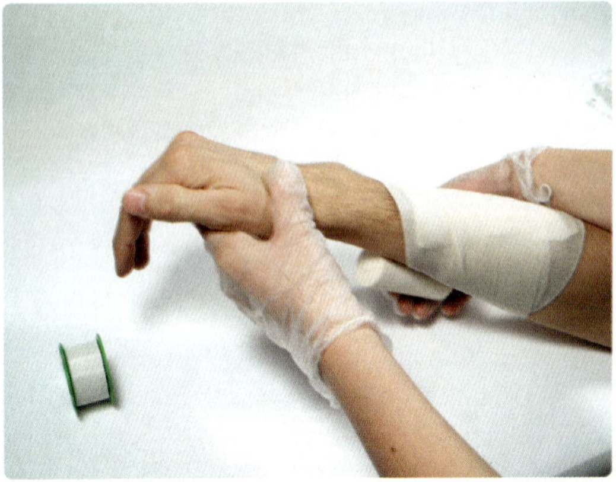

Anlegen eines Verbands

Während der Demonstration erläutert der Vorführende seine Handlung und achtet darauf, dass alle das Anlegen verfolgen können. So erreichen die Informationen über den Vorgang die Beteiligten über die Eingangskanäle Auge und Ohr. Im Selbstversuch können die Teilnehmer im Rollenspiel das Anlegen des Verbands über den Tastsinn erfahren. Erhalten sie noch einen zusammenfassenden Text, Erläuterungen an einem Schaubild oder Hinweise auf ein Fachbuch, können die Informationen über weitere Eingangskanäle aufgenommen werden.

Ist der Ausbilder den Teilnehmern sympathisch und erweist sich als gut vorbereitete Fachkraft, wird das Anlegen eines Verbands rasch gelernt; die Teilnehmer fühlen sich angesprochen; sie sind motiviert **(Modelllernen)**.

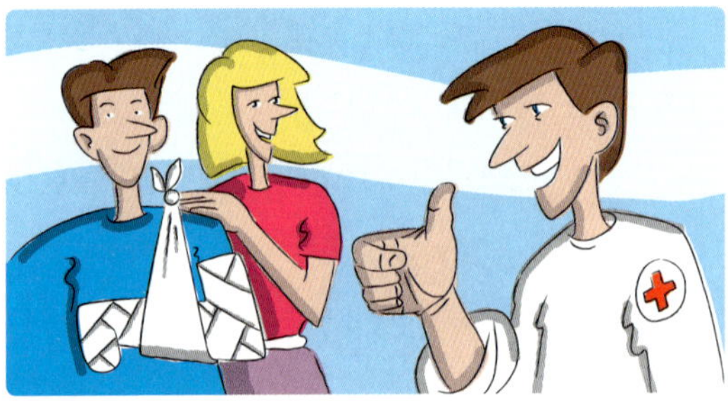

Ausbilder lobt eine Teilnehmerin

Der Ausbilder kontrolliert den Vorgang im Rollenspiel und belohnt durch einen kurzen Kommentar („gut") oder ein Anerkennung signalisierendes Lächeln die Ausführungen der Übungen **(Lernen durch Verstärkung)**. Durch Lob wird ein Lernprozess erheblich unterstützt und vorangetrieben, weil damit die

Wertschätzung verbunden ist: „Das hast du gut gemacht!", „Mach weiter so!". Tadel dagegen hemmt den Menschen fast immer in seiner Weiterentwicklung, da häufig negative Werturteile damit einhergehen: „Du kannst es nicht" oder „Du bist zu dumm".

Eine weitere positive Verstärkung erhalten die Teilnehmer nach erfolgreichem Abschluss in Form einer Bescheinigung **(Fremdverstärker)**. Gleichzeitig stellt sich bei ihnen ein angenehmes Gefühl ein, dem Ziel der Ausbildung bzw. des Lehrgangs ein Stück näher gekommen zu sein. Mancher gönnt sich dann einen netten Tagesausklang **(Selbstverstärker)**, weil er endlich diese „lästige" Pflichtübung zum Erwerb des Führerscheins erfüllt hat.
Erfahrungsgemäß reicht die einmalige Teilnahme an einem derartigen Lehrgang jedoch nicht aus, um z. B. bei einem Unfall im Betrieb angemessen zu handeln. In Wiederholungs- bzw. Vertiefungskursen muss intensiv geübt werden.

AUFGABEN

1. Nennen Sie fünf Verstärker, die bei Ihnen nachhaltig wirken.
2. Beschreiben Sie zwei Menschen, die für Sie nachahmenswerte Modelle (Vorbilder) waren.
3. Befragen Sie drei Personen in Ihrem Alter, warum sie rauchen. Kann man aus den Aussagen der Personen erkennen, ob das Verhalten durch Nachahmen und/oder durch Verstärkung erfolgt ist? Erläutern Sie Ihre Antwort.

3.3 Lernfördernde und lernhemmende Bedingungen

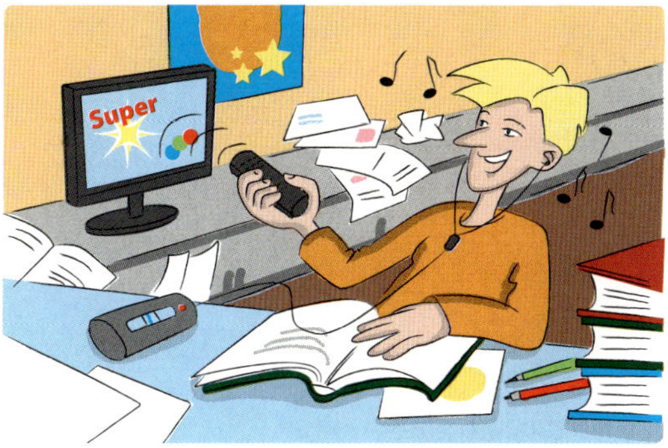

Lernbedingungen

AUFGABEN

4. a) Beschreiben Sie die Zeichnung links unten.
   b) Wie schätzen Sie den Lernerfolg bei dieser Arbeitsweise ein?
   Begründen Sie Ihre Aussagen.
5. Was hilft Ihnen beim Lernen und was hindert Sie?

Das Lernen kann auf vielfältige Weise gefördert, aber auch gehemmt werden.
Einfluss auf das Lernen haben
- die Familie und der Beruf,
- das Erzieher- und Führungsverhalten,
- das soziale Umfeld,
- einschneidende/krisenhafte Erlebnisse,
- der Lernende selbst.

3.3.1 Einfluss von Familie und Beruf

Einen wesentlichen Teil seiner Lernerfahrungen macht der Mensch in jungen Jahren in der Familie. Von ausschlaggebender Bedeutung ist die Atmosphäre in der Familie.

BEISPIEL 1

Familie 1 hat einen großen Freundeskreis, arbeitet in sozialen Organisationen mit und ist sehr hilfsbereit. Die Kinder werden wahrscheinlich ein gutes Sozialverhalten entwickeln, frei auf andere Menschen zugehen können und offen für neue Erfahrungen sein.

BEISPIEL 2

Familie 2 kapselt sich ab, hat wenige Freunde und hält Ordnung für äußerst wichtig. Hier wird Gehemmtheit aufgebaut, neue Erfahrungen werden eher verhindert und soziale Verhaltensweisen werden schwerer zu erlernen sein.

Zu einer guten Atmosphäre gehören Verständnis, Vertrauen und eine positive Einstellung zum Leben. Sie bildet eine geeignete Grundlage für das Lernen, denn sie bietet Lernenden Verlässlichkeit, Sicherheit und Angstfreiheit. Das fördert Selbstvertrauen sowie Mut, etwas Neues auszuprobieren und Erfahrungen zu sammeln.
Auch die Rahmenbedingungen, wie ein eigenes Zimmer oder ein Arbeitsplatz und Ruhe, tragen zu Lernerfolgen bei.

3

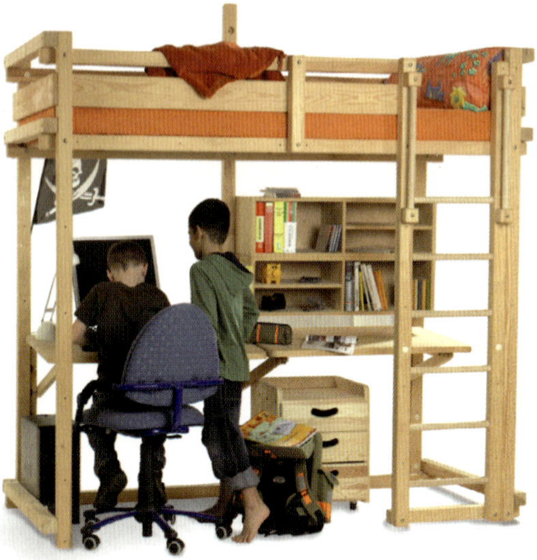

Der eigene Schreibtisch

Wichtig ist außerdem ein Freiraum für jedes Familienmitglied. Das bedeutet, dass die Möglichkeit besteht, Zeit für sich zu haben, sich entfalten und auch einmal Fehler machen zu können. Das lässt sich auf Berufssituationen übertragen.

Auszug aus einem Praktikumsbericht
Die Kolleginnen waren mir gegenüber von Anfang an sehr aufgeschlossen. Die Offenheit und der Zusammenhalt im Team ermutigten mich.

3.3.2 Einfluss von Erzieher- und Führungsverhalten

Erziehende sind Vorbilder – im positiven wie im negativen Sinn. Mit Erziehenden sind gemeint: Eltern, Lehrer, Erzieher und weitere Personengruppen, die pädagogisch formend auf andere Menschen einwirken.

Wird Erzieher- oder Führungsverhalten als angenehm empfunden, wird der Lernende versuchen, es durch Nachahmung anzunehmen. Wenn das Erzieherverhalten als negativ eingestuft wird, wird man sich bemühen, dieses Verhalten zu vermeiden. „Ich will nie so wie die werden!"

Gute Vorbilder genießen Ansehen. Ihr Verhalten ist nachvollziehbar und wird akzeptiert.

Auszug aus einem Praktikumsbericht
Als sehr hilfreich hat sich dabei meine Praxisanleiterin erwiesen, die für mich ein gutes Vorbild war.

AUFGABEN

1. Beschreiben Sie Führungsverhalten, das Sie als angenehm erleben.
2. Überprüfen Sie, ob die Gestaltung Ihres Zimmers bzw. Ihres Arbeitsplatzes eine gute Voraussetzung zum Lernen bildet. Wenn nicht, überlegen Sie, was man ändern sollte.

Erziehende

- **sollten bei den Lernenden Begeisterung wecken**
  Das führt zu Motivation, reißt mit, macht neugierig und regt an, sich mit Dingen auseinanderzusetzen.
- **sollten Raum für eigene Erfahrungen geben**
  Das bedeutet nicht, dass keine Anregungen gegeben werden. Wo jedoch alles vorgegeben ist und angeordnet wird, können keine eigenständigen Erfahrungen gemacht werden und wird bald die Lust fehlen, sich zu engagieren.
- **müssen Lernenden Verantwortung übertragen**
  Das bedeutet eine Herausforderung, sich anzustrengen und etwas zu schaffen.

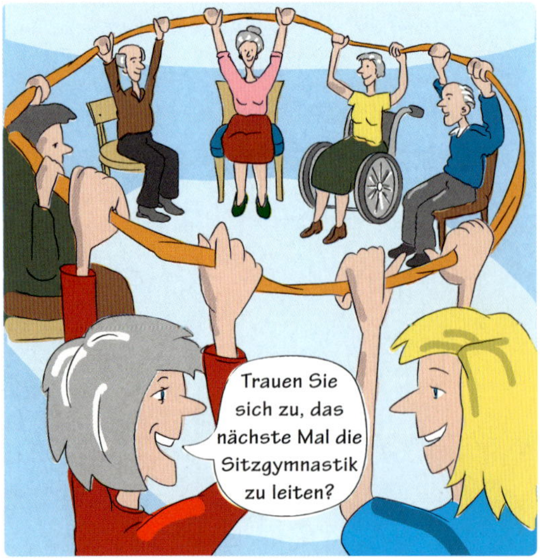
Trauen Sie sich zu, das nächste Mal die Sitzgymnastik zu leiten?

Erteilung eines Arbeitsauftrags

Konsequentes Erzieherverhalten kann ebenfalls positiv auf das Lernen einwirken. Damit ist gemeint, dass der Erziehende sich in derselben oder einer vergleichbaren Situation gleich verhält.

Bei einem abweichenden Verhalten sollte dies begründet werden. Die Reaktionen werden dadurch einschätzbar. Man weiß dann, was von einem erwartet wird und was man von dem anderen erwarten kann. Anstrengungen werden belohnt, Erfolge beachtet. Das bedeutet für den Lernenden, sein Verhalten weiter entwickeln zu können. Kann man das Verhalten nicht einschätzen, wird man sich nicht so große Mühe geben. Man wird vielleicht auch unsicher und verliert Selbstvertrauen.
Die gleichen Mechanismen laufen in Familie, Freundeskreis und Beruf ab.

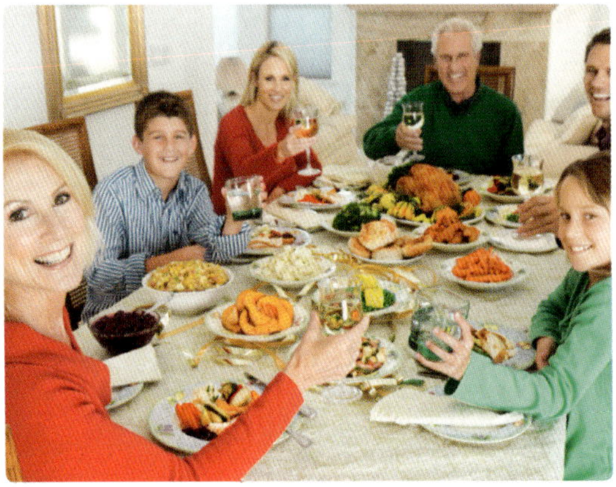

Einladung zum Essen

Wenn man weiß, dass die Freunde gerne essen, wird man sich bei Einladungen besondere Mühe geben, neue Gerichte ausprobieren, sich an schwierige Speisen wagen und damit seine Kenntnisse und Fertigkeiten erheblich erweitern.

AUFGABEN

1. Beschreiben Sie, wie es einem Erziehenden gelang, Sie zu begeistern und zu motivieren.
2. Beschreiben Sie einen Erziehenden, der wenig erfolgreich war, Sie zu motivieren.
   Erläutern Sie, warum es ihm nicht gelang, Sie für Lernprozesse zu interessieren.
3. Durch welche (erzieherischen) Maßnahmen kann man die Lernbereitschaft erhöhen?

3.3.3 Einfluss des sozialen Umfelds

Die Wohngegend, in der ein Mensch aufwächst, hat wesentlichen Einfluss auf sein Leben. In einem dicht besiedelten Stadtteil werden Kinder häufig nur einen begrenzten Freiraum haben. Das schränkt die Gelegenheiten, vielfältige Erfahrungen zu sammeln, und damit auch ihre Lernmöglichkeiten erheblich ein. Je umfangreicher die Erfahrungen eines Menschen sind, umso zahlreicher sind seine Lernmöglichkeiten.

BEISPIEL

An einer viel befahrenen Straße können Kinder nicht gefahrlos spielen. Am Stadtrand dagegen oder in einer ruhigen Wohnstraße können sie Ballspiele machen, Verstecken oder Fangen spielen. Durch die Spiele werden Körperbeherrschung, Schnelligkeit und soziales Verhalten gelernt.

Ebenso kann ein Altenheim, das in einer entlegenen Gegend liegt, für seine Bewohner zu einer Eingrenzung der Möglichkeiten führen.

Einen wichtigen Einfluss hat auch das kulturelle Verhalten der Familie. Sitzen Kinder überwiegend vor dem Fernseher, werden sie wenige Möglichkeiten haben, eigene Erfahrungen zu sammeln. Häufig werden Eindrücke aus dem Fernsehen übernommen, ohne dass darüber gesprochen wird.

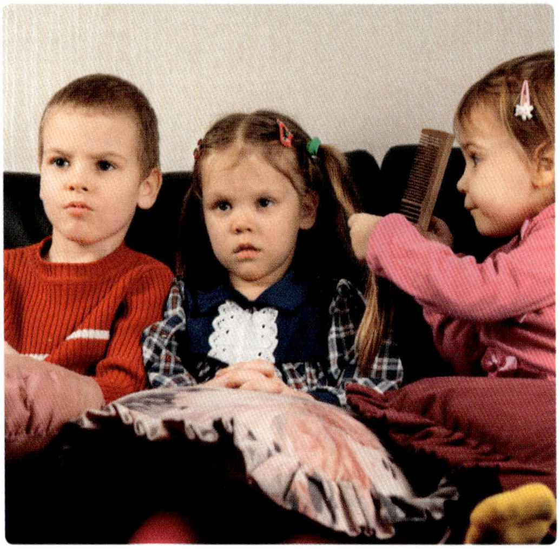

Kinder vor dem Fernseher

AUFGABEN

1. a) Entwickeln Sie einen Fragebogen, um damit die Fernsehgewohnheiten einer gleichaltrigen Lerngruppe an Ihrer Schule zu erfragen.
   b) Befragen Sie zehn Kinder aus einer Grundschule nach ihren Fernsehgewohnheiten.
   c) Vergleichen Sie die Untersuchungsergebnisse der beiden Gruppen.
2. Inwiefern ist die Lage eines Altenheims für die Bewohner von Bedeutung?

Auch der Rückgang des Lesens trägt zu einer Verarmung der Fantasie bei. In der Fantasie kann ein Mensch „vordenken“, sich z. B. vorstellen, wie er Gefahren oder schwierige Situationen meistert und kann so in die Rolle eines Helden schlüpfen und damit Schwierigkeiten bewältigen.

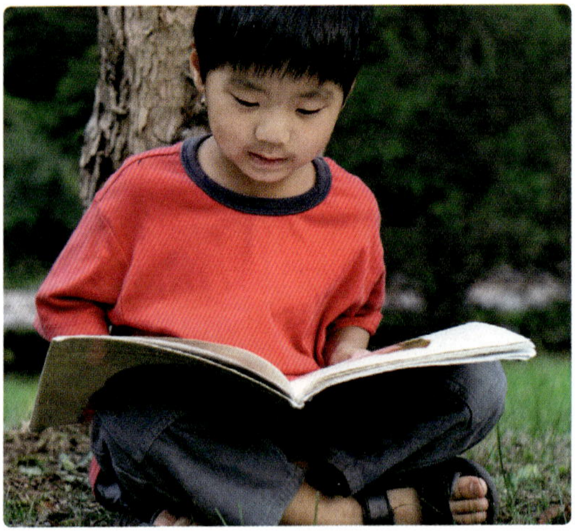

Einen wichtigen Beitrag zur Lernentwicklung leistet die Schule. Bildungschancen, die einem Menschen durch das Elternhaus, die Schule oder später auch durch den Arbeitgeber vermittelt werden, sind Lebens- und Berufschancen.

Für einen Jugendlichen ist die Gruppe, zu der er gehört, von ausschlaggebender Bedeutung. Durch entsprechende Vorbilder, durch den Einsatz wirksamer angenehmer und unangenehmer Verstärker kann eine Mehrheit in einer Gruppe oder die gesamte Gruppe auf den Einzelnen Einfluss ausüben. Dieser Einfluss kann von Erziehung und Ausbildung bis hin zu Manipulation reichen.

Wirkungen von Gruppenprozessen – der Einzelne erhält Rückmeldung in Form von Anregungen und Kritik durch die Gruppe – werden unterschiedlich verwendet: zum Beispiel in Therapiegruppen (unter Leitung eines ausgebildeten Therapeuten) oder in Selbsthilfegruppen, in denen sich Leute mit gleicher und ähnlicher (Lebens-)Problematik freiwillig zusammengeschlossen haben.

3.3.4 Einfluss krisenhafter Erlebnisse

Tod, Scheidung, Wohnungswechsel, Krankheit, Versagen, Arbeitslosigkeit, Sucht, Behinderungen haben großen Einfluss auf das Lernen.
So kann ein Ekzem beispielsweise einen Bäcker zur Aufgabe seines Berufs zwingen und bei einem eigenen Betrieb in existenzielle Not stürzen. Er wird lernen müssen, mit dieser Situation umzugehen, und eventuell auf einen neuen Beruf umschulen müssen.

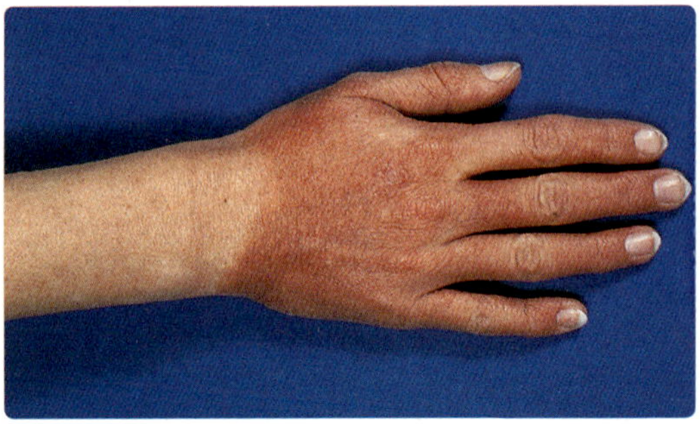

Mehlallergie

Ein Wohnungswechsel, der bei Kindern und Jugendlichen oft mit einem Schulwechsel verbunden ist, kann positive und negative Auswirkungen haben. Dabei spielen die Klassengemeinschaft, die neue Umgebung, die Lehrerin und der Lehrer sowie die eigene Einstellung eine ausschlaggebende Rolle.

3.3.5 Einfluss des Lernenden

Auch als Lernender kann man den Lernprozess beeinflussen. Hilfreich ist es, wenn man bestimmte Gewohnheiten berücksichtigt und Regeln einführt:

- **Feste Lernzeiten** (für gezieltes Lernen)
  Das hat den Vorteil, dass man sich darauf einstellen kann. Wenn man das Erledigen von Hausaufgaben beispielsweise ständig vor sich herschiebt,

3

bekommt man immer weniger Lust dazu und hat letztendlich auch nicht mehr genügend Zeit.

- **Tagesrhythmus beachten**

  Die Leistungskurve eines jeden Menschen weist besonders leistungsstarke Zeiten auf, die individuell variieren können. In diesen Zeiten kann man besonders konzentriert geistig arbeiten und schwierige Sachverhalte leichter verstehen. Diese Zeiten sollten möglichst genutzt werden.

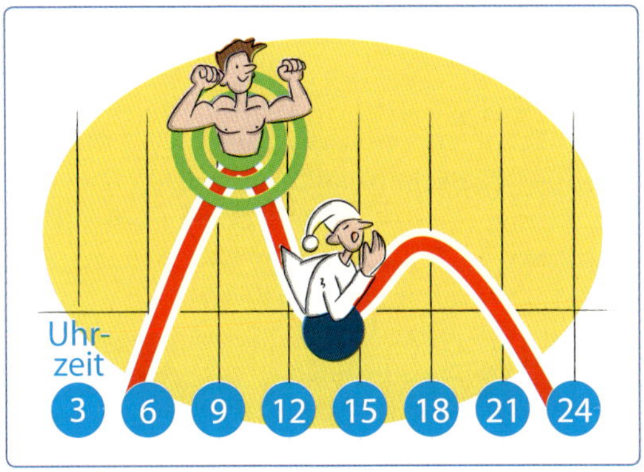

Tagesleistungskurve

AUFGABEN

1. Wann kann man nach der Kurve im Verlauf des Tages am meisten leisten?
2. Wann können Sie im Verlauf des Tages Ihre größten Leistungen vollbringen?

- **Einen Plan aufstellen**

  Das gilt für Schule und Beruf. Der Plan sollte Folgendes enthalten:
  - Was muss erledigt werden?
  - Wann muss es fertig sein?
  - Wie unterteilt man umfangreiche Arbeiten?

  Dabei müssen unbedingt Pausen eingeplant sein, bei besonders schwierigen Aufgaben könnte man auch eine Belohnung aussetzen.

Auszug aus einem Praktikumsbericht

Es ist schon sehr hilfreich, wenn man einen Wochenplan erstellt. Das verhindert, dass man einfach so vor sich hin arbeitet. Auch für die Kinder ist er wichtig.

AUFGABE

3. a) Erstellen Sie für sich einen Wochenarbeitsplan.
   b) Überprüfen Sie nach einer Woche, ob Sie den Plan eingehalten haben.
   c) Benennen Sie die „Schwachstellen" Ihres Plans.

- **Ein gewohnter Arbeitsplatz**

  Eine gewohnte Umgebung, in der alles seinen geordneten Platz hat und in der man ungestört arbeiten kann, steigert die Lernbereitschaft. Man fühlt sich wohl bei der Arbeit.

- **Ziele setzen**

  Die Ziele sollten nicht zu hoch angesetzt sein, da man sie sonst nicht erreichen kann. Das führt zu Unlust und damit unter Umständen zu einer Lernhemmung. Weit gesteckte Ziele sollte man in kleine untergliedern. Durch die schrittweise Vorgehensweise erhält man zunehmend Sicherheit und hat Erfolgserlebnisse, die zum Weitermachen motivieren. Dabei ist es auch wichtig, dass man Fehler zulässt und sie sich eingesteht. Vieles lernt man nicht beim ersten Tun, sondern durch Üben, Wiederholen, Einprägen und Überdenken wie z. B.:
  - Man muss sich die Reihenfolge einprägen, in der die Heimbewohner gerne morgens versorgt werden möchten, da sie alle unterschiedlich lange schlafen.
  - Eine geleistete Hilfestellung (körperlich oder seelisch/geistig) muss man überdenken und prüfen, ob sie angemessen und richtig gewesen ist.

BEISPIEL

Eine Praktikantin tritt ihre Stelle in einem Pflegeheim an. Ziel des Praktikums ist es, eigenständig eine pflegebedürftige Person zu versorgen. Das wird ihr keinesfalls in den ersten Tagen gelingen.
Die Teilschritte könnten hier so aussehen:

1. *Vorbereitung auf die Situation durch Informationen in der Schule und im Heim.*
2. *Mit der Praxisanleiterin mitgehen, beobachten und ersten Kontakt aufnehmen.*
3. *Die Versorgung eines bettlägerigen Bewohners mit der Praxisanleiterin gemeinsam durchführen und den Kontakt vertiefen.*
4. *Einen Teil eigenständig übernehmen.*
5. *Die gesamte Versorgung übernehmen.*

Wichtig: bei Unsicherheiten oder Unklarheiten möglichst schnell nachfragen.

- **Strukturieren**
  Umfangreiche Informationen kann ein Mensch besser behalten, wenn er sie untergliedert und ordnet. Erfahrungen belegen, dass nur etwa sechs bis zehn Einzelheiten nach kurzer Zeit noch im Gedächtnis haften. Die Anzahl der erinnerten Einzelheiten lässt sich dadurch erhöhen, dass man einzelne Teile unter Überschriften zusammenfasst.

- **Kontrolle oder Ergebnissicherung**
  Nach Erledigung einer Aufgabe oder Durchführung eines Vorhabens wird überprüft, ob man seine Ziele erreicht hat, was man gut gemacht hat und was verändert werden sollte.

3.4 Anreize zu Verhaltensänderungen

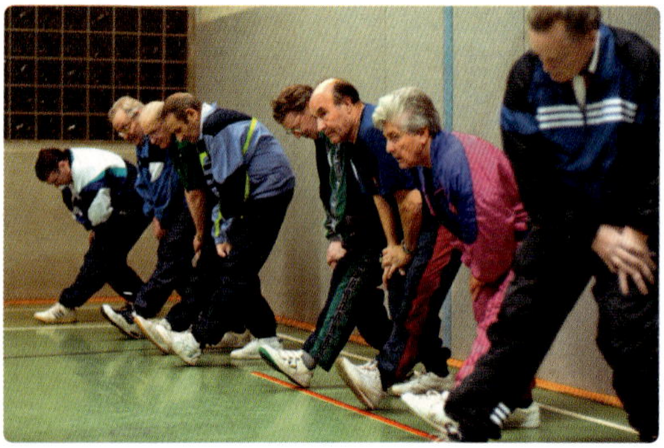

Seniorengruppe bei der Gymnastik

BEISPIEL

Simone hat in ihrer Ausbildung im Bewegungstraining „Gymnastik für Senioren" kennengelernt. In ihrem Praktikum im Pflegeheim macht sie ein Bewegungsangebot. Es kommen nur drei Bewohner. Sie ist sehr enttäuscht und forscht bei den Bewohnern nach den Ursachen. Dabei erhält sie folgende Antworten:
- *„Sport habe ich noch nie gemacht!"*
- *„Ich bin zu alt dafür!"*
- *„Mich haben früher die anderen im Sportunterricht immer ausgelacht!"*
- *„Ich habe mich beim Sport einmal schwer verletzt, deshalb turne ich nicht mehr!"*
- *„Sport ist Mord, das tut man in meinem Alter nicht!"*
- *„Ich habe starke Schmerzen in Gelenken und Wirbelsäule."*
- *„Was soll ich da? Ich habe zu gar nichts Lust!"*

AUFGABE

Was hätten Sie in der Rolle der Praktikantin gedacht und gefühlt?
Begründen Sie Ihre Antwort.

Ein alter Mensch ist geprägt durch Erfahrungen und zahlreiche Lernprozesse, die sein Leben begleitet haben. Dadurch haben sich Verhaltensweisen entwickelt, die nicht ohne Weiteres, manchmal auch gar nicht, veränderbar sind. Die unterschiedlichen Antworten lassen das deutlich werden.

- **„Sport habe ich noch nie gemacht!"**

Aus dieser Antwort wird eine Gewohnheit des alten Menschen deutlich. Bedingt durch die Erfahrungen und erlernten Verhaltensweisen als Kind in der Familie sowie als Erwachsener im Berufs- und Privatleben entwickeln sich Gewohnheiten:
Der eine legt großen Wert auf Bewegung und treibt deshalb sein Leben lang Sport. Für den anderen ist dies eine schweißtreibende Zeitverschwendung. Er liest lieber ein Buch.
Lieb gewonnene oder eingefahrene Gewohnheiten sind schwer veränderbar. Das gilt zum Beispiel auch für Essgewohnheiten: Wer ein Leben lang beim Trinken geschlürft hat und den Ellenbogen beim Essen auf den Tisch legt, wird gar nicht bemerken, dass seine Tischnachbarn sich anders verhalten und dass er sie vielleicht mit seinem Verhalten stört.
Ebenso ist es mit Ernährungsgewohnheiten. Gerichte, die sich an neueren Kenntnissen orientieren, werden häufig mit Aussagen wie „Was ist das wieder für ein neumodischer Kram!" begleitet und deshalb abgelehnt.

- **„Ich bin zu alt!"**

Das könnte bedeuten, dass ein Mensch kein Zutrauen zu sich und seinen Fähigkeiten hat oder dass er Angst hat, sich zu verletzen oder die Übungen nicht zu schaffen.

- **„Mich haben sie im Sportunterricht immer ausgelacht!"**

Dieser Mensch verbindet mit Sport einen Misserfolg. Das hat dazu geführt, dass er die für ihn unangenehme Situation meidet. Der erlebte Misserfolg kann auf mangelnde Übung, aber auch auf fehlende Begabung zurückzuführen sein.

- **„Ich habe mich beim Sport einmal schwer verletzt!“**

Aus dieser Antwort spricht die Erfahrung, die ein Mensch gemacht hat. Manche Erfahrungen kommen einem Aha-Erlebnis (s. S. 40) gleich und prägen das Verhalten nachhaltig.

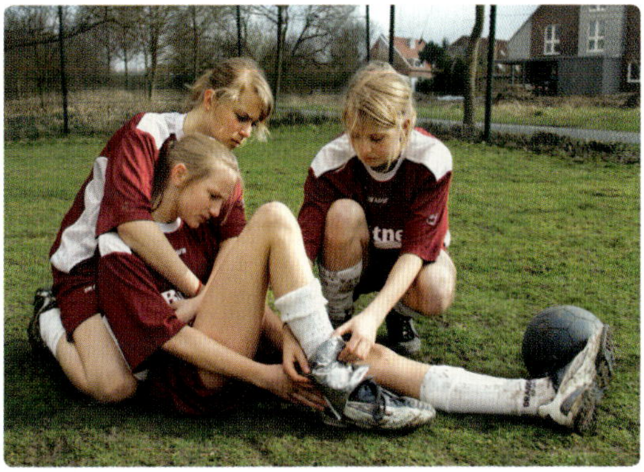

Sportunfall

- **„Sport ist Mord! Das tut man in meinem Alter nicht!“**

In dieser Antwort werden zwei Einstellungen deutlich:

1. Mit dem Sport wird die Einschätzung verbunden, dass es sich bei dieser Beschäftigung um etwas Anstrengendes handelt, das unter Umständen zum Tode führen kann. Ein Mensch, der gerne lebt, wird mit dieser Überzeugung nicht zur Gymnastik zu bewegen sein.
2. Die heutigen alten Menschen sind nach festen Regeln aufgewachsen. Von ihnen hört man deshalb häufig folgende Aussage: „Das tut man in diesem Alter nicht!“ Diese Regeln spiegeln die Wertmaßstäbe wider, die ihr Leben maßgeblich bestimmt haben und die oft nur sehr schwer wieder aufgegeben werden können. Manchmal kann mit ihnen auch ein ganzes Leben infrage gestellt werden.

- **„Ich habe starke Schmerzen in Gelenken und Wirbelsäule.“**

Der Gesundheitszustand eines Menschen verhindert manchmal neue Erfahrungen. Das gilt für die körperliche, geistige und seelische Gesundheit.

- **„Was soll ich da? Ich habe zu gar nichts Lust!“**

Hinter dieser Aussage steht eine fehlende Motivation. Manche Menschen haben in ihrem Leben so viel erlebt, dass sie müde sind und meinen, nichts mehr aufnehmen zu können. Jeder Mensch hat Tage, an denen er sagt oder denkt: „Jetzt reicht's mir! Ich möchte nichts mehr hören oder sehen!“ In dieser Situation wird man kaum jemanden für eine Veranstaltung begeistern können.

Das Beispiel von der Gymnastik im Altenheim macht deutlich, dass es notwendig ist, sich als Betreuer mit der Lebensgeschichte, den Erfahrungen und der aktuellen Situation des anvertrauten Menschen auseinanderzusetzen.

Die Grenzen der Lernfähigkeit sind von Mensch zu Mensch verschieden. Es gilt sie herauszufinden und die zu Betreuenden möglichst weitgehend zu fördern.

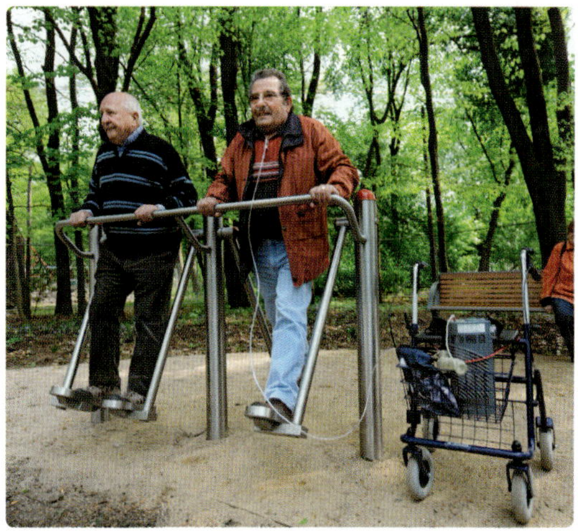

Senioren-Spielplatz

In jedem Fall ist es wichtig, realistische Erwartungen zu haben und den alten Menschen keine Mutwilligkeiten zu unterstellen. Eine Überforderung, die zu Misserfolgserlebnissen führt, ist ebenso schädlich wie eine Unterforderung, die Erfolgserlebnisse verhindert.

AUFGABEN

1. Erarbeiten Sie gemeinsam mit der gesamten Lerngruppe ein Konzept, wie man ältere Menschen motivieren kann, sich an einer Gymnastik für Senioren zu beteiligen.
2. Es ist möglich, dass manche der angesprochenen Senioren ausweichend oder ablehnend auf Ihre Einladung zur Gymnastik reagieren. Überlegen Sie, wie Sie in diesem Fall reagieren könnten.

3.5 Sozialpädagogisches/ sozialpflegerisches Handeln und Lernen

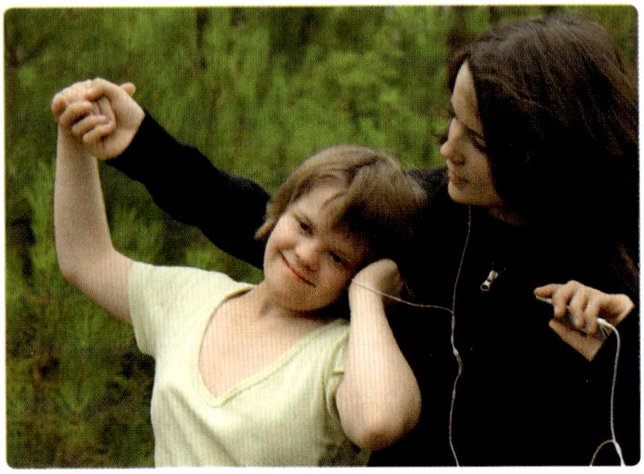

Betreuung eines Menschen mit Behinderung

> ***Arbeiten Sie gerne mit Menschen?***
> Als anerkannter ambulanter Träger legen wir großen Wert auf die Selbstbestimmung der Menschen, die unsere Hilfen aus einer Hand in Anspruch nehmen. Wir leisten persönliche Assistenz in den Bereichen Grundpflege und Haushaltsführung sowie die Begleitung im Alltag bei Menschen mit körperlichen Behinderungen.
> Wir suchen engagierte und **flexible** Assistentinnen und Assistenten für
> **Pflege, Haushalt und Begleitung.**

Auszug aus einer Stellenanzeige

AUFGABEN

1. a) Diskutieren Sie die Anzeige in Kleingruppen.
   b) Welche Eigenschaften werden erwartet?
2. Was müsste eine Sozialpflegerin als Assistentin in den Bereichen Pflege, Haushalt und Begleitung alles können? Erstellen Sie hierzu eine Mind-Map oder eine Collage.

Die vorherigen Abschnitte und die Stellenanzeige haben deutlich gemacht, dass es lebenslang Situationen gibt, in und aus denen ein Mensch lernen muss. Das trifft besonders während oder kurz nach der Berufsausbildung zu, bedingt durch neue Kollegen, Heimbewohner, Aufgaben, Geräte, Therapien und Einsatzorte sowie veränderte Vorgaben wie z. B. Qualitätsanforderungen, Personaleinsparungen, gesetzliche Bestimmungen oder neue Pflegekonzepte. Dies erfordert umfangreiche Kenntnisse und Fähigkeiten und stellt vielfältige Forderungen an eine Sozialpflegerin (vgl. Kap. 1). Um in ihre Berufsrolle hineinzuwachsen, muss sie

- Handlungskompetenz erwerben
  und
- eine stabile Persönlichkeit entwickeln.

3.5.1 Das Modell der vollständigen Handlung

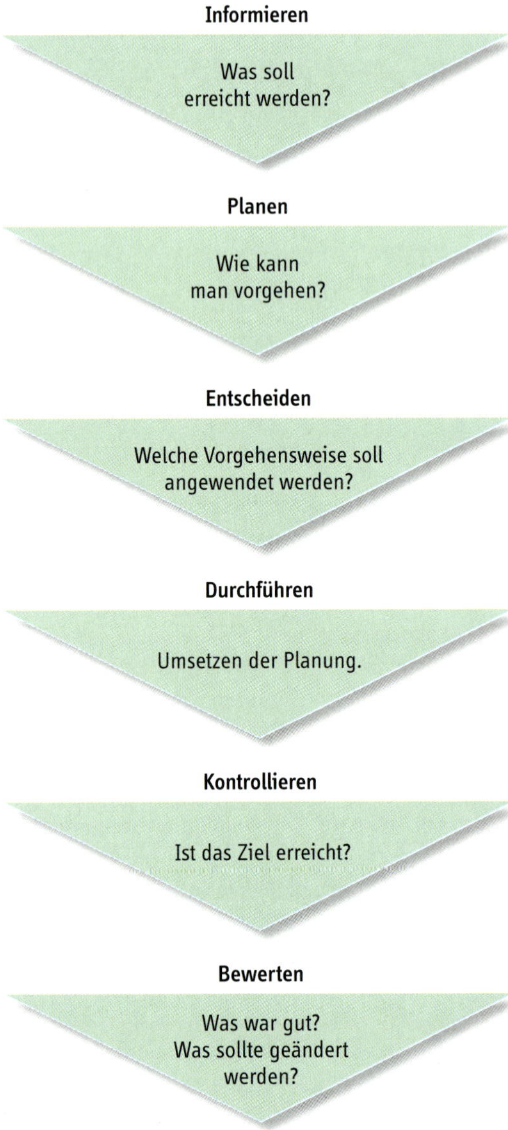

Die Tätigkeit als Sozialpflegerin erfordert u. a. eine große Flexibilität, denn jeder Mensch ist anders von seinen Anlagen her, bringt andere Erfahrungen mit und verhält sich nicht jeden Tag gleich.

BEISPIEL

Frau Engmann, die immer sehr freundlich und agil ist, hat gerade erfahren, dass ihre Freundin gestorben ist. Das hat sie so getroffen, dass sie sich schweigsam und abweisend zurückzieht.

Eine Sozialpflegerin muss deshalb immer auf unerwartete Situationen gefasst sein und lernen, damit umzugehen. Dabei können ihr eine gute Planung und Kenntnisse über die Lebensgeschichte der zu betreuenden Menschen helfen, wie auch in Kap. 4.1 deutlich wird.

Um die Aufgaben und Anforderungen bewältigen zu können, muss man sich mit ihnen auseinandersetzen. Dabei hilft das Modell der vollständigen Handlung, das auf der nebenstehenden Seite abgebildet ist.

Hinweise zur Durchführung:
- Als erstes sollte man sich bei allen Aufgaben und Aufträgen genau informieren. Zunächst über das genaue Ziel, die derzeitige Situation und mögliche Hintergründe.
- Aufgrund dieser Informationen überlegt man, wie das Ziel erreicht werden kann. Dazu werden verschiedene Möglichkeiten benannt.
- Die Überlegungen werden im Hinblick auf ihre Umsetzbarkeit überprüft (Stehen genügend Mittel, Personal und Zeit zur Verfügung?). Danach wird über die Vorgehensweise entschieden.
- Die Entscheidungen werden umgesetzt.
- Die Umsetzung wird kontrolliert: Ist das Ziel erreicht und damit der Auftrag erfüllt?
- Auf dieser Basis erfolgt eine Bewertung des Geschehens, in der man die Dinge benennt, die gut gelaufen sind oder mit denen man nicht zufrieden war und die man beim nächsten Mal anders machen würde.

In sozialpflegerischen und sozialpädagogischen Berufen kommt den beiden Schritten „Kontrollieren und Bewerten“, die auch als „Reflexion“ bezeichnet werden, eine besondere Bedeutung zu.

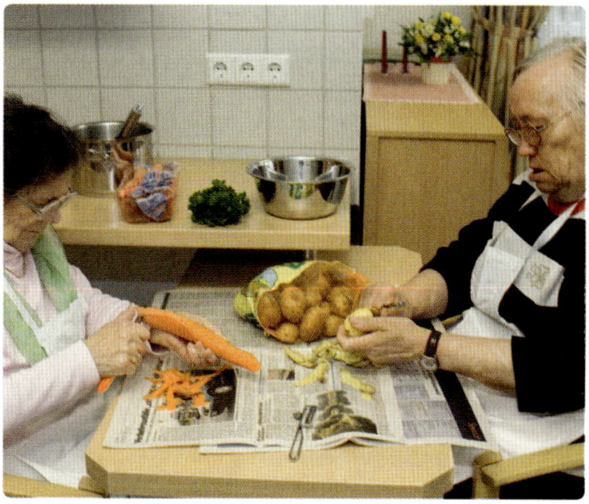
Hauswirtschaftliche Tätigkeit

AUFGABE

1. *In einem Altenheim sollen die Bewohner mehr aktiviert und in das Geschehen mit einbezogen werden (aktivierende Pflege). Ein Vorschlag dazu: Beteiligung an hauswirtschaftlichen Tätigkeiten.*
   a) Planen Sie die mögliche Umsetzung als Projekt in einer Kleingruppe.
   b) Stellen Sie die Planungen der Klasse vor und diskutieren Sie die verschiedenen Vorschläge.
   c) Spielen Sie einen strittigen Vorschlag im Rollenspiel nach und bewerten Sie diesen anschließend.

3.5.2 Reflexion

BEISPIEL

Alex hat mit großer Sorgfalt eine Beschäftigung vorbereitet, zu der leider nur fünf Bewohner erschienen sind. Nach einem guten Start werden zwei schnell unruhig, stehen auf und laufen herum, einer beteiligt sich gar nicht mehr. Daraufhin bricht Alex die Beschäftigung nach zehn Minuten enttäuscht ab. Missmutig beendet er seinen Dienst. Tagelang grübelt er, was er falsch gemacht hat und ob er vielleicht den falschen Beruf ergriffen hat.

AUFGABE

2. a) Wie hätten Sie sich verhalten?
   b) Was hätte Alex helfen können? Bearbeiten Sie die Frage in einer Kleingruppe.

Wenn man wie Alex eine Situation erlebt, die einen noch tagelang beschäftigt, kann es sehr hilfreich sein, mit einem anderen Menschen darüber zu reden. Das kann ein Außenstehender, aber auch eine Kollegin oder Anleiterin sein. Wird dieses Gespräch gezielt geführt, bezeichnet man es als Reflexion.

D Unter **Reflexion** versteht man das Nachdenken über eine vergangene Situation.

Bedeutung der Reflexion für das berufliche Handeln

Bei der Arbeit mit Menschen kommt es häufig zu Situationen, auf die man nicht vorbereitet ist, wie im Fall von Alex. Man reagiert spontan oder fühlt sich hilflos und weiß nicht, ob man richtig reagiert hat. Das nachträgliche Überdenken der einzelnen Verhaltensweisen, ihrer möglichen Ursachen und Auswirkungen hilft einem,

- die Situation besser zu verstehen,
- daraus zu lernen und
- Fehler nicht zu wiederholen.

Von großer Bedeutung ist neben der „Selbstreflexion" der Blickwinkel des anderen (die Sicht von außen).

Was ist bei einer Reflexion wichtig oder zu beachten?

Eine Reflexion ist in sozialpädagogischen/sozialpflegerischen Berufen fester Bestandteil der Arbeit und kann schriftlich oder mündlich durchgeführt werden.

Dabei sollte man andere mit seinen Äußerungen nicht verletzen. Nicht: „Wie konntest du dich bloß so danebenbenehmen.", sondern: „Ich kann deine Wut in der Situation gut verstehen, aber vielleicht wäre es besser gewesen, wenn ..." (vgl. Kap. 4.5.3).

Eine wichtige Grundlage für eine Reflexion ist eine genaue Beobachtung mit vielen auf das Geschehen bezogenen Einzelheiten.

Folgende Punkte sollten bei einer Reflexion Berücksichtigung finden:

1. Die Situation und der Ablauf eines Geschehens werden beschrieben

Dazu gehören folgende Angaben:

- Zeit und Ort
- beteiligte Personen
- ausgeführte Tätigkeiten
- Verlauf

2. Die beteiligten Personen werden beschrieben

- das Verhalten der Einzelnen
- die Beteiligung
- die Verständigung untereinander
- besondere Vorkommnisse, z. B. Störungen und mögliche Ursachen

3. Das eigene Verhalten wird beschrieben

- ruhig oder aufgeregt
- abwartend oder fordernd gegenüber den Beteiligten
- Auswirkungen auf den Verlauf
- besonders kritische oder gelungene Punkte

4. Bewertung, Ausblick und weiteres Vorgehen

- Gesamteindruck
- geplante Ziele erreicht
- mögliche Abweichungen von der Planung und die Gründe dafür
- Bewertung der eingesetzten Mittel und Methoden
- Vorschläge für Veränderungen und weiteres Vorgehen

AUFGABE

Üben Sie die Reflexion anhand einer Situation, die Sie erlebt oder beobachtet haben.
Entwickeln Sie dafür ein Schema.

3.5.3 Persönlichkeit

BEISPIEL

Gespräch zwischen Kolleginnen:

A: *„Ich halte das nicht mehr aus. Jeden Tag die vielen Wünsche und jeder will was anderes."*

B: *„Überleg doch mal, was die alles hinter sich haben. Wie würdest du dich fühlen – so viele Menschen um dich? Jeder hat seine eigenen Vorstellungen davon, was eine gute Arbeit ist und wie sich der Bewohner verhalten soll. Ich versuche dann immer ganz freundlich zu sein."*

C: *„Stell dir doch mal vor, wie langweilig es wäre, wenn alle Menschen gleich wären."*

AUFGABE

1. Welche Einstellungen und Eigenschaften (Persönlichkeitsmerkmale) werden aus den Aussagen der Kolleginnen deutlich?

Auch wenn man das Modell der vollständigen Handlung berücksichtigt, ist die Arbeit mit und für Menschen nicht einfach, denn jeden Tag ergeben sich aufgrund der Verschiedenartigkeit der Menschen und ihrer wechselnden Befindlichkeiten neue Situationen. Für das sozialpädagogische/sozialpflegerische Handeln ist deshalb eine gefestigte Persönlichkeit wichtig, die

- sich nicht so schnell aus der Ruhe bringen lässt,
- mit sehr unterschiedlichen Menschen umgehen und
- angemessen auf Erfordernisse reagieren kann.

D Unter **Persönlichkeit** versteht man die Gesamtheit aller länger anhaltenden, individuellen Besonderheiten im Erleben und Verhalten.[1]

Bei der Beurteilung der Persönlichkeit eines Menschen kommt heute dem Fünf-Faktoren-Modell („Big Five“) eine besondere Bedeutung zu. Das Modell geht von fünf Haupteigenschaften (s. nachfolgende Tabelle) aus, denen sich jeweils unterschiedliche Adjektive (Eigenschaftswörter) zuordnen lassen und von denen man sehr viel oder sehr wenig haben kann.

Faktor	Beispieleigenschaften (von ... bis)
Offenheit	fantasievoll, vielseitig interessiert, wissbegierig (...) einfallslos, unflexibel, bodenständig
Gewissenhaftigkeit	zuverlässig, sorgfältig, organisiert (...) unzuverlässig, chaotisch, planlos
Verträglichkeit	freundlich, mitfühlend, bewundernd (...) egoistisch, hart, stur
Emotionale Stabilität	mutig, sicher, nervenstark (...) ängstlich, mutlos, nervös
Extraversion (Gegenteil von Introversion/ Introvertiertsein)	gesprächig, aktiv, offen (...) ernst, verschlossen, in sich gekehrt

[1] singgemäß aus Geo-Wissen, Heft 43, 2009, S. 22

Diese Haupteigenschaften machen das **Temperament** eines Menschen aus. „Das Temperament ist die biologische Basis bzw. das Rohmaterial, aus dem sich durch Lern- und Umwelterfahrungen die [...] Persönlichkeitsmerkmale entwickeln.“[2]

AUFGABEN

2. Geben Sie für die fünf Faktoren eine Einschätzung ab: Wovon besitzen Sie viel, wovon wenig?
3. Wann bezeichnet man einen Menschen als temperamentvoll?
4. Welche Eigenschaften helfen Ihnen besonders im Umgang mit alten oder pflegebedürftigen Menschen?
5. Lassen sich die Eigenschaften eines Menschen verändern? Begründen Sie Ihre Meinung.

Wie entwickelt sich die Persönlichkeit?

Jeder Mensch wird mit bestimmten Merkmalen geboren (genetische Ausstattung). Im Laufe seines Lebens erwirbt er durch Erziehung, Erfahrung, Umwelteinflüsse, Selbststeuerung und Lernprozesse bestimmte Eigenschaften oder Merkmale (vgl. Kap. 6). Diesen Vorgang nennt man Sozialisation.

D Unter **Sozialisation** versteht man einen Prozess des lebenslangen Lernens, der einen Menschen zu einem vollwertigen Mitglied der Gesellschaft werden lässt.

Die Sozialisation beginnt in der Familie (vgl. Kap. 8). Hier wird der Grundstein für die eigene Identität gelegt. Mit zunehmender Selbstständigkeit werden andere Menschen wie Freunde, Sportler, Künstler zu Identitätsfiguren. Man eifert ihnen nach, möchte so werden wie sie.

Im weiteren Lebensverlauf erfolgt eine Anpassung an die soziale Umwelt durch **Interaktion** (wechselseitiges aufeinander Einwirken) mit dem Umfeld. Durch die Rückmeldung von anderen entwickelt sich ein **Selbstbild**, das nicht immer mit dem **Fremdbild** übereinstimmen muss.
Im Laufe des Lebens verändern sich die Persönlichkeitsmerkmale. Ein sparsamer Mensch kann geizig werden, ein ungeduldiger gelassen.

[2] Geo, Heft 8, 1998, S. 45

3

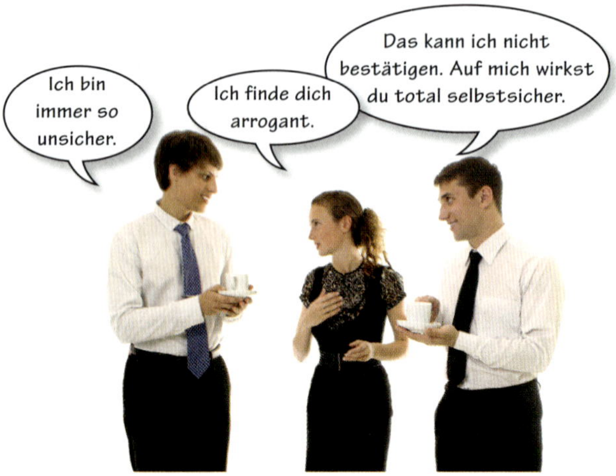
Ich bin immer so unsicher.
Ich finde dich arrogant.
Das kann ich nicht bestätigen. Auf mich wirkst du total selbstsicher.

AUFGABEN

1. Welche Aussage trifft am ehesten zu? Begründen Sie Ihre Antwort.
2. a) Befragen Sie einen älteren Menschen danach,
   - wie er sich in seiner Jugend gesehen hat,
   - wie er sich heute sieht und
   - was zu seiner möglichen Veränderung beigetragen hat.

   b) Was können Sie aus den Antworten des älteren Menschen im Hinblick auf Ihre eigene Entwicklung lernen?
3. Wie hat sich Ihr Selbstbild durch das Praktikum verändert?

ZUSAMMENFASSUNG

- Lernen heißt:
  - Erwerb von Kenntnissen durch wiederholte Einprägung,
  - Erwerb von Fähigkeiten durch Üben,
  - Erweiterung von Erfahrungen,
  - Vertiefung der Einsicht,
  - Hineinwachsen in die menschliche Gesellschaft, indem Regeln angewendet und Werte akzeptiert werden.
- Lernen hilft dem Menschen, Erfolge zu wiederholen und Misserfolge zu vermeiden.
- Das Ergebnis des Lernens ist immer eine Leistung oder eine Verhaltensänderung, die längere Zeit erhalten bleibt.
- Ein Mensch lernt ein Leben lang.
- Lernen ist notwendig, um sich an die Bedingungen von Gesellschaft und Umwelt anpassen zu können.
- Lernen ist ein Prozess, der durch unterschiedliche Beweggründe und Ursachen ausgelöst wird. Der Lernprozess kann erfolgreich verlaufen, wenn
  - der/die Lernende innerlich bereit (motiviert) ist zu lernen,
  - die Lernbereitschaft und (sichtbare) Zwischenergebnisse Anerkennung finden und belohnt werden.
- Der Mensch lernt durch Verstärkung, Einsicht oder Nachahmung. Vielfach greifen die unterschiedlichen Lernformen ineinander.
- Kenntnisse über Lerntypen sind wichtig für das eigene Lernen sowie für Lernprozesse, die man bei anderen bewirken will.
- Wer erwartet, dass er bei sich und anderen schnell etwas ändern kann, sollte bedenken, dass es in der Regel lange gedauert hat, bis sich eine Verhaltensweise oder Fähigkeit ausgebildet hat. Rasche Lösungen für grundlegende Probleme sind daher nicht möglich.
- Die Lernfähigkeit eines Menschen ist durch Körper, Geist und Seele begrenzt.
- An sozialpflegerisch/sozialpädagogisch tätige Menschen werden viele Anforderungen gestellt. Sie müssen flexibel sein und auf sehr unterschiedliche Situationen reagieren.
- Das Modell der vollständigen Handlung hilft dabei, die gestellten Anforderungen zu bewältigen, und leistet Unterstützung im täglichen Arbeitsleben.
- Mithilfe der Reflexion, dem Nachdenken über vergangene Situationen, können Handlungen und Verhaltensweisen besser verstanden werden. Hierdurch wird ein Lernprozess ermöglicht und das Wiederholen von Fehlern vermieden.
- Wer die beruflichen Anforderungen bewältigen will, muss über eine gefestigte Persönlichkeit verfügen.

AUFGABEN

1. Lesen Sie die folgenden Äußerungen. Hat Ihrer Ansicht nach Lernen stattgefunden? Begründen Sie Ihre Antworten.
   a) „Ich habe in der Schule lesen und schreiben gelernt."
   b) „Gestern Nachmittag hat meine Schwester Rad fahren gelernt. Ich habe ihr dabei geholfen."
   c) „Ich habe in meiner Freizeit an der Volkshochschule einen Englischkurs besucht und kann jetzt Englisch sprechen."
2. Beschreiben Sie jeweils drei Situationen, in denen Menschen im Alltag und im Beruf lernen (müssen).
3. Welche Situationen haben entscheidenden Einfluss auf Ihr Leben gehabt?
   a) Was hat sich verändert?
   b) Was haben Sie daraus gelernt?

   Erstellen Sie daraus eine Mind-Map.
4. „Was Hänschen nicht lernt, lernt Hans nimmermehr." Trifft diese Redewendung zu oder nicht? Begründen Sie Ihre Antwort.
5. Eine junge Frau ist nach einem Autounfall mindestens für ein halbes Jahr an den Rollstuhl gebunden.
   a) Was muss sie während dieser Zeit lernen?
   b) Wie könnte man diesen Lernprozess unterstützen?
6. Erläutern Sie jeweils an einem Beispiel aus Alltag und Beruf die vier verschiedenen Lernformen.
7. Eintritt in den Ruhestand.
   a) Was muss jemand lernen, der aus dem Erwerbsleben ausscheidet?
   b) Wie kann man den Übergang vom Beruf in den Ruhestand unterstützen?
8. *Musik und Bewegung sind für alle Altersgruppen wichtig für Gesundheit und Wohlbefinden.*
   Verständigen Sie sich in einer Kleingruppe auf ein Angebot aus diesen Bereichen.
   Wenden Sie bei der Planung, Durchführung und Reflexion das Modell der vollständigen Handlung an.
9. *Jennifer wird von Freunden und Eltern wie folgt beschrieben:*
   eine quirlige junge Frau, die ständig neue Ideen hat;
   Wert auf Äußeres legt; viel Abwechslung braucht;
   die sich auch mal über Regeln hinwegsetzt;
   die sprachlich gewandt ist, aber nicht immer gut zuhören kann.
   a) Bewerten Sie Jennifers Persönlichkeitsmerkmale im Hinblick auf die Eignung für einen sozialpädagogischen/sozialpflegerischen Beruf.
   b) Diskutieren Sie Ihre Einschätzung in der Klasse.

3

4 Beziehungen aufbauen und entwickeln

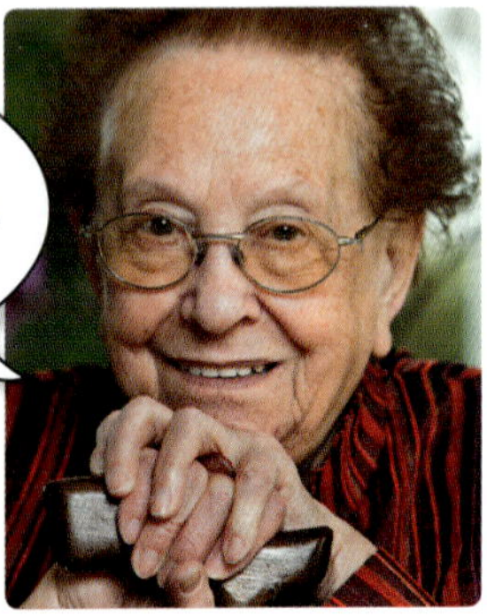
Am liebsten ist mir der Bufdi. Der ist so fröhlich und erinnert mich an meinen Enkel. Außerdem kann er gut zuhören.

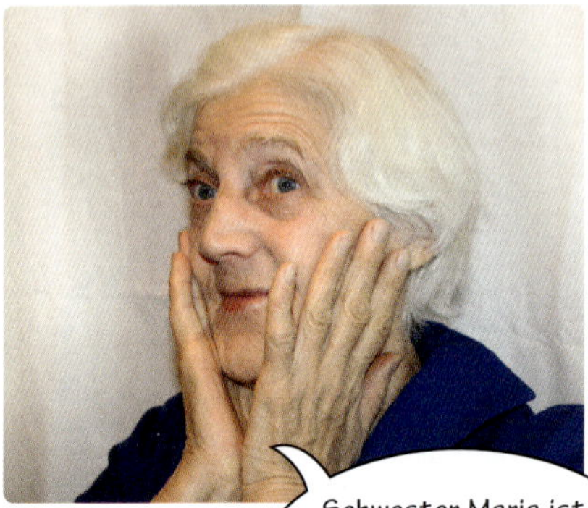
Schwester Maria ist immer so streng und ungeduldig. Von der mag ich mir nicht gerne helfen lassen.

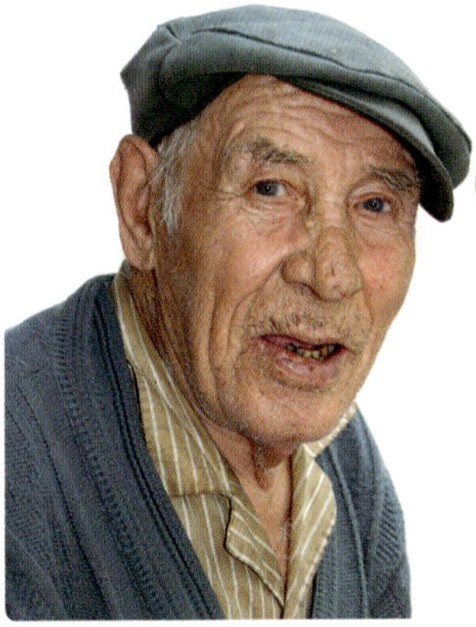
Bei dem neuen Pfleger bin ich ganz vorsichtig. Ich habe das Gefühl, dass er etwas gegen Ausländer hat. Außerdem hat er sich neulich über meine Mütze lustig gemacht.

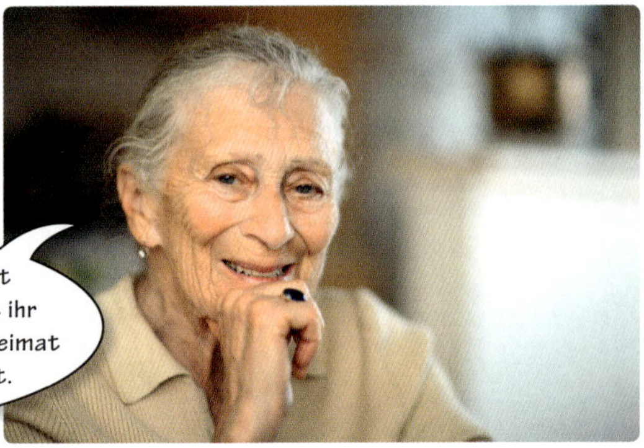
Wenn Schwester Johanna Dienst hat, freue ich mich besonders. Mit ihr kann ich über Gerichte aus meiner Heimat reden. Ich habe so gerne gekocht.

AUFGABEN

1. Welche Eigenschaften werden positiv, welche negativ bewertet?
2. Wem wird es schnell gelingen, zu den Heimbewohnern eine Beziehung aufzubauen, und warum?
3. Was können Sie aus den Aussagen für Ihre eigene Arbeit lernen?

Die Basis für jede sozialpädagogische/sozialpflegerische Arbeit sind Beziehungen zu den zu betreuenden Menschen. Diese entwickeln sich manchmal ganz spontan, so wie bei dem oben erwähnten Bufdi.

Oft ist es aber anders. Die Beziehung entwickelt sich langsam und man muss sich darum bemühen.

Eine gute Beziehungsarbeit zeichnet sich dadurch aus, dass die Bedürfnisse und Erwartungen in den verschiedenen Lebens- und Betreuungssituationen erkannt und soweit wie möglich befriedigt werden.

Wichtige Grundlagen hierfür sind:

- eine gute Wahrnehmungs- und Beobachtungsfähigkeit, wie in Kapitel 2 dargestellt
- Kenntnisse über die Lebensgeschichte der zu Betreuenden
- eine erfolgreiche Kommunikation
- Gesprächsfähigkeit

4.1 Bedeutung der Lebensgeschichte

BEISPIELE

Ein alter Heimbewohner steckt sich beim Essen immer heimlich etwas in die Tasche. Die Essensreste finden sich später versteckt in einer Ecke seines Zimmers wieder.

Ein türkischer Heimbewohner hat Schnupfen. Zum Naseputzen verlässt er jedes Mal den Gemeinschaftsraum.

Eine etwas verwirrte, in sich gekehrte Heimbewohnerin wird fröhlich, wenn sie klassische Musik, vor allem Mozart, hört. Hier kennt sie sich aus und weiß viele Fakten.

AUFGABE

1. Wie könnten die einzelnen Verhaltensweisen zu erklären sein?

Die oben beschriebenen Verhaltensweisen sind für Betreuende häufig nicht ohne Weiteres verständlich. Manchmal macht man sich auch darüber lustig.
Wenn man sich dann näher mit dem Menschen beschäftigt, ihn erzählen lässt und ihm zuhört, kann man vieles besser verstehen und einordnen. Kenntnisse über das Leben eines anderen erleichtern den Aufbau von Beziehungen.
Wer andere Menschen verstehen will, muss sich selbst verstehen. Was ist mir wichtig? Was hat mich besonders beeindruckt, positiv oder negativ, und zu bestimmten Verhaltensweisen geführt? Was fühle ich, wenn ...? Die Auseinandersetzung mit diesen Fragen und der eigenen Lebensgeschichte hilft dem Menschen, andere zu verstehen, sich in sie einzufühlen und sich auf sie einzulassen.

Bei der Auseinandersetzung mit dem eigenen Werdegang wird deutlich, dass es Menschen und Ereignisse gibt, die nachhaltig das Verhalten beeinflusst haben.
Genauso haben bestimmte Erlebnisse andere geprägt und bestimmte Verhaltensweisen, Vorlieben und Abneigungen hervorgerufen. Wenn man diese kennt, kann man bei einem anderen mehr erreichen.
So horten beispielsweise alte Menschen, die im Krieg Not erlitten haben, vieles, was andere wegwerfen würden.

AUFGABEN

2. a) Erstellen Sie eine Mind-Map von ihrem bisherigen Leben mit folgenden Ästen:
   - besondere Ereignisse
   - Personen, die mir wichtig sind/mich geprägt haben
   - Stärken
   - Schwächen
   - Hobbys
   - Ziele

   b) Schreiben Sie dazu eine kurze Lebensgeschichte.
3. Was ist eine Biographie? Informieren Sie sich hierüber in Literatur und Internet.

Um Informationen über den Lebensweg und die Lebenssituation eines anderen Menschen zu erhalten, kann man sich folgender Methoden bedienen:

- Gespräche mit dem Betroffenen führen
- Gespräche mit Angehörigen führen
- Einsicht in die „Personalakte/Krankenakte/Pflegedokumentation" nehmen
- Gespräche mit Kollegen und anderen beteiligten Fachkräften führen

Auf diese Gespräche muss man sich gut vorbereiten und genau überlegen, was einem wichtig ist und welche Fragen gestellt werden sollen.

Was grundsätzlich wichtig zu wissen und zu beachten ist, wird in den folgenden Abschnitten dargestellt.

AUFGABE

4. *Bilgin (17 Jahre alt) hat eine Ausbildung zur Altenpflegehelferin begonnen. Wenn sie aufgefordert wird, etwas zu lesen, weigert sie sich und reagiert sofort aggressiv.*
   Sie hat folgende Kurzbiographie geschrieben:
   „Ich bin vor fünf Jahren aus der Türkei nach Deutschland gekommen. In der Hauptschule war es schwer für mich, weil ich auf Deutsch nicht so gut sprechen und lesen konnte und meine Mitschüler immer über mich gelacht haben. Deshalb habe ich da auch oft gefehlt."

   a) Welche Beweggründe hat Bilgin für ihre Weigerung zu lesen?
   b) Wie könnte man darauf als Mitschüler und als Lehrer reagieren?

4.2 Bedeutung der Kommunikation

Gezeiten der Liebe[1]

Ein Mensch schreibt mitternächtig tief
An die Geliebte einen Brief,
Der schwül und voller Nachtgefühl.
Sie aber kriegt ihn morgenkühl,
Liest gähnend ihn und wirft ihn weg.
Man sieht, der Brief verfehlt den Zweck.
Der Mensch, der nichts mehr von ihr hört,
Ist seinerseits mit Recht empört
Und schreibt am hellen Tag, gekränkt
Und saugrob, was er von ihr denkt.
Die Liebste kriegt den Brief am Abend,
Soeben sich entschlossen habend,
Den Menschen dennoch zu erhören –
Der Brief muss diesen Vorsatz stören.
Nun schreibt, die Grobheit abzubitten,
Der Mensch noch einen zarten dritten
Und vierten, fünften, sechsten, siebten
Der herzlos schweigenden Geliebten.
Doch bleibt vergeblich alle Schrift,
Wenn man zuerst daneben trifft.

AUFGABE

1. a) Geben Sie den Text in eigenen Worten wieder.
   b) Warum kommt es nicht zu einer Verständigung?

Kommunikation heißt Verständigung.

Die Verständigung dient dem Aufbau von Beziehungen, die für Betreuungspersonen unverzichtbar sind, damit sie angemessene Hilfen gewähren und Unterstützung leisten können. Dazu müssen die Fachkräfte

- sich informieren,
- ein offenes Ohr haben,
- die Bedürfnisse erfassen,
- unausgesprochene Bitten erkennen und
- entsprechend handeln.

Das gesprochene Wort muss aufgenommen und gedeutet werden, Mimik und Gestik müssen beurteilt werden können. Das ist nicht immer einfach.

[1] Roth, 2002, S. 95

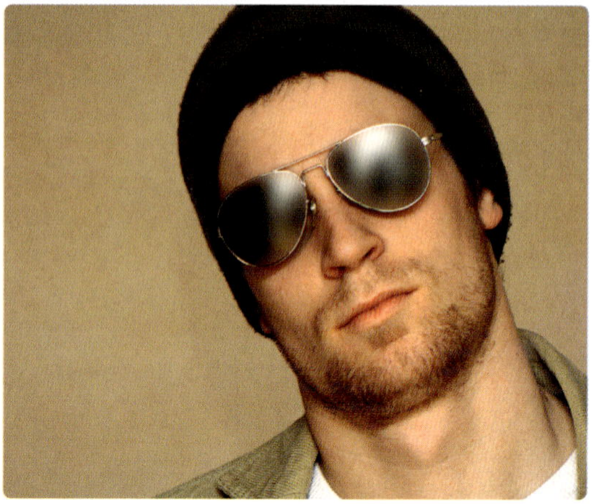

Mit Kommunikation werden Beziehungen hergestellt und aufrechterhalten.

Jeder Mensch ist auf zwischenmenschliche Beziehungen angewiesen. Ohne sie kann er nicht leben. Mit dem Austausch von Informationen werden Kontakte hergestellt, entwickeln sich Beziehungen und erfolgt eine Beeinflussung.

AUFGABE

2. Wie fühlen Sie sich, wenn Ihre Freunde oder Eltern nach einem Streit längere Zeit nicht mit Ihnen reden?

Mit Kommunikation wird das Zusammenleben geregelt.

Durch Informationsaustausch und wechselseitige Beeinflussung erfährt der Einzelne, welche Verhaltensweisen von ihm erwartet werden.

BEISPIEL

Ein Kind hilft seinem Vater in der Küche. Der Vater freut sich darüber und lobt das Kind.
Das Lob stärkt das Selbstvertrauen des Kindes. Es fühlt sich angenommen und wird vermutlich häufiger bei Hausarbeiten mithelfen. Das bedeutet, dass das Kind motiviert wird, diese oder ähnliche Verhaltensweisen zu wiederholen.

Mit Kommunikation werden Bedürfnisse befriedigt.

Man nimmt mit anderen Menschen Kontakt auf, um Bedürfnisse – die eigenen und die des anderen – zu befriedigen. Bedürfnisse können zum Beispiel das Verlangen nach Sicherheit, Geborgenheit, Anerkennung und Zuwendung sein.

BEISPIEL

Ein Kind ist hingefallen und hat sich wehgetan. Es läuft zu den Eltern und lässt sich trösten.

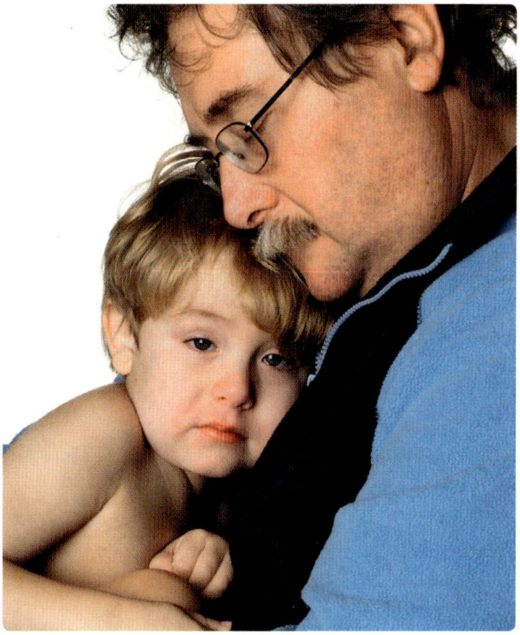

Mit Kommunikation werden Selbstsicherheit und Selbstvertrauen gestärkt.
Wissenserweiterung und Informationsaustausch verringern Angst und Unsicherheit. Damit können Schwierigkeiten und Konflikte besser bewältigt oder sogar vermieden werden.

BEISPIEL

Eine Heimbewohnerin muss zu einer Untersuchung ins Krankenhaus. Sie hat Angst davor. Da Sie selbst diese Untersuchung schon erlebt haben, erklären Sie ihr, was im Einzelnen gemacht wird. Sie versprechen ihr außerdem, dass Sie sie begleiten werden. Das beruhigt sie.

Mit Kommunikation werden das Wissen und die Fähigkeit erweitert, angemessen zu handeln.
Durch den Austausch von Informationen wird das Wissen vermehrt. Sachverhalte und Zusammenhänge werden besser verstanden. Dadurch verändern sich die Reaktionen und die Wahrscheinlichkeit wächst, dass man sich der Situation entsprechend verhält und die richtige Entscheidung trifft.

BEISPIEL

Eine alte Dame, die Sie immer als sehr freundlich und lebhaft erlebt haben, ist auf einmal abweisend und sehr ruhig.
Sie sprechen diese Beobachtung in der nächsten Mitarbeiterbesprechung an und erfahren, dass der Sohn gestorben ist.

4.2.1 Wie entsteht Kommunikation?

Im folgenden Abschnitt soll das „Geschehen“ Kommunikation in seine Einzelteile zerlegt werden:

- Es gibt eine **Information**, die übermittelt werden soll.

- Es gibt einen **Sender**, der eine Information oder Botschaft abschicken will und der damit eine Absicht verfolgt.

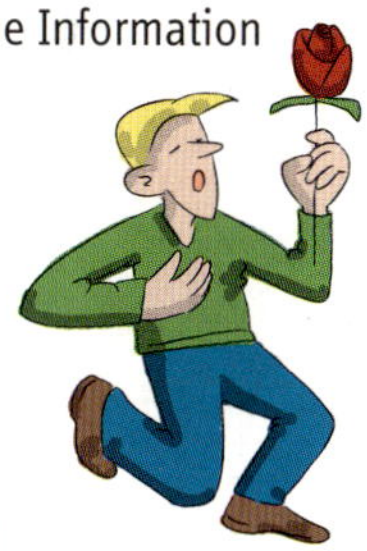

- Der Sender **codiert** (verschlüsselt) seine Information in bestimmte Zeichen, beispielsweise wird eine Liebeserklärung manchmal durch Musik übermittelt. Zur Codierung (Verschlüsselung) werden Wörter, Sätze, Mimik, Gestik, Töne verwendet.
  Dabei folgt der Sender bestimmten Regeln: Bei der Sprache beispielsweise erfolgt die Verknüpfung nach grammatikalischen Regeln.

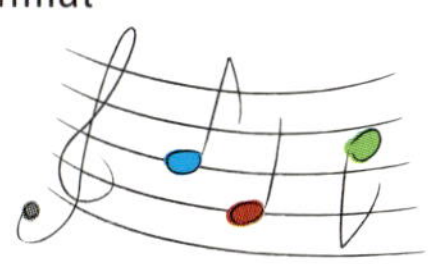

- Der Sender benötigt ein **Medium** (Mittel), um Informationen auszudrücken.
  Mittel können sein: Sprache, Musik, Mimik, Gestik, Berührung, Gemälde und Blick.

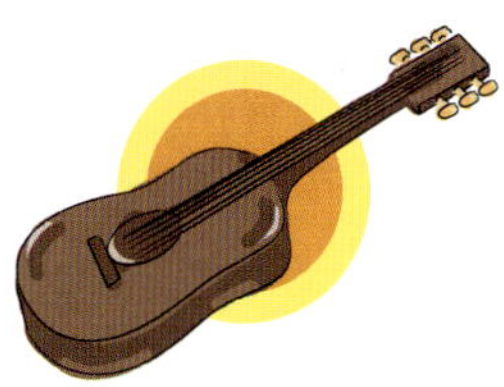

- Als **Kanal** bezeichnet man den Weg der Übermittlung, d. h. durch welche Sinneswahrnehmung wird die Information aufgenommen: Hören, Sehen, Fühlen.

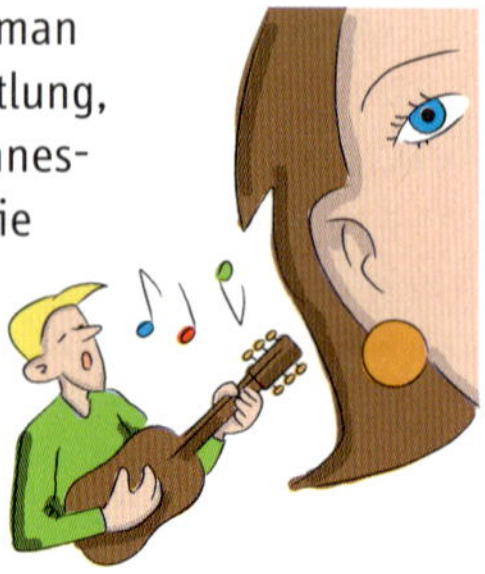

- Es gibt einen **Empfänger**, dem die Information gilt und von dem eine Reaktion erwartet wird.

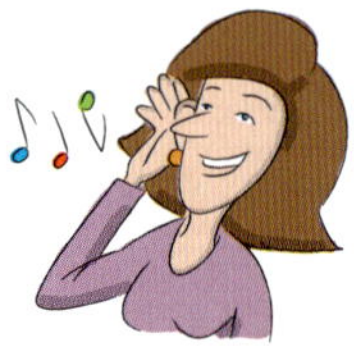

- Der Empfänger **decodiert** (entschlüsselt) die Informationen.

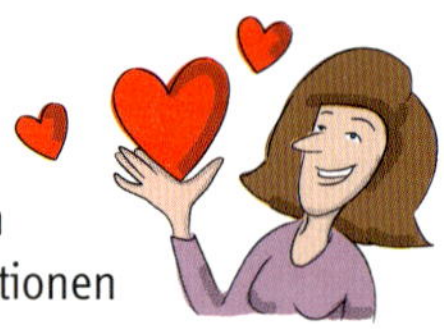

Damit Sender und Empfänger sich verständigen können, müssen die Informationen und Botschaften vom Empfänger richtig – im Sinne des Senders – entschlüsselt werden. Sonst entstehen Missverständnisse.

BEISPIEL

Ein Autofahrer will nach links abbiegen und blinkt. Ein entgegenkommender Autofahrer betätigt die Lichthupe. Da dieses Signal nicht eindeutig festgelegt ist, gibt es verschiedene Möglichkeiten, es zu entschlüsseln und entsprechend zu reagieren. Einerseits kann diese Botschaft heißen: „Ich habe dich gesehen. Du kannst abbiegen. Ich lasse dich durch.“ Andererseits kann sie auch bedeuten: „Achtung, ich komme! Biege ja nicht vor mir ab!“ Entschlüsselt der Empfänger die Botschaft falsch, kann es zu einem schweren Unfall kommen.

AUFGABEN

1. a) Welche Informationen sollen die Zeichnungen vermitteln?
   b) Welche anderen Mittel hätte der Sender auch einsetzen können?
2. Sie müssen einem alten Menschen eine traurige Nachricht überbringen. Welche Mittel würden Sie hierfür wählen und welche Kanäle werden dadurch angesprochen?

Jede Information ruft beim Empfänger eine Reaktion hervor. Sie teilt dem Sender mit, ob und wie die Information angekommen ist. Damit wird der Empfänger zum Sender und der Sender zum Empfänger. In einer Kommunikation findet ein ständiger Rollenwechsel statt. Die Menschen senden ständig Signale aus und beeinflussen damit Reaktionen.

4.2.2 Wie kommunizieren die Menschen miteinander?

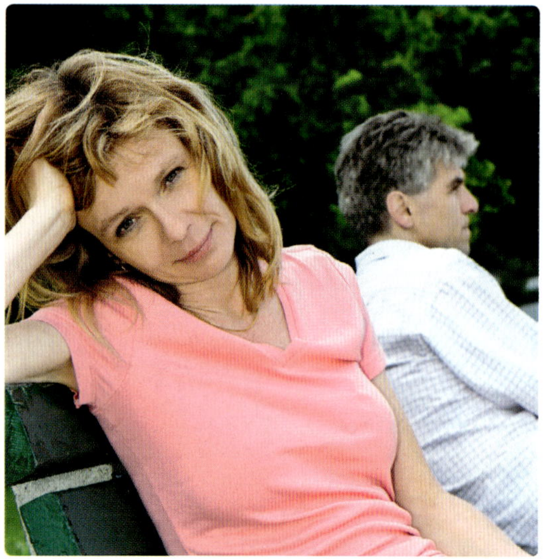

AUFGABEN

3. Was sagt das Bild über die Beziehung der beiden Personen und ihre Kommunikation aus?
4. Wählen Sie einen der nachfolgenden Begriffe aus und stellen ihn ohne Sprache, nur mithilfe Ihres Körpers (pantomimisch) dar:
   Freude, Schmerz, Trauer, Ungeduld, Liebe, Eile.

Die Übung macht deutlich, dass man sich ausschließlich mit seinem Körper verständigen kann. Diese Form der Verständigung und des Ausdrucks bezeichnet man als **Körpersprache (nonverbale Kommunikation)**. Mit dem Körper vermittelt der Mensch Einstellungen, Erwartungen, Gefühle und Beziehungen.
Geht es um die Vermittlung von Inhalten, wie beispielsweise eine Wegbeschreibung, die Erteilung eines Auftrags oder die Vermittlung eines Wunsches, setzt man zusätzlich das gesprochene Wort – die **Sprache (verbale Kommunikation)** – ein.

Körpersprache

In gewisser Weise ist die Körpersprache der Sprache übergeordnet. Auch wenn man nicht spricht oder sprechen kann, werden durch Mimik, Gestik und Bewegungen Informationen übermittelt.

BEISPIEL

Ein Unfallgeschädigter kann sich unter Umständen nur noch mit Augen und Kopfbewegungen verständlich machen, ein Gehörloser mit Gebärdensprache.

AUFGABE

1. Haben Sie schon einmal eine Situation erlebt, in der Sie sich überwiegend ohne Worte verständlich gemacht haben? Schildern Sie diese Situation.

Der Mensch übermittelt Informationen durch

- Teile seines Körpers, wie beispielsweise Augen, Hände und Rumpf,
- seine Kleidung,
- seine Hobbys,
- seinen Lesestoff,
- sein Umfeld und
- seine Essgewohnheiten.

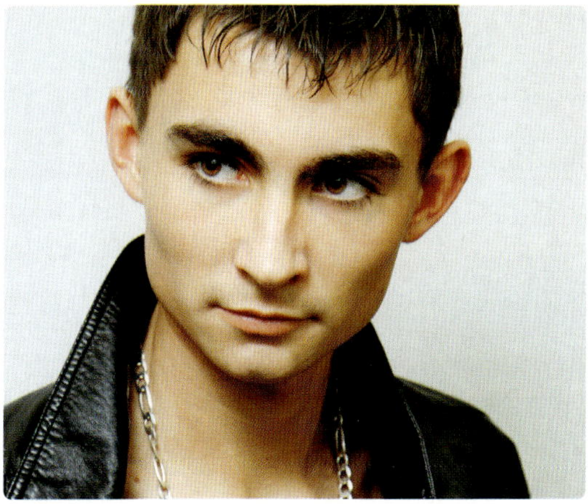

AUFGABE

2. a) Welche Informationen vermittelt dieses Foto über die Person? Tauschen Sie sich hierüber aus.
   b) Welche Schlüsse können Sie aus den abweichenden Eindrücken für Ihre Arbeit als Sozialpflegerin ziehen?

Auch die Lebenseinstellung drückt sich langfristig im Körper aus. So hat ein Mensch mit einer lebensbejahenden Einstellung (Optimist) eine andere Körpersprache als ein Mensch, der vorrangig Schwierigkeiten wahrnimmt (Pessimist), ein konzentrierter Mensch eine andere als ein unkonzentrierter.

Weiterhin prägen Gefühle die Körpersprache. Ein ängstlicher Mensch wird anders an die Bewältigung einer Aufgabe herangehen als ein mutiger. Dieses lässt sich nicht nur visuell (sichtbar) über die Art der Bewegungen, die Mimik und Gestik, sondern unter Umständen auch über den Geruchssinn (Angstschweiß) wahrnehmen.

Körpersignale werden viel schneller – häufig unbewusst – wahrgenommen als sprachliche Signale und zum überwiegenden Teil richtig gedeutet.

Das Deuten von Körpersignalen wird erschwert, wenn ein Mensch gleichzeitig sprachliche Signale übermittelt (Sprechen – Hören – Antworten).

BEISPIEL

Sie diskutieren mit jemandem ein Problem und erwarten eine Hilfestellung von ihm. Ihr Gesprächspartner schaut Sie aber nicht an. Sie werden vermutlich denken, dass er nicht richtig zuhört, weil er desinteressiert ist.

Für viele Situationen mag diese Deutung zutreffen. Es kann aber auch sein,

- dass Ihr Gesprächspartner sich auf den Inhalt konzentrieren will und schon intensiv eine Antwort formuliert oder nach einer Lösung sucht oder
- dass er unsicher ist.

Ob die Einschätzung richtig war, kann man nur erfahren, wenn man sie direkt überprüft. Das kann man zum Beispiel mit einer gezielten Frage tun: „Wie sehen Sie das?“

Die eindeutige Interpretation von Körpersignalen ist deshalb schwierig, weil Körpersprache sich nicht wie Vokabeln auswendig lernen lässt.

BEISPIELE

Nicht immer, wenn
- *ein Mensch lacht, ist er glücklich*
- *ein Säugling schreit, hat er Hunger*
- *ein Kind trödelt, will es die Mutter ärgern*

Körpersprache kann auch bewusst eingesetzt werden, um etwas zu erreichen oder vorzutäuschen. Hinter arrogantem Auftreten kann zum Beispiel Unsicherheit versteckt werden.
Trotzdem kann man normalerweise einige Körperhaltungen mit bestimmten Gefühlen verbinden:
Ein Mensch,

- der nickt, stimmt dem Sprecher zu,
- der den Kopf wegdreht, will mit dem anderen nichts zu tun haben.

Eine wichtige Voraussetzung für eine Deutung ist das Einfühlungsvermögen (**Empathie**).
Bestimmte Körperhaltungen sind im überwiegenden Teil mit bestimmten Gefühlen verbunden.
Sich selbst zu beobachten und wahrzunehmen, welche Signale man aussendet und wie man sich dabei fühlt, hilft beim Verständnis gegenüber anderen Menschen. Wenn man bestimmte Körperhaltungen nachahmt, wird man feststellen, dass man damit auch bestimmte Gefühle verbindet.

Sprache

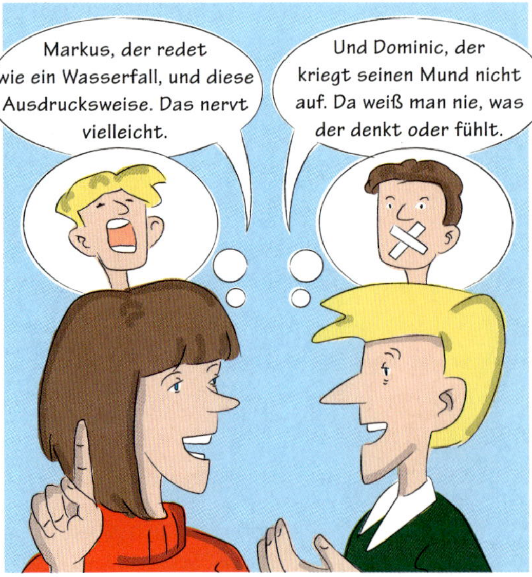
Markus, der redet wie ein Wasserfall, und diese Ausdrucksweise. Das nervt vielleicht.
Und Dominic, der kriegt seinen Mund nicht auf. Da weiß man nie, was der denkt oder fühlt.

Der Sprache wird in unserer Gesellschaft große Bedeutung beigemessen. Das drückt sich beispielsweise in der Bewertung der schulischen Leistungen aus. Wortschatz, sprachliche Richtigkeit, Wortwahl und sprachliche Ausdrucksfähigkeit haben in vielen Fächern großen Einfluss auf die Zeugnisnote. Auch die zunehmende Flut von Druckerzeugnissen, wie Bücher, Zeitschriften, Zeitungen und ebooks sowie audiovisuellen Medien, wie Fernsehen, Video und Internet, sind ein Anzeichen für die gesellschaftliche Bedeutung der Sprache.
Die Sprache verwendet Wörter als Symbole für

- Gegenstände,
- Erfahrungen und
- Gefühle.

Wörter sind nicht das Ding an sich, sondern nur verwendete Symbole, von denen jeder eine andere Vorstellung hat.

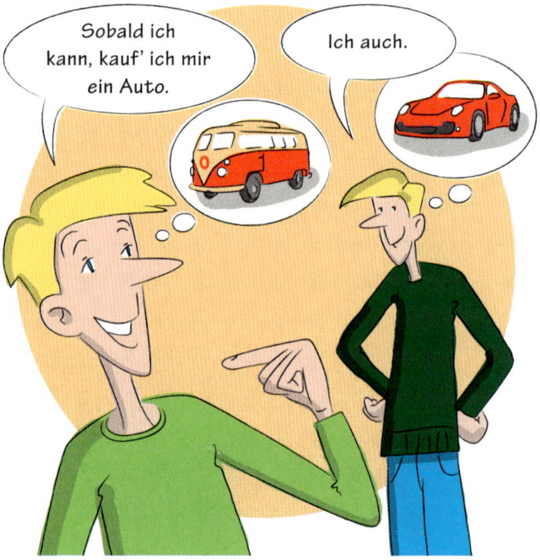
Sobald ich kann, kauf' ich mir ein Auto.
Ich auch.

BEISPIEL

Wenn ein Mensch von einem Auto spricht, so wissen alle, wovon die Rede ist, obwohl jeder ein anderes Bild von einem Auto im Kopf hat.
Für den einen bedeutet „Auto" ein Sportwagen, in dem er mit seiner Freundin umherflitzen kann, für den anderen ein Kleinbus, in dem die Familie bequem Platz hat, und für den dritten ein Hauptverursacher von Umweltverschmutzung. Das jeweils andere Bild kann zu Missverständnissen führen.

Das Beispiel macht deutlich, dass die Menschen schon bei dem Symbol eines konkreten Gegenstands sehr unterschiedliche Vorstellungen haben. Überträgt man diese Erfahrung auf einen abstrakten Begriff wie Liebe oder Vertrauen, kann man feststellen, dass hier eine Quelle für Missverständnisse in der Kommunikation liegen kann.

AUFGABEN

„Schmerz" – ein Gefühl, das jeder kennt.

1. Beantworten Sie folgende Fragen:
   a) Wann empfinden Sie Schmerz?
   b) Wie drückt der Schmerz sich aus und wie verhalten Sie sich?
   c) Wie haben sich von Ihnen betreute Personen bei Schmerzen verhalten?
   d) Wie verhalten Sie sich, wenn eine andere Person Schmerzen zeigt?

   Besprechen Sie Ihre Antworten in der Klasse.
2. Nehmen Sie unterschiedliche Körperhaltungen ein. Lassen Sie Ihre Mitschülerinnen dazu ihre Wahrnehmungen beschreiben.

Zwei Menschen können also mit ein und demselben Begriff etwas völlig anderes verbinden. Sie erhoffen sich sehr unterschiedliche Reaktionen von ihrer Umwelt und reagieren verschieden, wie auch aus den Aufgaben zum Thema „Schmerz" deutlich geworden ist. Diese Erfahrungen werden Sie immer wieder in der Betreuungsarbeit machen.
Die Sprache ist außerdem geprägt durch die Kultur und die jeweiligen Bedürfnisse eines Volkes.

BEISPIELE

Antworten Sie in England auf die Frage „Möchten Sie noch etwas trinken?" mit „Thank you!" (Danke), so wird man Ihnen noch etwas einschenken.
„Thank you" wird im Sinne von „Ja" verstanden, während wir „Danke" in diesem Zusammenhang als Nein verstehen.

In Griechenland bedeutet Kopfnicken „Nein" und Kopfschütteln „Ja".

Ähnlich verhält es sich mit den Begriffen, die einem Volk zur Verfügung stehen. Die Eskimos verfügen über etwa dreißig Begriffe für Schnee, der in ihrem Leben von großer Bedeutung ist. Wüstenvölker dagegen verfügen etwa über ebenso viele Begriffe für Sand.

Mit Wörtern werden außerdem bestimmte Wertungen vorgenommen. So steht der Begriff „sensibel" beispielsweise für eine positiv gewertete Empfindsamkeit, der Begriff „empfindlich" dagegen eher für eine negativ gewertete Überempfindlichkeit.

Man kann die Sprache mit einem Scheinwerfer vergleichen: Der Lichtkegel fällt auf einen Kreis, alles andere liegt im Dunkeln. Das bedeutet, wir nehmen nur einen Teilaspekt wahr und geben diesen wieder. Sprache kann nur so genau sein wie die Wahrnehmung des Sprechenden. Das kann man an Zeugenaussagen oder Zeitungsberichten sehen, die sich auf dasselbe Ereignis beziehen und sich oft erheblich voneinander unterscheiden.

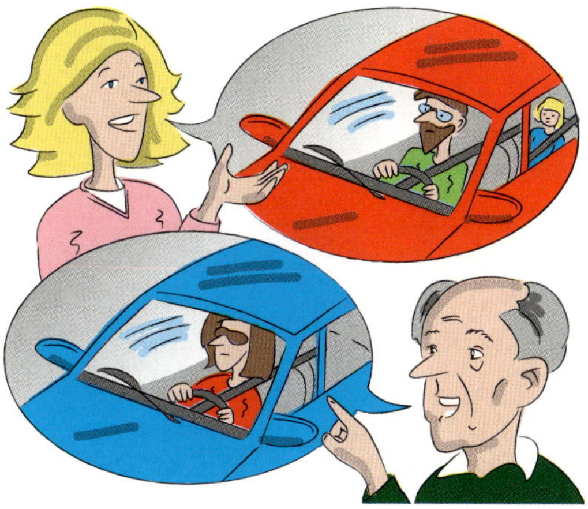

BEISPIEL

Nach einem Unfall melden sich mehrere Zeugen.
Eine junge Frau gibt zu Protokoll: „Es war ein rotes Auto, das von einem etwa dreißigjährigen Mann mit Bart und Brille gefahren wurde. Er ist sehr schnell gefahren, mindestens 70, und auf der Rückbank saßen zwei kleine Kinder."
Ein älterer Mann meldet sich ebenfalls zu Wort und schildert das Geschehen wie folgt: „Es ging alles so schnell. Ich bin mir aber sicher, es war eine dunkelhaarige Frau – etwa 50 Jahre alt – mit Sonnenbrille in einem blauen Auto. Außer der Frau habe ich niemanden im Auto sitzen sehen."

AUFGABEN

3. Vergleichen Sie die Aussagen miteinander: Stimmen die Angaben (was, wie, wo, warum) überein?
4. Wie kommt es dazu, dass die zwei Zeugen denselben Unfall derart unterschiedlich wahrgenommen haben? Überlegen Sie sich mögliche Ursachen für dieses Phänomen und tauschen Sie Ihre Ergebnisse in der Klasse aus.

4.3 Das Kommunikationsmodell nach Schulz von Thun

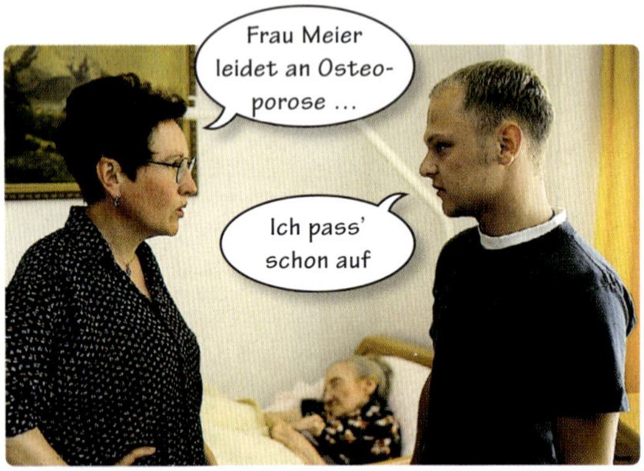
Frau Meier leidet an Osteo-porose ...
Ich pass' schon auf

AUFGABEN

1. Warum sagt die Frau das?
2. Warum gibt der Mann wohl diese Antwort?
3. Was hätten Sie geantwortet und warum?
4. Vergleichen Sie Ihre Antworten in der Klasse und diskutieren Sie die unterschiedlichen Antworten.
5. Welche Antwort ist die richtige?

Jede Nachricht enthält viele Informationen, die der Kommunikationspsychologe Friedemann Schulz von Thun Botschaften nennt und folgenden vier Botschaftsebenen zuordnet:
1. Sachinhalt
2. Selbstoffenbarung
3. Beziehung
4. Appell

Nicht alle Menschen nehmen dieselben Botschaften wahr. Bezogen auf das obige Beispiel wird im Folgenden dargestellt, was Schulz von Thun damit aus Sender- bzw. Empfängersicht meint.

4.3.1 Aus Sicht des Senders

1. Sachinhalt – Worüber wird informiert?
Jede Nachricht enthält eine Sachinformation.

BEISPIEL

Im obigen Beispiel erfahren wir, dass Pflegerin und Praktikant sich in einem Zimmer aufhalten, in dem eine alte Frau im Bett liegt.

Fast immer werden mit einer Sachinformation auch andere Informationen übermittelt.

2. Selbstoffenbarung – Was offenbart der Sender?
Neben Sachinformationen enthält jede Nachricht auch Informationen über den Sender.

BEISPIEL

Aus dem Beispiel kann man folgende Informationen über den Sender, die Pflegerin, ableiten: Sie ist aufmerksam. Ihre Aufmerksamkeit richtet sich auf die alte Frau und den Praktikanten. Sie wollen wahrscheinlich das Bett machen.

Diese Informationen geben etwas vom Sender preis, deshalb spricht Schulz von Thun auch von Selbstoffenbarung. Neben Informationen, die vom Sender gewollt sind, gibt es Informationen, die eine unbewusste Selbstenthüllung vermitteln. So kann man z. B.
- aus dem Umgang mit Sprache – Verwendung von Fremdwörtern, Satzbau und Wortwahl – auf einen gewissen Bildungsstand schließen,
- aus der Sprechweise (Dialekt) auf die regionale und soziale Herkunft,
- aus der Mimik auf Zustimmung bzw. Ablehnung des Senders oder der Situation und
- aus der Gestik auf Unsicherheit oder Selbstsicherheit.

Als Sender gibt man immer etwas von sich preis, ob man will oder nicht.

3. Beziehung – Was hält der Sender vom Empfänger oder wie stehen sie zueinander?
Die Beziehung, in der Sender und Empfänger zueinander stehen, geht oft aus Wortwahl, Tonfall, Mimik und Gestik hervor.

BEISPIEL

Aus dem Beispiel lassen sich folgende mögliche Beziehungsbotschaften ablesen:
- *Die Pflegerin hält den Praktikanten für vergesslich.*
- *Die Pflegerin hat Angst, dass der alten Frau wehgetan wird. (Vielleicht träumt der Praktikant auch und ist abgelenkt.)*
- *Aus den Worten des Praktikanten dagegen wird deutlich, dass er diese Worte schon häufiger gehört hat: „Ich pass' schon auf." Er weiß, dass die Pflegerin eventuell Recht haben könnte, ist aber dennoch ein wenig gereizt.*

Diesen Beziehungsbotschaften widmet der Empfänger häufig seine besondere Aufmerksamkeit. „Hat er (der Sender) mich freundlich angesprochen? Hat er mich angelächelt? Hat er sich mir zugewandt?"
Mit dem Senden einer Nachricht wird auch immer eine Beziehung ausgedrückt. Aus der Art der Botschaft wird deutlich, wie der Sender den Empfänger einschätzt und wie beide zueinander stehen.

4. Appell – Wozu möchte der Sender den Empfänger veranlassen?

Kaum eine Mitteilung wird einfach nur so gemacht. Fast alle Nachrichten sollen auf den Empfänger Einfluss ausüben, bestimmte Dinge zu tun oder zu unterlassen.

BEISPIEL

In dem Beispiel könnte der Appell der Pflegerin lauten: „Sei aufmerksam!" oder „Konzentrier dich!" oder „Sei nicht wieder so grob!"

Der Appell des Senders kann offen oder versteckt sein. Ein offener Appell hätte hier gelautet: „Sei vorsichtig, du könntest Frau Meier wehtun!"

Eine Nachricht enthält viele Botschaften

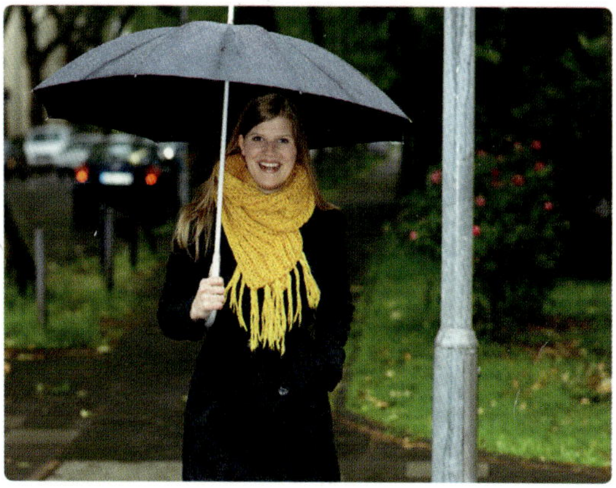

Straßenszene

BEISPIEL

Ihnen kommt ein Mensch entgegen und lächelt Sie an. Wenn Sie dieses Verhalten deuten, könnten Sie zu folgenden Schlussfolgerungen kommen:
- *Selbstoffenbarung: Er ist glücklich. Er freut sich.*
- *Beziehung: Sie gefallen ihm.*
- *Appell: Freue dich auch! Lächle! Schau nicht so böse!*

Die Botschaften sind nicht immer eindeutig. Manche werden direkt, andere indirekt ausgedrückt. Äußert ein Mensch, dass er Magenschmerzen hat, so ist das eine **direkte Botschaft**. Verkrampft er sich dagegen und hält sich die Hände auf die Magengegend, so ist das eine **indirekte Botschaft**. Die indirekten Botschaften kommen häufiger vor und verursachen in ihrer Entschlüsselung Probleme, die dann zu Missverständnissen und Konflikten führen können.
Generell kann gesagt werden: **Jedes Verhalten teilt der Umwelt oder den Mitmenschen etwas mit.**

Die Hauptbotschaften sind häufig die versteckten Botschaften. Hierbei sind die Körpersignale von Bedeutung, denn sie sind oft eindeutiger für den Empfänger zu verstehen als manche sprachlichen Signale.
Nicht übereinstimmende Botschaften werden dann gesendet, wenn der Sender sich in einem Zwiespalt befindet oder sich nicht entscheiden kann (z. B. „Soll ich ehrlich oder höflich sein?").

BEISPIEL

Sie arbeiten in einem Pflegeheim. Ein altersverwirrter Mensch hat sich zum wiederholten Male bekleckert oder eingekotet. Sie müssen ihn säubern. Es ist Ihr Beruf, dies zu tun. Er ist hilfsbedürftig und hat es nicht absichtlich getan, aber dennoch ärgert es Sie. Diese widersprüchlichen Gedanken und Empfindungen werden sich in Ihrem Verhalten und in den Botschaften, die Sie senden, widerspiegeln. So könnte es sein, dass Sie sagen: „Das macht nichts!", ihn aber doch ziemlich hart anfassen.

In der Kindererziehung treten derartige Situationen häufiger auf. Ein Kind hat einen Entwicklungsschritt gemacht, über den der Erzieher sich freut, dabei aber eine gesetzte Grenze überschritten, worüber er ärgerlich ist, z. B. ein Kind hat gelernt, sich hochzuziehen, wirft dabei aber einen Blumentopf herunter.

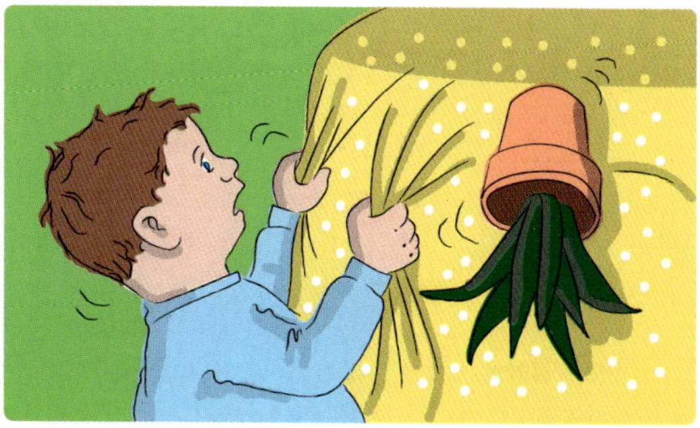

4.3.2 Aus Sicht des Empfängers

Von der Seite des Empfängers kann man die vier Ebenen einer Nachricht in vier Fragen kleiden:

- **Worüber redet er?** – Sachinhalt
- **Was ist das für einer? Was ist mit ihm los?** – Selbstenthüllung
- **Was soll das? Welchen Tonfall hat er mir gegenüber?** – Beziehungsebene
- **Wo will er mich „hinhaben"?** – Appell

Friedemann Schulz von Thun verwendet hierfür das Bild des Empfängers mit vier Ohren.

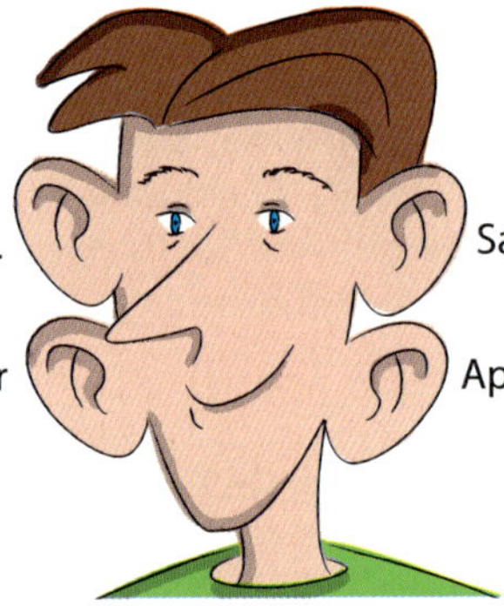

Der Empfänger nimmt, je nachdem welches Ohr er auf Empfang oder vorrangig auf Empfang gestellt hat, unterschiedliche Botschaften auf und verhält sich entsprechend.

Würde der Praktikant aus dem Beispiel von S. 64 auf dem

- **Sachohr** hören, könnte die Entschlüsselung lauten: *„Die Pflegerin gibt Auskunft über den Gesundheitszustand von Frau Meier" oder „Sie informiert mich."*

- **Beziehungsohr** hören, könnte die Entschlüsselung lauten:
  „Sie traut mir nichts zu" oder „Sie hat schon wieder so einen Tonfall, als ob ich unfähig wäre" oder „Immer muss sie tun, als ob ich nichts behalte."

- **Selbstoffenbarungsohr** hören, könnte die Entschlüsselung lauten:
  „Sie hat wohl wieder schlechte Laune, bei diesem Tonfall" oder „Sie steht schon wieder ganz verkrampft/konzentriert" oder „Sie ist immer über alles informiert."

- **Appellohr** hören, könnte die Entschlüsselung lauten: *„Ach, ich soll vorsichtig sein" oder „Ich soll mich auf die Arbeit konzentrieren."*

Der Praktikant hat also auf der Beziehungsebene geantwortet: „Ich pass' schon auf!" Er reagiert damit auf die versteckte Ermahnung. Auf der Sachebene hätte die Antwort gelautet: „Ich sehe oder ich weiß, dass Frau Meier Schmerzen hat", auf der Selbstoffenbarungsebene „Sie haben Sorge, dass ich nicht vorsichtig bin" und auf der Appellseite „Lassen Sie uns Frau Meier vorsichtig umbetten."

Der Empfänger hat die freie Auswahl

Er kann grundsätzlich entscheiden, auf welche Botschaft (welche Seite der Nachricht) er reagieren möchte. Da die Reaktion des Empfängers häufig nicht mit der Absicht und der gewünschten Reaktion des Senders übereinstimmt, kommt es leicht zu Missverständnissen.
Dies ist vor allem dann der Fall, wenn der Empfänger bevorzugt auf einem Ohr hört und damit mehr oder weniger „taub" für alle anderen Botschaften ist.
Viele Menschen haben **einseitige Empfangsgewohnheiten**, das heißt, sie hören bevorzugt auf einem Ohr und vernachlässigen die anderen Botschaften. Das hängt mit den Erfahrungen zusammen, die ein Mensch bereits mit einer Person oder in einer bestimmten Situation gemacht hat.

BEISPIEL

Jemand neigt dazu, Späße zu machen und andere Leute zu foppen. Nimmt man aufgrund der bisher gemachten Erfahrungen seinen Ausruf „Es brennt!" auf dem Selbstoffenbarungsohr auf und entschlüsselt ihn als weiteren Spaß, so kann man sich im Ernstfall in Lebensgefahr begeben.

Der Empfänger sollte deshalb immer versuchen, die Botschaften einer Nachricht mit „allen Ohren" aufzunehmen und sich dann erst zu entscheiden, auf welcher Ebene er reagiert.

AUFGABE

Schildern Sie eine Situation, in der Sie sich verstanden bzw. nicht verstanden fühlten.
Woran könnte das gelegen haben?

4.4 Kommunikationsstörungen

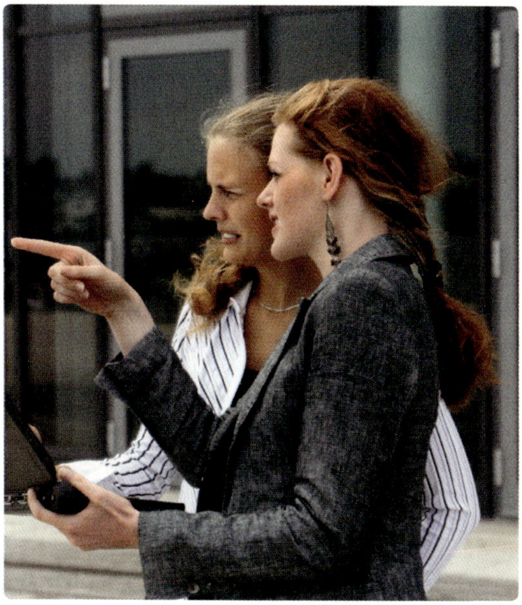

BEISPIEL

A: *„Siehst Du das da hinten?"*
B: *„Was?"*
A: *„Na da hinten den dunklen Fleck."*
B: *„Ich weiß nicht, was Du meinst."*
A: *„Bist Du blind?! Ach lass man, es hat doch keinen Zweck ..."*

AUFGABEN

1. Warum verständigen sich A und B nicht?
2. Wie würden Sie sich als B fühlen?

Mit einer Kommunikation wird immer ein bestimmtes Ziel verfolgt. Wird dieses Ziel nicht erreicht, spricht man von einer gestörten Kommunikation. Das kommt in allen Lebensbereichen vor und kann verschiedene Ursachen haben: Es kann am Sender, am Empfänger sowie am Umfeld und seinen Bedingungen liegen.

4.4.1 Ursachen aus Sicht des Senders

Der Sender sagt nicht offen, was er will oder meint.
Es kann sein, dass er Angst hat oder in einer ähnlichen Situation bereits einen Misserfolg erlebt hat.

BEISPIEL

Herr Müller fühlt sich einsam und möchte ein wenig Unterhaltung. Er klingelt deshalb nach der Pflegerin und sagt: „Ich habe Schmerzen in der Brust." Ist jemand neu auf der Station, würde er vielleicht jetzt den Arzt anrufen. Da die Pflegerin Herrn Müller aber kennt und den wahren Grund richtig vermutet, wird sie fragen: „Soll ich Ihnen die Brust einreiben?" Sie nimmt sein Bedürfnis ernst und bleibt für einige Zeit bei ihm.

Der Sender kann die Botschaft nicht richtig verschlüsseln.
Haben Sie so'n Dings?

Das Ziel oder die Absicht (einer Information) ist nicht erkennbar.
Man fragt sich manchmal in einem Gespräch: „Was will der eigentlich von mir? Warum hat er mir das erzählt?"

4.4.2 Ursachen aus Sicht des Empfängers

Der Empfänger hört nur das, was er will.
Er nimmt nur einen Teil der Botschaften auf (**selektive Wahrnehmung**). Die folgenden Einstellungen zu Schönheitsoperationen machen das deutlich:

BEISPIEL

A: *„Für viele Personen ist der Blick in den Spiegel frustrierend. Die Vorher-Nachher-Fotos machen deutlich, warum Menschen sich operieren lassen."*

B: *„Wenn die Menschen lernen würden, sich selbst mit allen ihren Schwächen und ihrem Aussehen anzunehmen, wären Schönheitsoperationen überflüssig."*

Sie erinnern sich vielleicht auch an eine Begebenheit, die Ihnen von zwei Personen unabhängig voneinander berichtet worden ist. Manchmal hat man den Eindruck, die Menschen reden von zwei völlig unterschiedlichen Ereignissen.

Der Empfänger kann die Botschaft nicht richtig entschlüsseln.
Er entschlüsselt sie falsch, weil

- er in seinen Sinneswahrnehmungen eingeschränkt ist
  wie z. B. ein blinder Mensch

4

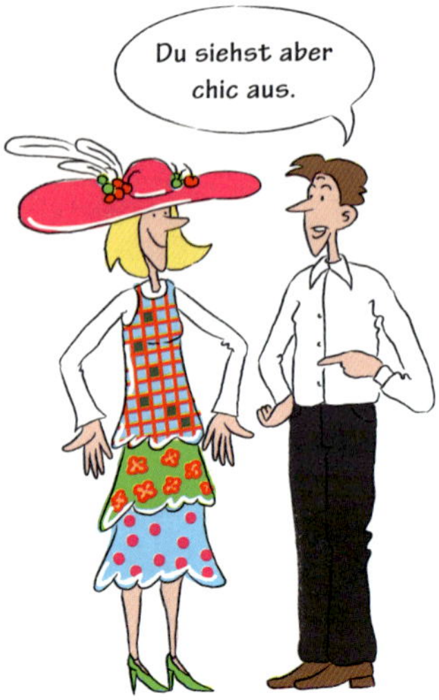

- er die nonverbalen Signale nicht beachtet oder die verwendeten Zeichen nicht versteht
- er die Sprache nicht versteht (Fremdsprache oder Fachsprache)
  Ein Ausländer, der die Landessprache wenig oder gar nicht versteht, kann sich nur teilweise verständlich machen. Dasselbe gilt für einen tauben Menschen.
- Sprache und Körpersprache mehrdeutig sein können (Sender und Empfänger können sie deshalb unterschiedlich bewerten)
  Gleiche Wörter, die aber eine unterschiedliche Bedeutung haben:

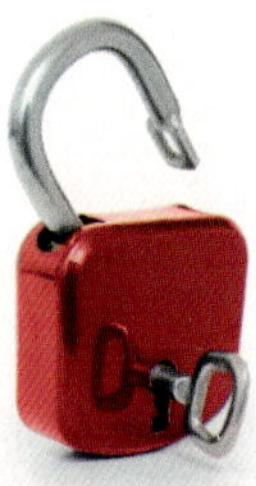

Schloss

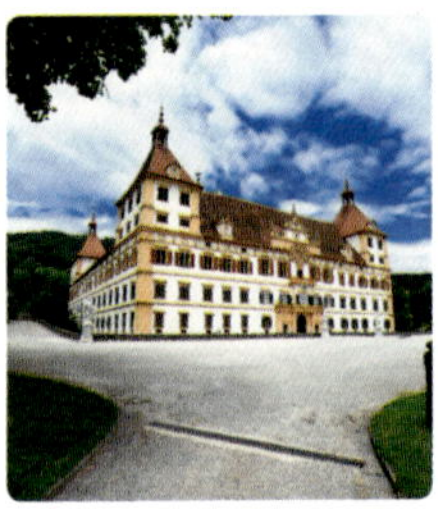

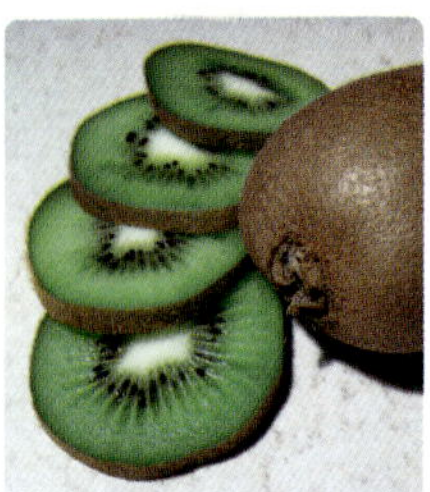

Kiwi

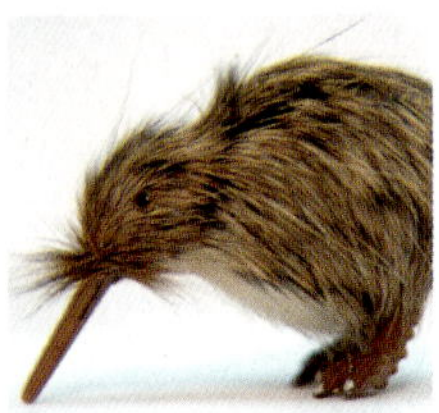

4.4.3 Weitere Ursachen

Das verwendete Medium ist nicht richtig ausgewählt.
So kann z. B. eine liebevolle Mitteilung, unleserlich geschrieben, oder ein lieblos eingekauftes Geschenk nicht zu Freude führen, sondern zu Missmut.

Die Art der Botschaft wird nicht erkannt oder verletzt den Partner.

BEISPIEL

Jemand kratzt sich an einem Mückenstich. Kommentar des Kollegen: „Ich würd's mal mit Waschen versuchen."

Der Empfänger erfüllt nicht die Erwartungen des Senders.
„Wenn ich das für ihn tue, muss er sich freuen." Bei dieser Erwartungshaltung kann man sehr enttäuscht werden, denn sie geht von den eigenen Bedürfnissen, vom Selbstbild, aus.

BEISPIEL

Eine alte Dame bittet Sie, ihr ein Stück trockenen Kuchen mitzubringen. Sie kaufen eine Nussecke, weil Sie diese selbst gerne essen. Sie haben erwartet, dass die alte Dame sich freut. Diese aber ist enttäuscht. Da sie keine eigenen Zähne mehr hat, kann sie die Nüsse nicht kauen.

Die Erwartungen können auch zu hoch sein.

BEISPIEL

Sie haben einer Heimbewohnerin einmal gezeigt, wie sie einen Stützstrumpf anziehen muss, und erwarten, dass es jetzt zügig geht.

In beiden Fällen stand die eigene Sichtweise im Vordergrund und führte somit zu einem Misserfolg in der Kommunikation. Das Ziel einer gegenseitigen Bedürfnisbefriedigung wird nicht erreicht.

In der Kommunikation sind **Selbst-** und **Fremdbild** von großer Bedeutung. Sie beeinflussen Beziehungen und Kommunikationsabläufe erheblich. Weichen Selbst- und Fremdbild zu stark voneinander ab, kann das zu Kommunikationsstörungen führen.

BEISPIEL

Eine Schülerin sitzt gelangweilt im Unterricht und hat oft keine Hausaufgaben gemacht. Der Lehrer deutet dieses Verhalten mit „Die Schülerin ist faul" oder „Sie interessiert sich nicht für dieses Fach" (= Fremdbild). Die Schülerin hat aber den Unterrichtsstoff nicht verstanden. Sie traut sich nicht, um eine Erklärung zu bitten, weil der Lehrer sie in der ersten Stunde angefahren hat. Sie ist also ängstlich und unsicher und denkt von sich „Ich kann es nicht und bin dumm" (= Selbstbild).

Oft sind die Kommunikationspartner sich über ihre Bedürfnisse nicht klar, weil sie sie nicht wahrhaben können, wollen oder dürfen.

BEISPIEL

Jemand hat einen Besuch in einem Altenheim zugesagt. Kurz danach bekommt er eine Einladung zu einem Essen, die er sehr gerne annehmen würde. Weil er aber weiß, dass er im Altenheim erwartet wird, mag er nicht absagen und geht dorthin. Bei dem Besuch reagiert er sehr ungeduldig, wird laut und hört gar nicht richtig zu. Der Grund für die Aggressivität ist aber nicht bei dem alten Menschen zu suchen, sondern eigentlich in dem Wunsch des Besuchers, diese Zeit lieber mit seinen Freunden zu verbringen.

Sind sich die Kommunikationspartner über ihre Bedürfnisse nicht im Klaren, fließen die Absichten versteckt, häufig unbewusst, ein und verfehlen ihre Wirkung.

Geringschätzung, mangelnde Anerkennung oder Unverständnis des Gesprächspartners können sich störend auf das Gelingen der Kommunikation auswirken oder zum totalen Misserfolg führen, wie auch aus dem Dialog auf S. 67 deutlich wird.

Viele Menschen gehen davon aus, dass der eigene Standpunkt der richtige ist und der andere sich ändern muss. Diese Aufforderung führt meist nicht zu einer Änderung, sondern zu Abwehr und Ablehnung.

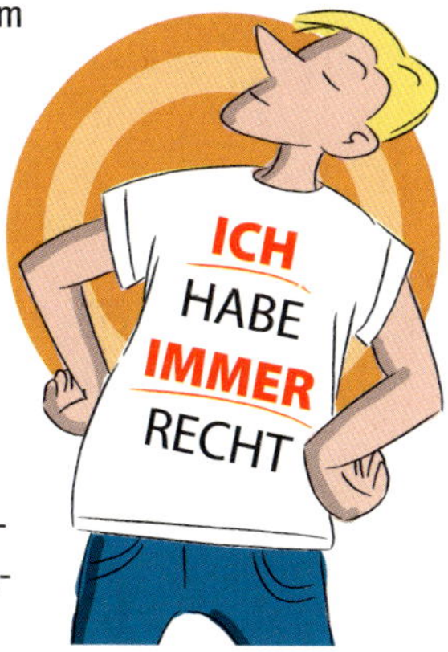
ICH
HABE
IMMER
RECHT

BEISPIEL

A: „Sorgen Sie endlich dafür, dass ihr schrecklicher Baum wegkommt. Der verdreckt meine Terrasse."
B: „Warum sollte ich? Ich finde den Baum schön und im Sommer genieße ich seinen Schatten."

Die Art, wie die Kommunikationspartner miteinander sprechen, ist von den Persönlichkeitsmerkmalen und der Art der Beziehung abhängig. Botschaften können versteckt oder als Ich- oder Du-Botschaften übermittelt werden. Das kann einschneidende Folgen haben:

- Versteckte Botschaften werden nicht richtig entschlüsselt.

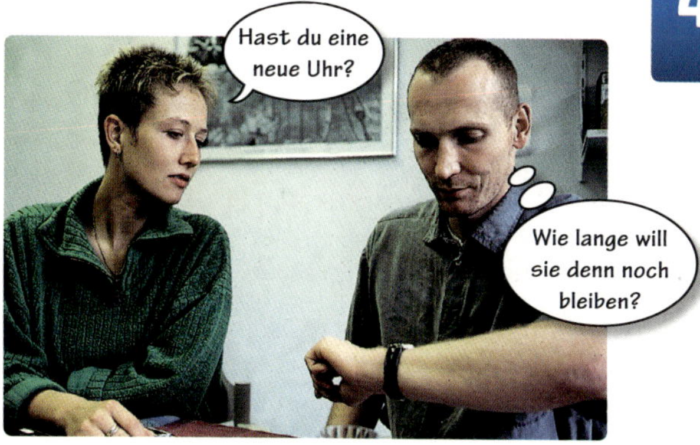
Hast du eine neue Uhr?
Wie lange will sie denn noch bleiben?

- Du-Botschaften sind häufig abwertende und bewertende Mitteilungen.

BEISPIELE

- *„Du bist blöd!"*
- *„Ich kann deine Haltung nicht verstehen."*
- *„Wenn du so weitermachst, knallt's!"*
- *„Ich halte das nicht mehr aus. Bald raste ich aus."*
- *„Du drehst mir das Wort im Mund um!"*
- *„Das habe ich so nicht gesagt."*

AUFGABE

Schreiben Sie weitere Du-Botschaften auf und formulieren Sie diese in Ich-Botschaften um.

Wenn Sie die Du-Botschaften mit den Ich-Botschaften vergleichen, können Sie feststellen, dass Ich-Botschaften weniger verletzend sind und nicht zu Widerspruch und damit möglicherweise zu einem Streit herausfordern.

4.5 Gesprächsführung

„Garderobe" von Loriot[1]

Sie sitzt vor ihrer Frisiertoilette und dreht sich die Lockenwickler aus dem Haar. Er steht nebenan im Bad und bindet sich die Smokingschleife.

SIE Wie findest du mein Kleid?
ER Welches ...
SIE ... das ich anhabe
ER Besonders hübsch ...
Sie ... oder findest du das Grüne schöner ...
ER Das Grüne?
SIE Das Halblange mit dem spitzen Ausschnitt ...
ER Nein ...
Sie Was ... nein?
ER Ich finde es nicht schöner als das, was du anhast ...
Sie Du hast gesagt, es stünde mir so gut ...
ER Ja, das steht dir gut ...
Sie Warum findest du es dann nicht schöner?
ER Ich finde das, was du anhast, sehr schön, und das andere steht dir auch gut ...
SIE Ach! Dies hier steht mir also nicht so gut!?
ER Doch ... auch ...
SIE Dann ziehe ich das lange Blaue mit den Schößchen noch einmal über ...
ER Ah-ja ...
SIE ... oder gefällt dir das nicht?
ER Doch ...
SIE Ich denke, es ist dein Lieblingskleid ...
ER Jaja!
SIE Dann gefällt es dir doch besser als das, was ich anhabe und das halblange mit dem spitzen Ausschnitt ...
ER Ich finde, du siehst toll aus in dem, was du anhast!
SIE Komplimente helfen mir im Moment überhaupt nicht!
ER Gut ... dann zieh das lange Blaue mit den Schößchen an ...
SIE Du findest also gar nicht so toll, was ich anhabe ...
ER Doch, aber es gefällt dir ja scheinbar nicht ...
SIE Es gefällt mir nicht? Es ist das Schönste, was ich habe!!
ER Dann behalte es doch an!
SIE Eben hast du gesagt, ich soll das lange Blaue mit den Schößchen anziehen ...
ER Du kannst das lange Blaue mit den Schößchen anziehen oder das Grüne mit dem spitzen Ausschnitt oder das, was du anhast ...
SIE Aha! Es ist dir völlig Wurst, was ich anhabe!
ER Dann nimm das Grüne, das wunderschöne Grüne mit dem spitzen Ausschnitt ...
SIE Erst soll ich das hier anbehalten ... dann soll ich das Blaue anziehen ... und jetzt auf einmal das Grüne?!
Er Liebling, du kannst doch ...
SIE (unterbricht) ... Ich kann mit dir über Atommüll reden, über Ölkrise, Wahlkampf und Umweltverschmutzung, aber über ... nichts ... Wichtiges!!

[1] Loriot, 1993, S. 34 f.

AUFGABEN

1. Geben Sie den Dialog kurz mit eigenen Worten wieder.
2. Aus welchen Gründen ist Ihrer Ansicht nach das Gespräch misslungen?

Um die Kommunikation erfolgreich zu gestalten, ist es notwendig, Störungen möglichst zu vermeiden. Man spricht von Kommunikations- oder Gesprächsfähigkeit.

D **Gesprächsfähigkeit** bedeutet, dass man sich in verschiedene Gesprächssituationen einfinden, zuhören und die Gedanken, Gefühle und Einstellungen des anderen nachvollziehen kann.

Die Fähigkeit zum Gespräch kann als eine grundlegende Fähigkeit des Menschen angesehen werden. Sie ist notwendig für die Teilnahme am gesellschaftlichen Leben *(ich teile mich mit)* und die Selbstbehauptung in der Gesellschaft *(ich teile mit, was ich will)*. Sie trägt zur Mitgestaltung des Lebens bei *(ich habe eine Idee, die ich mitteile)* und wirkt darauf ein *(die anderen greifen sie auf und verändern etwas)*.

Zur Gesprächsfähigkeit gehört außerdem, kritisch, einfallsreich und offen gegenüber neuen Situationen und Anforderungen zu sein. Im Idealfall verläuft das Gespräch wechselseitig und störungsfrei.

Voraussetzungen dafür sind, dass die Partner
- gesprächsbereit sind (sie haben Zeit),
- verständigungsbereit sind (sie sind an der Meinung des Anderen oder der Klärung einer Frage interessiert),
- sich auf die Thematik und die Gesprächssituation einstellen können (sie wollen sich mit einem Thema, einer Situation oder einem Problem auseinandersetzen),
- sowohl die Rolle eines Redners (Sender) als auch die eines Hörers (Empfänger) einnehmen können.

4.5.1 Gesprächsarten und -anlässe

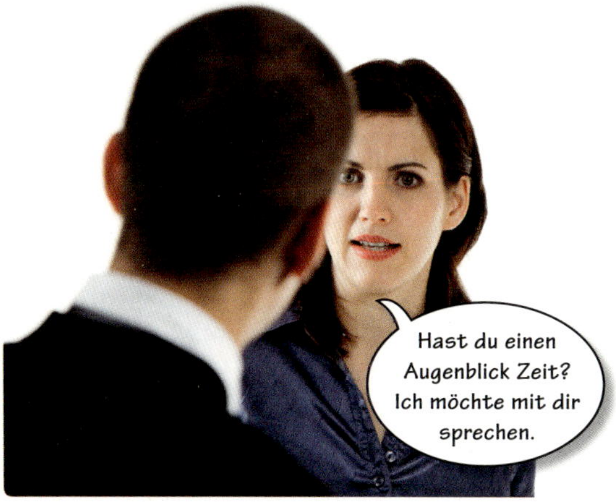
Hast du einen Augenblick Zeit? Ich möchte mit dir sprechen.

AUFGABEN

1. Was könnte der Anlass zu dieser Bitte sein?
2. Mit wem und warum führen Sie Gespräche?
3. Sie sollen einer alten Dame erklären, dass sie das Zimmer wechseln muss. Wie gehen Sie vor?

Im Berufsalltag einer Sozialpflegerin sind Gespräche in jeder Form, als Zweier- oder Gruppengespräch, ein notwendiges Arbeitsmittel.
Für das Gelingen eines Gesprächs sind die verschiedenen **Gesprächsarten** von Bedeutung. Man unterscheidet zwischen Alltagsgespräch und gezieltem Gespräch.

Alltagsgespräch

Zum Alltagsgespräch zählt man z. B. die Unterhaltung und den „Smalltalk“. Beides sind Gesprächsformen, die einen ungezwungenen Charakter haben. Themen, Zeitpunkt und Partner ergeben sich zufällig.

Die Beziehungen der Gesprächspartner sind häufig durch eine lose, kurzfristige Kontaktaufnahme gekennzeichnet. Die Unterhaltungen werden als Zeitvertreib geführt. Der Gesprächsinhalt ist nicht so wichtig. Ausschlaggebend ist die Gesprächssituation, die durch Geselligkeit und Gemütlichkeit geprägt ist. Dennoch gibt es deutliche Qualitätsunterschiede: von Klatsch und Tratsch bis zur geistreich geführten Unterhaltung, die sich auf interessante Inhalte richten kann.

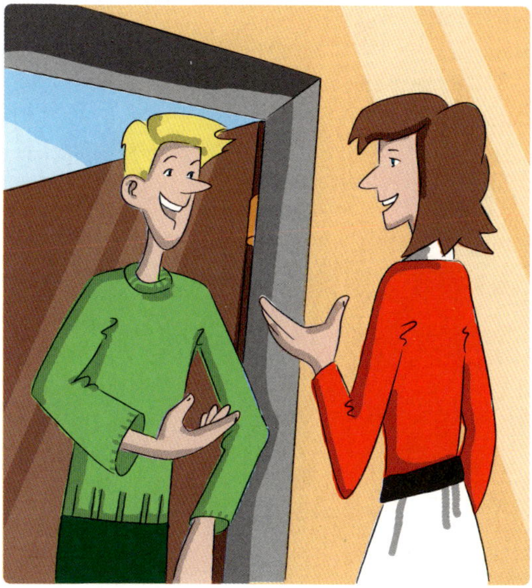
Tür- und Angelgespräch

Eine besondere Form des Alltagsgesprächs ist das **Tür- und Angelgespräch**, das in sozialen Dienstleistungsberufen eine wichtige Aufgabe erfüllt.
Hierbei handelt es sich ebenfalls um kurze, nicht geplante Gespräche, die sich zufällig ergeben. Sie dienen der Kontaktaufnahme und -pflege. Man lernt sich ein wenig kennen und erhält Informationen, die manchmal sehr wichtig sein können.

BEISPIEL

Eine Mutter bringt morgens ihr Kind in den Kindergarten und unterhält sich noch einen Augenblick mit der Erzieherin. Sie erzählt, dass sie am Wochenende Verwandte besucht haben und erwähnt dabei beiläufig, dass dort Masern ausgebrochen waren. Als nach einigen Tagen ein Kind mit roten Flecken im Kindergarten erscheint, fällt der Erzieherin diese Aussage wieder ein und sie reagiert entsprechend.

Eine weitere Form des Alltagsgesprächs ist das sogenannte **verrichtungsbegleitende Gespräch**. Während die Teilnehmer handeln, wird geredet und zugehört.

Dieses Gespräch hat folgende Ziele:

- Man lernt sich kennen. Während der Unterhaltung erfährt man „nebenbei" etwas über den anderen und kann so eine Beziehung aufbauen/anbahnen.
- Dadurch, dass das Tun erklärt wird, bezieht man den anderen mit ein. Man nimmt ihm damit möglicherweise seine Angst und motiviert ihn, aktiv mitzuarbeiten.
- Indem man über die Aktivitäten/Maßnahmen redet, kann man sich über die damit verbundenen Erfahrungen und Empfindungen austauschen. Dies hilft einem, die Grenzen und Möglichkeiten des anderen einzuschätzen.

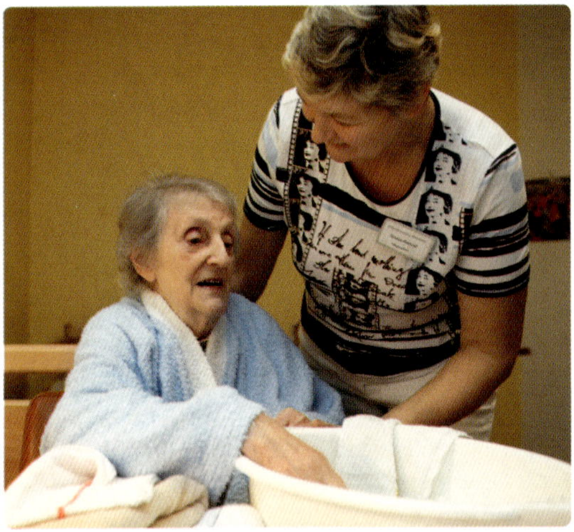

Verrichtungsbegleitendes Gespräch

AUFGABEN

1. a) Verständigen Sie sich in einer Kleingruppe auf eine Aktivität, die Sie der Klasse anschließend mit verteilten Rollen vorspielen. Führen Sie währenddessen ein verrichtungsbegleitendes Gespräch durch, das in der von Ihnen gewählten Situation denkbar wäre.
   b) Schildern Sie Ihre Erfahrungen in der jeweiligen Rolle.
2. Welche Schwierigkeiten können auftreten und mit welchen Gefahren kann ein solches Gespräch unter Umständen verbunden sein?
3. Formulieren Sie gemeinsam Punkte, die bei einem solchen Gespräch unbedingt beachtet werden sollten.

Das gezielte Gespräch

Hier stehen ein Thema oder ein Problem im Mittelpunkt. Die Gesprächspartner haben ein besonderes Interesse am Gesprächsinhalt, es gibt einen bestimmten Anlass.

Gesprächsanlässe können beispielsweise sein:

- eine Liebeserklärung,
- eine Beileidsbekundung,
- ein Kauf- oder Verkaufswunsch,
- eine Beratung,
- eine Information oder
- ein Konflikt.

Im privaten Bereich sind Gesprächsanlässe häufig Ereignisse, die mit bestimmten Gefühlen verbunden sind, wie Trauer (z. B. Tod), Schmerz (z. B. Krankheit oder Trennung), Freude (z. B. Erfolgserlebnisse).

Im dienstlichen Bereich sind eher das Bedürfnis nach Bestätigung, Unterstützung, Rat und Hilfe, aber auch Hilflosigkeit, Unkenntnis oder die Unfähigkeit, etwas zu tun, Gesprächsanlässe.

BEISPIEL

Während eines Praktikums im Altenheim verteilen Sie die persönliche Wäsche, die aus der Wäscherei gekommen ist, auf die Zimmer. Sie legen sie bei den einzelnen Bewohnern in den Schrank. Ein Bewohner verbietet es Ihnen mit dem Hinweis, dass man Ihnen nicht trauen könne. Sie sind verletzt, verlassen das Zimmer und sprechen mit der Stationsleitung.

Der Gesprächsanlass ist immer verknüpft mit einem Bedürfnis, zum Beispiel:

- Informationsbedürfnis
  Man möchte mehr wissen, damit man richtig entscheiden oder sich angemessen verhalten kann.
- Bedürfnis nach Rat oder Hilfe
  Man weiß nicht weiter oder kennt sich nicht aus. Man schafft es nicht alleine. Man hat einen Streit mit jemandem oder ein Problem.
- Bedürfnis nach Anerkennung, Lob oder Bestätigung
  Man hat etwas gut gemacht und freut sich oder man meint, dass man etwas gut gemacht hat.

Ein häufig auftretender Gesprächsanlass ist ein Konflikt. In menschlichen Beziehungen kommt es immer wieder zu Konflikten – in der Familie, im Freundeskreis, im Berufsleben, im Team (vgl. Kap. 5).

Zu den gezielten Gesprächen gehören die **Dienstbesprechungen**. Entweder stehen sie unter einem besonderen Thema, auf das die Teilnehmer sich im Vorfeld der Besprechung vorbereiten, oder es werden Ereignisse und Erfahrungen über einen bestimmten Zeitraum ausgetauscht.

BEISPIELE

- *Im Krankenhaus oder Altenheim finden Dienstbesprechungen regelmäßig bei der Schichtübergabe statt.*
- *Im Kindergarten sind dies die Mitarbeiter- oder Elterngespräche.*
- *In der Schule sind es die Elterngespräche oder die Konferenzen.*

Ein gezieltes Gespräch hat einen ernsthaften Charakter. Man kann verschiedene Arten unterscheiden:
- das Mitarbeitergespräch
- das Beratungsgespräch
- das Konfliktgespräch

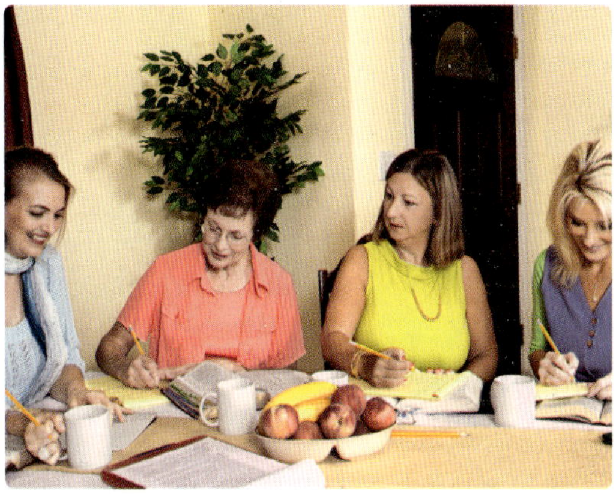

Mitarbeitergespräch

Das **Mitarbeitergespräch** ist häufig ein Gruppengespräch. Es findet zu einem vorher festgesetzten Termin statt und dient
- dem Informationsaustausch (z. B. über den Gesundheitszustand der zu Betreuenden, besondere Vorkommnisse und Neuzugänge) oder
- der Festsetzung gemeinsamer Ziele (z. B. Was will man erreichen? Eigenständigkeit der zu Betreuenden oder ausreichende Pausen für die Mitarbeiter?).
- Es hat außerdem eine Beratungsfunktion.

In bestimmten Situationen ist man unsicher, wie man sich einem anvertrauten Menschen gegenüber verhalten soll oder ob man sich richtig verhalten hat. Spricht man dies in der Mitarbeiterrunde an, stellt man mitunter fest, dass eine Kollegin
- vielleicht dieselben Probleme hat und anders damit umgeht. Daraus kann man für die eigene Verhaltensweise eine Hilfe bekommen.
- sich genauso verhält. Das gibt einem Bestätigung für die eigene Verhaltensweise und Sicherheit für ähnliche Situationen.
- durch eine andere Herangehensweise eine Problemsituation von vorneherein vermeidet. Dadurch wird man ermutigt, sich in ähnlichen Situationen ebenso zu verhalten.

Das **Beratungsgespräch** findet mit den Angehörigen der zu betreuenden Personen statt. Ihm kommt in allen sozialen Berufen eine wichtige Bedeutung zu. Einerseits möchten Angehörige bei einem bestimmten Problem den Rat der Fachkraft. Z. B. stellen Eltern fest, dass ihr Kind nicht mehr in den Kindergarten gehen will. Sie fragen die Erzieherin, woran das liegen könnte.
Andererseits wollen Fachkräfte die Angehörigen beraten. Sie teilen ihnen dazu wichtige Beobachtungen aus ihrem Arbeitsalltag mit, die den Betreuten betreffen, und geben Anregungen, auf bestimmte Dinge zu achten oder etwas Bestimmtes zu unternehmen.

BEISPIEL

Frau Meier ist noch nicht lange im Altenheim. Sohn und Tochter, die beide in der Nähe wohnen, kommen einmal in der Woche zu ihr.
Frau Meier, die erst seit kurzer Zeit im Heim lebt, ist dann ganz glücklich. Da sie ein ruhiger, zurückhaltender Mensch ist, hat sie noch keinen Kontakt zu den anderen Bewohnern aufgebaut. Je länger der Besuch ihrer Kinder zurückliegt, umso trauriger wird sie.
Eine Betreuerin spricht Sohn und Tochter darauf an und vereinbart, dass einer zu Beginn und einer gegen Ende der Woche kommt, möglichst an einem festen Tag. Außerdem regt sie an, einen Teil der Besuchszeit im Gemeinschaftsraum zu verbringen.

AUFGABEN

1. Schildern Sie die Beweggründe der Betreuerin.
2. Was will sie damit erreichen?

4.5.2 Wie gelingt ein Gespräch?

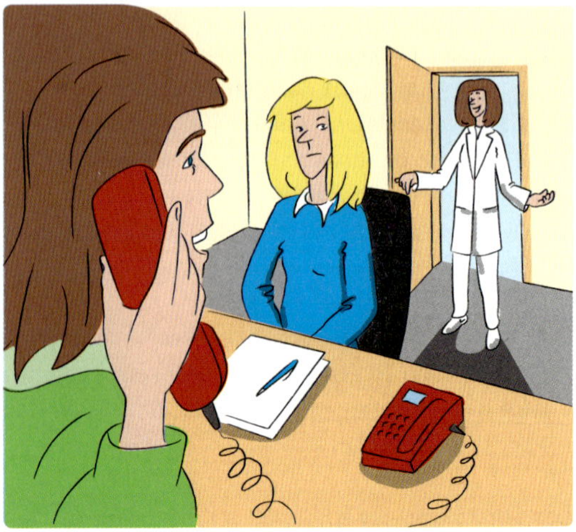

BEISPIEL

Katja ist nachmittags um sechzehn Uhr zum Vorstellungsgespräch in das Altenheim bestellt. Sie ist pünktlich und etwas aufgeregt. Da die Heimleiterin, Frau Müller, noch beschäftigt ist, muss sie warten.
Nach einer Viertelstunde bittet Frau Müller sie in ihr Büro und sagt: „Guten Tag, nehmen Sie bitte Platz. Ich freue mich, dass Sie zu uns kommen wollen. Haben Sie schon einmal in einem Altenheim gearbeitet?"
Katja antwortet: „Nein, dies ist mein erstes Praktikum in einem Heim, aber ich habe einer älteren Nachbarin manchmal geholfen."
„Schön, dann erzähle ich Ihnen etwas über dieses Heim. Wir ..." Das Telefon klingelt. Nach fünf Minuten ist das Telefongespräch beendet.
Frau Müller: „Wo waren wir stehen geblieben? Ach ja, ich wollte etwas über das Heim erzählen. Wir sind ein Haus mit 150 Betten, verteilt auf fünf Etagen. Wir haben hier ..." Es klopft. Die Pflegedienstleitung von Station 5 kommt ins Büro: „Entschuldigen Sie bitte die Störung, aber Schwester Gerda ist nicht zum Dienst erschienen und Franz ist krank. Wir brauchen dringend eine Vertretung. Außerdem ist die Tochter von Frau Schulz bereits da und möchte mit Ihnen über einen Zimmerwechsel reden. Sie hatten ihr den Termin zugesagt."
Frau Müller zu Katja: „Es tut mir leid, aber wir haben gerade Schichtwechsel gehabt, da ist es immer sehr unruhig. Ich muss mich nun leider um eine Vertretung kümmern, aber Sie werden das schon machen. Wenn Sie möchten, können Sie ja noch durch das Haus gehen. Auf Wiedersehen."
So hatte sich Katja ihr Vorstellungsgespräch eigentlich nicht vorgestellt.

AUFGABEN

1. Warum ist Katja enttäuscht?
2. Was sollte man beachten, damit ein Gespräch erfolgreich verläuft?

Bearbeiten Sie die Fragen in einer Kleingruppe.

Äußere Bedingungen

Um Gespräche erfolgreich zu führen und Konflikte nicht unnötig hervorzurufen, gibt es Bedingungen und Überlegungen, die hilfreich sind, wenn man sie beachtet oder anwendet.
Dazu gehören Rahmenbedingungen wie

- der Zeitpunkt,
- die Platzierung der Gesprächspartner,
- der Raum,
- ein Gesprächsleitfaden sowie
- die Auswahl der Gesprächspartner.

Zeitpunkt

Man sollte also einen Zeitpunkt vereinbaren, an dem die Gesprächspartner nicht unter Zeitdruck stehen und sich vorbereiten können. Termine kurz vor Dienstende sind ebenso ungünstig wie sehr früh angesetzte Zeiten.

Platzierung der Gesprächspartner

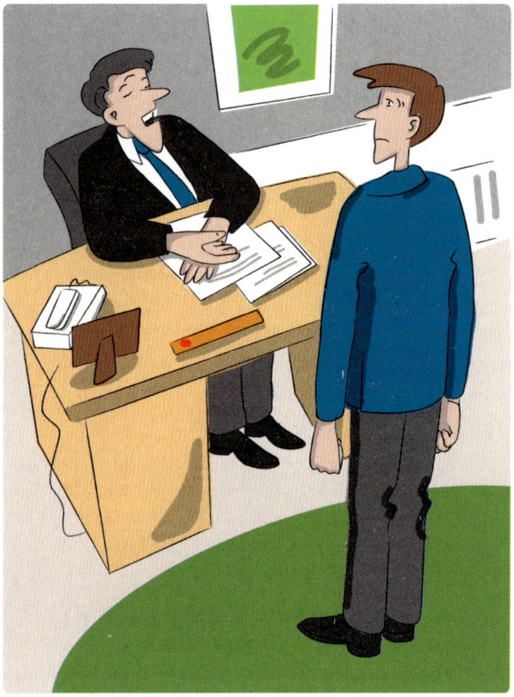

Eine angemessene Platzierung der Gesprächspartner, die auch äußerlich eine gewisse Zuwendung erkennen lässt, ist ebenfalls wichtig.

Raum

Es sollte ein Raum gewählt werden, der ein ungestörtes Gespräch zulässt. Ein Schwesternzimmer, das gleichzeitig von anderen Mitarbeitern genutzt wird, ist ebenso ungünstig wie ein Raum neben einer Turnhalle, in der eine Kindergruppe Kreisspiele macht. Hier ist keine Konzentration auf den Gesprächsverlauf möglich.
Ein Raum mit Saal-Atmosphäre ist für ein Zweiergespräch genauso ungeeignet wie ein zu kleiner Raum, in dem nicht alle einen Sitzplatz finden.

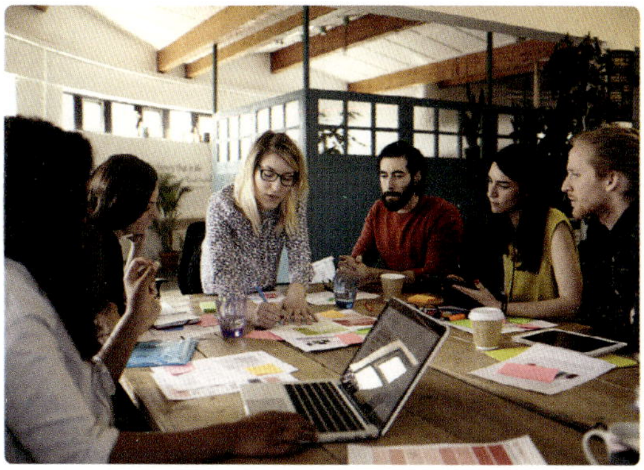

Für eine Gruppe sollte die Möglichkeit bestehen, im Kreis zu sitzen, damit alle miteinander Blickkontakt aufnehmen können und auch hören, was der andere sagt. Für ein Zweiergespräch ist eine „gemütlichere" Atmosphäre wichtig, die ein vertrauensvolles Klima ermöglicht. Die Auswirkungen der Auswahl von Raum und Zeit lassen sich von Ihnen vielleicht an folgendem Beispiel nachempfinden:

BEISPIEL

Sie haben mehrfach Ihre Hausaufgaben nicht erledigt. Der Lehrer möchte mit Ihnen reden. Das kann er nach der Stunde im Klassenraum tun. Er kann Sie aber auch nach dem Unterricht oder nachmittags vor das Lehrerzimmer bestellen.

AUFGABE

Wie würden Sie sich in den jeweiligen Situationen fühlen? Begründen Sie Ihre Aussagen.

Mit der Änderung von Zeitpunkt und Raum bekommt ein Gespräch eine andere Bedeutung.

Gesprächsleitfaden

Man kann bei der Planung und Durchführung eines Gesprächs **drei Phasen** unterscheiden:
- das Herstellen,
- das Aufrechterhalten und
- das Beenden von Beziehungen.

1. Das Herstellen von Beziehungen
- Gespräch vorbereiten:
  - Wo soll es stattfinden?
  - Wann soll es stattfinden?
  - Wen will ich dabei haben?
  - Was will ich?
- Gesprächskontakt herstellen:
  - Begrüßung (Einleiten in das Gespräch, in die Thematik).
  - Organisatorisches bekannt geben: Dauer, Pause.
  - Wer hält Ergebnisse fest?

2. Das Aufrechterhalten von Beziehungen
- Gesprächsthema festlegen:
  - Bei mehreren Gesprächspunkten die Reihenfolge besprechen.
  - Punkte der anderen aufnehmen.
  - Zustimmung einholen.
- Ist-Zustand ermitteln:
  - Wie ist die Situation im Augenblick?
  - Wie sehen die Gesprächspartner das?
  - Meinungsunterschiede und Schwierigkeiten benennen.
  - Welche Schwierigkeiten gibt es?
  - Warum?
- Änderungsmöglichkeiten erarbeiten:
  - Was kann man anders machen?
  - Welche Vorteile bringt uns das?
  - Welche Nachteile hat das?
- Ergebnisse festhalten:
  - Für welche Lösung haben wir uns entschieden?
  - Was muss getan werden?
  - Was wird von wem getan?
  - Was haben wir nicht gelöst?

3. Das Beenden von Beziehungen
- Verabschiedung:
  - Für das Gespräch danken.
  - Eventuell einen neuen Termin vereinbaren.

AUFGABEN

Verständigen Sie sich in einer Kleingruppe auf eine Situation aus einem Praktikum, die Sie gerne verändern würden.

1. Erarbeiten Sie an einer Wandzeitung folgende Fragen:
   - Was muss vorher geplant werden?
   - Wie bereiten Sie sich auf das Gespräch vor?
   - Welche Lösungsmöglichkeiten gibt es?
2. Stellen Sie die erarbeiteten Lösungen im Rollenspiel dar.
3. Wie werden die Lösungen von den anderen Gruppen bewertet?

Anforderungen an die Gesprächsteilnehmer

Damit ein Gespräch gelingt, ist es wichtig, dass die Gesprächspartner gewisse Anforderungen erfüllen und bestimmte Fähigkeiten besitzen oder erwerben.

Anforderungen an die Hörer

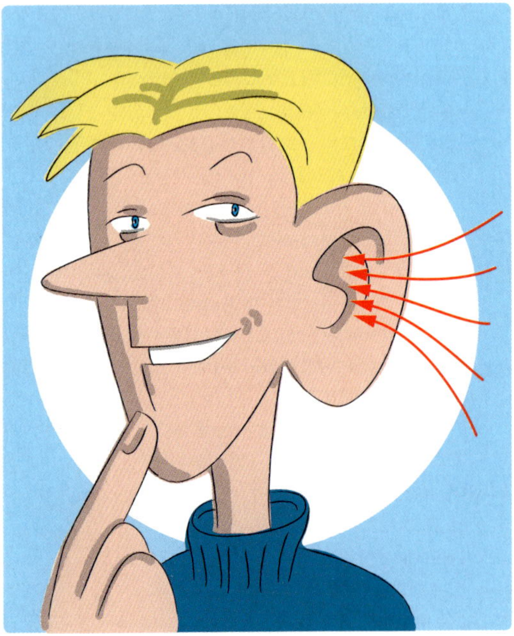

Dazu gehört, dass man:

- dem Gesprächsverlauf konzentriert folgt
- Gesprächsbeiträge anderer abwartet, bevor man selbst das Wort ergreift
- Gesprächsbeiträge anderer in die eigenen Überlegungen einbezieht
- den Gesprächsverlauf in Gedanken noch einmal nachvollzieht
- passiv und aktiv zuhört
- Feedback (eine Rückmeldung) gibt

Anforderungen an die Sprecher

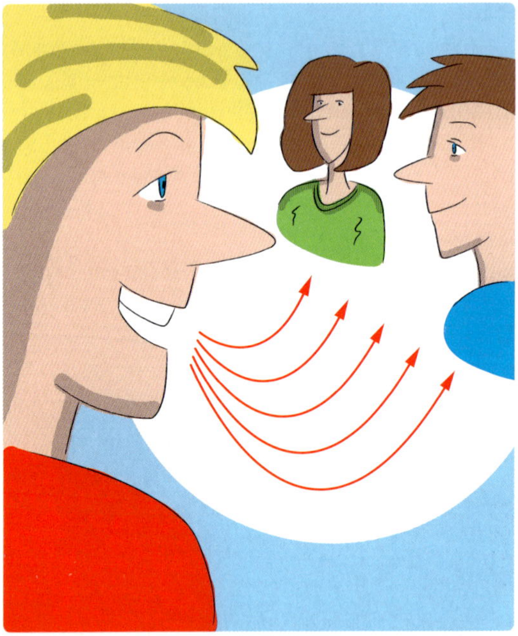

Dazu gehört, dass man:

- „Ich-Botschaften“ verwendet
- sich verständlich äußert
- die eigene Sprechweise kontrolliert, z. B. hinsichtlich Lautstärke und Tempo
- Unverstandenes oder Strittiges erfragt
- strittige Punkte erklärt
- sich in den eigenen Beiträgen auf vorausgegangene Äußerungen bezieht
- die eigenen Aussagen sinnvoll an der passenden Stelle des Gesprächs einordnet
- sich dem Gesprächspartner persönlich zuwendet
- Redebeiträge ohne persönliche Angriffe beurteilt und bewertet
- Kritik annimmt
- argumentiert
- bei der Sache bleibt
- im Gruppengespräch eigene Gesprächsbeiträge anmeldet

Die Anwendung der Techniken Zuhören, Feedback und die Verwendung von Ich-Botschaften trägt im Austausch mit anderen maßgeblich zu einer erfolgreichen Gesprächsführung bei.

4.5.3 Gesprächstechniken

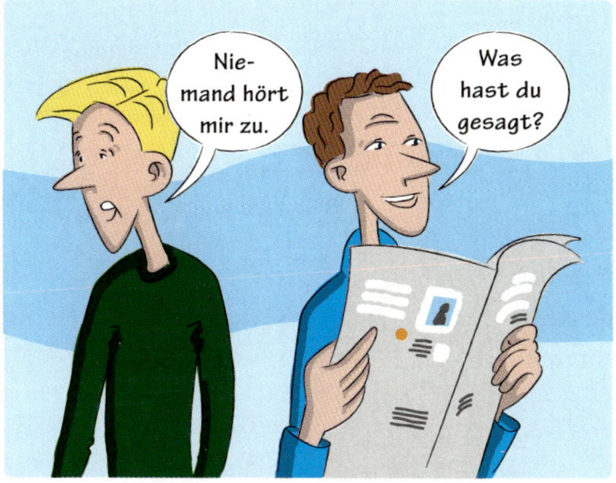

AUFGABE

1. Wann haben Sie das Gefühl, dass Ihnen jemand wirklich zuhört?

Zuhören

Wie in dem vorangegangenen Kapitel dargestellt, gibt es in der Kommunikation und somit auch in der Gesprächsführung viele Fehlerquellen. Sie liegen unter anderem in der mangelnden Fähigkeit,

- zuzuhören,
- Informationen und Sachbotschaften aufzunehmen und
- diese richtig zu entschlüsseln. Man muss die Sachebene von der Beziehungsebene unterscheiden.

Das Zuhören kann man unterteilen in **passives Zuhören**, d. h. die Aufnahme von Sachinformationen und Botschaften, und **aktives Zuhören**. Beim aktiven Zuhören wird der Inhalt des Gehörten bestätigt.

Das passive Zuhören

Zunächst sollte man üben, wirklich zuzuhören.

AUFGABE

2. Hören Sie sich mit einem anderen Menschen zusammen Nachrichten an. Schreiben Sie anschließend auf, welche Informationen Sie behalten haben. Vergleichen Sie diese mit denen des Partners. Falls Sie keinen Partner haben, können Sie die Nachrichten auch auf Tonband aufnehmen, sodass Sie hinterher eine Kontrollmöglichkeit haben.

Sie werden feststellen, dass Sie nur einen Teil an Informationen aufgenommen haben. Ungeübte Zuhörer behalten zu Beginn nur ca. 15 bis 25 %. Bei der Wiederholung derartiger Übungen kann die Fähigkeit zuzuhören erheblich verbessert werden.

AUFGABE

3. Eine Steigerung dieser Übung: Schreiben Sie die behaltenen Informationen erst nach einer halben Stunde auf.

Diese Übung können Sie auch mit einer Videoaufnahme machen. Nach mehrmaligem Wiederholen werden Sie feststellen, dass Ihnen das Zuhören leichter fällt und Sie mehr Informationen aufnehmen.

Beobachten Sie in Ihrer Umgebung einmal ganz bewusst, wie wenig die Menschen fähig sind, zuzuhören und den Gesprächspartner ausreden zu lassen. Häufig neigt man dazu, auf eine Mitteilung mit einer eigenen Mitteilung zu reagieren, ohne auf den anderen einzugehen. So kann es vorkommen, dass Sie zu jemandem sagen: „Ich fühle mich heute gar nicht so gut." Und Ihnen wird geantwortet: „Ja, ich habe auch Kopfschmerzen."

In allen sozialen Berufen ist es besonders wichtig, dem anderen zuzuhören, den anderen ausreden zu lassen oder ihn zum Reden zu bringen. Hierdurch erhält man viele Informationen, die für das Wohlergehen des zu Betreuenden ebenso wie für die eigene Arbeit wichtig sind.

Das aktive Zuhören

Wenn Sie das passive Zuhören geübt haben, sollten Sie das aktive Zuhören trainieren.
Beim aktiven Zuhören werden Inhalt und Botschaft einer Nachricht nicht nur aufgenommen, sondern auch mit einer eigenen Formulierung des Empfängers bestätigt. Hierdurch wird vermieden, dass es zu Missverständnissen kommt, und der Sender wird zum Sprechen ermutigt.

BEISPIEL

Ein alter Mensch in einem Heim fragt die Betreuerin: „Schwester Ingrid, wie lange dauert es noch bis zum Abendessen?"

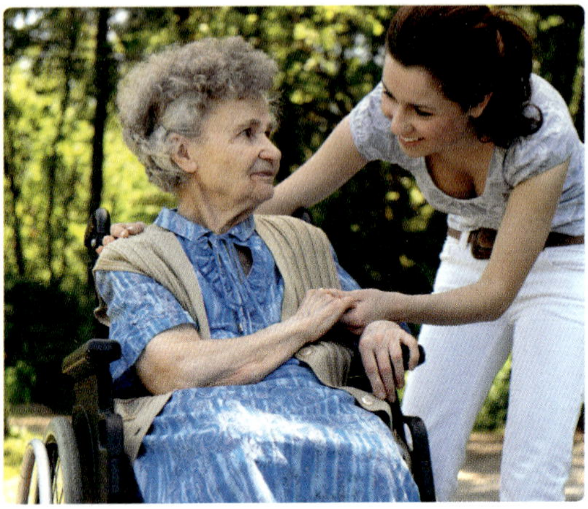

Aktives Zuhören

Diese Frage kann verschiedene Gründe haben: Der alte Mensch hat Hunger (Sachebene), er möchte vielleicht noch einen kleinen Spaziergang machen oder er hat Langeweile und möchte mit Ihnen ins Gespräch kommen (Appell). Sie müssen also die Botschaft, die in dieser Frage steckt, richtig entschlüsseln. Wenn Sie sie falsch entschlüsseln, kommt es zu einem Missverständnis. Das kann zu Schwierigkeiten führen. Um dieses zu vermeiden, sollte man sich vergewissern. Das kann man nur, wenn man sich die eigene Entschlüsselung bestätigen lässt. So könnte dann die Antwort aussehen: „Sie möchten wohl noch einen kleinen Spaziergang machen, dazu haben Sie noch eine Stunde Zeit." Der alte Mensch kann nun die Richtigkeit der Entschlüsselung bestätigen oder, wenn sie falsch war, richtigstellen.

D Die Rückmeldung einer Botschaft durch den Hörer nennt man **aktives Zuhören**.

BEISPIEL 1

Kind: „Oh, ich habe vielleicht eine blöde Lehrerin!"
Mutter: „Du magst diese Lehrerin wohl gar nicht?"
Kind: „Stimmt! Sie ist immer so launisch."

BEISPIEL 2

Erzieherin: „Das war ja wieder eine furchtbare Mitarbeiterbesprechung."
Praktikantin: „Es scheint so, als hätten Sie sich sehr geärgert."
Erzieherin: „Ja, die Heimleiterin hat wieder keinen ausreden lassen."

BEISPIEL 3

Kollegin A: „Das war ein schrecklicher Tag. Ich bin völlig fertig."
Kollegin B: „Das klingt so, als hätten Sie furchtbar viel zu tun gehabt."
Kollegin A: „Nein, aber ich musste bei einer alten Frau bleiben, die große Schmerzen hatte, und ich konnte ihr nicht helfen."

In jedem dieser Beispiele sind die Empfindungen des Senders vom Empfänger aufgegriffen worden. In Beispiel 1 und 2 sind sie richtig entschlüsselt worden, in Beispiel 3 nicht. Dadurch dass der Empfänger die Empfindung oder die vermeintliche Empfindung wiederholt, kommt es zu einer Bestätigung oder zu einer Richtigstellung. Die Kommunikation wird nicht gestört.

Der Empfänger versucht also beim aktiven Zuhören zu verstehen, was der Sender empfindet oder welche Botschaft er aussendet. Er kleidet sein Verständnis der Botschaft in eigene Worte und meldet es zur Bestätigung zurück. Der Empfänger selbst

- sendet keine eigene Botschaft,
- gibt keinen Rat,
- bewertet und urteilt nicht.

Hier einige Antworten zu den Beispielen, die den Unterschied zum aktiven Zuhören deutlich werden lassen und zu **Kommunikationsstörungen** führen:

Zu Beispiel 1

- *„Du kannst dich wohl gar nicht anpassen!"* (Schuldzuschreibung, Herabsetzung)
- *„Meinst du, dass ich einmal mit der Lehrerin reden soll?"* (Rat, Unterstellung: „Alleine schaffst du es wohl nicht!")

Wenn ein Kind häufiger derartige Antworten bekommt, wird es sich überlegen, ob es weiter über die Schule berichten soll.

Zu Beispiel 2

- *„Du hättest dir eben einen anderen Beruf aussuchen sollen."* (Meinung, die zu Widerspruch herausfordert)
- *„Warum lässt du dich immer so herausfordern? Sag doch einfach einmal nein."* (Urteil über die Fähigkeit oder Unfähigkeit einer Person)

Die Negativbeispiele machen die Vorteile des aktiven Zuhörens deutlich. Durch das aktive Zuhören wird es dem Gesprächspartner leichter gemacht, sich zu öffnen und dem anderen etwas mitzuteilen. Das aktive Zuhören muss geübt werden, da der Mensch viel eher dazu neigt, auf eine Botschaft mit eigenen Botschaften zu reagieren.

AUFGABE

Ein Bewohner sagt Ihnen, als Sie in das Zimmer kommen, dass er große Schmerzen habe. Das sagt er recht häufig.
Sie antworten deshalb: „Mir geht es heute auch nicht besonders gut."
Sie könnten auch antworten: „Ja, ich merke, dass Sie heute nicht so fröhlich sind wie sonst."

Wie wird sich der Bewohner nach der jeweiligen Antwort fühlen? Begründen Sie Ihre Aussagen.

Das aktive Zuhören ermöglicht dem Empfänger,
- den Sender und seine Bedürfnisse besser kennenzulernen,
- ihn besser zu verstehen und
- die Welt mit seinen Augen zu sehen.

Das ist bei der sozialen Arbeit mit Menschen aller Altersklassen eine wichtige Handlungsgrundlage.

Feedback

Während das aktive Zuhören dem eigenen Verstehen dient, gibt das Feedback dem Gesprächspartner eine Rückmeldung.
Feedback erfolgt sowohl verbal als auch nonverbal – hier häufig auch unbewusst.

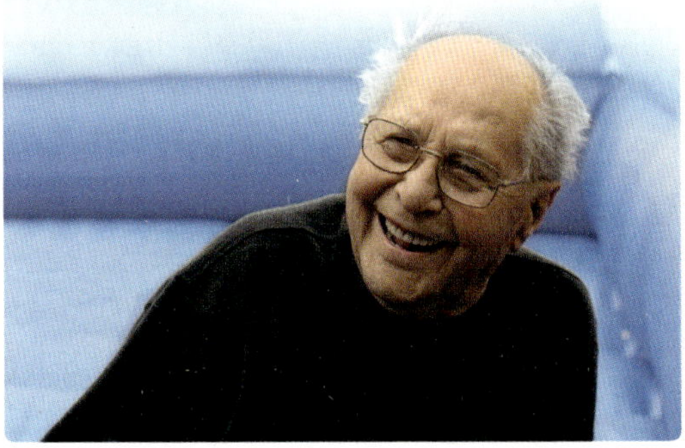

Positives Feedback

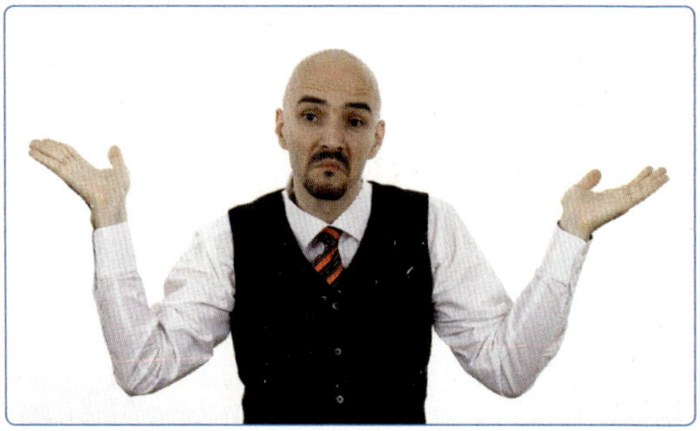

Negatives Feedback

Bestimmte Körpersignale drücken Einverständnis aus, zum Beispiel Kopfnicken, Anlächeln oder In-die-Hände-Klatschen.
Kopfschütteln, Schulterzucken und Hochziehen der Augenbrauen dagegen signalisieren Ablehnung oder zumindest Zurückhaltung.
Noch deutlicher wird eine Rückmeldung, wenn sie sprachlich erfolgt, z. B.:
- *„Ich stimme Ihnen zu."*
- *„Das sehe ich auch so."*
- *„Das kann man so sehen."*
- *„Das trifft nicht zu."*
- *„Ich bin da ganz anderer Meinung."*

Durch die Rückmeldung erfährt man die Einschätzung des Gesprächspartners. Man kann dann im weiteren Gesprächsverlauf entsprechend reagieren:
- Bei einer totalen Ablehnung sollte man sein Anliegen eventuell noch einmal überdenken.
- Bei einer teilweisen Ablehnung muss man vielleicht noch mehr Überzeugungsarbeit leisten.
- Bei einer begeisterten Zustimmung kann man auf weitere Ausführungen verzichten oder eventuelle Forderungen noch etwas höher ansetzen.

Das Feedback des Gegenübers hat immer Auswirkungen auf das Verhalten. Nichts ist schlimmer für den Sender, als in einem Gespräch keine Rückmeldung zu bekommen und jemandem mit einem „Pokerface" gegenüberzusitzen, aus dem man nichts ablesen kann. Das ist eine Situation, der man häufiger in Vorstellungsgesprächen ausgeliefert ist und die man oft mit einem unzufriedenen Gefühl verlässt.

Ich-Botschaften

Rückmeldungen sollten immer als Ich-Botschaften formuliert werden (vgl. Kap. 4.4.3).

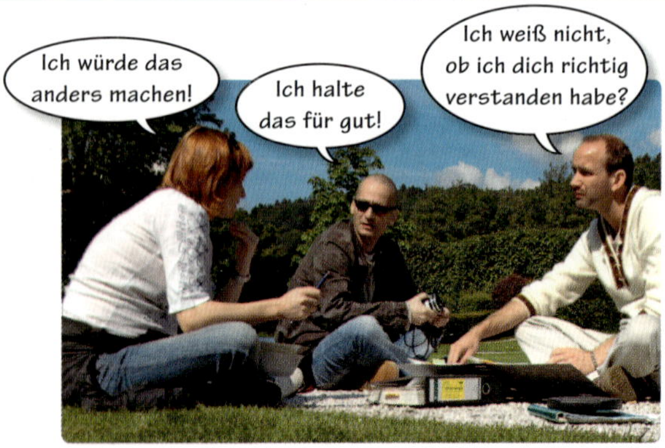
Ich würde das anders machen!
Ich halte das für gut!
Ich weiß nicht, ob ich dich richtig verstanden habe?

BEISPIEL

Sie sitzen bei Ihren Hausaufgaben und müssen sich konzentrieren. Da kommt Ihre Schwester herein und macht laute Musik an.

Sie könnten beispielsweise sagen:
„Du, ich muss mich konzentrieren, ich muss für morgen lernen. Wir schreiben eine Klassenarbeit. Das kann ich nicht bei lauter Musik."

Ihre Schwester muss sich nun entscheiden, wie sie sich verhalten will, z. B.:
- *die Musik ausmachen,*
- *Sie bitten, in einen anderen Raum zu gehen, oder*
- *eine Vereinbarung treffen – dieses Stück noch zu Ende und dann ist Schluss.*

Sie könnten aber auch sagen:
„Mach' sofort die Kiste aus!"
Wie wird sie dann wohl reagieren?
Versetzen Sie sich in ihre Lage!

Betrachten Sie noch einmal die Rückmeldung „Das kann man so sehen" (s. S. 79). Sie ist für den Gesprächspartner schwer einzuordnen, da kein eigener Standpunkt bezogen wird. Diese Rückmeldung kann Zustimmung im Sinne von „Ja, das kann man so sehen", aber auch Ablehnung bedeuten: „Das kann man so sehen, aber ...". Bei einer Ich-Botschaft ist die Aussage eindeutig: „Ich sehe das auch so" oder „Ich sehe das anders".

Viele Menschen meinen, dass eine „man"-Formulierung objektiver oder sachlicher ist. Das ist jedoch keineswegs zutreffend. Es gibt immer unterschiedliche Blickwinkel, aus denen man einen Sachverhalt oder eine Verhaltensweise betrachten kann. Viele Menschen verwenden eine „man"-Formulierung, um sich damit vor einer eigenen Stellungnahme zu drücken.
Bei einer Ich-Botschaft übernimmt der Sender die Verantwortung für seine Gefühle und seine Einschätzung. Dem Empfänger wird damit ebenfalls die Möglichkeit gegeben, Verantwortung für sich und seine Reaktion zu übernehmen.

Das Beispiel lässt erkennen, dass durch eine Ich-Botschaft zu einer offenen Kommunikation beigetragen wird. Es besteht natürlich die Möglichkeit, dass der Gesprächspartner damit nicht umgehen kann. Sie könnten eventuell ausgelacht oder weniger akzeptiert werden. Meistens ist diese Angst unbegründet, denn Offenheit und das Beziehen eines Standpunkts ermöglichen auch dem Gesprächspartner eine offene Umgangsweise. So werden beispielsweise Eltern, die auf eine Frage ihres Kindes mit „Ich weiß es nicht!" antworten, nicht an Autorität verlieren. Dasselbe gilt für einen Lehrer oder eine Lehrerin und die Vorgesetzten.

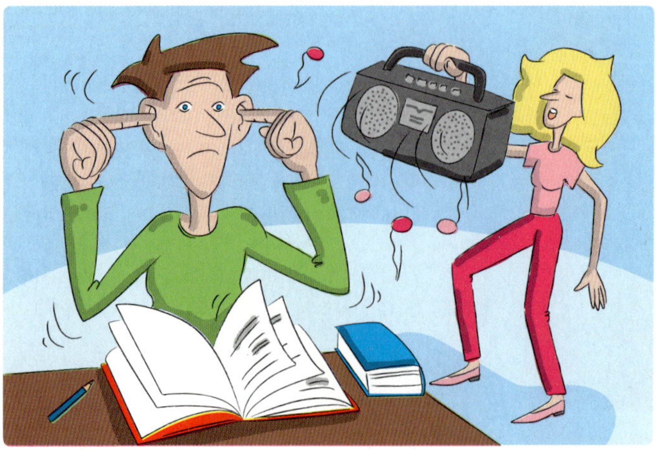

Wodurch wird ein Gespräch behindert?

Genauso wie man ein Gespräch durch bestimmte Verhaltensweisen fördern kann, kann man es auch behindern. Man kann sogenannte „Straßensperren" in der Kommunikation aufbauen.

In jedem Gespräch gibt es einen Punkt, an dem sich entscheidet, ob das Gespräch einen positiven oder negativen Verlauf nimmt. Häufig sind es „Straßensperren", die dem Gespräch eine negative Wende geben.

„Straßensperren“ im Gespräch

Hierzu gehören folgende Verhaltensweisen:

BEISPIELE

Befehlen oder anordnen
„Hör endlich mit dem Telefonieren auf und fange an, deine Hausaufgaben zu machen!“

Zureden oder predigen
„Du solltest dich ein wenig mehr anstrengen!“
„Nun mach doch schon endlich!“

Warnen oder drohen
„Wenn du das nicht gleich machst, ist hier aber was los!“

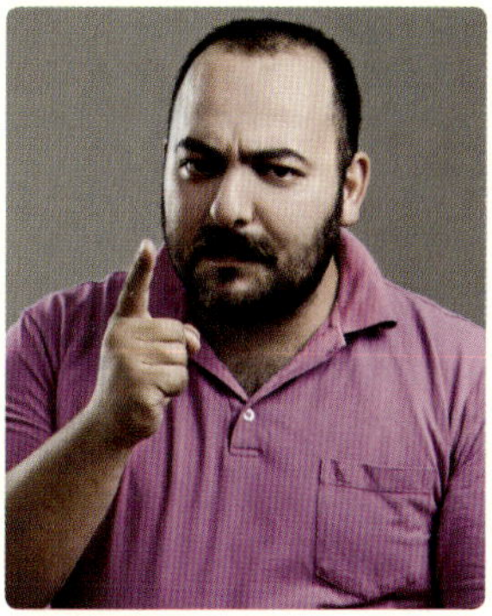

Lösungen anbieten oder Vorschläge machen
„Ich würde den gar nicht beachten!“
„Sag deinen Eltern doch einfach, du hast keine Lust dazu!“

Belehren oder „logische Argumente“ anführen
„Wenn du dir keinen Zeitplan machst, wirst du mit deinen Arbeiten niemals fertig!“
„Das ist doch ganz klar: Wenn du dich so unmöglich benimmst, kann dich keiner mögen!“

Verurteilen, kritisieren, widersprechen oder beschuldigen
„Du denkst überhaupt nicht nach!“
„Deine Einstellung ist unmöglich!“
„Du bist uneinsichtig!“

Beschimpfen, beschämen oder lächerlich machen
„Du blöde Zicke, kannst du das nicht richtig machen!“
„Du siehst bunt aus wie ein Osterei!“

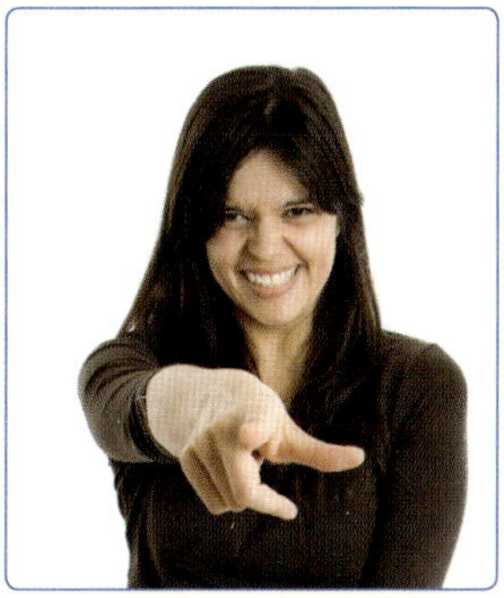

Interpretieren (deuten), analysieren (zerlegen) oder diagnostizieren (erkennen)
„Ich glaube, du hast bloß keine Lust!“
„Du tust doch bloß so, als wenn du das kannst!“

Lobende oder positive Bewertung geben
„Das wirst du bestimmt hinkriegen!“
„Stell dich nicht so an, das schaffst du schon!“

Beruhigen oder trösten
„Nun wein' doch nicht, ganz so schlimm ist es ja auch nicht!“
„Morgen sieht die Welt schon ganz anders aus!“

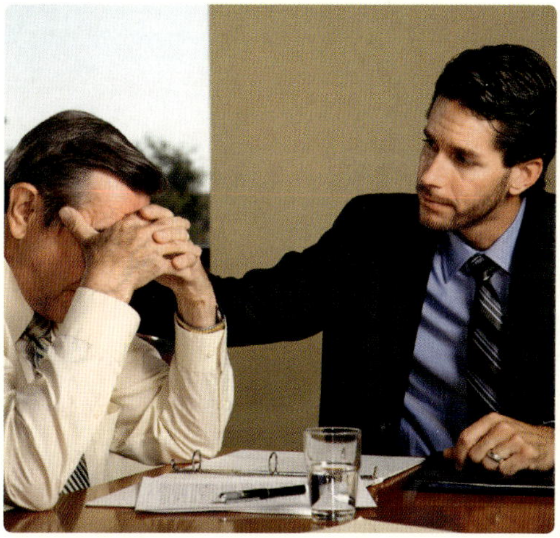

Fragen oder verhören
„Was hast du eigentlich den ganzen Nachmittag gemacht?“

Ablenken, aufheitern oder zerstreuen
„Ach komm, vergiss es!“
„Lass uns über etwas anderes reden!“

AUFGABEN

1. Beobachten Sie, wie häufig eine dieser Redewendungen in Gesprächssituationen verwendet wird.
2. Verwandeln Sie die Du-Botschaften aus den Beispielen in Ich-Botschaften, die keine „Straßensperren“ für den weiteren Gesprächsverlauf darstellen!
   Zum Beispiel:
   „Du solltest dich ein wenig mehr anstrengen!“
   „Ich würde mich freuen, wenn du dich anstrengst!“
   oder:
   „Nun mach schon endlich!“
   „Wenn wir den Zug noch erreichen wollen, müssen wir uns beeilen.“

ZUSAMMENFASSUNG

- Beziehungen zu den zu betreuenden Menschen sind für Betreuungspersonen eine unverzichtbare Grundlage für eine erfolgreiche Arbeit.
- Kenntnisse über Gesundheitszustand, Lebensgeschichte, Interessen und besondere Ereignisse sind hilfreich, um andere Menschen und ihre Verhaltensweisen zu verstehen und angemessen reagieren zu können.
- Kommunikation heißt Verständigung.
- Die Menschen kommunizieren miteinander, um Beziehungen aufzubauen und Bedürfnisse zu befriedigen. Dabei findet ein ständiger Rollenwechsel zwischen Sender und Empfänger statt.
- Sprache (verbale Kommunikation) und Körpersprache (nonverbale Kommunikation) ergänzen einander.
- Der Mensch muss sich sowohl der Sprache als auch der Körpersprache bedienen, damit er verstanden wird und sich verständlich machen kann.
- Jede Nachricht enthält eine Sachinformation, eine Selbstoffenbarung, eine bewusste oder unbewusste Beziehungsbotschaft und einen offenen oder verdeckten Appell.
- Jede Nachricht enthält viele Botschaften, muss vom Empfänger entschlüsselt werden und ruft eine Reaktion hervor.
- Der Empfänger hat die Wahl, auf welche Botschaft er reagieren will.
- Stimmen die Absicht des Senders und das Aufnahmeohr des Empfängers nicht überein, kann es zu Missverständnissen kommen.
- Die Entschlüsselung einer Nachricht ist abhängig von den Vorerfahrungen.
- Kommunikationsstörungen können in vielfältiger Weise sowohl durch den Sender als auch durch den Empfänger verursacht werden.
- Um Gespräche zielgerichtet und für alle zufriedenstellend führen zu können, müssen die Gesprächsteilnehmer Kommunikationsfähigkeit/ Gesprächsfähigkeit besitzen.
- Für die Gesprächsführung sind die Gesprächsarten (Alltagsgespräch oder gezieltes Gespräch) von Bedeutung.
- Für ein gezieltes Gespräch gibt es viele Anlässe wie z. B. das Bedürfnis nach Information, Mitteilung, Beratung oder Unterhaltung.
- Im dienstlichen Bereich unterscheidet man das Mitarbeiter-, Beratungs- und Konfliktgespräch.
- Für das Gelingen eines Gesprächs sind Zeitpunkt, Raum, Auswahl und Platzierung der Gesprächspartner sowie die Vorbereitung von Bedeutung.
- Wichtige Gespräche sollten vorher anhand eines Gesprächsleitfadens auf der Grundlage folgender Fragen geplant werden:
  - Wie kann man eine Beziehung herstellen?
  - Wie können Beziehungen aufrechterhalten werden?
  - Wie beendet man Beziehungen?
- Man sollte zuhören können (passives Zuhören) und sich vergewissern, dass man den Gesprächspartner verstanden hat (aktives Zuhören).
- Man sollte dem Gesprächspartner eine Rückmeldung (Feedback) über die eigene Meinung und Einschätzung geben.
- In einem Gespräch sollten Ich-Botschaften verwendet und Du-Botschaften vermieden werden.
- Es gibt bestimmte Ausdrucksmöglichkeiten, die wie „Straßensperren“ wirken und die eine erfolgreiche Kommunikation verhindern.

AUFGABEN

1. Erinnern Sie sich an Ihren ersten Schultag in dieser Schule. Zu wem haben Sie sehr schnell eine Beziehung aufgebaut und warum?

2. Beschreiben Sie aus Ihrem Praktikum einen Menschen, zu dem Sie keine oder nur schwer eine Beziehung aufbauen konnten.
   a) Woran lag das?
   b) Wie hätten Sie das ändern können?
   Diskutieren Sie Ihre Überlegungen in der Klasse.

3. Zeichnen Sie innerhalb von zwei Minuten ein Haus und vergleichen Sie Ihre Skizzen miteinander.

4. Sprechen Sie die Worte „Ach, der!", „Das gibt's doch nicht!" und „Wirklich" mit einer positiven und einer negativen Einstellung.
   Beobachten Sie dabei die Körpersprache und beschreiben Sie Ihre Wahrnehmungen.

5. Nennen Sie mögliche Appelle, die in den folgenden Botschaften stecken.
   „Ich habe Hunger."
   „Der Weg ist so weit."
   Benennen Sie die jeweilige Situation.

6. Warum kann man nicht „nicht-kommunizieren"? Belegen Sie Ihre Aussagen mit Beispielen.

7. Tauschen Sie mit einem Partner/einer Partnerin Ihre Eindrücke, Wahrnehmungen und Empfindungen von einer besonderen Situation aus (z. B. Klassen- oder Praktikumssituation). Versuchen Sie herauszufinden, auf welcher Ebene Sie reagiert haben und wie Sie auf den anderen Ebenen auch hätten reagieren können.

8. *Ihre Praxisanleiterin sagt zu Ihnen: „Nun kommen Sie schon!"*
   Wie könnte die Entschlüsselung auf den „vier Ohren" lauten?
   Wie würden Sie sich in dieser Situation verhalten?
   Mit welchem Ohr haben Sie die Aufforderung aufgenommen?

9. Wann bezeichnet man einen Menschen als kommunikationsfähig?

10. Beschreiben Sie Situationen, in denen Sie oder Ihre Praxisanleitung „Tür- und Angelgespräche" geführt haben. Welche Informationen haben Sie dadurch erhalten?

11. Was veranlasst Sie, ein Gespräch zu beginnen?
    - zu Hause
    - im Freundeskreis
    - in der Praktikumsstelle
    Nennen Sie jeweils ein typisches Beispiel, möglichst aus Ihrem Erfahrungsbereich.

12. Überlegen Sie in einer Kleingruppe etwas, das Sie verändern möchten (in der Klasse/ Praktikumsstelle). Verständigen Sie sich hierzu über:
    a) die Rahmenbedingungen und
    b) Ihre genaue Vorgehensweise.
    Begründen Sie Ihre jeweilige Überlegung.

13. Spielen Sie Gesprächssituationen nach, bei denen die Rahmenbedingungen nicht in Ordnung sind, und beschreiben Sie Ihre jeweiligen Gefühle.

14. Erinnern Sie sich an Situationen, in denen Ihnen „Straßensperren" gesagt worden sind.
    a) Beschreiben Sie, wie Sie sich gefühlt haben.
    b) Wie haben sich die „Straßensperren" auf Ihr weiteres Verhalten ausgewirkt?

15. *Eine Pflegerin ist plötzlich erkrankt. Die Stationsleitung ruft alle Mitarbeiter/-innen zusammen und sagt: „Anita fehlt schon wieder. Schwester Hertha, Sie übernehmen die Pflegefälle von Zimmer 122–125. Erika, Sie kümmern sich um den Kaffee, und Rolf unterstützt mich bei den restlichen Pflegefällen und der Medikamentenausgabe, nachdem er die Becken sauber gemacht hat. Nun aber los, Sie müssen sich heute alle etwas schneller drehen."*
    Oder sie sagt: „Anita ist unerwartet erkrankt. Wir müssen ihre Vertretung organisieren, dafür brauche ich Ihre Hilfe. Haben Sie Vorschläge, wer was übernehmen könnte?"

    Beurteilen Sie die beiden Aussagen nach folgenden Gesichtspunkten:
    a) Wie werden sich die Mitarbeiter/-innen jeweils fühlen?
    b) Welche Haltung der Stationsleitung gegenüber den Mitarbeitern wird aus den Aussagen deutlich?
    c) Wie könnten die Mitarbeiter/-innen im zweiten Fall reagieren?
    Begründen Sie Ihre Einschätzung.

5 Arbeiten im Team

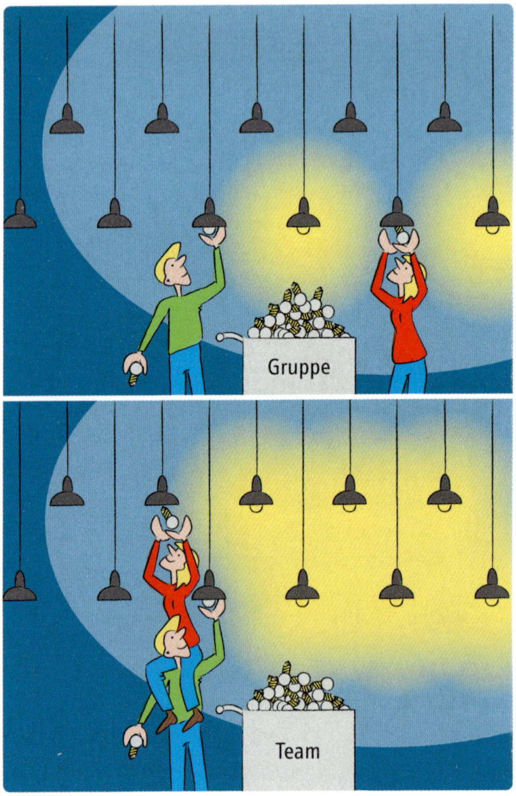

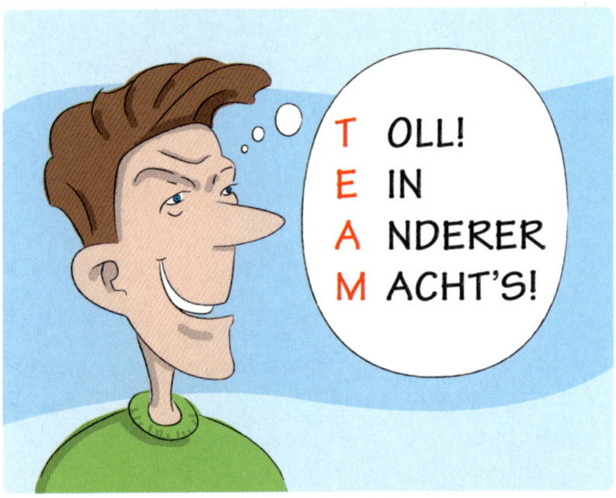

AUFGABEN

1. Was sagen die Karikaturen aus?
2. Sammeln Sie Begriffe, die Ihnen zu Teamarbeit einfallen.

5.1 Die Bedeutung von Team und Teamarbeit

Dem Begriff Team begegnet man heute immer wieder: Im Sport – als Bezeichnung für eine Mannschaft; in der Berufswelt – als Bezeichnung für eine Arbeitsgruppe. Jedes Team, gleich welcher Art, arbeitet auf ein bestimmtes Ziel hin: ein Sportteam möchte gewinnen; ein Arbeitsteam möchte eine Aufgabenstellung optimal lösen.

D Ein **Team** ist eine überschaubare Gruppe von Menschen, die festgelegte Aufgaben bearbeitet und ein bestimmtes Ziel verfolgt.

In der Berufswelt ist Teamarbeit heute unverzichtbar, denn die Anforderungen und Aufgaben werden immer anspruchsvoller und umfangreicher (komplexer). Ein Einzelner ist schnell überfordert und trifft Fehlentscheidungen, sodass die erzielten Ergebnisse häufig nur unzureichend ausfallen. Teamarbeit hilft, dies zu vermeiden.

In sozialen Berufen kommt der Teamarbeit eine besondere Bedeutung zu, denn ein Team

- **verfügt über unterschiedliche Interessen und Fähigkeiten.**
  Der eine ist handwerklich begabt, der andere sehr musikalisch, während der nächste unendlich geduldig ist. Dies ermöglicht differenzierte Angebote in vielen Bereichen.

BEISPIELE

Bewegung: Spaziergang im Altenheim, Ballspiel im Kindergarten, seniorengerechte Gymnastik

Musik: Tanzen mit alten Menschen oder Menschen mit Behinderung; Singen, Konzertbesuch

Kunst: Dekorationen basteln; Malen, Schneiden, Kleben

Veranstaltungsorganisation: Karnevalsfeier, Oktoberfest

- **verfügt über unterschiedliche Qualifikationen.**
  In einem multiprofessionellen Team besitzen die Teammitglieder aufgrund ihrer unterschiedlichen Ausbildungen viele, breit angelegte Kenntnisse und Fertigkeiten.

BEISPIELE

Altenpflegebereich: Altenpfleger/-innen, sozialpflegerische Assistenten/Assistentinnen, Gesundheits- und Krankenpfleger/-innen, Therapeuten/Therapeutinnen

Behindertenbereich: Heilerziehungspfleger/-innen, Ergotherapeuten/Ergotherapeutinnen, Physiotherapeuten/Physiotherapeutinnen

Kinder- und Jugendbereich: Erzieher/-innen, Sozialpädagogen/Sozialpädagoginnen, sozialpädagogische Assistenten/Assistentinnen, Kinderpfleger/-innen

- **verfügt über vielfältige Erfahrungen und Ideen.**
  Bedingt durch die Familie, das Umfeld und den beruflichen Werdegang haben Menschen sehr unterschiedliche Erfahrungen gemacht. Daraus entwickeln sich vielfältige Ideen.
  Beides, Ideen und individuell gemachte Erfahrungen, tragen zu interessanten, breit gefächerten Lösungen bei und führen damit zu höheren Leistungen und besseren Ergebnissen, als ein Einzelner sie erzielen kann.

BEISPIELE

Frau Münzen (Schwester Inge) hat bereits mit Rollstuhlfahrern gearbeitet und kümmert sich deshalb vorrangig um die Belange dieser Zielgruppe in einem Altenheim.

Herr Huber (Pfleger Franz) hat viele ungewöhnliche Ideen/spontane Einfälle und wird deshalb bei neuen Situationen oder schwierigen Aufgaben gerne um Rat gefragt.

- **betreut viele Menschen mit sehr unterschiedlichen Wünschen und Bedürfnissen.**
  Diese vielfältigen Wünsche und Ansprüche der zu Betreuenden können durch die verschiedenen Fähigkeiten, Fertigkeiten, Einstellungen und Interessen eines Teams eher berücksichtigt und, wenn möglich, befriedigt werden, da ein Einzelner immer nur über ein begrenztes Potential (Vermögen) verfügt.

BEISPIELE

Frau Meier ist depressiv und zieht sich gerne zurück. Sie muss ermuntert werden.

Herr Bruns ist geistig sehr rege und braucht immer wieder neue Anregungen.

Frau Niederhuber hat eine Operation hinter sich und muss mobilisiert werden, obwohl sie am liebsten im Bett bliebe.

Ein Team bietet dem Einzelnen Unterstützung und kann ihn entlasten, weil er nicht alles alleine machen und können muss. Je unterschiedlicher die Stärken der einzelnen Mitglieder sind, desto besser ergänzen sie sich, desto breiter und verlässlicher ist die Kompetenz eines Teams und desto besser können die Arbeitsanforderungen erfüllt werden.

In einem Team werden viele Einzelhandlungen zu einem wirksamen Prozess zusammengefügt. Die Schwächen der Einzelnen werden dadurch ausgeglichen und das so erzielte Ergebnis ist mehr als die Summe der Einzelleistungen (siehe Karikatur S. 84). Doch nicht jedes Team arbeitet effektiv, denn Erfolg und Misserfolg hängen von verschiedenen Faktoren ab und davon, wie gut seine Mitglieder zusammenarbeiten.

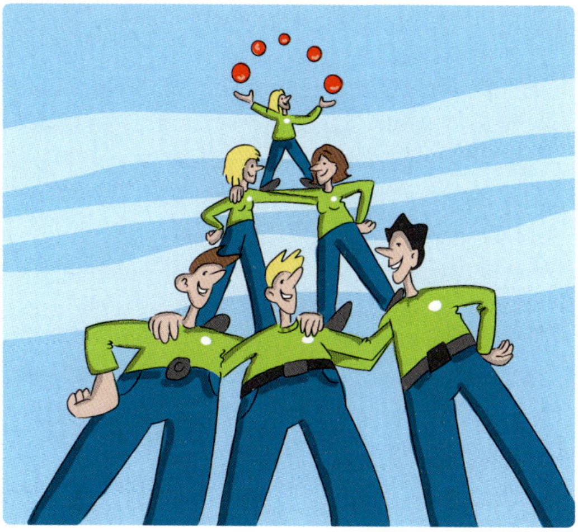

Ein „starkes Team"

AUFGABE

„*Wir sind ein starkes Team.*" Was ist damit gemeint?

5

5.2 Voraussetzungen für optimale Teamarbeit

Die folgenden Faktoren bestimmen maßgeblich die Ergebnisse und Leistungen eines Teams:

- **Erreichbare Ziele**
  Diese werden entweder von außen gesetzt oder selbst definiert.

BEISPIELE

Mehr als fünf Überstunden im Monat sind nicht erlaubt.

Bis dann müssen wir ein Konzept erarbeitet haben.

Wir wollen die Bewohner durch neue Angebote noch mehr aktivieren.

Persönliche und betriebliche Ziele müssen vereinbar sein.

BEISPIELE

Eine Erzieherin, die den christlichen Glauben ablehnt, ist in einem kirchlichen Kindergarten fehl am Platz.

Ein Pfleger, der Vorbehalte gegenüber ausländischen Bewohnern hat, ist für deren Betreuung nicht geeignet.

Durch die gemeinsame Erarbeitung der Ziele entsteht eine hohe Identifikation (Übereinstimmung mit der Arbeit), sodass sich die Einzelnen besser auf die Arbeitsanforderungen einlassen können.

- **Verantwortliche Ausführung übernommener Aufgaben**
  Dies bedeutet, dass übernommene Aufgaben bis zum Ende eigenverantwortlich durchgeführt werden bzw. dass bei Problemen um die Unterstützung von Teammitgliedern gebeten wird.

BEISPIEL

Zwei Kolleginnen haben sich bereit erklärt, ein Karnevalsfest zu organisieren. Sie erstellen einen Arbeitsplan und beginnen mit den Vorbereitungen. Als sie merken, dass ihnen die Zeit fehlt, die Dekoration anzubringen, bitten sie die Praktikantin, dies zu übernehmen.

- **Offene Kommunikation**
  Hierzu gehören regelmäßige Zusammentreffen
  - an denen alle teilnehmen,
  - die vorher bekannt gegeben werden,
  - bei denen vereinbarte Regeln beachtet werden,
  - bei denen Vorschläge diskutiert werden,
  - bei denen Entscheidungen gemeinsam getroffen werden,
  - bei denen die Teammitglieder sich gegenseitig Feedback geben,
  - bei denen Meinungsverschiedenheiten nach den Regeln der Kommunikation geklärt werden (vgl. Kap. 4).

- **Teamfähige Mitarbeiter**
  Die besten Voraussetzungen nützen jedoch nichts ohne teamfähige Mitarbeiter. Über Teamfähigkeit verfügt ein Mensch, wenn er die im folgenden Schaubild dargestellten Eigenschaften besitzt.

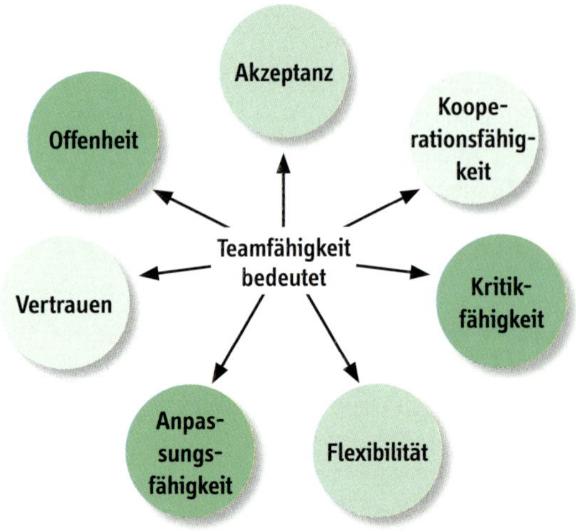

Aus diesen Eigenschaften ergibt sich ein partnerschaftliches Verhalten der Teammitglieder.

AUFGABEN

Was verstehen Sie unter partnerschaftlichem Verhalten?

a) Schreiben Sie Ihre Gedanken auf Karten (jeweils eine Eigenschaft auf eine Karte).
b) Heften Sie alle Karten an eine Pinnwand.
c) Sammeln (clustern) Sie anschließend ähnliche oder gleiche Eigenschaften unter einem Oberbegriff.

- **Einhalten von Vereinbarungen**
  Das bedeutet, dass jeder sich auf den anderen verlassen kann.

BEISPIEL

Frau Mix ist etwas verwirrt und vergisst oft das Trinken. Alle Teammitglieder achten deshalb darauf, dass sie ausreichend trinkt, auch wenn die Zeit knapp ist.

- **Angemessene Gruppengröße**
  Ein optimales Team besteht aus drei bis acht Mitgliedern. Idealerweise sind es so viele Mitglieder, dass die Aufgaben gleichmäßig verteilt werden können. In zu großen Teams ist es schwierig, die Informationen reibungslos auszutauschen, und Teamsitzungen sind schwer zu organisieren.

- **Eindeutige Aufgaben- und Rollenverteilung**
  Die Aufgaben und Rollen werden entweder zugewiesen oder selbst übernommen.

BEISPIELE

Britta übernimmt es bei einem Konflikt, mit der Heimleitung zu sprechen, weil sie sich gut ausdrücken kann und keine Angst vor solchen Gesprächen hat.

Cindy versteht es sehr gut, anderen Mut zu machen. Deshalb soll sie die ängstliche Frau Gerhard zum Zahnarzt begleiten.

Bei der Aufgabenverteilung sollten die jeweiligen Stärken des Einzelnen berücksichtigt werden. Das erhöht die Motivation und erzeugt eher Zufriedenheit mit der Arbeit und den erbrachten Leistungen. Jedem Teammitglied sind die eigene Rolle sowie die der anderen klar und diese werden von allen akzeptiert. Dadurch sind Kommunikationsschwierigkeiten und Kompetenzgerangel weitgehend vermeidbar.

BEISPIEL

Ein Team hat sich darauf geeinigt, dass die Verantwortung für die Dienstpläne in Zukunft von Janine übernommen wird. Ab sofort wenden sich alle an sie, wenn sie in diesem Bereich Änderungswünsche haben.

D **Teamrolle** ist die Bezeichnung für die Position, die Funktion oder die Aufgabenstellung eines Teammitglieds.

BEISPIEL

Darstellung möglicher Teamrollen:
- *Schwester Marita hat die **Position** einer **Fachkraft** in einem Altenpflegeteam.*
  *Weitere Positionen: **Stationsleitung; Praktikant.***
- *Aufgrund ihrer Persönlichkeit nimmt Marita häufig die **Funktion** einer **Friedenstifterin** ein. Ihr wird deshalb oft die Betreuung schwieriger Bewohner übertragen.*
  *Andere Teammitglieder nehmen weitere Funktionen, wie z. B. **Initiator** und **Mutmacher**, ein.*
- *Im Projektteam „Qualitätsmanagement" hat Marita die **Funktion** der **Projektleitung** übernommen. Hier ist es u. a. ihre Aufgabe, Sitzungen zu koordinieren und Ergebnisse in anderen Gremien zu vertreten.*
  *Bei Projektsitzungen oder Dienstbesprechungen gibt es noch die folgenden Funktionen: **Zeitwächter, Protokollant, Präsentator.***
- *Im „Stationsalltag" ist Marita für die Bereichspflege einer festen Zahl von Bewohnern zuständig. Hier erledigt sie alle anfallenden Aufgaben.*
- *Weiterhin ist sie für Bewegungsangebote verantwortlich. Ihre **Aufgaben** dabei: **Koordinierung der Angebote** und **Durchführung der Stuhlgymnastik.***

5

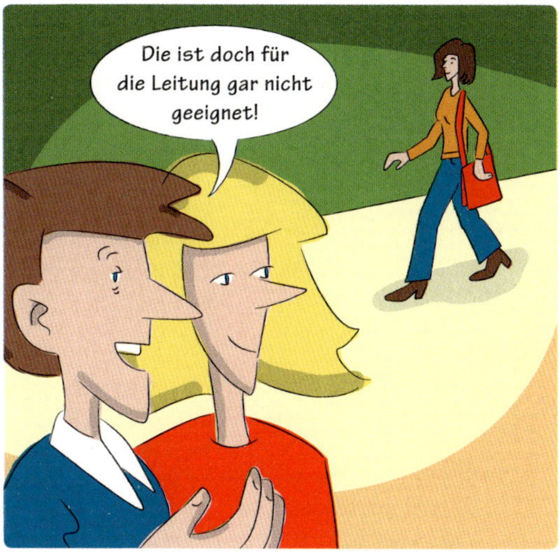

AUFGABEN

1. Über welche Fähigkeiten muss eine Stations- oder Teamleitung verfügen?
2. Über welche besonderen Eigenschaften müssen Mutmacher und Initiatoren verfügen?
3. Über welche Stärken verfügen Sie?
4. Führen Sie den META-Test auf S. 88 aus.

Der META-Test[1]

Lies zuerst die vier Aussagen in Zeile A.
Welche der vier Aussagen trifft genau auf dich zu und welche eher weniger?
Trage die Zahlen 1 bis 4 in die freien Kästchen ein.

- Die Zahl 4 bedeutet: trifft genau zu
- Die Zahl 1 bedeutet: trifft eher weniger zu
- Die Zahlen 2 und 3 entsprechen den jeweiligen Zwischenstufen.

Entscheide dich: Vergib nur eine 4, eine 3, eine 2 und eine 1 pro Zeile.
Bearbeite in der gleichen Weise nacheinander die Zeilen B bis F.
Wenn du alle Zeilen bearbeitet hast, bilde nun Spalte für Spalte die Summen – jeweils für M, E, T und A.

A	Ich mache gern den ersten Schritt. ☐	Ich entwickle gerne neue Ideen. ☐	Ich arbeite gerne mit anderen zusammen. ☐	Ich organisiere gerne meine Arbeit. ☐
B	Es ist mir wichtig, möglichst schnell ans Ziel zu kommen. ☐	Es ist mir wichtig, neue Wege zu gehen. ☐	Es ist mir wichtig, dass ein gutes Teamklima herrscht. ☐	Es ist mir wichtig, dass gründlich gearbeitet wird. ☐
C	Es fällt mir leicht, Verantwortung zu übernehmen. ☐	Es fällt mir leicht, Vorschläge zu machen. ☐	Es fällt mir leicht, Kompromisse zu schließen. ☐	Es fällt mir leicht, objektiv zu sein. ☐
D	Auf andere wirke ich manchmal vermutlich zu bestimmend. ☐	Auf andere wirke ich manchmal vermutlich zu unruhig. ☐	Auf andere wirke ich manchmal vermutlich zu ruhig. ☐	Auf andere wirke ich manchmal vermutlich zu gewissenhaft. ☐
E	Rumtrödeln mag ich nicht. ☐	Routine und Langeweile mag ich nicht. ☐	Auseinandersetzungen und Diskussionen mag ich nicht. ☐	Hetze mag ich nicht. ☐
F	Ich achte darauf, dass es im Team vorangeht. ☐	Ich achte auf die Vielfalt im Team. ☐	Ich achte auf die Stimmung im Team. ☐	Ich achte auf ein sorgfältiges Arbeiten im Team. ☐
	◯ **Summe M**	◯ **Summe E**	◯ **Summe T**	◯ **Summe A**

Auflösung auf S. 95

[1] Landesinstitut für Schule Bremen, 2005, S. 8

Wenn allerdings die „Chemie“ zwischen den Kollegen nicht stimmt, sind gute Vorsätze oft zwecklos. Die Beziehungen untereinander bzw. ein gutes **Arbeitsklima** sind die wichtigsten Grundlagen für ein funktionierendes Team.

Das Arbeitsklima ist u. a. abhängig vom **Führungs-** bzw. **Leitungsstil**. Der partnerschaftlich-demokratische Führungsstil *(„Lassen Sie uns eine gemeinsame Lösung finden“)* ist für eine erfolgreiche Teamarbeit unverzichtbar. Ein autoritärer Führungsstil *(„Hier wird gemacht, was ich sage“)* oder ein Laissez-faire-Führungsstil *(„Sie können das machen, wie Sie wollen“)* verhindern eine gute Zusammenarbeit.

Um einen reibungslosen Arbeitsablauf und ein gutes Arbeitsklima zu gewährleisten, sollte ein Team unter Beachtung der aufgezeigten Faktoren und der Kommunikationsgrundsätze (s. Kap. 4) auch gemeinsame **Teamregeln** aufstellen.

Z. B. Wir kommen pünktlich.

AUFGABEN

1. Inwiefern trägt der Führungsstil maßgeblich zum Arbeitsklima in einem Team bei? Belegen Sie Ihre Aussagen mit Beispielen.
2. Überlegen Sie zunächst in einer Kleingruppe, was Teamarbeit erschwert, und entwickeln Sie daraus zehn Teamregeln.
   a) Diskutieren Sie die Gruppenregeln in der Klasse und formulieren Sie zehn gemeinsame Regeln.
   b) Bewerten Sie das Erarbeiten der Klassenregeln im Hinblick auf die Fragen, was besonders gestört bzw. eine Einigung behindert hat.

5.3 Konflikte im Team

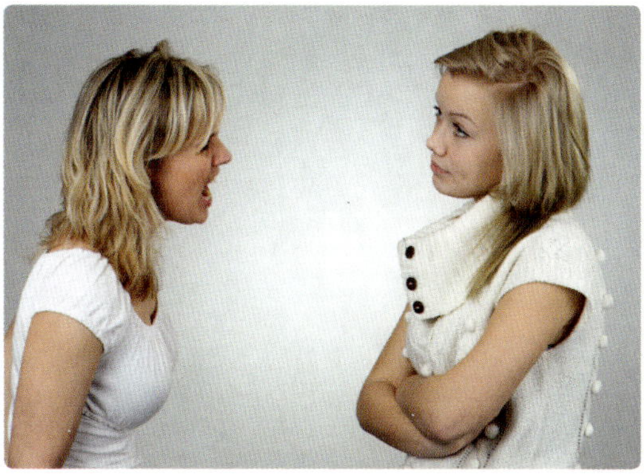

BEISPIEL

Tatjana und Sarah arbeiten zusammen auf der Pflegestation eines Altenheims. Bisher haben sie sich immer gut verstanden, doch seit gestern sprechen sie nicht mehr miteinander, denn es gab folgenden Konflikt:

Tatjana: *„Warum erzählst du überall herum, ich würde zu langsam arbeiten?“*

Sarah: *„Wer hat dir das denn erzählt? So etwas habe ich überhaupt nicht gesagt!“*

Tatjana: *„So? Was hast du denn dann gesagt?“*

Sarah: *„Sag' mal, in was für einem Ton sprichst du eigentlich mit mir?“*

Tatjana: *„Du verleumdest mich und beschwerst dich dann noch über meinen Ton?“*

Sarah: *„Ich habe dich weder verleumdet, noch habe ich mich über dich beschwert. Und in so einem Ton sprichst du nicht mit mir! Was willst du eigentlich von mir? Bist du auf Krawall aus?“*

Tatjana: *„Also, das ist jetzt die Höhe! Erst ziehst du über mich her und jetzt tust du auch noch so, als wäre ich die Schuldige!“*

Sarah: *„Jetzt spinnst du aber total! Das höre ich mir nicht länger an!“*

Die Tür hinter sich zuschmeißend geht sie weg.

AUFGABEN

3. a) Verwandeln Sie die Du-Botschaften in dem Fallbeispiel in Ich-Botschaften.
   b) Wie verändert sich dadurch die Situation?
   c) Welchen Verlauf könnte das Gespräch nun nehmen?
4. Beurteilen Sie das Fallbeispiel im Hinblick auf die Fähigkeit der Gesprächspartner zuzuhören und das Vorhergesagte aufzugreifen.

Auch bei einer noch so gut durchdachten Aufgaben- und Rollenverteilung in einem Team treten Konflikte auf. Das trifft auf alle menschlichen Beziehungen zu – im Berufsleben, wie in dem Fallbeispiel, im Freundeskreis, in der Familie. Meistens werden sie als etwas Unangenehmes angesehen und nach Möglichkeit vermieden.

Konflikten sollte man nicht um jeden Preis ausweichen, denn sie können

- **zur Lösung von Problemen beitragen.**
  Die „Gegner“ einigen sich oder finden gemeinsam einen neuen Weg.

5

- **die Selbsteinsicht fördern.**
  Ach, ja! Die Gründe des anderen habe ich gar nicht bedacht.
- **den Horizont erweitern.**
  Ich habe etwas dazugelernt. Das interessiert mich auch.
- **eine Neuordnung im Leben eines Menschen bewirken.**
  Sie können zur Änderung der Lebensumstände führen, z. B. zum Arbeitsplatz- oder Wohnortwechsel.
- **Motivation für das Ausprobieren von etwas Neuem hervorrufen.**
  Das werde ich einmal probieren.

AUFGABE

1. Schildern Sie eine Konfliktsituation, aus der Sie etwas gelernt haben.

5.3.1 Konfliktarten

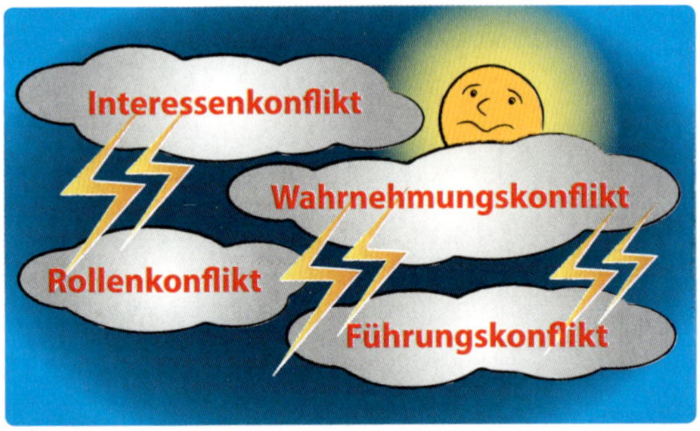

Konflikte können vielfältige Ursachen haben. Man fühlt sich vielleicht überfordert, ungerecht behandelt oder ungerechtfertigt kritisiert. Auf einige Ursachen soll hier eingegangen werden:

Rollenkonflikt

BEISPIEL

Die Familie erwartet, dass ihre Tochter sich angepasst verhält und unauffällige Kleidung trägt.
Zu ihrer Gruppe dagegen gehören Punks, die ihre Gruppenzugehörigkeit durch auffällige Frisuren und Kleidung kenntlich machen.

Die Erwartungen an die Rolle der Jugendlichen sind sehr unterschiedlich, was leicht zu Konflikten führen kann, denn Rollenerwartung und Rollenverhalten können gegensätzlich sein.
Die Rollenerwartung wechselt je nach Partner, wie im Beispiel dargestellt.

AUFGABE

2. a) Welche Rollen nehmen Sie zurzeit in der Schule, zu Hause und im Freundeskreis ein?
   b) Welche Konflikte treten dabei auf oder sind aufgetreten?
   c) Wie haben Sie diese gelöst oder könnten Sie sie lösen?

Interessenkonflikt

Einen Interessenkonflikt kann man mit sich selbst haben.

BEISPIEL

Als Betreuerin wollen Sie auf der einen Seite die Selbstständigkeit eines Bewohners fördern; deshalb helfen Sie ihm nicht beim Anziehen. Das kostet allerdings Zeit und verzögert den Arbeitsablauf.
Auf der anderen Seite wollen Sie möglichst schnell fertig werden, um mit den Kolleginnen und Kollegen gemeinsam zu frühstücken. Dabei können Sie sich unterhalten – privat oder dienstlich – und sich auch Rat holen.

AUFGABE

3. a) Wie würden Sie sich entscheiden? Begründen Sie Ihre Antwort.
   b) Gibt es auch noch einen anderen Weg, bei dem Sie vielleicht beide Interessen miteinander vereinbaren können (auch schrittweise)? Wenn ja, zeigen Sie diesen auf.

Einen Interessenkonflikt kann man auch mit einer anderen Person haben. Dabei gibt es zwei Ausgangssituationen:

- Zwei wollen dasselbe und treten in Konkurrenz zueinander.

BEISPIEL

In einem Heim, in dem zwei Nachtwachen angestellt sind, muss immer eine Dienst machen. Zu Weihnachten wollen aber beide Nachtwachen frei haben.

- Zwei wollen Gegenteiliges, was unvereinbar ist.

BEISPIEL

Die Frau möchte mit ihrem Mann zum Tanzen gehen, er will aber zu Hause vor dem Fernseher sitzen.

Einen Interessenkonflikt kann ein Einzelner mit einer Gruppe oder können zwei einzelne Personen oder zwei Gruppen miteinander haben.

AUFGABEN

1. Schildern Sie eine Situation aus Ihrer früheren oder jetzigen Klasse, in der sich zwei Gruppen mit abweichenden Meinungen gegenüberstanden.
2. Wie wurde dieser Konflikt gelöst?

Führungskonflikt

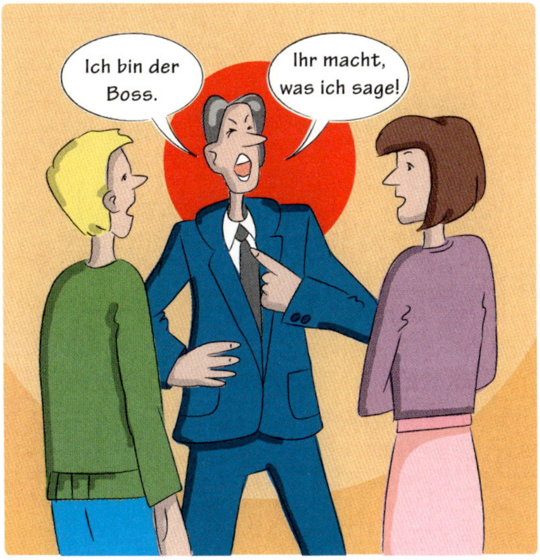
Ich bin der Boss.
Ihr macht, was ich sage!

Darunter versteht man den Wettstreit um Rangpositionen in einer Gruppe. Man spricht auch von der „Hackordnung“.

Der Kampf um die höhere Position oder das bessere Ansehen findet offen oder verdeckt in fast allen Gemeinschaften statt – im Kindergarten, in der Schule, in der Familie, am Arbeitsplatz. Beispielsweise wird die eigene Leistung besonders herausgestellt (= offen) oder die Fehler des Konkurrenten werden in übertriebener Weise der Leitung zugetragen (= verdeckt).

Wahrnehmungskonflikt

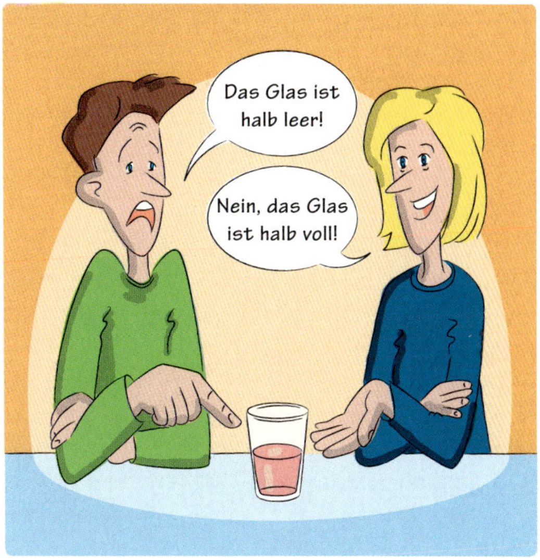
Das Glas ist halb leer!
Nein, das Glas ist halb voll!

Diese unterschiedliche Sichtweise von Ereignissen und Gegebenheiten lässt sich auf viele Situationen übertragen. Was vom einen positiv bewertet wird, kann vom anderen negativ beurteilt werden.

5.3.2 Wie kann man einen Konflikt bewältigen?

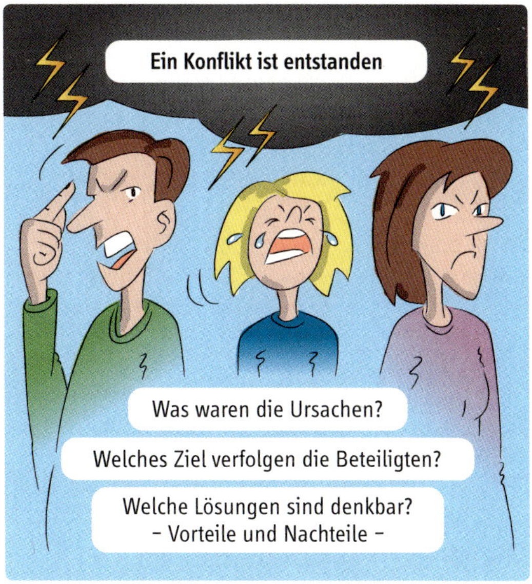
Ein Konflikt ist entstanden
Was waren die Ursachen?
Welches Ziel verfolgen die Beteiligten?
Welche Lösungen sind denkbar?
– Vorteile und Nachteile –

Hinterher sagt man: „Hätte ich das gewusst“ oder „Hätte ich das früher gewusst, hätte ich mich anders verhalten!“

Zur Bewältigung eines Konflikts mit einer Person oder einer Gruppe ist es hilfreich, wenn man sich mit folgenden Fragen auseinandersetzt:

- Wer ist an dem Konflikt beteiligt?
- Wie verhalten sich die am Konflikt beteiligten Personen?
- Was ist der Inhalt des Konflikts:
  - sachlich/Sachebene,
  - emotional/Beziehungsebene?
- Warum verhält sich die Person so, die den Konflikt verursacht hat? Warum verhalten sich die beteiligten Personen so?

Man sollte sich die Begründungen des anderen anhören und sich in seine Lage versetzen. Hilfreich ist hierbei die Methode des **Paraphrasierens**.
Dabei werden die Argumente von A mit eigenen Worten von B wiederholt:
„Habe ich dich richtig verstanden, du meinst ...“
Dadurch hat A die Möglichkeit, falsch Verstandenes richtigzustellen:
„Nein, ich meinte ...“
Erst jetzt darf B eigene Argumente einbringen, die A anschließend paraphrasiert.
Durch das Paraphrasieren vermeidet man Missverständnisse, weil man sich rückversichert, ob man den anderen richtig verstanden hat.

Dies sind keine allgemein verbindlichen Handlungsempfehlungen. Sie können aber helfen, sich so zu verhalten, dass der Konflikt nicht verschärft wird.

AUFGABEN

1. a) Üben Sie das Paraphrasieren in Zweiergruppen anhand des Themas „Führerschein mit 16“. Eine Person verteidigt diese Regelung, die andere ist dagegen.
   b) Tauschen Sie anschließend Ihre Erfahrungen in der Klasse aus.
   c) Was fällt Ihnen besonders schwer beim Paraphrasieren?
2. a) Spielen Sie eine Konfliktsituation aus Ihrem Praktikum zweimal oder mehrmals durch und nehmen Sie dabei jeweils die Rolle eines anderen Beteiligten ein.
   b) Erörtern Sie anschließend in der Gruppe das Geschehen und Ihre Empfindungen in der jeweiligen Rolle.

5.3.3 Wie können Konflikte ausgehen?

Beim Aufeinandertreffen gegensätzlicher Interessen gibt es drei Möglichkeiten der Lösung:

1. Lösung
Einer setzt sich durch, weil

- er in der Hierarchie (Rangordnung) höher steht.
- er die stärkere Persönlichkeit ist.
- er den anderen erpresst („Wenn du dies nicht tust, dann tue ich das nicht“).

Hier gibt es einen Gewinner, der mit sich zufrieden ist (meistens), und einen Verlierer, der sich ärgert oder schlecht fühlt.

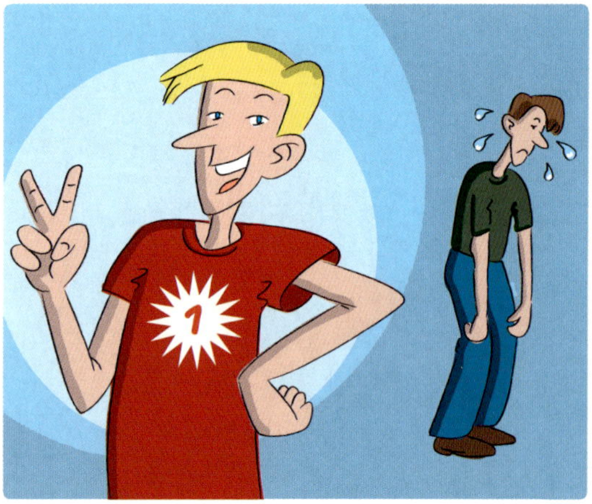

Ziel bei dieser Lösung ist lediglich die Durchsetzung der eigenen Interessen. Dabei wird keine Rücksicht auf die Interessen des oder der Konfliktpartner genommen.

2. Lösung
Man einigt sich, weil

- der eine einsieht, dass die Argumente und die Vorgehensweise des anderen nicht so schlecht oder sogar richtig sind und von ihm in der Weise vorher nicht bedacht worden waren.
- sie einen Kompromiss gefunden haben, mit dem sie beide leben können.
- sie eine Vereinbarung getroffen haben, einen bestimmten Weg für einen festgelegten Zeitraum auszuprobieren. Nach der vereinbarten Zeit wird eine gemeinsame Bewertung und eventuell eine Korrektur vorgenommen.

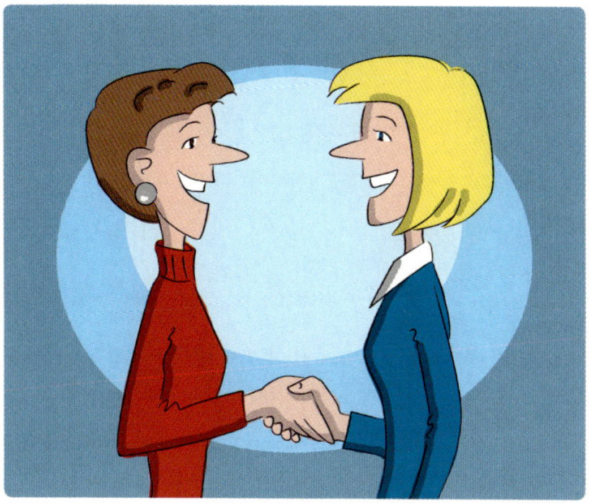

Hier gibt es zwei Gewinner. Man spricht deshalb auch vom **„Win-win-Prinzip"**. Jeder kann sein Gesicht wahren und Nutzen aus der Lösung ziehen. Ziel dieser Lösung ist die größtmögliche Berücksichtigung der Interessen von beiden Beteiligten.

3. Lösung

Es kommt zu keiner Einigung, weil

- die Partner unvereinbare Positionen einnehmen.
- die Partner nicht fähig sind, auf den anderen einzugehen.
- die Partner nicht willens sind, auf den anderen einzugehen.

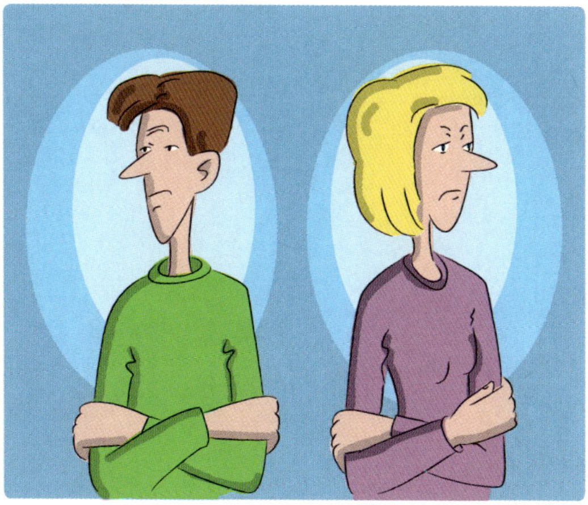

Hier muss man entweder die Situation verändern (im dienstlichen Bereich: z. B. auf einen anderen Arbeitsplatz wechseln; im privaten Bereich: z. B. eine Beziehung beenden) oder einen Unparteiischen um Hilfe bitten. Dabei hat man folgende Möglichkeiten:

Supervision

Ein Supervisor berät die Konfliktparteien, indem er ihnen hilft, Ideen zur Lösung eines Konflikts zu entwickeln.

Mediation

Ein Mediator erarbeitet gemeinsam mit den Konfliktparteien eine Lösung, die von den Beteiligten akzeptiert werden kann.

Kollegiale Beratung (Intervision)

Hierbei wird im Gegensatz zu Supervision und Mediation kein Berater von „außen" zugezogen. Die Teammitglieder beraten sich gegenseitig.

Man sollte Konflikte weder „unter den Teppich kehren" noch nach ihnen suchen. Um Konflikte nicht erst aufkommen zu lassen, kann man einiges vorbeugend tun. Hierzu gehören:

- das Klima in Familie, Beruf und Freizeit möglichst angenehm gestalten.
  Wenn man sich an einem Platz wohlfühlt, ist man offener. Man nimmt eher Rücksicht auf den anderen und redet mehr miteinander. Dadurch können Missverständnisse häufig ausgeräumt werden, bevor sie zu einem Problem werden.

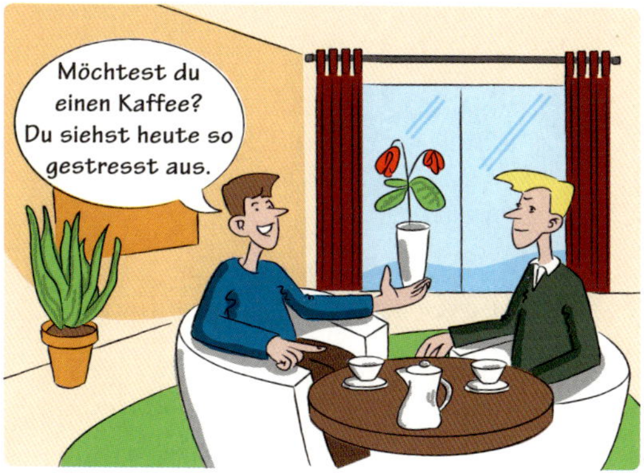
Möchtest du einen Kaffee? Du siehst heute so gestresst aus.

- Vorsätze für das eigene Verhalten fassen.

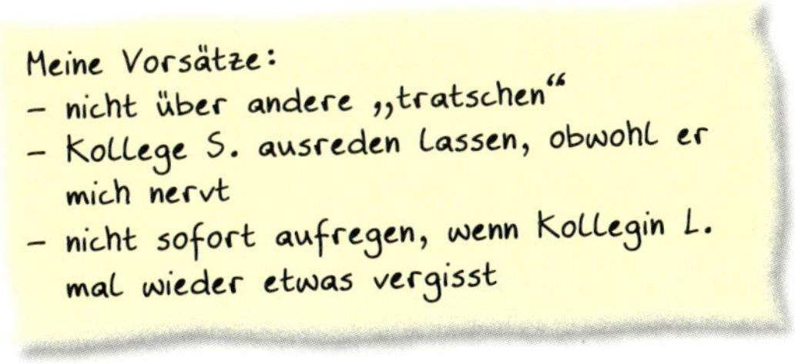

- die Elemente der Gesprächsführung beachten und üben (vgl. Kap. 4.5).

5

ZUSAMMENFASSUNG

- Um den Anforderungen der modernen Arbeitswelt gerecht zu werden, ist die Arbeit in Teams erforderlich.
- Ein Team besteht idealerweise aus drei bis acht Personen mit unterschiedlichen Stärken, Interessen und Fähigkeiten.
- Ein erfolgreiches Team arbeitet auf ein gemeinsames Ziel hin und zeichnet sich durch partnerschaftliches Verhalten aus.
- Für eine erfolgreiche Teamarbeit sind folgende Voraussetzungen notwendig: erreichbare Ziele, offene Kommunikation, Einhalten von Vereinbarungen, verantwortliche Ausführung übernommener Aufgaben, überschaubare Gruppengröße, Teamfähigkeit der Mitglieder, klare Aufgaben- und Rollenverteilung und gemeinsam erarbeitete Teamregeln.
- Auch in jedem gut funktionierenden Team treten Konflikte auf. Das sind Spannungen innerhalb einer Person oder zwischen Personen oder Personengruppen.
- Konflikte können offen oder verdeckt auftreten. Dabei kann es sich um Meinungsverschiedenheiten oder Machtkämpfe handeln.
- Bevor man ein Konfliktgespräch beginnt, muss man sich überlegen, was man erreichen möchte und welche Konsequenzen sich möglicherweise aus dem Gespräch ergeben könnten.
- Das Paraphrasieren kann eine hilfreiche Methode in einem Konfliktgespräch sein.
- Wenn ein Konfliktgespräch zu keiner Einigung führt, kann man einen Unparteiischen um Hilfe bitten (Supervision, Mediation oder kollegiale Beratung).

AUFGABEN

1. Suchen Sie in einer Zeitung oder im Internet Stellenanzeigen, in denen Teamarbeit oder Teamfähigkeit angesprochen werden.
   Welche Erwartungen werden damit verbunden?
2. Wann bezeichnet man einen Menschen als teamfähig?
   Belegen Sie Ihre Aussagen mit Beispielen.
3. Was verstehen Sie unter einem „Dreamteam"?
   Diskutieren Sie Ihre Vorstellungen in der Klasse.
4. Ein Mitglied Ihres Teams verrichtet seine Aufgaben zuverlässig und gewissenhaft, sagt in Teamgesprächen aber nie ein Wort.
   Wie empfinden Sie das und wie würden Sie damit umgehen?
   Diskutieren Sie Ihre Überlegungen in der Klasse.
5. Führen Sie in Kleingruppen eine Internetrecherche zum Thema Teamrollen durch und präsentieren Sie Ihre Ergebnisse der Klasse.
6. Führen Sie das Seenotspiel durch (www.physicsnet.at/quellen/Seenotspiel.pdf).
7. Warum soll man einen Konflikt nicht grundsätzlich vermeiden?
8. Wodurch können Konflikte entstehen? Nennen Sie mögliche Ursachen.
9. Schildern Sie einen Konflikt mit einem unbefriedigenden Ausgang. Benennen Sie die Ursachen und überlegen Sie, wie Sie positiv damit umgehen könnten.
   Stellen Sie die gefundenen Lösungen im Rollenspiel dar.

10. *Wutentbrannt kommt die Stationsleitung aus einer Dienstbesprechung der Pflegedienstleitungen eines Altenpflegeheims: „Die Müller von Station 2 hat der Chefin wieder nur nach dem Mund geredet und damit alle Veränderungen verhindert. Die werde ich mir mal vorknöpfen.“*
Ein Konflikt bahnt sich an.

a) Warum ärgert sich die Stationsleitung so?
b) Welche Faktoren für eine positive Teamarbeit sind nicht beachtet worden?
c) Wie könnte man mit dieser Situation umgehen?
Erörtern Sie hierzu konfliktvermeidende Maßnahmen und entwerfen Sie ein Konfliktgespräch mit positivem Ausgang.

11. *Sie haben ein Praktikum abgeleistet und erhalten am Ende eine Beurteilung, mit der Sie nicht einverstanden sind.*

Wie würden Sie sich verhalten? Überlegen Sie verschiedene Möglichkeiten, wie Sie in dieser Situation einen Konflikt vermeiden können. Formulieren Sie Ihre Ideen und diskutieren Sie diese in der Klasse.

Auflösung zum META-Test auf S. 88[1]

(M) bedeutet Macher
Wenn du hier die höchste deiner vier Punktzahlen erreicht hast, ergreifst du gern die Initiative und wirkst deshalb auf andere manchmal etwas bestimmend. „Macher“ achten auf den Fortschritt im Team und übernehmen Verantwortung. Sie sind ergebnis- und zielorientiert und mögen es nicht, wenn getrödelt oder gefaulenzt wird.

(E) bedeutet Entwickler
Wenn du hier die höchste deiner vier Punktzahlen erreicht hast, entwickelst du gern neue Ideen und bist auch bereit neue Wege zu gehen. Es fällt dir leicht, Vorschläge zu entwickeln. Deshalb wirkst du manchmal etwas unruhig auf andere. Routine und Langeweile magst du nicht. Du bist kreativ und achtest auf die Vielfalt im Team.

(T) bedeutet Teamer
Wenn du hier die höchste deiner vier Punktzahlen erreicht hast, arbeitest du gern mit anderen zusammen und bist kompromissbereit. Es ist dir wichtig, dass ein gutes Teamklima herrscht, weshalb du Auseinandersetzungen und Diskussionen eher meidest. Auf andere wirkst du manchmal etwas ruhig.

(A) bedeutet Analytiker
Wenn du hier die höchste deiner vier Punktzahlen erreicht hast, arbeitest du gründlich und organisiert. Du erwartest, dass auch andere sorgfältig arbeiten, weshalb du Unordnung oder Unklarheiten nicht magst. Du bist gewissenhaft und versuchst Dinge objektiv zu bewerten.

Vergleicht eure Werte. Im Idealfall sind in einem Team unterschiedliche Fähigkeiten vereinigt, die mit den Begriffen **„Macher“**, **„Entwickler“**, **„Teamer“** und **„Analytiker“** belegt werden können. Vielleicht stellt ihr nun fest, dass eine oder mehrere dieser Fähigkeiten in eurem Team zu schwach ausgebildet sind. Dann solltet ihr überlegen, wie ihr das ausgleichen könnt. Euer Lehrer oder eure Lehrerin ist euch sicherlich gern behilflich.

[1] Landesinstitut für Schule Bremen, 2005, S. 38

5

6 Die menschliche Entwicklung vom Kind zum Erwachsenen

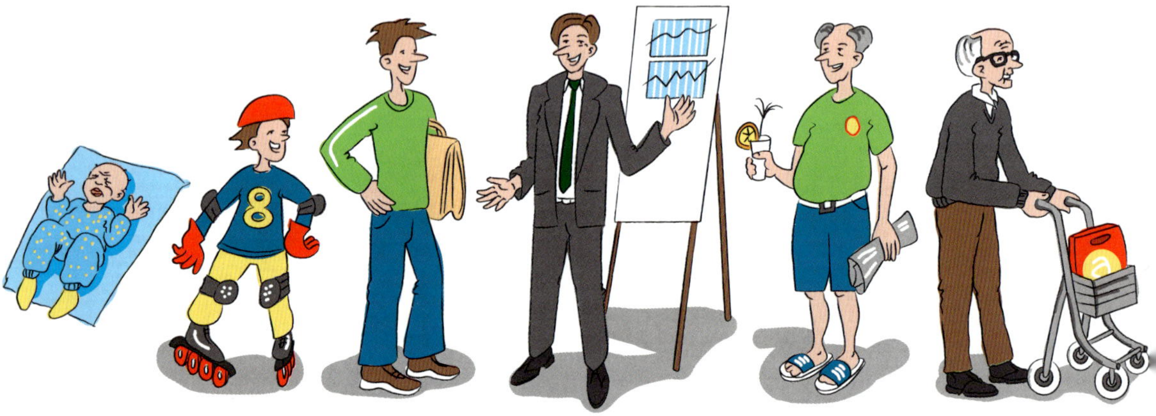

Veränderungen im Lebenslauf vom Säuglings- bis zum Greisenalter

BEISPIEL

Herbert Heinz (50) muss geschäftlich in eine andere Stadt. Auf dem Weg vom Bahnhof zum Kunden geht er noch einmal im Geiste das bevorstehende Gespräch durch. Er betrachtet dabei die ihm Entgegenkommenden. Plötzlich stutzt er. Das Gesicht eines Mannes in seinem Alter kommt ihm bekannt vor. Nach einem Moment, er ist schon an dem Mann vorbei, macht es „klick" – sein alter Schulfreund Klaus.
Er dreht sich um und ruft: „Mensch Klaus, bist du's?" Der Angesprochene dreht sich um und reagiert eher abweisend: „Meinen Sie mich? Entschuldigung, aber ich kenne Sie nicht." „Sind Sie nicht Klaus Brand aus Minden?" „Ja ..." „... und in die Pestalozzischule gegangen, zusammen mit Herbert Heinz?" „Ja ... sind Sie, ... bist du Herbert?" Langsam dämmert es bei ihm: „Ich hätte dich nicht erkannt. Was machst du hier?" „Ich habe dich sofort erkannt ..."

AUFGABEN

1. Beschreiben Sie die Zeichnungen oben im Hinblick darauf, was sich im Laufe eines Lebens alles verändert.
2. Klaus Brand konnte im Gegensatz zu Herbert Heinz seinen ehemaligen Schulfreund nicht sofort erkennen. Was könnten die Gründe dafür sein?

6.1 Was versteht man unter menschlicher Entwicklung?

Der Begriff **Entwicklung** wird verwendet, um einen Vorgang von Veränderungen und Neuerungen zu beschreiben. Der Mensch verändert im Laufe seines Lebens u. a. Aussehen, Verhalten, Fähigkeiten, Einstellungen und Gefühle. Seit Langem wird die Entwicklung des Menschen erforscht, um z. B.:

- Zusammenhänge zwischen Einflüssen und ihren Auswirkungen auf die Entwicklung zu erkennen,
- Abweichungen vom Normalverlauf festzustellen,
- Fördermöglichkeiten zu erarbeiten und damit Fachkräften Hilfen zu geben.

Bereits in alten griechischen Sagen finden sich Vorstellungen von Veränderungen im menschlichen Lebenslauf. Ein Beispiel dafür ist das folgende Rätsel aus der griechischen Mythologie, das die Sphinx den Menschen stellte:

Es ist am Morgen vierfüßig, am Mittag zweifüßig, am Abend dreifüßig. Von allen Geschöpfen wechselt es allein mit der Zahl seiner Füße; aber eben wenn es die meisten Füße bewegt, sind Kraft und Schnelligkeit seiner Glieder am geringsten.

Gemeint ist die Entwicklung des Menschen: Am Anfang ist er schwach und hilflos. Er krabbelt auf Händen und Füßen. Wenn er auf zwei Beinen stehen und laufen kann, sind seine Kraft und Schnelligkeit am größten. In der dritten Lebensphase nehmen beide wieder ab. Der Mensch benötigt einen Stock.

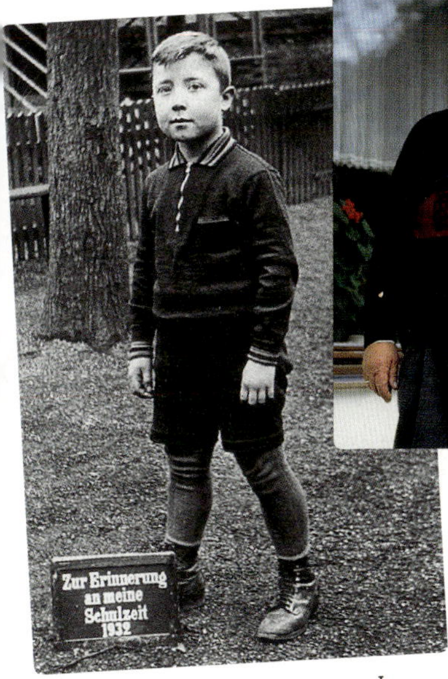

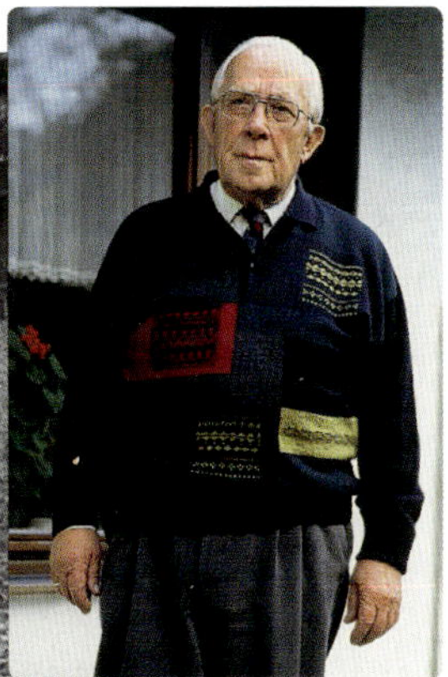

Veränderungen durch Altersprozesse II

Veränderungen durch Altersprozesse I

Die menschliche Entwicklung ist ein Prozess, der mit der Zeugung beginnt und mit dem Tod endet. Sie verläuft in bestimmten Phasen oder Lebensabschnitten. Dabei hat sich gezeigt, dass Veränderungen

- in einer bestimmten Reihenfolge auftreten,
- bestimmten Altersgruppen zugeordnet werden können,
- mit unterschiedlicher Geschwindigkeit zu unterschiedlichen Zeitpunkten erfolgen.

Kenntnisse über die verschiedenen Lebensabschnitte und Entwicklungsstufen sind für Fachkräfte in sozialpädagogischen und sozialpflegerischen Berufen wichtig, um Störungen frühzeitig erkennen und angemessen reagieren zu können. In der Kindheit lassen sich typische Veränderungen verhältnismäßig genau einem bestimmten Alter zuschreiben. Je älter der Mensch wird, umso weniger kann man sagen, welcher Entwicklungsschritt wann stattfindet.
Viele Veränderungen geschehen jedoch in einem bestimmten Alterszeitraum. Man hat sie deshalb verschiedenen Lebensabschnitten zugeordnet. Die folgende Tabelle gibt eine Zuordnung von Lebensabschnitt zu Lebensalter wieder und dient als Orientierungshilfe.

Lebensalter	Lebensabschnitt
Geburt bis 1 Jahr	Säugling
1 bis 5 Jahre	Kleinkind
5 bis 6 Jahre	Vorschulkind
6 bis 12 Jahre	Schulkind
12 bis 18 Jahre	Jugendliche
18 bis 21 Jahre	Heranwachsende
21 bis 60 Jahre	Erwachsene
60 bis 70 Jahre	Frühes Alter
Ab 70 Jahre	Spätes Alter

Übersicht über die verschiedenen Lebensabschnitte eines Menschen

Kenntnisse über die Lebensabschnitte geben Hilfestellungen bei der Beantwortung und Einschätzung folgender Fragen:

- Was kann man z. B. erwarten von
  - einem Säugling?
  - einem Kind, das eingeschult wird?
  - einem Jugendlichen?
  - einem Erwachsenen?
  - einem alten Menschen?
- Welche Probleme sind für ein bestimmtes Alter typisch und müssen bewältigt werden? Man nennt diese „Probleme" auch Entwicklungsaufgaben.
- Wie kann ein Mensch in dem jeweiligen Lebensabschnitt gefördert werden?
- Worauf sollte man als Betreuender achten und was ist zu vermeiden?

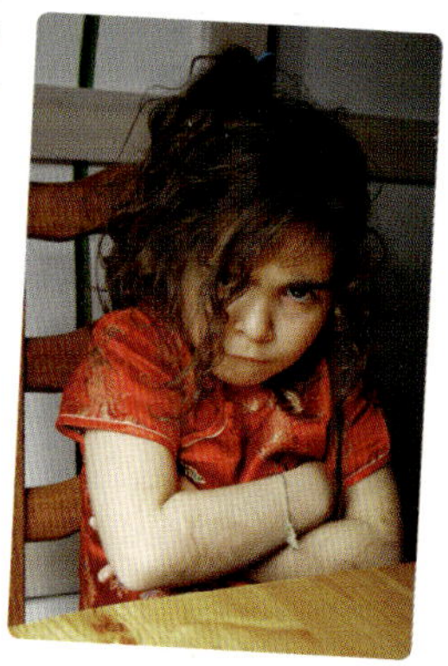

Ein trotziges Kind

AUFGABEN

1. Das Kind auf dem Foto befindet sich (vermutlich) im sogenannten „Trotzalter" (Autonomiealter). Schätzen Sie das Alter des Kindes.
2. Fragen Sie Ihre Eltern bzw. Personen aus Ihrer Verwandtschaft, ob Sie in einem oder mehreren Lebensabschnitten durch Trotz oder „Widerspenstigkeit" aufgefallen sind.

6.2 Wodurch wird die Entwicklung beeinflusst?

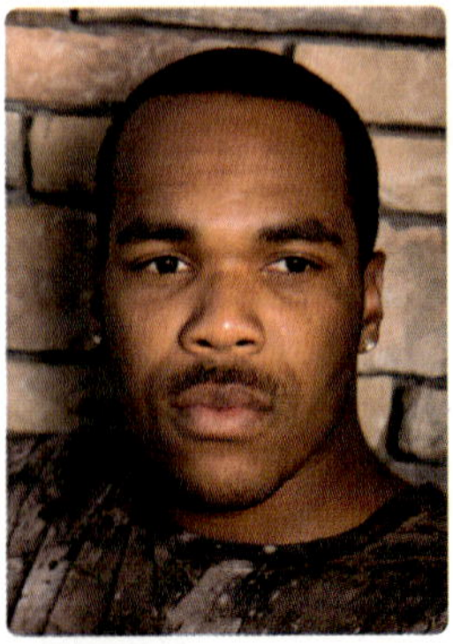
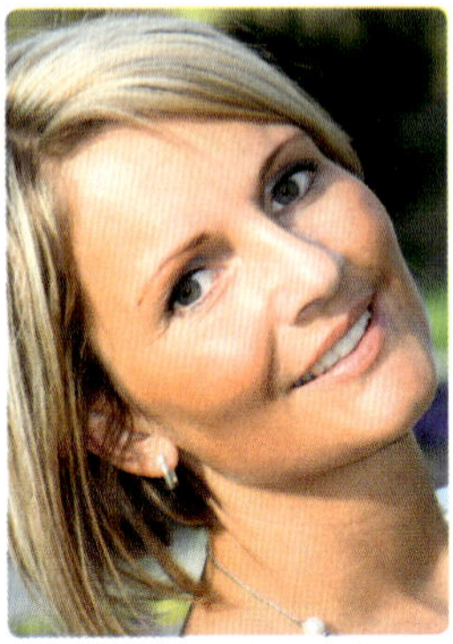
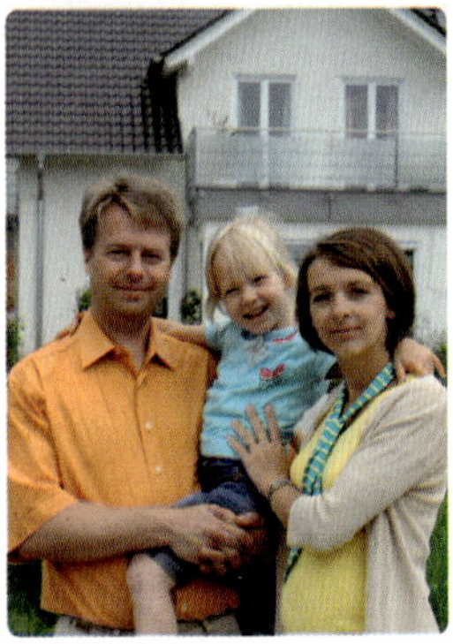
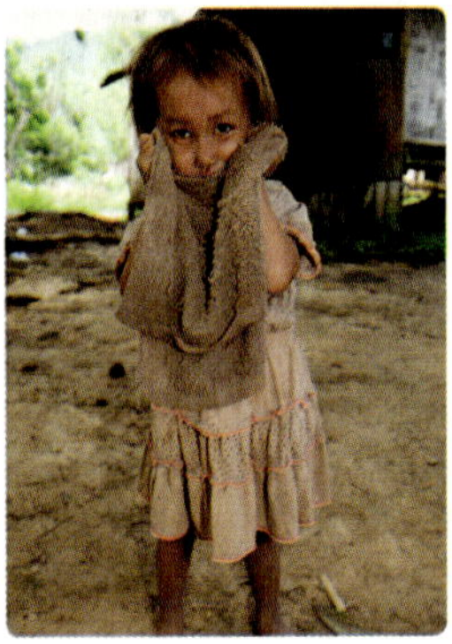

AUFGABE

1. a) Beschreiben Sie die Bilder.
   b) Wodurch unterscheiden sich die Menschen?

Obwohl alle Menschen dieselben Phasen durchleben und dieselben Entwicklungsaufgaben lösen müssen, ist kein Mensch wie der andere. Sie unterscheiden sich in Aussehen, Körperbau, Verhaltensweisen und Fähigkeiten. Die Entwicklung eines Menschen wird dabei durch verschiedene Faktoren beeinflusst:
Jedem Menschen werden von seinen Eltern, aber auch den Großeltern bestimmte Eigenschaften vererbt. Man spricht hier

- von den **Anlagen** eines Menschen.

Auch Menschen mit gleichen oder ähnlichen Anlagen können sich sehr unterschiedlich entwickeln, denn die Entwicklung ist außerdem

- abhängig von der **Umwelt**.

Neben den Anlagen, die er mitbekommt, und den Einflüssen, die von außen auf ihn einwirken, wird die Entwicklung eines Menschen beeinflusst von

- der **Selbststeuerung**,
  damit meint man die eigene Willenskraft, und
- durch **Lernprozesse**.

AUFGABE

2. a) Vergleichen Sie Ihre eigenen Geschwister oder die einer bekannten Familie miteinander. Benennen Sie Gemeinsamkeiten und Unterschiede.
   b) Nennen Sie Gründe für Gemeinsamkeiten und Unterschiede.

Der Einfluss der Anlagen

Die Erbanlagen kann man als das Startkapital eines Menschen bezeichnen. Sie sind in den Ei- und Samenzellen enthalten und werden dem Menschen bei der Zeugung mitgegeben. Bestimmte Anlagen sind vorhanden. Sie können nicht beseitigt werden und ihnen können auch keine neuen hinzugefügt werden. Durch die Erbanlagen werden beispielsweise Geschlecht, Blutgruppe, Augen- und Haarfarbe bestimmt. Außerdem wird die Möglichkeit, bestimmte Verhaltensweisen zu zeigen, vererbt.

Durch die Anlagen eines Menschen wird ein Entwicklungsprozess ausgelöst, den man als **Reifung** bezeichnet. Diese Reifung wird von innen in Gang gesetzt und verläuft immer in einer bestimmten Reihenfolge. An der Entwicklung des Sprechens und des Laufens sind zunächst überwiegend Reifungsprozesse beteiligt (vgl. Kap. 6.4.1 und 6.4.2).

Der Einfluss der Umwelt

Die Umwelt wirkt in vielfacher Hinsicht auf den Menschen ein. Man kann dabei unterscheiden zwischen

- **natürlichen Faktoren**
  wie Klima, Landschaft, Ernährung.
  In einer sehr heißen und trockenen Gegend wird die Bereitschaft, schwere körperliche Arbeit zu leisten, weitaus geringer sein als in einer Region mit einem Klima, wie man es in Mitteleuropa findet. Diese Einflussfaktoren tragen dazu bei, dass sich unterschiedliche Lebensformen oder Kulturen entwickeln.
- **ökonomischen Faktoren**
  wie Familieneinkommen, Wohngegend, Wohnsituation.
  Für Eltern mit einem geregelten höheren Einkommen ist es einfacher, ihren Kindern gute Chancen

für die Zukunft zu eröffnen. Ein frei stehendes Haus am Stadtrand ermöglicht andere Erfahrungsräume als eine Wohnung in der Innenstadt.

- **sozialen Faktoren**
  wie Familiensituation, Stellung in der Geschwisterreihe und Geschwisteranzahl (vgl. Kap. 8).

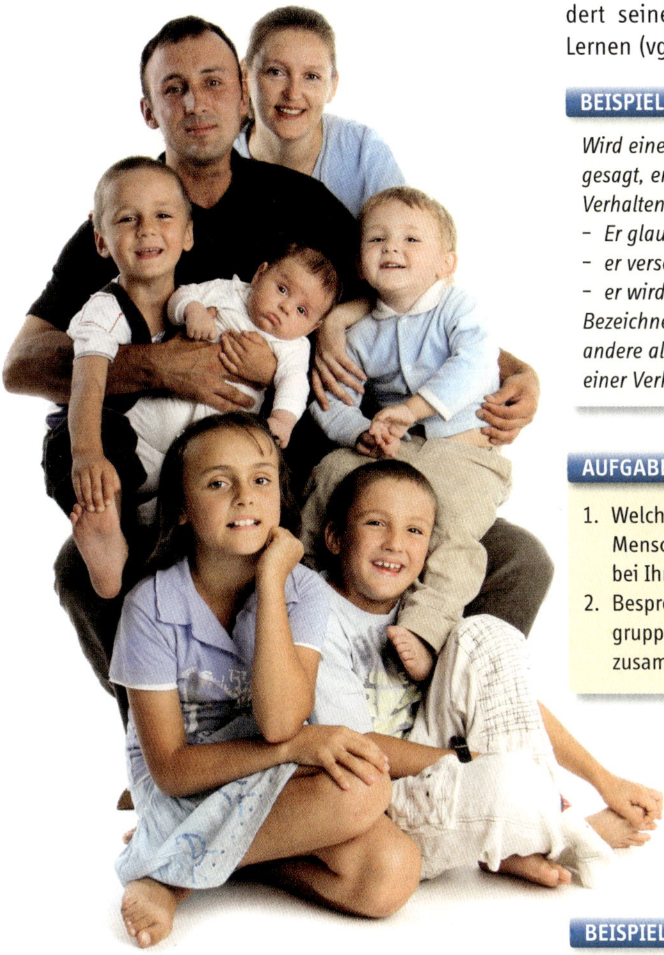

Leben in der Großfamilie

- **kulturellen Faktoren**
  wie Einstellung der Familie zu Politik und Umgang mit Medien.
  Eltern, die beispielsweise ehrenamtlich in ihrer Gemeinde Aufgaben übernommen haben oder sportlich aktiv sind, werden ihren Kindern eine andere Einstellung zum Zusammenleben in einer Gesellschaft vermitteln als diejenigen, die ihre Freizeit auf eine andere Art, z. B. überwiegend im eigenen Garten oder vor dem Fernseher, verbringen.

Von ausschlaggebender Bedeutung für die Entwicklung sind zunächst die Familie, dann Freunde, Erzieher, Lehrer, später Kollegen und Vorgesetzte sowie Medien und die Wertvorstellungen der Gesellschaft. Darüber hinaus wird der Mensch durch Umwelteinflüsse geprägt, die dauernd oder über einen längeren Zeitraum auf den Menschen einwirken. Er ändert seine Verhaltensweise und man spricht von Lernen (vgl. Kap. 3).

BEISPIEL

Wird einem Menschen immer wieder von anderen gesagt, er sei unfreundlich, wird das Einfluss auf sein Verhalten haben:
- *Er glaubt es und versucht, sich zu ändern, oder*
- *er verschließt sich und zieht sich zurück oder*
- *er wird aggressiv.*

Bezeichnet ihn aber der eine als unfreundlich und der andere als freundlich, werden diese Aussagen kaum zu einer Verhaltensänderung führen.

AUFGABEN

1. Welche Ereignisse oder Verhaltensweisen anderer Menschen haben Sie besonders beeindruckt und bei Ihnen zu einer Verhaltensänderung geführt?
2. Besprechen Sie Ihre Erfahrungen in Ihrer Lerngruppe und fassen Sie die Ergebnisse schriftlich zusammen.

Anlagen und Umwelteinflüsse greifen ineinander. Einige Erbanlagen können sich nur entwickeln, wenn sie von außen gefördert werden.

BEISPIEL

Ein Mensch, der bedingt durch seine Anlagen „unmusikalisch" ist, wird es trotz intensiver Förderung nie zu einem weltweit anerkannten Künstler bringen. Er kann zwar durch Übung sein Können erheblich steigern, aber nur bis zu einem gewissen Punkt. Ebenso wird ein musikalisch hochbegabter Mensch wahrscheinlich bei fehlenden Möglichkeiten nie zu Höchstleistungen gelangen, obwohl er dazu fähig wäre.

Für Betreuende bedeutet dies, dass sie das Umfeld eines Menschen anregend und vielfältig gestalten müssen. Voraussetzung hierfür ist, dass man die zu

Betreuenden möglichst genau beobachtet, um deren Fähigkeiten und Förderungsmöglichkeiten zu erkennen und daraus Beschäftigungsmöglichkeiten abzuleiten.

BEISPIEL

Herr Müller ist ein aufgeschlossener alter Herr, als er in das Altenheim kommt. Nach einiger Zeit zieht er sich jedoch immer mehr zurück und nimmt nicht mehr an den Mahlzeiten teil.
Eines Tages schaffen Sie es, ihn doch in den Speiseraum zu holen. Während des Essens beobachten Sie, dass ein Tischnachbar unentwegt kauend auf ihn einredet, was ihm sichtlich unangenehm ist.
Nach einem Gespräch mit der Stationsschwester erhält er einen Platz an einem anderen Tisch. Nun erscheint er wieder regelmäßig.

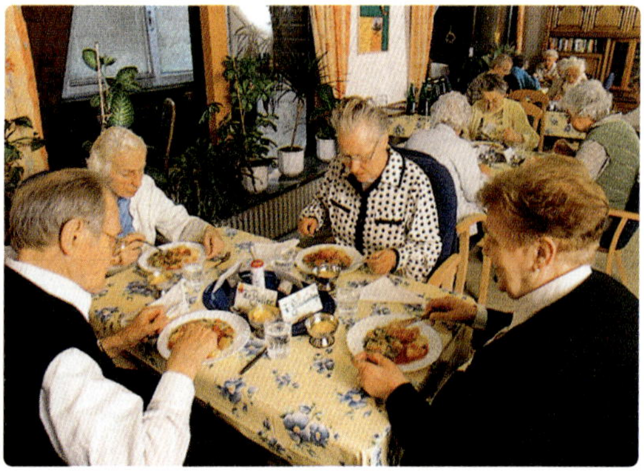

Mittagstisch im Altenheim

Der Einfluss der Selbststeuerung

Neben Anlagen und Umwelteinflüssen kann jeder Mensch bestimmte Entwicklungen selbst beeinflussen. Vielleicht haben Sie schon einmal den Spruch gehört: „Alles, was man will, kann man auch (erreichen).“ Damit ist nicht gemeint, dass man am nächsten Wochenende im Lotto einen Hauptgewinn ertippt. Damit sind Ziele gemeint, die der Mensch sich setzt. Sie orientieren sich an seinen Möglichkeiten und er bemüht sich diese zu erreichen.
Berichte von den Paralympics zeigen eindrucksvoll, wie mit Willenskraft unglaubliche Leistungen erzielt werden.

AUFGABE

1. Informieren Sie sich über die Paralympics.

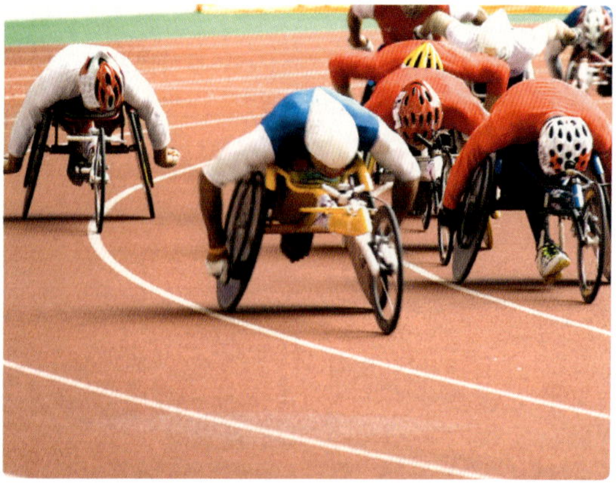

Sportliche Leistungen von Menschen mit Behinderungen

Der Einfluss von Lernprozessen

Ausschlaggebend für die Weiterentwicklung des Menschen sind Erfahrungen, die er fortwährend macht, aus denen er lernt und die es ihm ermöglichen, seine Verhaltensweisen an Notwendigkeiten und Bedürfnisse anzupassen (vgl. Kap. 3).

AUFGABEN

2. Was war für Sie ein wichtiges Ziel?
3. Wie haben Sie dieses Ziel erreicht?

6.3 Bedeutung bestimmter Zeiträume für die Entwicklung

In der Entwicklung jedes Menschen, aber auch jedes Lebewesens gibt es Zeiträume, in denen bestimmte Verhaltensweisen dauerhaft festgelegt oder grundlegende Fähigkeiten erworben werden. Werden diese Zeiträume verpasst, kann das Versäumte nicht oder nur mühsam nachgeholt werden. Man nennt diese Zeiträume auch **Entwicklungsfenster**, **sensible** oder **kritische Phasen**.
Zu den sensiblen Phasen gehören nach bisherigen Erkenntnissen:

- die Zeit der Reinlichkeitserziehung
- die Zeit der Ichfindung, die auch als Autonomie- oder Trotzalter bezeichnet wird
- das vierte und fünfte Lebensjahr, in dem die Einstellung zur eigenen Sexualität geprägt wird
- die Entwicklung der Motorik
- die Entwicklung der Sprache
- die Entwicklung des Sozialverhaltens

Während dieser Phasen reagiert der kindliche Organismus besonders intensiv auf bestimmte Umweltreize. Dadurch wird es möglich, bestimmte Fähigkeiten und Verhaltensweisen zu erwerben. Damit Kinder sich altergemäß gut entwickeln, müssen Eltern und Erzieher während der sensiblen Phasen für optimale Lernbedingungen sorgen.

Die Bedeutung der sensiblen Phasen für die Entwicklung des Menschen lässt sich gut am Beispiel der **„Wolfskinder"** darstellen: Als Wolfskinder bezeichnet man Kinder, die in sehr frühem Lebensalter in die Obhut von Tieren gekommen sind, in der Regel Wölfen, und von diesen versorgt worden sind. Kehren diese Kinder später in die Gesellschaft zurück, weicht ihr Verhalten deutlich von dem Gleichaltriger ab. Dazu gehören z. B.:

- veränderte Bewegungsformen,
- andere Sinnesempfindungen und Gefühlsregungen sowie
- ein fehlendes Sprachvermögen.

Die dargestellten Verhaltensweisen können mit folgenden Zitaten aus Berichten über die beiden indischen Mädchen Kamala und Amala belegt werden.[1]

Veränderte Bewegungsformen

Kamala (etwa 8 Jahre alt) und Amala (etwa 1 1/2 Jahre alt) konnten nicht wie Menschen gehen. Sie gingen auf allen Vieren: [...] wenn sie sich langsam fortbewegten, meist auf Händen und Knien [...]. Auf allen Vieren konnten sie sehr schnell laufen, und es war wirklich mühsam, sie einzuholen.

Sie konnten auf dem Boden sitzen, zusammengekauert oder in einer anderen Stellung, aber aufrecht stehen war ihnen ganz unmöglich.

Veränderte Sinnesempfindungen und Gefühlsregungen

Von Anfang an waren sie scheu. [...] Sie konnten den Anblick von Kindern nicht ertragen. [...] Sie wollten ganz für sich sein und mieden menschliche Gesellschaft ganz. [...] So wurde es beinahe unmöglich, irgendeine Art von Sozialkontakt [...] aufzubauen. [...] In Zeiten der Erregung stießen die Nüstern den Atem mit einem rauen Geräusch aus. [...] Der geringste Laut weckte ihre Aufmerksamkeit. [...] Sie hatten einen ausgeprägten Geruchssinn und konnten Fleisch oder etwas anderes aus großer Entfernung riechen. [...] Sie pflegten wie Hunde aus dem Teller zu essen [...] ohne Hilfe der Hände. [...] Flüssige Nahrung [...] lappten sie. [...] Sie fühlten die Kälte überhaupt nicht und waren am liebsten ohne jede Bedeckung oder Kleidung auf dem Leib, auch im kältesten Winter. [...] Die Kinder ließen Wasser oder hatten Stuhlgang, wo immer es war. [...] Wenn sie nachts hinausgehen konnten, [...] hatten sie überhaupt keine Angst. [...] Sie lachten nie.

Fehlendes Sprachvermögen

Wenn sie durstig waren, gab die Jüngere einen eigentümlichen Laut von sich: bhuu, bhuu. [...] Kamala (gab) keinen Laut von sich [...] wie Amala, wenn sie durstig war. [...] Der einzige Laut, den wir von ihnen hörten, war ein eigenartiges Schreien oder Heulen im Dunkel der Nacht. [...] Dieses Schreien war eigenartig; [...] Es war weder menschlich noch tierisch.

AUFGABE

Erstellen Sie eine Tabelle mit zwei Spalten. Tragen Sie in die erste Spalte die beschriebenen Verhaltensweisen ein und versuchen Sie, in der zweiten Spalte die entsprechenden Verhaltensweisen eines „normal" entwickelten Kindes gegenüberzustellen.

Im Laufe der Zeit vollzogen sich folgende Veränderungen im Verhalten:

- Nach ca. zwei Jahren konnte Kamala auf den Knien stehen, später auch auf den Füßen. Laufen hat sie bis zu ihrem Tod mit 16 Jahren nie gelernt.
- Aßen die Kinder zunächst rohes Fleisch und kein Salz und alles vom Boden, so veränderten der Geschmack und ihr Essverhalten sich langsam. Nach fünf Jahren mochte Kamala gesalzene Kost, nach sieben Jahren kein rohes Fleisch mehr. Sie aß vorzugsweise mit den Händen.
- Die starke Abneigung gegen alles Menschliche konnte ganz langsam abgebaut werden. Kamala konnte viel schwerer Kontakt aufnehmen als Amala. Es dauerte ca. zwei Jahre, bis sie sich langsam öffnete.

[1] Zitate aus: Singh, 1964

- Kamala konnte nach sechs Jahren vieles verstehen. Sie machte sich weitestgehend durch Körpersprache verständlich, da sie nur über einen begrenzten Wortschatz (ca. dreißig Wörter) verfügte. Die Aussprache war nie korrekt, meist gelangen nur die ersten Buchstaben eines Wortes.
- Nach fünf Jahren suchte Kamala, wenn sie sich beobachtet fühlte, eine Toilette auf.

Zusammenfassend kann man sagen, die Entwicklung der Fähigkeiten erfolgte viel langsamer als bei einem gleichaltrigen, „normal" entwickelten Kind. Einige Fähigkeiten, wie z.B. die Beherrschung von Sprache und Motorik, konnten nicht aufgeholt werden. Sprache, Gebärden, Vorstellungsvermögen und Denken können sich optimal nur zu bestimmten Lebenszeiten und mit vollwertigen Sozialkontakten über einen längeren Zeitraum entwickeln.
Das bedeutet: während bestimmter Entwicklungszeiträume besitzen Kinder eine besondere Empfänglichkeit und Offenheit gegenüber bestimmten Umweltreizen und -anregungen.

6.4 Der Mensch entwickelt sich in verschiedenen Bereichen

BEISPIEL

Mütter tauschen ihre Erfahrungen aus:
„Ich bewundere Yannick. Mit zehn Monaten konnte er schon alleine die Treppe herunterrutschen."
„Isabel hat dafür viel länger gebraucht, konnte aber schon relativ früh komplizierte Wörter aussprechen."
„Oh, Hannes war super im Puzzeln. Er konnte sehr früh bunte Holztiere richtig einfügen, auch wenn sie mit der unbemalten Seite nach oben lagen."

AUFGABE

Welche Fähigkeiten (Entwicklungsbereiche) werden in den Aussagen angesprochen?

In den folgenden Abschnitten wird der natürliche Entwicklungsverlauf
- im Kindesalter,
- im Jugendalter und
- im Erwachsenenalter

dargestellt. Mögliche Störungen und Fördermöglichkeiten werden aufgezeigt.

Die Entwicklung im Kindes- und Jugendalter wird in folgende Bereiche gegliedert:
- Motorik,
- kognitive Fähigkeiten,
- Sexualität und
- Sozialverhalten.

Die Entwicklung des Erwachsenen orientiert sich an den Entwicklungsaufgaben, die in diesen Altersstufen zu lösen sind. Motivation, Gefühle und Interessen, die im Leben eines Menschen in jedem Lebensalter von Bedeutung sind, werden in ihrer grundlegenden Entwicklung im Kindesalter dargestellt und in den anderen Altersstufen beispielhaft aufgegriffen.

Motorik

Als Motorik bezeichnet man die Gesamtheit aller Bewegungsabläufe. Man unterscheidet **Grob-** und **Feinmotorik**.

Zur Grobmotorik gehören Bewegungen der Arme und Beine wie Gehen, Laufen und Springen. Zur Feinmotorik gehören z.B. Bewegungen von Fingern (Greifen/Schreiben) und Gesicht (Verfolgen mit den Augen).

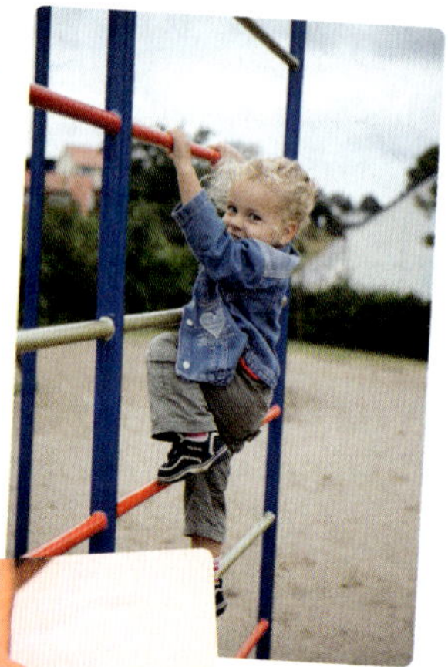
Klettern – Grobmotorik

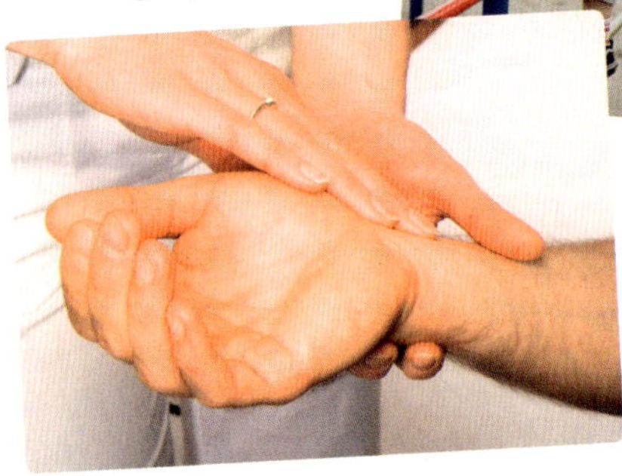
Pulsfühlen – Feinmotorik

Kognitive Fähigkeiten: Wahrnehmung, Sprache, Denken

Mit kognitiven (erkennenden) Fähigkeiten sind diejenigen gemeint, die dem Menschen helfen,
- sich selbst zu erkennen,
- seine Umwelt zu erkennen,
- Zusammenhänge herzustellen und
- daraus Handlungen abzuleiten.

Zu diesen Fähigkeiten gehören unter anderem die Wahrnehmungsfähigkeit, die Aufmerksamkeit, das Erinnerungsvermögen, die Lern- und Merkfähigkeit, die Beherrschung der Sprache mit Sprachvermögen und Sprachverständnis sowie das Denken mit Abstraktionsvermögen und Rationalität.

Sexualität

Sexualität bedeutet zunächst Freude und Lust am Umgang mit dem eigenen Körper und der Person, der man sich nahe fühlt.
Man kann Sexualität als Lebensenergie bezeichnen, die während des gesamten Lebens von Bedeutung ist, die Persönlichkeit und das Sozialverhalten mitbestimmt und in viele Lebensbereiche hineinwirkt. Sexualität ist mehr als Geschlechtsverkehr.

Sozialverhalten

„Sozial" bedeutet: auf die Gemeinschaft bezogen. Das Sozialverhalten bezieht sich auf den Umgang des Einzelnen mit anderen und sein Verhalten in der Gemeinschaft. Soziale Fähigkeiten sind nicht angeboren, sondern müssen erlernt werden. Zu sozialen Verhaltensweisen gehören Fähigkeiten wie Geben und Nehmen, Teilen, Erzählen und Zuhören, Miterleben und Mitfühlen, Streiten, Sichvertragen und Sicheinfügen.
In jeder Gesellschaft gibt es Regeln und Werte, die von der Mehrheit befolgt werden. Sie werden im Laufe des Lebens erlernt und dann automatisch angewendet. Man fasst die Regeln und Werte einer Gesellschaft auch unter dem Begriff **Moral** zusammen.

6.5 Entwicklung im Kindesalter

Es gibt kein Alter, in dem alles so irrsinnig intensiv erlebt wird wie in der Kindheit. (Astrid Lindgren)

Die Neugierde der Kinder ist der Wissensdurst der Erkenntnis. (John Locke)

Das unterhaltsamste Spielzeug eines Kindes ist ein anderes Kind. (George Bernhard Shaw)

AUFGABE

1. a) Was sagen die Zitate über die Kindheit aus?
   b) Wie kann man Kinder demzufolge unterstützen?

Für die Entwicklung eines Menschen sind die ersten fünf Lebensjahre am prägendsten. Das Kind erwirbt in dieser Zeit grundlegende Fähigkeiten, Fertigkeiten, Einstellungen und Persönlichkeitsmerkmale, die man auch als **Basiskompetenzen** bezeichnet. Hierzu gehören (u. a.)

- die Körperbeherrschung,
- kognitive, soziale und emotionale Fähigkeiten,
- das Selbstwertgefühl und das Selbstbild sowie
- die Widerstandsfähigkeit (Resilienz).

Abhängig von den Umfeldbedingungen, Erfahrungen und persönlichen Möglichkeiten formen sich diese Kompetenzen aus und entwickeln sich im Laufe des Lebens weiter.

6.5.1 Wie entwickelt sich die Motorik?

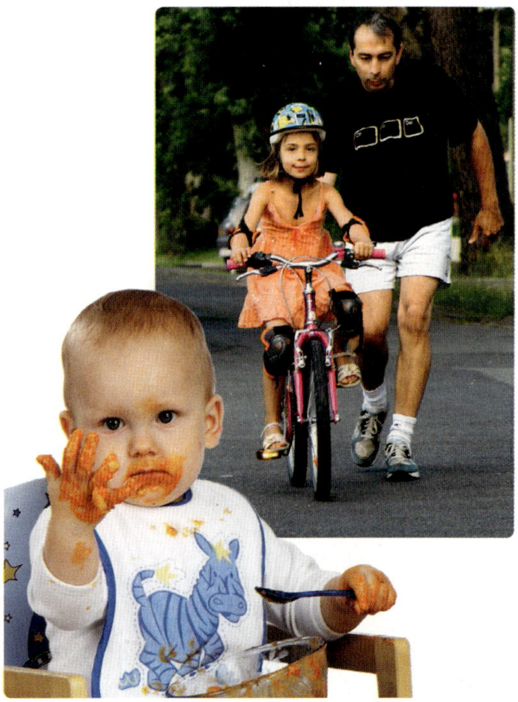

AUFGABEN

2. Beschreiben Sie die Bilder.
   a) Wie alt schätzen Sie die Kinder?
   b) Was lernen die Kinder gerade?
3. Warum ist Körperbeherrschung für die Gesamtentwicklung eines Menschen wichtig? Belegen Sie Ihre Aussagen mit Beispielen.

Der motorischen Entwicklung kommt im Kindesalter eine besondere Bedeutung zu, sowohl im Bereich der Grobmotorik als auch der Feinmotorik. In den ersten 15 Monaten lernt das Kind die eigenständige Fortbewegung, wie aus der folgenden Darstellung hervorgeht. Die Angaben, die den Bewegungen zugeordnet sind, stellen Durchschnittswerte dar.

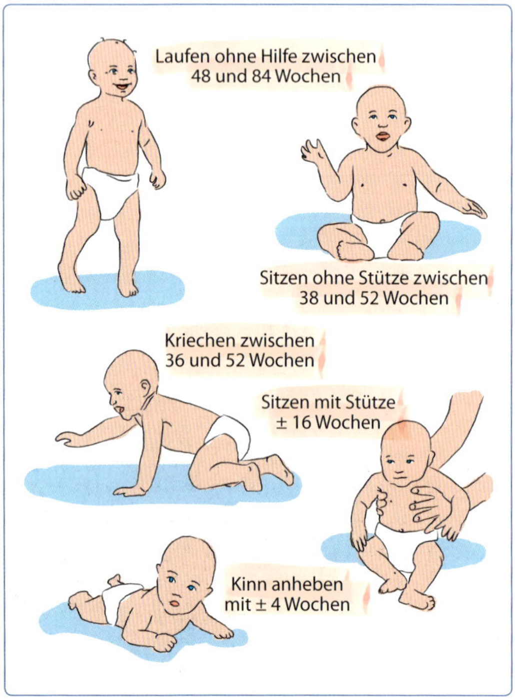

Die Entwicklung der kindlichen Motorik

Im Laufe des ersten Lebensjahres erfolgt u. a. die Entwicklung des Greifens.

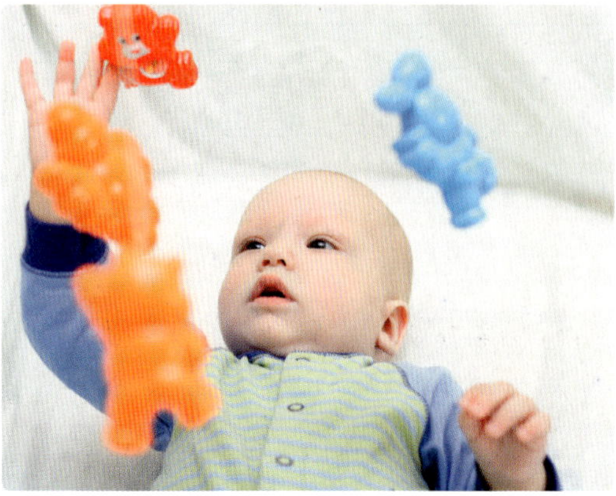

Kind greift nach Mobile

Während der Säugling noch unkontrolliert mit beiden Händen nach bunten Gegenständen in die Luft greift, wird die Bewegung mit zunehmendem Alter immer gezielter. Nach dem ersten Lebensjahr beherrscht das Kind den sogenannten Pinzettengriff.

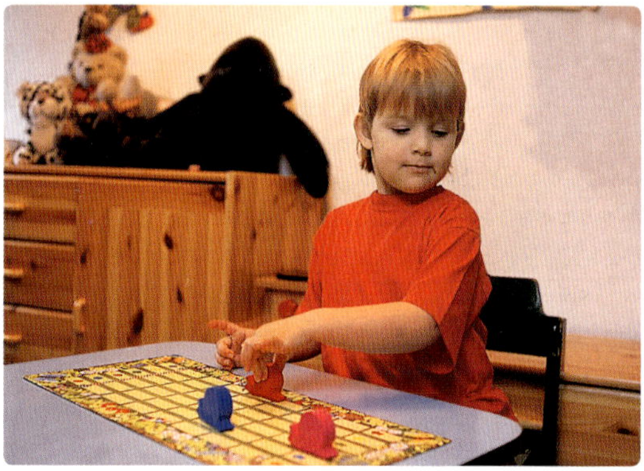

Pinzettengriff

Über die Entwicklung der Feinmotorik geben Kinderzeichnungen Auskunft.

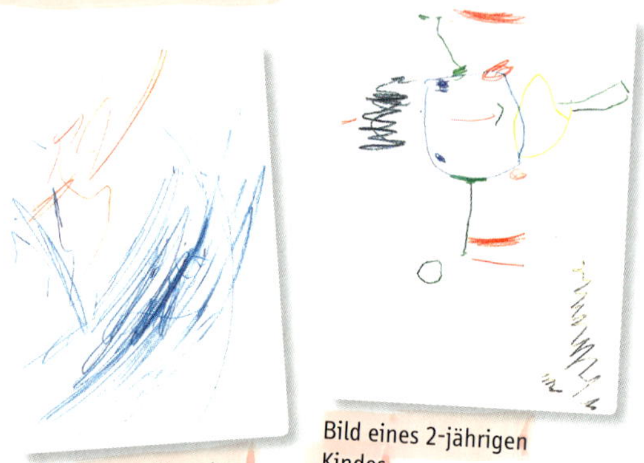

Bild eines 19 Monate alten Kindes

Bild eines 2-jährigen Kindes

Zunächst steht die technische Beherrschung im Vordergrund – erst das Halten und dann die kontrollierte Führung des Stiftes. Durch die Erforschung der Umwelt werden vielfältige Erfahrungen und Wahrnehmungen gemacht, die in die Kinderzeichnungen einfließen.

Kleinkinder umfassen zunächst das Malgerät mit der ganzen Hand und erzeugen mit ziemlicher Kraft ein „Gekritzel" auf dem Papier. Dieses wird immer mehr verfeinert und das Malgerät immer gezielter geführt. Ein beliebtes Motiv beim Zeichnen sind Menschen. Sie werden zunächst nur als „Kopf" wahrgenommen und deshalb als „Kopffüßler" dargestellt. Mit zunehmendem Alter können Kinder immer mehr Einzelheiten erfassen, die auch auf den Zeichnungen wiedergegeben werden.

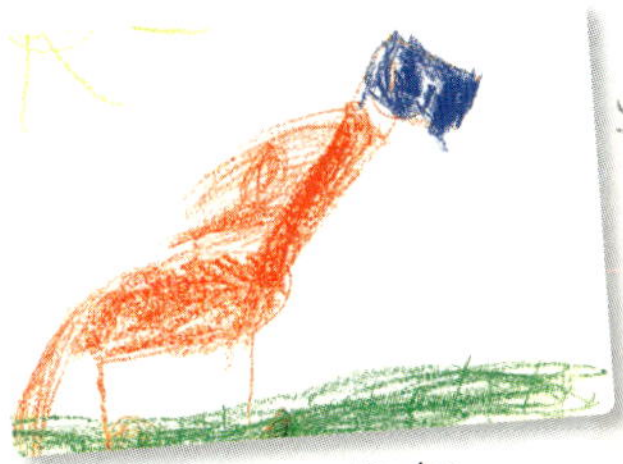

Bild eines 5-jährigen Kindes

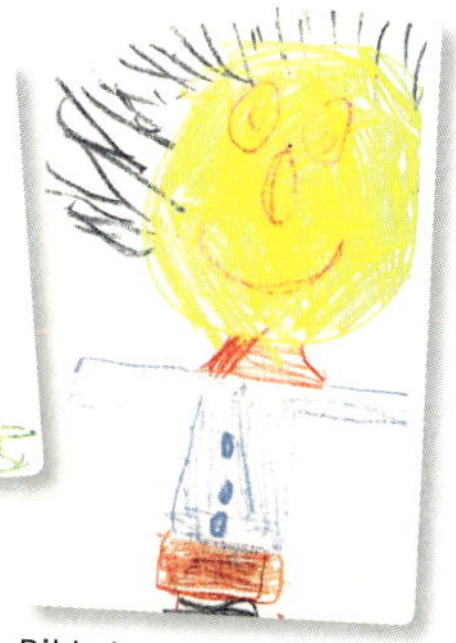

Bild eines 8-jährigen Kindes

Bedeutung

Die Entwicklung und Beherrschung der Motorik ist von großer Bedeutung für den Menschen und seine Gesamtentwicklung, denn Bewegungen ermöglichen

- das Kennenlernen der Umwelt
- das Sammeln neuer Erfahrungen
- die Erweiterung der Wahrnehmung, die zum Denken anregt
- die Kontaktaufnahme
- den Ausdruck von Gefühlen

Bewegung und Beweglichkeit bilden grundlegende Voraussetzungen für weitere Entwicklungsfortschritte: Eine gezielte Wahrnehmung ist nur möglich, wenn die Augen durch Kopfdrehung den Bewegungen folgen können. Kontrollierte Bewegungen bilden eine grundlegende Voraussetzung für das Spielen, durch das Erfahrungen mit Gegenständen und Personen gesammelt werden.

Störungen

im Bereich der Motorik können

- **organisch** bedingt sein:
  - angeboren oder
  - erworben (Krankheit/Unfall; vgl. Kap. 9)
- **sozial** bedingt sein:
  Bewegungsmangel durch fehlende Spielmöglichkeiten.
  Vor allem in den Großstädten gibt es oft sehr wenige Bewegungsmöglichkeiten, um die Beherrschung der Motorik zu erlangen. Manche Kinder verlassen kaum noch die Wohnung, um mit anderen zu spielen. Bewegungsformen werden dann nicht mehr unmittelbar erlebt, sondern nur durch das Fernsehen „erfahren". Das kann beispielsweise zu Übergewicht, Konzentrationsmangel, Realitätsverlust oder einer insgesamt verzögerten Entwicklung führen.

Förderung

Die motorische Entwicklung kann durch folgende Maßnahmen gefördert werden:

- Hand-Auge-Koordination trainieren, z. B. durch Ballspiele;
- gezielte Beschäftigungen durchführen, wie Ausschneiden und Kleben von Figuren oder Kekse backen;
- Bedingungen herstellen, die zum Laufen und Klettern herausfordern;
- Bewegungsräume schaffen;
- Erfahrungen ermöglichen, die den Entwicklungsstand des Einzelnen berücksichtigen;
- auf eine gesunde Ernährung achten, um z. B. Übergewicht zu vermeiden;
- auf ständige Ermahnungen zur Vorsicht unbedingt verzichten.

	Täglich min. 60 Min. körperlich aktiv (WHO-Empfehlung erfüllt)	Seltener als an 2 Tagen pro Woche 60 Min. körperlich aktiv
Mädchen	**25,4 %**	**8 %**
Alter		
3–6 Jahre	50,7 %	4,9 %
7–10 Jahre	30,5 %	3,4 %
11–13 Jahre	12,0 %	8,5 %
14–17 Jahre	8,0 %	14,8 %
Jungen	**29,4 %**	**4,7 %**
Alter		
3–6 Jahre	52,2 %	2,8 %
7–10 Jahre	31,4 %	5,6 %
11–13 Jahre	17,4 %	6,8 %
14–17 Jahre	15,0 %	4,0 %

Körperliche Aktivität bei 3- bis 17 jährigen Mädchen und Jungen nach Alter und Sozialstatus (Quelle: RKI (Hrsg.); Faktenblatt zu KiGGS Welle 1, 2014)

AUFGABEN

1. Erläutern Sie die in der Tabelle ausgewiesenen Zahlen.
2. Welche Schlussfolgerungen ziehen Sie daraus für Ihre Arbeit?

Am Bewegungsverhalten lassen sich viele Entwicklungsstörungen erkennen. Wenn die Eltern oder Erzieher Verzögerungen in der Entwicklung feststellen, sollten sie sich von Fachleuten Rat und Hilfe holen. Diese können zur Klärung der Frage beitragen, ob das Kind ein „Spätzünder“ ist oder ob es andere Ursachen für eine abweichende Entwicklung gibt.

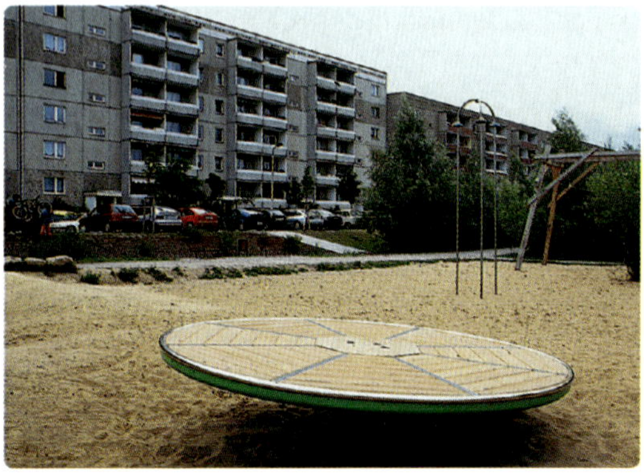

Spielplatz I

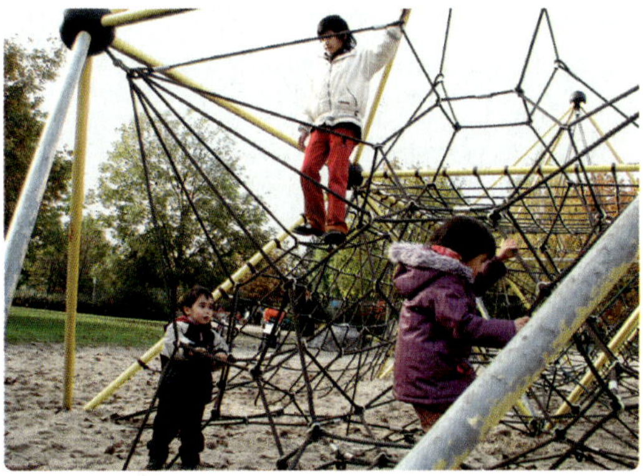

Spielplatz II

AUFGABEN

1. Gehen Sie zu einem Spielplatz in Ihrer Nähe und beurteilen Sie ihn unter folgenden Gesichtspunkten:
   a) Bietet er Möglichkeiten zum Laufen und Klettern?
   b) Gibt er Anregungen zum Ausprobieren und Gestalten?
   c) Für welches Alter sind die vorhandenen Spiel- und Turngeräte geeignet?
2. Befragen Sie anwesende Eltern,
   a) ob sie mit dem Angebot zufrieden sind,
   b) welche Änderungen sie sich wünschen würden.
   Bereiten Sie die Befragung in Kleingruppen vor.

6.5.2 Wie entwickeln sich die kognitiven Fähigkeiten?

Wahrnehmung

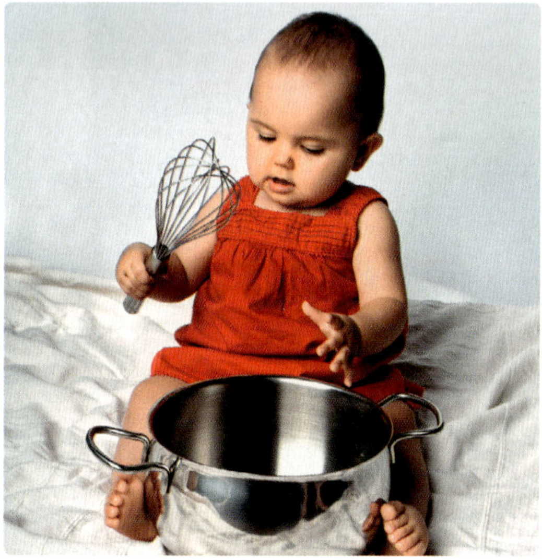

Kind mit Kochtopf

BEISPIEL

Als Praktikantin kommen Sie im Altenpflegeheim in das Zimmer einer alten Dame, die Sie längere Zeit nicht auf dem Flur gesehen haben. Sie nehmen einen durchdringenden, strengen Geruch wahr und sehen, dass die Bewohnerin ganz still mit geschlossenen Augen im Bett liegt. Sie fühlen die Hauttemperatur und den Pulsschlag und leiten die notwendigen Maßnahmen ein.

AUFGABEN

3. Beschreiben Sie das obige Bild.
   Welche Sinne hat das Kind beteiligt?
4. a) Welche Sinne haben Sie als Praktikantin im obigen Beispiel benutzt?
   b) Welche Fähigkeiten müssen Sie haben, um richtig zu handeln?
   c) Ein Kind würde in einer solchen Situation wahrscheinlich sagen: „Ih, hier riecht es aber. Schau mal, Oma schläft!“ Wie ist das zu erklären?

Die Wahrnehmungsfähigkeit entwickelt sich erst langsam. Da einem Kind viele Erfahrungen fehlen, nimmt es seine Umwelt anders wahr als ein Erwachsener. Es geht davon aus, dass andere Menschen alles aus demselben Blickwinkel sehen.

BEISPIEL

Ein kleines Kind hält sich die Augen zu und ruft: „Such mich mal!“ Weil das Kind nichts sehen kann, nimmt es an, dass es von den anderen auch nicht gesehen wird.

Die Begrenztheit der Wahrnehmung kommt im Handeln, im Denken und in der Sprache zum Ausdruck:

- Das Kleinstkind nimmt nur das wahr, was es sieht. Wird ein Gegenstand unter einem Tuch verborgen, so ist er für das Kind nicht vorhanden.
- Den Dingen werden die gleichen Fähigkeiten zugeordnet, die man selbst empfindet. Stößt sich das Kind an einem Tisch, so schlägt es den Tisch mit dem Ausruf: „Du böser Tisch!“

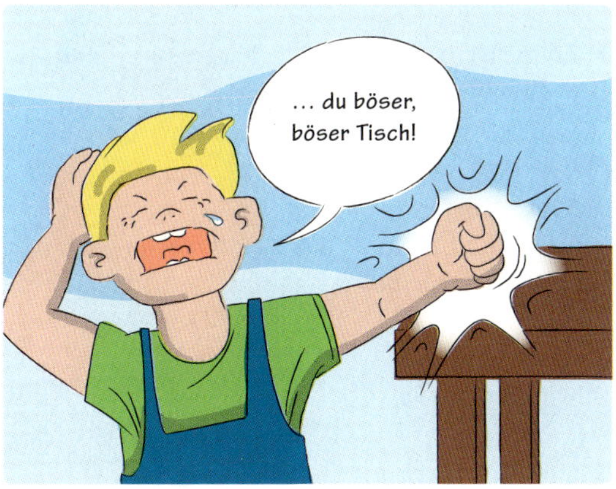

Zunächst entwickeln sich die Sinne und nehmen Empfindungen auf (vgl. Kap. 3.2.1).
Dann bildet sich die **räumliche Wahrnehmung** aus. Vor dem zweiten Lebensjahr glaubt das Kind, dass ein Baum, der vor ihm steht, größer ist als der gleiche Baum, der weit weg steht. Erst später kann es die Größe zur Entfernung in Beziehung setzen.
Als **Zeit** wird nur die Gegenwart wahrgenommen.
Mit zunehmendem Alter werden die Wahrnehmungen mit Erfahrungen, Erwartungen, Bedürfnissen, Gefühlen und Denken verknüpft. Das Bild von der Welt hat sich verändert. Das Kind würde zur auf S. 106 beschriebenen Situation nun vielleicht sagen: „Was hat die Frau? Ist sie krank? Soll ich Hilfe holen?“

Bedeutung

Die Entwicklung der Wahrnehmung ist die Grundlage für die Entwicklung der anderen kognitiven Fähigkeiten. Das Kind nimmt Eindrücke aus der Umwelt mit allen Sinnen auf und macht dabei Erfahrungen. Diese werden gespeichert, miteinander verknüpft und führen zu Handlungen.

Störungen

- können **organisch** bedingt sein:
  - eingeschränkte Aufnahme von Reizen (z. B. durch eine Hör- oder Sehstörung)
  - eingeschränkte Verarbeitung von Reizen (z. B. durch eine Kopfverletzung nach einem Unfall)
- können **sozial** bedingt sein:
  eingeschränkte Wahrnehmungsfähigkeit durch eine nicht anregende und eintönige Umwelt

Förderung

Anregungen können mithilfe unterschiedlicher Reize gegeben werden, z. B.:

- Kinderlieder singen
- CDs anhören
- Erfahrungen sammeln lassen durch Befühlen, In-den-Mund-Nehmen

Sprache

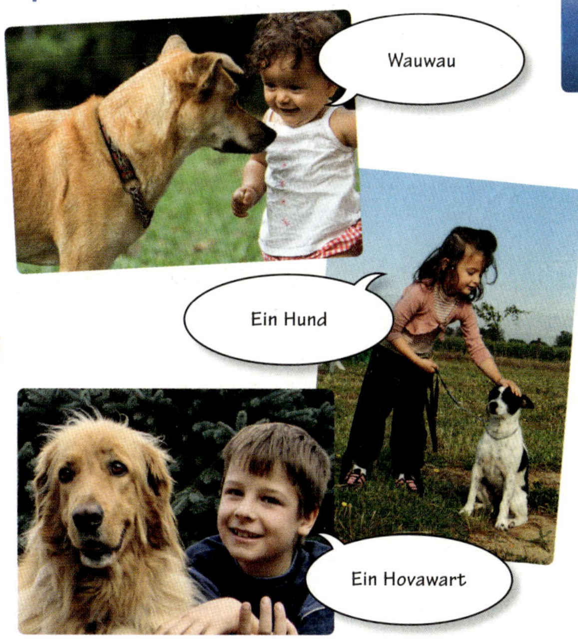

Altersabhängige Bezeichnungen für einen Hund

AUFGABE

Wie sind die verschiedenen Bezeichnungen für das Tier zu erklären?

Die **Sprachentwicklung** lässt sich in verschiedene Stufen einteilen, die sich teilweise überschneiden.
Die erste Stufe, die auch als **vorsprachliche Periode** bezeichnet wird, umfasst etwa das erste Lebenshalbjahr. Während dieser Zeit ist der Sprachumfang begrenzt. Die erste Äußerung eines Menschen ist der Geburtsschrei.

Die Sprache des Neugeborenen besteht aus Schreien und Gurgellauten. Viele Eltern können schon bald aufgrund von Klangunterschieden erkennen, ob das Kind Hunger oder körperliche Schmerzen hat.
Allmählich entwickeln sich mit dem Lallen und der Nachahmung von Erwachsenen erste Formen der Sprache (Babysprache). Während dieser Zeit, die man als **„Lallperiode"** oder **„Plapperphase"** bezeichnet, wiederholt das Kind eigene und fremde Laute (da-da-da; ba-ba). Betonungen und Änderungen der Lautstärke, wie sie bei Erwachsenen üblich sind, werden nachgeahmt. Diese Laute kann das Kind geringfügig abwandeln.
Gegen Ende des ersten Lebensjahres beginnt die zweite Epoche, sie wird durch einen Abschnitt eingeleitet, in dem Laut- und Lalläußerungen allmählich in **Einwortsätze** übergehen.
Das kindliche „Mama" kann nicht als „Mutter" übersetzt werden. „Mama" hat die Bedeutung eines ganzen Satzes, z. B. „Mutter, gib mir", „Mutter, komm her", „Mutter, ich habe Durst", „Mutter, hilf mir".

Das einjährige Kind verfügt über einen aktiven Wortschatz von ein bis zwei Wörtern, das zweijährige bereits über etwa 50 Wörter.

Mit zunehmendem Alter
- wird der Wortschatz umfangreicher und die Fähigkeit, sich sprachlich genau auszudrücken, nimmt zu: Sätze werden aus Hauptwörtern und Grundformen der Tätigkeitswörter gebildet, ohne grammatische Regeln zu beachten („Papa einkaufen.").
- entwickelt sich das Verständnis, dass die Dinge Namen haben („Das ist ein Hund."). Gleichzeitig erfragt das Kind die Namen („Isn des?"). Man spricht deshalb auch vom **ersten Fragealter**.
- erweitern sich Wortschatz und Ausdrucksfähigkeit.
- können Wörter in Buchstaben zerlegt werden. Das ist wichtig für das Lesen und Schreiben.
- werden Satzbau und Grammatik verstanden und gestalterisch angewandt.

Mit ca. fünf Jahren kann sich ein Kind umfassend und sprachlich gut verständigen. Dies ist die Zeit des **zweiten Fragealters** mit „Warum-Fragen".

Folgende Aspekte wirken auf die Sprachentwicklung ein:
- Je nach Region gibt es Mundarten und Dialekte, die nicht immer außerhalb dieser Region verstanden werden. Diese regionalen Unterschiede beeinflussen die Sprachentwicklung. Kinder, die im Elternhaus überwiegend Dialekt sprechen, erfahren in der Schule, in der Hochdeutsch die Regelsprache ist, häufig Nachteile. Schulschwierigkeiten können auftreten. Die regional gebundenen Mundarten prägen auch die kindliche Sozialisation, da sie in der Regel über einen geringeren Wortschatz verfügen.
- Viel Lesen, Vorlesen und Miteinandersprechen vergrößern den Wortschatz.

Bedeutung

Die Sprache ist die Grundlage für die Verständigung. Man kann sich nur unzureichend verständlich machen, wenn man nicht oder nur schlecht spricht (vgl. Kap. 4 und 9).

Störungen

Zwei Arten von **Sprachstörungen** – Stammeln und Stottern – kommen im Kindesalter häufig vor (vgl. S. 182). Unter **Stammeln** versteht man, dass einzelne Laute oder Lautgruppen nicht richtig ausgesprochen werden. Vom **Stottern** spricht man, wenn der Redefluss unterbrochen wird und Satzteile wiederholt werden. **Ursachen** können sein:
- Verkrampfungen der Sprachmuskulatur, die organisch oder psychisch bedingt sein können,
- mangelnde Anregungen für „richtiges" Sprechen,
- Ungeduld, Überforderung und Grobheit der Eltern bzw. Erziehenden,
- ein Piercing in der Zunge.

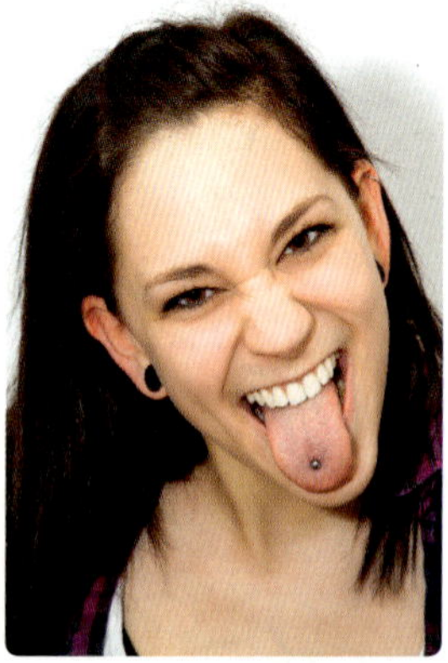
Zungenpiercing

Förderung

- Herstellen einer Beziehung zum Kind
  Man sollte von Geburt an viel mit dem Kind sprechen, zunächst in kurzen Sätzen und Babysprache, um eine gefühlsmäßige Beziehung aufzubauen. Dabei sind Tonfall und Melodie der Stimme von Eltern entscheidend, weniger der Sprachinhalt.

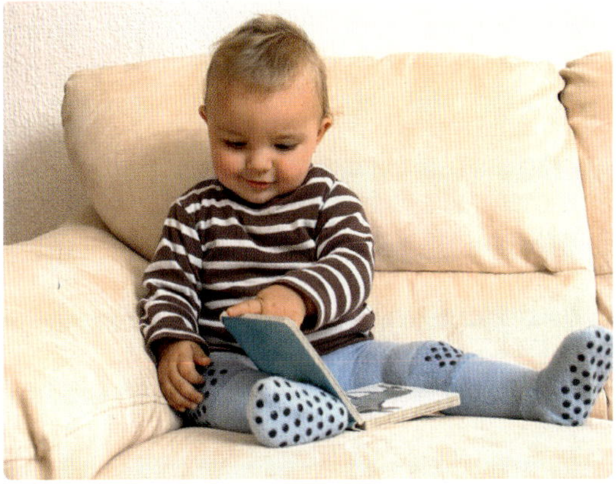

Erste Erfahrungen mit Literatur

- Sprache und Sprechen der Eltern
  Kinder übernehmen den Wortschatz und die Ausdrucksweise der Eltern. Eltern sollten sich deshalb als nachahmenswerte Vorbilder verhalten.
- Lesen und Vorlesen
  Das Vorlesen von zunächst einfachen Texten, der Umgang mit Bilderbüchern, das gemeinsame Singen von Kinderliedern mit Unterstützung entsprechender Körperbewegungen sowie das „Vortragen" von Kinderreimen in Elternhaus, Kindergarten und Schule fördern die Sprachentwicklung.

Fallen Eltern oder Erziehenden Sprachstörungen auf, sollte der Kinderarzt aufgesucht werden. Dieser entscheidet über weitere Maßnahmen.

AUFGABEN

1. Stellen Sie die Sprachentwicklung in einer Tabelle dar.
2. Suchen Sie drei Kinderreime heraus.
   a) Was vermitteln sie dem Kind?
   b) Wie sind sie sprachlich aufgebaut?
   c) Probieren Sie diese Reime möglichst mit Kindern aus und schildern Sie Ihre Erfahrungen.
3. Bearbeiten Sie den Text von zwei Kinderliedern:
   a) Was vermittelt der Text dem Kind?
   b) Wie wird das Leben bzw. der Mensch dargestellt?

Denken

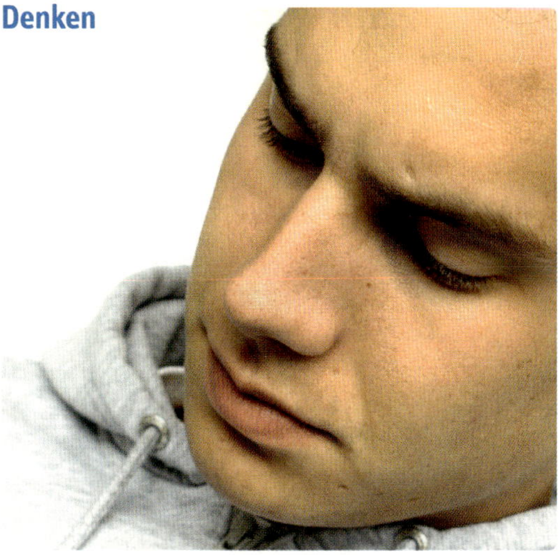

Ein denkender Mensch?

AUFGABE

4. Wie kann man zu der Einschätzung kommen, dass der Mensch auf dem Bild denkt?

Denken ist ein Vorgang, den man nicht sehen kann. Aus Äußerungen und Verhaltensweisen eines Menschen kann man schließen, dass ein Mensch die Fähigkeit zu denken besitzt.

BEISPIEL

Ein Kind möchte einen Gegenstand von einem Tisch haben, reicht aber nicht an ihn heran. Es holt sich einen Stuhl und steigt darauf. Das Kind hat durch Überlegung das Problem „Unerreichbarkeit" gelöst.

Beobachtungen haben ergeben, dass die Entwicklung des Denkens sich in vier Stufen vollzieht. Den Stufen werden Altersangaben zugeordnet; sie dienen zur Orientierung und sind nicht als starre Begrenzungen anzusehen.

1. Denken als Form der Wahrnehmung über die Sinne
(Entwicklung von der Geburt bis etwa zum zweiten Lebensjahr)

Die geistige Entwicklung des Kindes beginnt mit der Aufnahme von Reizen über die Sinne. Geräusche, Töne, Wärme, Kälte, Berührungen werden wahrgenommen.

6

In diesem Lebensabschnitt werden Gegenstände ergriffen und die Zusammenarbeit der Sinne verstärkt sich. Das Kind erfasst jetzt die Objekte in seiner Umgebung mit allen Sinnen. Gegenstände, die zunächst zufällig berührt worden sind, werden nun gezielt mit den Händen angefasst, in den Mund gesteckt oder geschüttelt.
Schließlich erforscht das Kind zielgerichtet seine Umwelt und zieht daraus Erkenntnisse: „Wenn man an der Schnur des Mobiles zieht, bewegen sich die Figuren."
Jedes neue Ausprobieren erweitert die Erfahrungen des Kindes.

2. Stufe des anschaulichen Denkens
(etwa vom zweiten bis siebten Lebensjahr)

Die Kinder haben jetzt bereits eine Vorstellung von Zeit, zum Beispiel: „Sonntag ist, wenn die Zahl auf dem Kalenderblatt rot ist."

Auch wenn die kognitiven Fähigkeiten immer mehr zunehmen, können sie in diesem Alter nur **ein** Merkmal zur gleichen Zeit erfassen, wie aus dem folgenden Umfüllversuch deutlich wird.

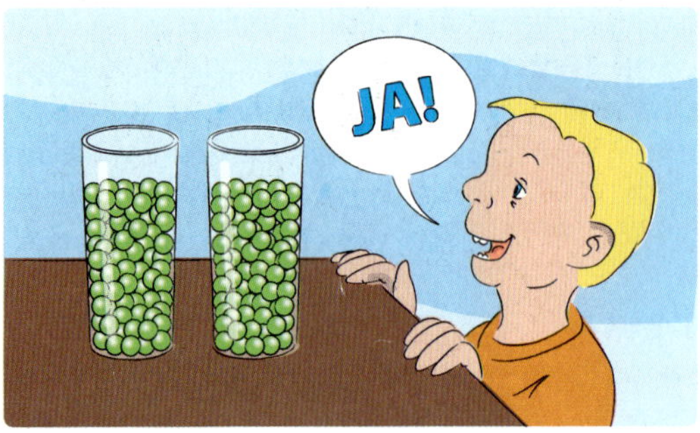

Umfüllversuch I

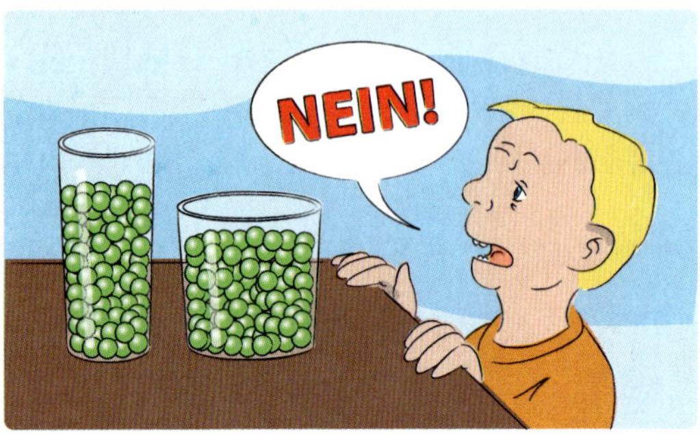

Umfüllversuch II

BEISPIEL

Zeigt man einem Kind zwei gleich große Gläser mit Perlen und fragt, ob in beiden gleich viele seien, wird es mit „Ja" antworten.
Schüttet man die Perlen vor den Augen des Kindes in einen hohen, schmalen und einen breiten, flachen Behälter und wiederholt die Frage, wird das Kind mit „Nein" antworten.
Kinder dieser Entwicklungsstufe betrachten ausschließlich die Höhe des Inhalts.

Allmählich kann das Kind zwischen tatsächlichen und gezeichneten Gegenständen unterscheiden: „Der Löwe in dem Bilderbuch ist ein anderer als der Löwe im Zoo."

In dieser Phase sieht sich das Kind als Maßstab aller Dinge. Es betrachtet alles aus seiner Sicht. Diese **Ichbezogenheit** fällt auf, wenn das Kind Geschichten erzählt. Es lässt dabei wichtige Informationen weg, weil es davon ausgeht, dass der Zuhörer das Gleiche denkt und fühlt wie es selbst. Das wird beispielsweise beim Telefonieren deutlich. Das Kind nennt seinen Namen nicht, wenn es bei einem Anruf den Hörer abnimmt, weil es meint, dass der Anrufer weiß, wer am anderen Ende der Leitung ist.
Außerdem erfolgt das Denken von Kindern dieser Altersstufe eingleisig.

BEISPIEL

Kinder in diesem Alter verstehen nicht, dass der Opa nicht nur der Opa ist, sondern gleichzeitig auch der Vater des Vaters.

3. Stufe des logischen Denkens
(etwa vom siebten bis elften Lebensjahr)

Das Denken ist immer weniger an Gegenständen und Erfahrungen ausgerichtet. Das Zählen von 1 bis 10 ist zu Beginn dieser Stufe vielleicht noch an Äpfel gebunden; allmählich kann das Kind jedoch auch ohne Gegenstände zählen.

Mit der Zeit entwickelt sich die Fähigkeit, mehrere Merkmale von Gegenständen gleichzeitig wahrzunehmen und zu verknüpfen. Die Kinder verwenden Ordnungsbegriffe und können nun auch Ober- und Unterbegriffe unterscheiden.

BEISPIEL

Eine Frage wie „Was ist das Gemeinsame von Milch, Wasser und Limonade?" wird in der Regel richtig beantwortet und von Kindern unter dem Oberbegriff Getränk oder Flüssigkeit zusammengefasst.

Ein neunjähriges Kind ist normalerweise fähig zu erkennen, dass bei dem Umfüllversuch auf S. 110 die Menge der Perlen jeweils gleich ist.

4. Stufe des abstrakten Denkens
(etwa ab dem elften Lebensjahr)

Allmählich ist das Kind in der Lage, mit Begriffen und Vorstellungen umzugehen. Damit geht es über das Sichtbare und Anfassbare hinaus. Aus dem „Greifen" ist das „Begreifen" geworden.
Bei der Gestaltung von Unterricht und Ausbildung werden Kenntnisse über die Entwicklung des Denkens berücksichtigt. Es ist kein Zufall, dass Erfahrungen mit der Vergangenheit über „Geschichten" vorgestellt werden. Erst ab einem Alter von etwa elf Jahren kann man das Fach „Geschichte" unterrichten.

Störungen

- können **organisch** bedingt sein, z. B.:
  - durch Trisomie 21 (während der frühen Schwangerschaft ist eine Zellteilung „fehlerhaft" verlaufen),
  - durch einen Unfall kann es zu einer Hirnverletzung kommen, die die Denkfähigkeit einschränkt.
- können **sozial** bedingt sein, z. B.:
  - durch ständige Überforderung,
  - durch eine strenge Erziehung,
  - durch eine Umgebung mit zu wenigen oder zu vielen Reizen.

Eine gestörte Denkentwicklung lässt sich im Einzelfall nur durch genaue Beobachtung feststellen. Haben Eltern bzw. Erziehende den Eindruck, die Denk- und Lernfähigkeit unterscheidet sich deutlich von Kindern der gleichen Altersgruppe, sind rechtzeitig Fachleute gefordert.

Förderung

Grundsätzlich gilt, dass eine kindgerechte Umwelt mit Freiräumen zu schaffen ist, in der das Kind mit sich und seiner Umwelt experimentieren kann. Ständig einschränkende Verbote behindern hingegen die Entwicklung.

BEISPIEL

Kleine Kinder helfen gerne beim Blumengießen. Sie erhalten eine kleine Gießkanne, die mit wenig Wasser gefüllt ist. Erfahrungsgemäß werden bei einem zweijährigen Kind die Kleidung und der Fußboden nass. Anstatt das Blumengießen zu verbieten, ist es besser, die nasse Kleidung zu wechseln.

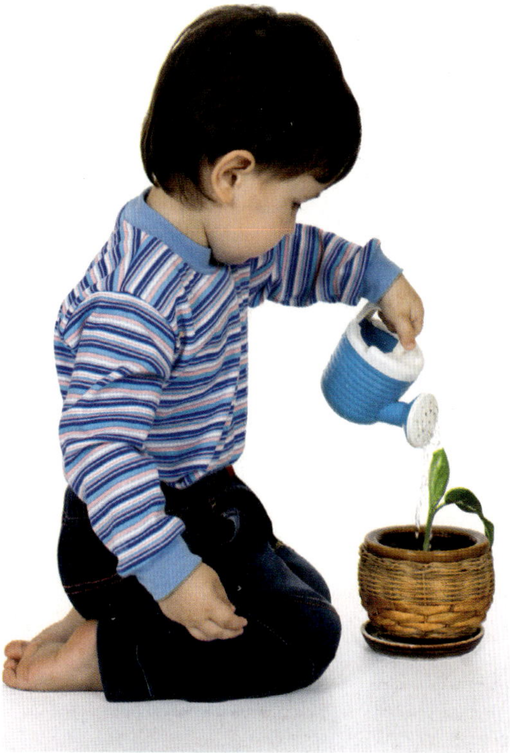

Kind beim Blumengießen

AUFGABEN

Vera und Clara streiten sich um zwei mit Saft gefüllte Gläser. Beide wollen aus dem hohen und nicht aus dem breiten Glas trinken. Ihre Mutter fragt nach dem Grund des Streits. „Ich will das hohe Glas, weil da mehr drin ist. Ich habe Durst." „Nein, ich will auch aus dem Glas trinken." Die Mutter erklärt, dass in beiden Gläsern gleich viel Saft sei. Die Kinder können dies nicht verstehen.

1. Wie alt sind die Kinder in dem Beispiel? Erläutern Sie Ihre Überlegungen.
2. Auf welches Merkmal – Höhe, Länge, Volumen – ist die Aufmerksamkeit der Kinder gerichtet?

6.5.3 Wie entwickelt sich die Sexualität?

BEISPIELE

Kindergartenkinder fragen ihre Eltern:
„Mama, Leon sagt, sein Pimmel ist ganz groß und meiner ist so klein. Stimmt das?“
„Papa, Amelie sagt, dass ihr Papa mit ihrer Mama gebumst hat. Was ist das?“

AUFGABE

1. a) Was würden Sie als Erziehende antworten?
   b) Was wird aus den Fragen deutlich?
   Bearbeiten Sie die Fragen in einer Kleingruppe.

Bereits im zweiten Lebenshalbjahr lassen sich „sexuelle“ Handlungen beobachten. Der Säugling berührt beim Baden seine Geschlechtsorgane. Streicheln wird als angenehm empfunden.
Im Vorschulalter nimmt das Interesse am Körper zu, vor allem an dem des anderen. Körper und Geschlechtsteile werden einander gezeigt, interessiert angesehen und die Geschlechtsunterschiede werden dabei wahrgenommen. Bei Rollenspielen wie z. B „Doktor“ und „Mutter und Kind“, die in diesem Alter sehr beliebt sind, kann der Körper des anderen betastet und untersucht werden. Das Interesse ist auch in der Schulzeit noch vorhanden. Langsam entwickelt sich eine Einstellung zum eigenen Körper. Ist die Einstellung negativ, kann es zu Störungen in der weiteren Entwicklung kommen.

Störungen

Störungen im Bereich der sexuellen Entwicklung können auftreten, wenn

- Erziehende nicht offen mit ihrer eigenen Sexualität und der der Kinder umgehen.
  Beantworten Eltern z. B. neugierige Fragen zum Thema Sexualität nicht oder nur ausweichend, kann der natürliche Umgang mit dem eigenen Körper gestört werden: Entweder wird er noch interessanter, da verbotene Dinge besonders reizen, oder er wird abgelehnt, was zu Verklemmtheit und Prüderie führt. Beide Verhaltensweisen erschweren den Aufbau von beständigen Beziehungen.
- sexuelle Handlungen von Kindern verboten und bestraft werden.
  Kinder bekommen ein schlechtes Gewissen und erleben Sexualität als etwas Schlechtes oder Schmutziges. Dies kann dazu führen, dass sie in ihrer weiteren Entwicklung Reaktionen des Körpers ablehnen oder zu unterdrücken versuchen. Dadurch kann die gesamte Entwicklung nachhaltig gestört werden und es kann zu Schuldgefühlen kommen.
- Kinder sexuell missbraucht werden.
  Ängste, Schuldgefühle und lebenslange psychische Störungen können die Folge sein, vor allem wenn die Erziehenden bei Entdeckung heftig reagieren.

Förderung

- Erziehende sollten Sexualität als natürlichen Bestandteil des Lebens annehmen.
- Kindliche „sexuelle“ Handlungen wie Berühren der Geschlechtsorgane oder „Doktorspiele“ sollten nicht bestraft werden.
- Kinder sollten aufgeklärt werden, wenn sie fragen. Der Anblick einer schwangeren Frau kann Fragen auslösen, die altersgemäß, aber offen beantwortet werden sollten.
- Bei Verdacht auf sexuellen Missbrauch sollte man versuchen, ruhig und freundlich zu bleiben, und unbedingt Fachleute hinzuziehen.

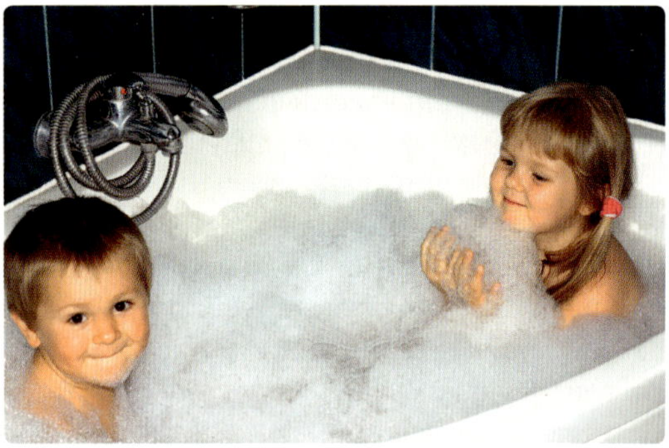

Kinder in der Badewanne

AUFGABEN

2. Ein siebenjähriger Junge hat gehört, wie seine Mutter sagte: „Ich bin so verspannt, ich gehe erst mal in die Badewanne.“ Daraufhin äußert er den Wunsch, mit ihr zusammen zu baden.
   a) Was könnte die Mutter antworten?
   b) Wie würden Sie antworten?
   Begründen Sie Ihre Antworten.
3. Wie wurde in Ihrer Familie mit Sexualität umgegangen? Bei einem vertrauensvollen Klima in Ihrer Lerngruppe sollten Sie Ihre Überlegungen vorstellen und Verbesserungsvorschläge ausarbeiten.

6.5.4 Wie entwickelt sich das Sozialverhalten?

BEISPIEL

Inka (4 J.) besucht oft ihre gleichaltrige Freundin Sophia. Sophia hat eine besondere Puppe (Mimi), um die es häufiger Streit gibt. Eines Tages stürmt Inka herein, reißt Mimi an sich und sagt: „Heute bekomme ich Mimi. Ich bin Besuch und Besuch geht vor."

AUFGABEN

1. Wie kommt Inka zu dieser Aussage?
2. Welche Haltung steckt dahinter?

Die ersten sozialen Kontakte baut der Säugling zu **einer** Person auf, in der Regel zur Mutter. Die Kontakte erweitern sich allmählich auf die Familie, den Freundeskreis und das weitere Umfeld.

Die erste Kontaktaufnahme des Säuglings zu einem Menschen erfolgt bei der Nahrungsaufnahme mit dem Saugen. Das Saugen ist für den Säugling aus mehreren Gründen wichtig:

- Es werden biologische Bedürfnisse wie Hunger und Durst befriedigt.
- Außerdem erfährt er durch den Haut- und Körperkontakt Zuwendung. Es erfolgt ein Austausch von Gefühlen und nicht-sprachlichen Mitteilungen.

Die meisten Mütter bleiben während des Stillens ruhig. In den Pausen wiegen sie das Kind mit ihren Armen, streicheln es und sprechen mit ihm. Hierdurch wird eine grundlegende soziale Beziehung zwischen Mutter und Kind hergestellt. Die Erfahrung des Kindes, sich auf eine Person verlassen zu können, bildet die Grundlage für das Gefühl, sich auch auf andere Menschen verlassen zu können. Man spricht deshalb auch vom **Urvertrauen**. Es ist wichtig für die gesamte Entwicklung.

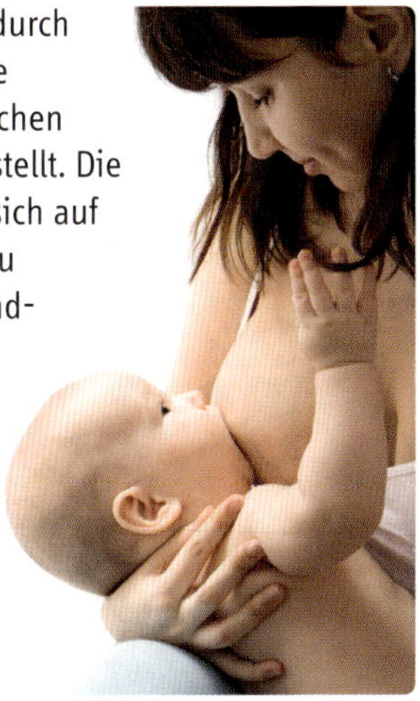

Stillende Mutter

Das Schreien und Weinen des Säuglings kann als zielgerichteter Wunsch nach Sozialkontakten angesehen werden. Es handelt sich um ein Signal mit mehreren Bedeutungen: Der Säugling hat Hunger, Durst oder Schmerzen. Es kann sich aber auch um das Signal handeln: Ich will zu einer mir vertrauten Person, die mir Zuneigung und Geborgenheit vermittelt. Geht die Bezugsperson einfühlsam auf den schreienden Säugling ein, wird die Bindung zwischen beiden verstärkt.
Die soziale Entwicklung, insbesondere in den ersten Lebensmonaten und -jahren, beschränkt sich nicht ausschließlich auf die Mutter-Kind-Beziehung. Wichtig ist auch der Aufbau von Beziehungen zum Vater. Hierzu bieten sich vor allem das Baden und Windelwechseln an, Tätigkeiten, die Körperkontakt und intensive Zuwendung ermöglichen.

Mit zunehmendem Alter des Kleinkindes wird diese eine Beziehung durch weitere Personen bereichert. Dass eine Bindung an eine Bezugsperson entstanden ist, lässt sich an zwei Verhaltensweisen erkennen:

- dem **Fremdeln**, das etwa mit dem achten Lebensmonat auftritt. Die Kinder reagieren mit Abwehr auf fremde Personen.

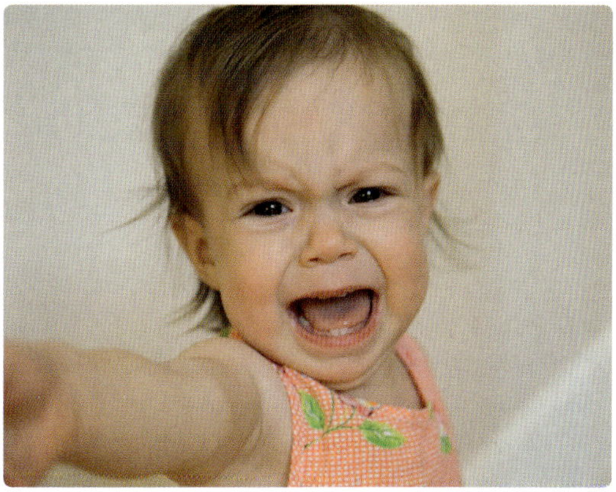

Trennungsangst

- der **Trennungsangst**, die auftritt, wenn ein Kind in einer fremden Umgebung von der Bezugsperson alleine gelassen wird.

Beide Verhaltensweisen treten in der Regel auf, wenn ein Mensch eine sichere Beziehung aufgebaut hat und deshalb auch einen Verlust spüren kann. Ein Kind, das keine Beziehung aufgebaut hat, geht auf jeden ohne Hemmungen zu.

6

Ein weiterer wichtiger Entwicklungsschritt ist die Entdeckung der eigenen Person. Das Kind im Alter zwischen eineinhalb und drei Jahren verwendet nun die Ichform und erweitert ständig sein Umfeld. Es versucht, Tätigkeiten alleine auszuführen und seine Fähigkeiten kennenzulernen. In den Augen der Erwachsenen erscheint das Kind jetzt häufig trotzig. Man spricht deshalb auch von der Trotzphase, verwendet heute allerdings den Begriff **Autonomiealter**.

Mit dem Eintritt in den Kindergarten und die Schule erfolgt jeweils eine Erweiterung des Umfelds und der sozialen Fähigkeiten. Das Kind wird nun immer selbstständiger und kritischer. Trotzdem braucht es noch Geborgenheit und viel Zuwendung.
Der Besuch eines Kindergartens ermöglicht Erfahrungen mit Gleichaltrigen. Diese sind wichtig, um die eigenen Stärken und Schwächen kennenzulernen, sich durchzusetzen, sich anzupassen, zu verzichten.
Die Auseinandersetzung mit Gleichaltrigen in Gruppen (Peergroup) bildet die Grundlage für das Leben in der Gemeinschaft. Entwicklungen in anderen Bereichen, wie Sprache und Spielverhalten, tragen wesentlich zur sozialen Entwicklung bei bzw. bilden die Voraussetzungen.

Die Entwicklung des Sozialverhaltens kann auch am **Spielverhalten** erkannt werden:

- Typisch für das Spiel im ersten Lebensjahr ist das **Alleinspiel.** Während dieses Zeitabschnitts spielt das Kind mit sich selbst und erkundet seinen eigenen Körper. Es ertastet Gegenstände, führt sie zum Mund und erzeugt Geräusche.
  Bevorzugt werden auch Spiele mit sich wiederholenden Abläufen:
  Die Bezugsperson rollt dem Kind einen Ball zu, den es aufnimmt und wegwirft. Das Kind ist begeistert, wenn dieser Vorgang möglichst häufig wiederholt wird.
  Kinder schauen fasziniert auf eine (Taschen-) Lampe, die häufig ein- und ausgeschaltet wird.
- Mit zwei Jahren nimmt es andere Kinder beim Spielen wahr und schaut ihnen zu.
- Zwischen zweieinhalb und viereinhalb Jahren wird das Alleinspiel seltener. Es bahnt sich das **Parallelspiel** an: Kinder spielen nebeneinander, jedes für sich. Soziale Kontakte entstehen häufig durch die Auseinandersetzung um ein begehrtes Spielzeug, wie bei Inka und Sophia (s. S. 113).

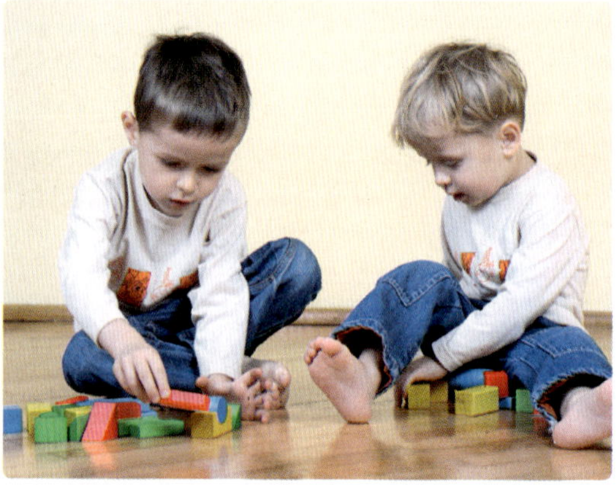

Kinder beim Parallelspiel

- Ab etwa drei Jahren erfolgt ein Austausch von Spielgegenständen – eher zufällig. Es zeigen sich erste Ansätze zu gemeinsamen **Rollenspielen.** Ein Miteinander ist zu beobachten. Das Spiel wird nach einfachen Regeln organisiert.
- Ab etwa dem fünften Lebensjahr findet das organisierte Spiel statt. Zunächst spielt man
  - nach festen Regeln, die man nicht verändern darf,
  - dann werden Regeln abgestimmt.

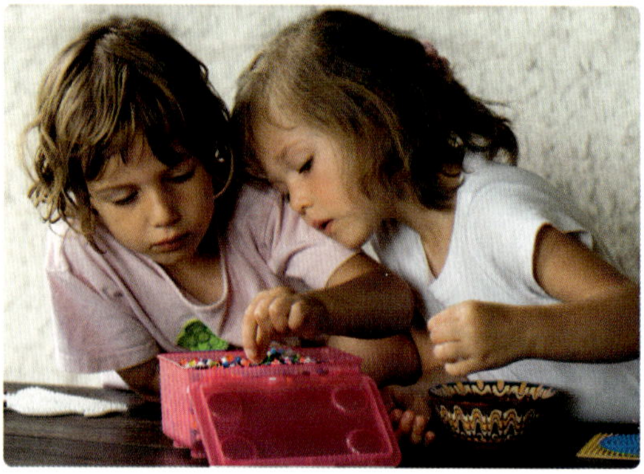

Gemeinsames Spielen

Es erfolgen Zusammenarbeit und **Teamspiele**. Das **Regelspiel** bahnt sich an. Spiele der fünf- bis zehnjährigen Kinder laufen nach festen Regeln ab. Wer sich nicht an die Regeln hält, wird bestraft. Mit zunehmendem Alter werden Spiele mit vielfältigen, selbstbestimmten und veränderten Regeln bevorzugt. Der Gedanke, von vorgegebenen Regeln abzuweichen und für ein bestimmtes Spiel eigene Regeln zu entwickeln, wird immer häufiger umgesetzt.

Das Spiel erfüllt verschiedene Aufgaben:

1. Der Mensch lernt, sich mit seiner Umwelt auseinanderzusetzen. Gerade deshalb kommt dem Spielen im Vorschulalter eine große Bedeutung zu. Durch das Spiel werden Anregungen zur (Weiter-)Entwicklung in verschiedenen Bereichen gegeben:
   - Das Miteinander wird gefördert (Einfinden in die Gruppe).
   - Die Sprache wird geschult (Regeln müssen erklärt werden).
   - Die Wahrnehmungsfähigkeit wird erweitert (das Verhalten der Mitspieler muss beobachtet und gedeutet, die eigenen Chancen müssen genutzt werden).
   - Körperliche Beweglichkeit und Geschicklichkeit werden eingeübt, entwickelt und erhalten.
   - Das Denken wird geschult (Situationen müssen vorausgeplant werden).

2. Das Spielen ist außerdem eine Tätigkeit, die dem Einzelnen einen Rückzug aus der Umwelt und eine intensive Selbstbeschäftigung ermöglicht.

Auch für andere Entwicklungsbereiche hat das Spiel eine wichtige Bedeutung. Je nach Spielart werden verschiedene Funktionen eingeübt. Es sind dies u. a.:

- Koordination von Auge und Hand,
- Geschicklichkeit,
- Körperbeherrschung,
- Selbstbeschäftigung,
- Konzentration,
- Einordnung in eine Gruppe und
- Durchsetzung gegenüber anderen.

Ein geordneter Spielverlauf ist nur möglich, wenn Kinder Regeln, aber auch Normen beachten, wie beispielsweise „Man spielt fair“ und „Man stößt andere nicht um“.

Das Zusammensein in einer Gemeinschaft, wie sie auch eine Schule mit Schülerinnen und Schülern darstellt, wird durch ausgesprochene, nicht ausgesprochene und schriftlich festgehaltene Vorschriften (Schulordnung) geregelt. Auch das Zusammenleben in einer Gesellschaft wird durch Verhaltensvorschriften geregelt. Diese Vorschriften werden als **Normen** bezeichnet. Normen lassen sich auch als „Du-musst/darfst-nicht“ oder „Du-sollst/sollst-nicht“-Vorschriften formulieren:

- „Du sollst Absprachen einhalten!“
- „Du sollst nicht lügen!“
- „Du sollst Rücksicht nehmen!“
- „Du sollst hilfsbereit sein!“

Im Laufe der Entwicklung sind verschiedene Normen zu erlernen und zu befolgen, die das Sozialverhalten wesentlich beeinflussen. Die Sammlung von Normen in einer Gesellschaft wird als **Moral** bezeichnet. Das sind Regeln und Grundsätze, an denen sich der Einzelne orientiert, die den Umgang in einer Gemeinschaft prägen und die von der Mehrheit anerkannt werden. Das Verhalten eines Menschen wird an diesen Maßstäben gemessen. Ausschlaggebend für die Einhaltung von Normen und damit für die Orientierung an moralischen Werten ist das **Gewissen**. Das Gewissen ist die innere Stimme des Menschen, die sich im Laufe seines Lebens entwickelt und ihm sagt:

- „Das darfst du.“
- „Das darfst du nicht.“
- „So sollst du dich verhalten.“

6

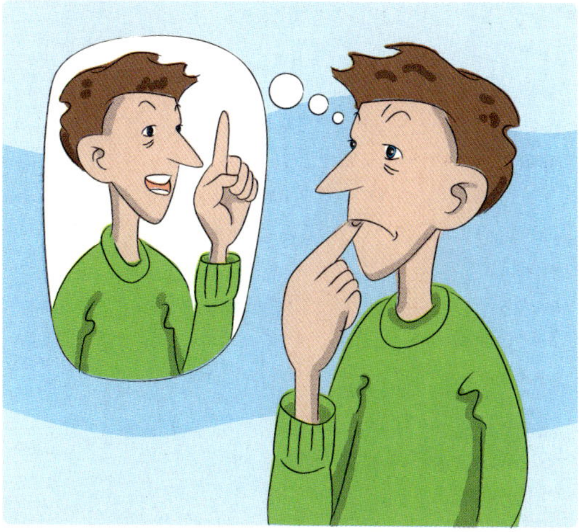

Das schlechte Gewissen

Die moralische Entwicklung verläuft in verschiedenen Stufen. Die einzelnen Stufen können keinem bestimmten Alter zugeordnet werden. Die Entwicklung der Moral und des Gewissens ist nicht einfach, weil nicht alle Normen und Werte für jeden zutreffen. Das lässt sich an den Religionen deutlich machen. Für die Christen gelten andere Glaubensgrundsätze und Verhaltensweisen, auch als christliche Moral bezeichnet, als beispielsweise für die Muslime.

Die moralische Entwicklung lässt sich durch folgende drei Stufen beschreiben:

1. die vormoralische Stufe

Auf dieser Stufe ist weitgehend keine Moral vorhanden. Das Gewissen ist kaum entwickelt. „Moralische" Entscheidungen werden durch drohende Strafen oder ausschließlich eigene Interessen oder Bedürfnisse getroffen.

BEISPIELE

„Alles, was nicht bestraft wird, ist erlaubt. Alles, was bestraft wird, ist verboten."

„Stehlen darf man nicht, weil man dafür bestraft wird."

2. die fremdbestimmte Stufe

Entscheidungen auf der fremdbestimmten Stufe orientieren sich an dem, wie persönlich bekannte Personen handeln würden. Was z.B. Eltern für richtig halten und vormachen, ist erlaubt. Was sie nicht als richtig ansehen, ist nicht erlaubt.

BEISPIEL

„Stehlen darf man nicht, weil die Eltern es verboten haben."

3. die selbstbestimmte Stufe

Die Beurteilung von Entscheidungen richtet sich nach dem eigenen Gewissen.

BEISPIELE

„Stehlen darf man nicht, denn wenn das jeder tun würde, wäre niemand mehr seines Eigentums sicher und keiner würde mehr Vertrauen zu anderen haben."

Eine alte Dame, die immer sehr freundlich ist und die Sie sehr mögen, sagt jedes Mal, wenn Sie zu ihr kommen: „Ach, Schwester ... kommen Sie doch einmal zu mir. Sie sind doch immer so nett und hilfsbereit. Ich möchte nur ein einziges Mal ein Stück Frankfurter Kranz essen, so wie es ihn immer bei uns zu Hause bei Familienfesten gab. Meine Mutter hat ihn selbst gemacht und ich habe es dann übernommen. Das war Tradition bei uns. Hier haben Sie fünf Euro. Bitte, bitte besorgen Sie es für mich."
Sie ist schwer zuckerkrank und muss genau auf ihre Ernährung achten.

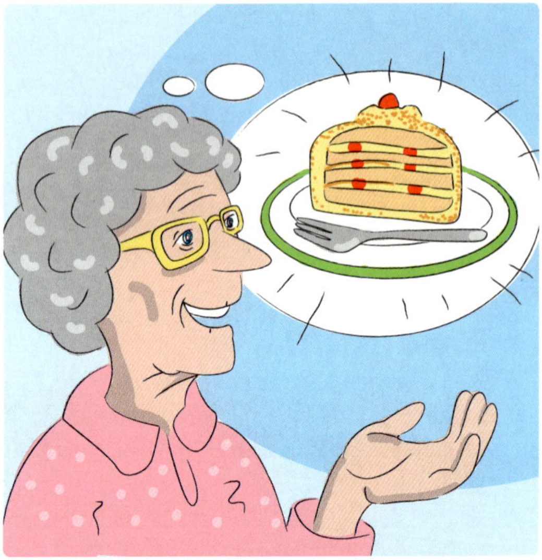

AUFGABEN

1. Welche Möglichkeiten zu reagieren gibt es?
2. Wie würden Sie sich entscheiden? Begründen Sie Ihre Antwort.

Bearbeiten Sie die Fragen in einer Kleingruppe.

Störungen

Eine gestörte soziale Entwicklung kann folgende **Ursachen** haben:

- ständig wechselnde Bezugspersonen,
- Vernachlässigung in der Kindheit,
- sehr begrenzte Erfahrungsmöglichkeiten und/oder
- mangelnde Zuwendung.

Das kann sich auf die gesamte Entwicklung auswirken und dazu führen, dass Kinder

- kein Vertrauen zu den Mitmenschen haben.
  Das **Urvertrauen** fehlt.
- kein Vertrauen in die eigene Person und die eigenen Fähigkeiten besitzen.
  Das **Selbstwertgefühl** konnte sich nicht entwickeln. Kritik und Zurechtweisung bedeuten für diese Kinder, dass man sie ablehnt und verachtet. Sie versuchen unter Umständen, sich die Anerkennung durch Gewalttätigkeit und Lügen zu verschaffen.
- eine pessimistische Grundeinstellung entwickeln.
- nicht fähig sind, sich zu binden, oder sich übermäßig an andere klammern **(Distanzlosigkeit)**.
- ängstlich und/oder unfähig sind, sich auf andere einzulassen, sich durchzusetzen oder unterzuordnen.

Einige versuchen, ihre Unsicherheit durch **Imponiergehabe** zu überspielen.
Häufig treten auch **Kontaktschwierigkeiten** auf. Eigene Bedürfnisse können schlecht zurückgestellt werden. („Ich will das aber sofort haben!“) Das kann bis zum Stehlen führen.

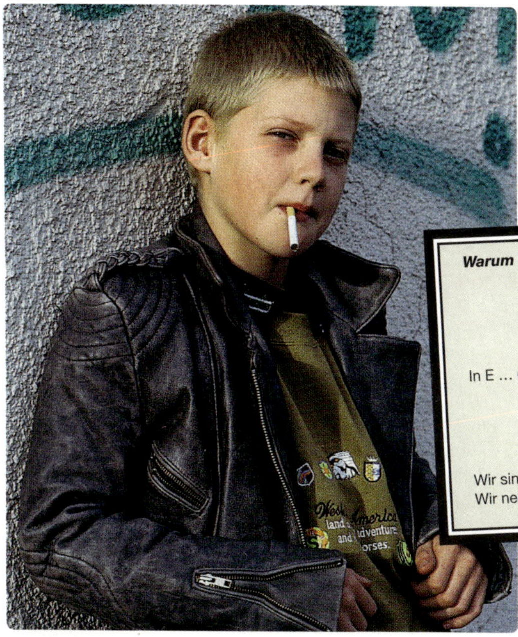
Imponiergehabe

Förderung

Die soziale und moralische Entwicklung kann nachhaltig u. a. durch folgende Maßnahmen gefördert werden:

- Im frühen Lebensalter für die liebevolle und dauerhafte Zuwendung einer Bezugsperson und Verlässlichkeit sorgen, sodass sich das Urvertrauen bilden kann.
  Die ersten drei Lebensjahre gelten als sensible Phase für die Sozialisation, in denen eine Vernachlässigung besonders schwerwiegende Folgen hat. Hier wird der Grundstein für die Widerstandsfähigkeit **(Resilienz)** gelegt
- Eigenständige Erfahrungen ermöglichen. Dazu gehört auch möglichst vielfältiges Spielzeug wie beispielsweise Bauklötze und Naturmaterialien, die zum Ausprobieren anregen.
- Regelmäßig Kontakt zu anderen Kindern von unterschiedlichem Alter ermöglichen.
- Beispielhaftes Vorbild von Eltern und Erziehern.

AUFGABEN

1. Lesen Sie die unten stehende Todesanzeige und bearbeiten Sie die Fragen a) bis d):
   a) Was könnte geschehen sein?
   b) Welche Werte und Normen für junge unverheiratete Frauen könnten eine Rolle gespielt haben?
   c) Welche Einstellungen haben Westeuropäer zu diesen Sitten und Gebräuchen?
   d) Wie stehen Sie dazu?
2. Informieren Sie sich in Literatur und Medien, was man unter Resilienz versteht und wie man sie bei einem Kind fördern kann.

Warum habt ihr das zugelassen?
Warum durfte sie ihr Glück nicht finden?
Muss ein Leben in der heutigen Zeit so voller Sitten, Bräuche, Zwänge und Widersprüche sein?

Gab es keinen anderen Weg?

In E ... (Türkei) endete das Leben von

Nuran Y...
1990 – 2009

Wir sind sehr traurig über das Unerklärliche. Es geschehen Dinge, die wir nicht begreifen.
Wir nehmen Abschied von unserer lieben Freundin und Kollegin.

6.5.5 Wie entwickeln sich Motivation, Gefühle und Interesse?

BEISPIEL

Joost ist etwas träge, liebt das Spielen mit Bauklötzen und lässt sich gerne mit dem Auto zum Kindergarten bringen. Sein Vater, den Joost sehr verehrt, ist sehr sportlich und geht oft wandern. Eines Tages fragt Joost seinen Vater: „Darf ich das nächste Mal mitwandern?“ Als er nach einer anstrengenden Tour nach Hause kommt, ist er erschöpft, aber stolz und sagt zu seiner Mutter: „Das hat Spaß gemacht. Das mache ich jetzt öfter.“

AUFGABEN

3. Was hat die Verhaltensänderung bei Joost bewirkt?
4. Haben Sie etwas Ähnliches erlebt? Schildern Sie die Situation und die Gründe für Ihr Verhalten.

Beate kommt häufig zu spät zur Schule, da sie ihre bettlägerige Mutter versorgt. Sie hat für ihr Verhalten ein Motiv. **Motive** beziehen sich auf die inneren Beweggründe für eine Handlung. Es geht um Gründe,

Auslöser und Ursachen für ein Verhalten. Eines der wichtigsten Motive ist die Neugier.

Motivation ist die Gesamtheit der Beweggründe, die das menschliche Verhalten beeinflussen. Es handelt sich um folgende Vorgänge bzw. Zustände: Streben, Wollen, Begehren, Wünschen, Trieb, Sucht, Drang. Bereits im ersten Lebensjahr ist der Mensch bestrebt, seine Bedürfnisse zu befriedigen.

BEISPIEL

Der Säugling hat Hunger (Bedürfnis). Er ist bestrebt (motiviert), seinen Hunger zu stillen, deshalb macht er sich bemerkbar und schreit (Handlung).

Ein Bedürfnis kann von innen kommen, wie Hunger, Durst oder Zuwendung. Es kann aber auch von außen geweckt werden, z. B. durch eine Belohnung oder Anerkennung (vgl. Lernen durch Verstärkung, S. 41).

Die Fähigkeit, Gefühle zu haben, ist dem Menschen angeboren. Wie sie sich ausformen und wie sie geäußert werden, hängt davon ab, in welcher Familie, Umwelt und Kultur er lebt.

Am Beispiel „Trauer" lässt sich die kulturelle Abhängigkeit verdeutlichen: In anderen Kulturen, z. B. im Islam, werden Klagelieder angestimmt; bei uns wird eher still getrauert.

Das **Neugierverhalten** verläuft in den ersten zwei Lebensjahren nach folgendem Muster:

Das Kind reagiert nur auf starke Reize von außen, z. B. das Bewegen eines bunten Spielzeugs vor den Augen.

Wiederkehrende Reize schaffen Vertrauen und ermöglichen dem Kind, sich weiterzuentwickeln, d. h. das Kind wird neugierig. Neugierde veranlasst das Kind, sich wieder mit neuen Reizen auseinanderzusetzen. Aus der Neugier eines Menschen entwickeln sich mit zunehmendem Alter **Interessen**:

- Interesse an anderen Menschen (Familie, Freunde);
- Interesse am eigenen Wohlbefinden (Mir soll es gut gehen! Ich möchte gut gekleidet sein.);
- Interesse an einem bestimmten Bereich (z. B. Briefmarken, andere Länder oder Sport).

Interessen werden durch eigene Bedürfnisse, die Familie (Vorleben) und die Umwelt geweckt.

Störungen können entstehen durch

- mangelnde Zuwendung,
- fehlende Reize oder
- Einschränkung des Erfahrungsraums.

Die Entwicklung von Motivation, Gefühlen und Interessen wird gefördert durch

- eine verlässliche Beziehung zum Kind,
- eine vertrauensvolle Atmosphäre,
- das Angebot vielfältiger Reize und
- das Schaffen von Freiräumen.

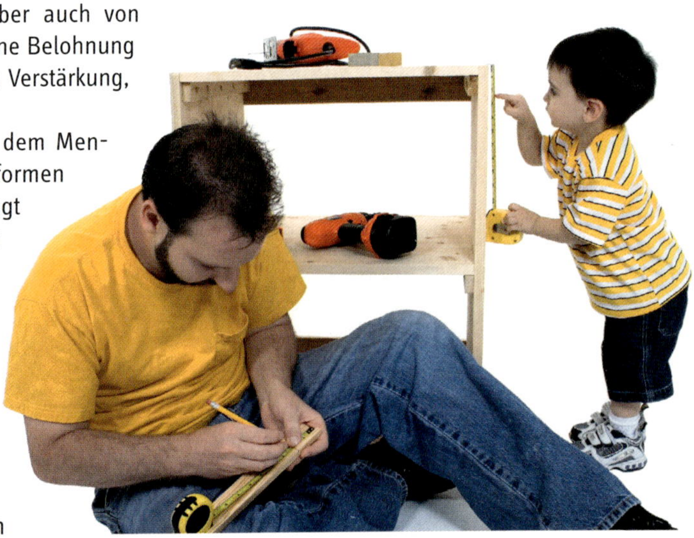

Kind und Erwachsener bei gemeinsamer Beschäftigung

AUFGABEN

1. Welches Motiv kann man bei Beate vermuten (s. S. 117 unten)?
2. Wie verhalten Sie sich, wenn Sie wütend sind? Beschreiben Sie eine Situation.
3. Was sollte jemand tun, wenn ihn Gefühle überwältigen? Ist dies seinen Mitmenschen peinlich? Muss er sich schämen und sich hinterher entschuldigen, weil er sich gehen ließ?
4. Was interessiert Sie? Wodurch wurde dieses Interesse geweckt?
5. Frau Müller sitzt lustlos in ihrem Zimmer. Wie können Sie ihr Interesse wecken, an einer Veranstaltung teilzunehmen?

6.6 Entwicklung im Jugendalter

Vor drei Tagen bin ich sechzehn geworden. Hätte nie gedacht, dass ich irgendwann einmal so alt werden könnte. Aber ich hab's gepackt, auch die Chaos-Jahre mit der Pubertät. Jawohl, ich lebe noch. Und wie! Heute fühl ich mich richtig gut und freue mich auf Robby und was alles noch kommt! Manchmal krieg ich auch heute noch meine Krise, hab Zoff mit meiner Schwester, Krach mit Papa und Mama, schnauz Lena an, obwohl wir die dicksten Freundinnen sind. […]
Aber wenn ich zurückdenke … ich sage Euch, damals ging's bei mir ständig rauf und runter. Mal schwebte ich über allen Wolken und dann hätte ich mich am liebsten in einem Kartoffelsack versteckt. Mal fühlte ich mich wie Lady Madonna höchstpersönlich, und im nächsten Moment hätte ich mich in einem Mauseloch verkriechen können. So war das, als es bei mir mit der Pubertät losging. […] Dann fingen die Arme an zu wachsen und die Füße. Ich hatte schon mit zehn Jahren Schuhgröße 39.[1]

AUFGABEN

1. Welche Gefühle und Verhaltensweisen werden beschrieben bzw. aus dem Bericht deutlich?
2. Wie haben Sie sich in diesem Alter gefühlt?

Das Jugendalter ist noch einmal eine Zeitspanne großer Veränderungen:

- sichtbare körperliche Veränderungen/ein großer Wachstumsschub
- Auseinandersetzung mit Sinnfragen und Herausbildung eines eigenen Standpunkts
- Geschlechtsreife und überwiegend erste sexuelle Erfahrungen

Im Jugendalter vollzieht sich auch die **Identitätsfindung**. Das bedeutet, dass der Jugendliche Antworten auf die Fragen finden muss: Welches ist meine eigene Rolle? Will ich einen festen Partner? Wie gehe ich mit meinem Partner um? Was erwarte ich? Was will ich geben?

[1] Bundeszentrale für gesundheitliche Aufklärung, 2004, S. 5

Dieses Alter wird üblicherweise als Krisenzeit angesehen. Jugendliche werden als schwierig, unausgeglichen („von himmelhoch jauchzend bis zu Tode betrübt"), empfindlich und äußerst kritisch erlebt. Als entscheidende Ursache für diese Verhaltensweisen werden Reaktionen des Umfelds angesehen.
Es ist schwierig, auf Jugendliche angemessen einzugehen: Sind sie als Kinder oder als Erwachsene zu behandeln? Diese Unsicherheit der Mitmenschen wirkt sich auch verunsichernd auf die Jugendlichen aus. Selbst haben sie noch keine klaren Vorstellungen vom „richtigen" Erwachsenensein, wollen aber auch nicht mehr als Kind behandelt werden.

6.6.1 Welche körperlichen Entwicklungen finden im Jugendalter statt?

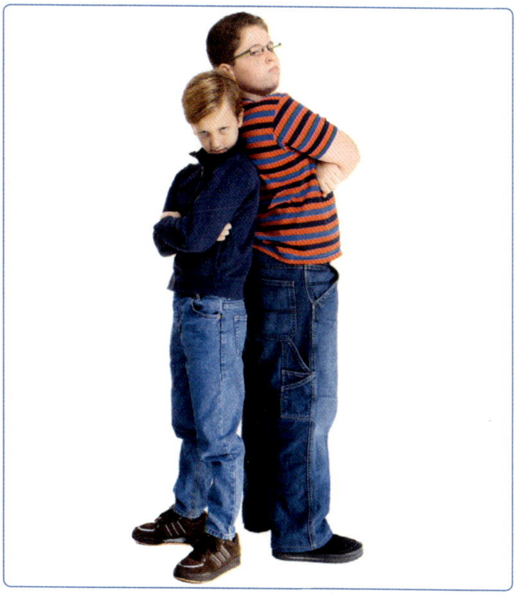

Zwei Zwölfjährige

AUFGABE

3. Beschreiben Sie die beiden Jugendlichen. Was fällt Ihnen besonders auf?

Die Bewegungen (Motorik) im Jugendalter sind geprägt durch körperliche Veränderungen.
Zu Beginn der Pubertät – etwa vom 12. bis 16. Lebensjahr – ist bei vielen Jugendlichen ein „Zerfall der Motorik" zu beobachten. Viele Lehrer klagen über die

Änderung der Handschrift (Feinmotorik). Die Handschrift wird zeitweilig unsauber und unregelmäßig. Durch die Hormonumstellung mit Beginn der Pubertät und den damit verbundenen Wachstumsschub verändern sich gewohnte Bewegungen. Man verwendet in diesem Alter häufig den Begriff „schlaksig". Das bedeutet, dass die Jugendlichen noch nicht sicher mit der veränderten Körpergröße umgehen können, ungelenk wirken und leicht verlegen sind. Sie müssen erst lernen, ihre Bewegungsabläufe neu zu koordinieren und ein richtiges Körpergefühl zu entwickeln.

Die Heranwachsenden erreichen ihre endgültige Körpergröße. Häufig werden sie größer als ihre Eltern. Mädchen erreichen ihre endgültige Größe früher als Jungen. Jungen werden im Durchschnitt größer als Mädchen. Das Längenwachstum ist ein sehr auffallendes Merkmal im Jugendalter. Jungen erleben ihren größten Wachstumsschub etwa im Alter von 15 Jahren; bei Mädchen ist diese Entwicklung überwiegend ab dem 12. Lebensjahr zu beobachten.

Neben dem Längenwachstum erfolgt gleichzeitig ein Breitenwachstum:

- bei den Mädchen in den Hüften,
- bei den Jungen in den Schultern.

Außerdem nimmt die Kraft erheblich zu, vor allem bei Jungen. Mädchen und Jungen spielen jetzt in getrennten Mannschaften.

Jugendliche betrachten ihre körperlichen Veränderungen sowohl interessiert als auch kritisch. Sie finden sich zu dick oder zu dünn. Hautprobleme (Akne) treten auf. Die Jugendlichen sind überwiegend mit ihrem Aussehen unzufrieden. Sie müssen sich an die äußerlichen Veränderungen und die damit verbundene Umstellung der eigenen Rolle erst gewöhnen.

Störungen

Gerade während einer Zeit körperlicher Veränderungen lassen sich Entwicklungsstörungen feststellen, die häufig auf falsche oder ungesunde Ernährung zurückzuführen sind. Magere Fotomodelle, ungesunde Mode (sehr hohe Absätze, Plateausohlen, einengende Kleidung) und ein reiches Angebot von Diäten in den Medien vermitteln Bilder von erfolgreichen, lebenslustigen, schlanken jungen Menschen. In einem Lebensabschnitt, in dem Jugendliche sich orientieren (müssen), wird Schlankheit zu einem Ideal.

Das Essverhalten vieler junger Menschen führt, wenn es außer Kontrolle gerät, zu einem Krankheitsbild, das als Pubertätsmagersucht bezeichnet wird.

BEISPIEL

Maja ist 15 Jahre alt, 160 cm groß und wiegt 36 kg. Das war nicht immer so. Vor einem Jahr wog sie noch 66 kg. In der Schule wurde sie seit einiger Zeit Dickie gerufen. Das störte sie schon ein wenig. Als dann auch noch ihre Verwandtschaft sie als Pummelchen bezeichnete und ihr Vater, der arbeitslos geworden war, sie und ihre Mutter beschimpfte, beschloss sie abzunehmen. Sie machte Diäten und trieb extrem viel Sport. Heute ernährt sie sich nur von Tee und Zwieback. Ihre Haare sind stumpf und dünn geworden. Die Regel ist ausgeblieben. In der Schule kann sie sich nicht mehr konzentrieren und manchmal wird ihr schwarz vor Augen. Sie sieht wesentlich älter aus und hat sich ganz zurückgezogen. Wenn sie heute einmal mehr isst, bekommt sie Magenschmerzen.

AUFGABE

Welche Ursachen sind für Majas Verhalten verantwortlich?

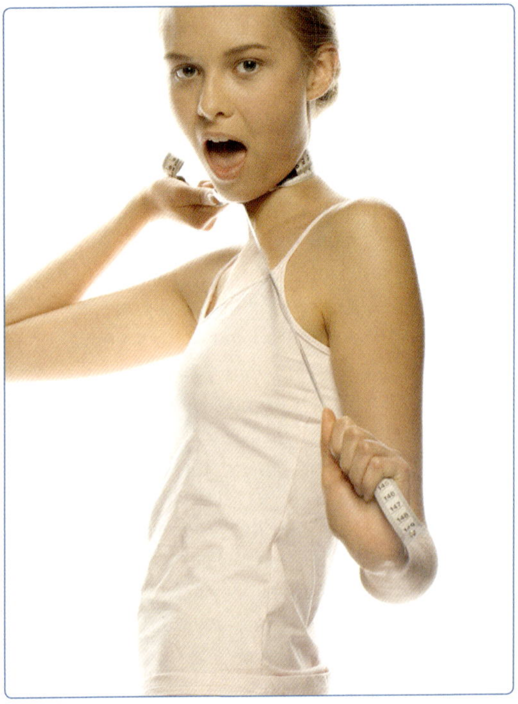

Jugendliche mit Untergewicht

Es kann in diesem Alter auch zum Essen aus Verzweiflung kommen, beispielsweise bei Liebeskummer.

Essstörungen und damit verbundene schwere Erkrankungen wie Magersucht (Anorexie), Ess-Brechsucht (Bulimie) und Fettsucht (Adipositas) nehmen in unserer Gesellschaft stark zu.
Am häufigsten betroffen sind Jugendliche, besonders Mädchen, und Frauen.
In Deutschland leidet [...] jedes fünfte Kind zwischen 11 und 17 Jahren unter Symptomen einer Essstörung.[1]

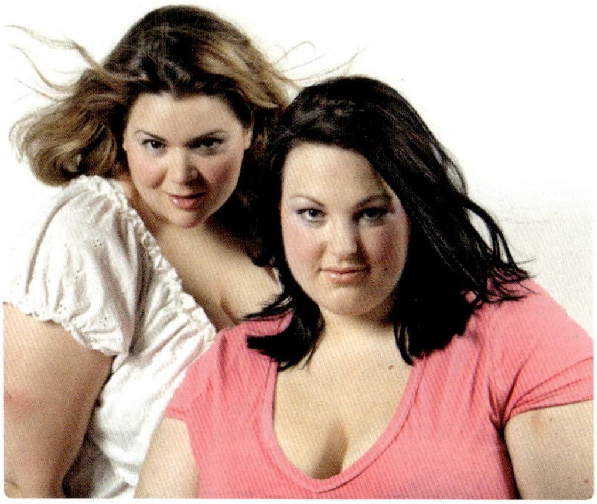

Junge Frauen mit Übergewicht

Die Ursachen für Essstörungen liegen größtenteils im psychischen Bereich. Sie sind häufig als ein Hilferuf oder Zeichen zu verstehen, um auf sich aufmerksam zu machen.

Diagnose und Behandlung von Essstörungen sollten auf jeden Fall Fachleuten vorbehalten sein.

Durch körperliche Dauerbelastung kann es ebenfalls zu Störungen kommen.

Förderung

- Körperliche Veränderungen im Jugendalter sollten nicht negativ bewertet oder lächerlich gemacht werden.
- Den Jugendlichen sollten sinnvolle Freizeitmöglichkeiten aufgezeigt werden.
  Hierzu gehören u. a. die Zugehörigkeit zu Jugendgruppen (z. B. von Kirche oder Naturschutzbund) sowie die Mitgliedschaft und aktive Mitarbeit in einem Sportverein.
- Übertriebenes Training und Dauerbelastungen, um Höchstleistungen zu erzielen, sind ebenso schädlich wie Bewegungsarmut und können zu Störungen führen.

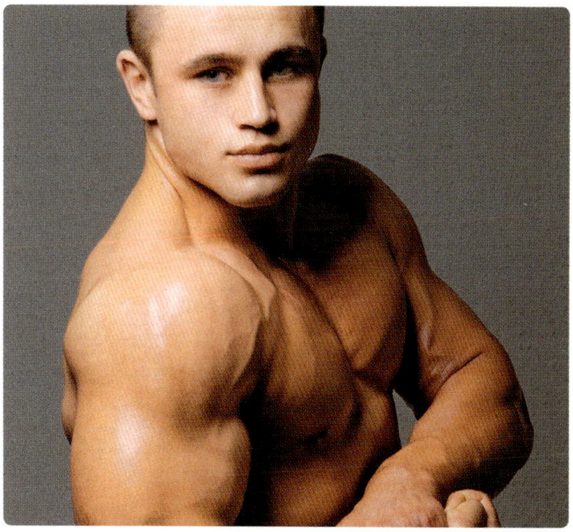

Jugendlicher Bodybuilder

AUFGABEN

1. a) Wann gelten Jugendliche als magersüchtig bzw. übergewichtig?
   Tragen Sie hierzu Informationen zusammen und nutzen Sie folgende Quellen für Ihre Recherche:
   - Zeitschriften und Illustrierte, die das Thema aufgreifen
   - Fachliteratur
   - Internet

   b) Schreiben Sie aus den Texten Aussagen heraus, die (mögliche) Ursachen von Pubertätsmagersucht und Übergewicht bei Jugendlichen benennen.
   Tauschen Sie Ihre Ergebnisse in der Klasse aus.
2. Fragen Sie eine Fachlehrerin/einen Fachlehrer (Biologie, Ernährungslehre, Gesundheitserziehung, Sport), wie das Normalgewicht/„Wohlfühlgewicht“ zu bestimmen ist.
3. a) Wie bewerten Sie Ihr Aussehen und Ihre Person insgesamt?

   b) Wie bewerten Sie Ihre Nachbarin?

   Tauschen Sie Ihre Bewertungen aus.

[1] Bundesministerium für Gesundheit, www.leben-hat-gewicht.de

6.6.2 Wie entwickeln sich die kognitiven Fähigkeiten im Jugendalter?

BEISPIEL

Ein Gruppe Sechzehnjähriger diskutiert über die Todesstrafe. Die meisten sind dafür.
Der stille Daniel ist eigentlich auch dafür. Als er aber immer wieder dieselben Pro-Argumente hört, nimmt er die Contra-Position ein und vertritt sie so überzeugend, dass einige seiner Freunde doch nachdenklich werden.

AUFGABE

Welche Fähigkeiten von Daniel werden deutlich?

Abstraktes Denken und Sprachfähigkeit werden immer weiter ausgeformt. Die Jugendlichen können in zunehmendem Maße Wahrnehmungen mit vorherigen Erfahrungen verknüpfen, Sachverhalte und Zusammenhänge erkennen und zutreffend darstellen sowie angemessen auf Situationen reagieren. Sie können Gefühle beschreiben und stundenlang Erlebnisse mit Freund oder Freundin austauschen. Es formt sich langsam eine eigene Anschauung heraus, eine überlegte und begründete Haltung, die sich aus den erlebten Erfahrungen entwickelt.

Der Einfluss der Familie geht allmählich zurück. Das lässt sich auch im Sprachbereich feststellen. Zunehmend wird die Sprache durch die soziale Gruppe **(Peergroup)** beeinflusst, in die der Jugendliche eingebunden ist. Die Jugendlichen grenzen sich so von älteren Menschen ab.

Störungen

In diesem Alter kommt es leicht zu Konzentrationsstörungen. Dadurch werden die Leistungen in der Schule häufig schlechter.
Es kann zu einseitigen Bewertungen kommen – „schwarz" oder „weiß" –, wodurch ein toleranter Umgang mit Andersdenkenden deutlich erschwert wird.

Förderung

- Die Jugendlichen sollten nicht über-, aber auch nicht unterfordert werden.
- Erwachsene, vor allem Eltern, Ausbilder, Lehrer, sollten sich klar ausdrücken, um zu einer korrekten Sprache beizutragen.
- Erwachsene sollten sich Zeit nehmen und Probleme diskutieren, damit unterschiedliche Standpunkte, Hintergründe, Bewertungen und mögliche Lösungen deutlich werden.

Die Entwicklung der Jugendsprache[1]

Zeitraum	vor 1900	1900–1930	1960–1970	1970–1980	1980–1990	1990–2000	nach 2000
Ausdruck der Bewunderung	famos, delicat, splendid	fabelhaft, knorke, fein, tadellos	dufte, wonnig, flott	bombastisch, toff, hip	astrein, galaktisch, oberaffengeil	ultrakrass, verschärft, granatenmäßig	fett, endgeil, verludert
Ausdruck der Missachtung	impertinent, stokmiserabel	gemein, mies, scheußlich	abgelaufen, bescheuert, vergammelt	undufte, urinös, krank	fies, finster, ätzend	abgefuckt, beknackt, ungeil	assig, gaga, pissig
Jemanden umwerben	backfischen, poussieren	anschwirren, balzen, schwärmen	aufreißen, anbohren	Süßholz raspeln, miezeln, aufreißen	angraben, anmachen, auf Hasenjagd gehen	anbaggern, anlabern, sich ranschmeißen	gruscheln, smirten, scannen
Bezeichnung für Frau	flotter Besen, Grazie, Nymphen	Flamme, Schnalle, Maus	Biene, Mieze, steiler Zahn	Puppe, Schnecke, Torte	Braut, Sahneschnitte, Schnalle	Feger, Tussi, Perle	Chica, Chick, Keule
Bezeichnung für Mann	Camuff, Laffe	Armleuchter, Dusel	Heini, Trottel, Macker	Knalltüte, Obertrottel, Hammertyp	Scheich, Hirni, Spasti	Nullchecker, Spacko, Lover	Loser, Honk, Opfer

Quelle: Claudia Janetzko/Marc Krones (Germanistik-Lehrstuhl), Professor Eva Neuland/Universität Wuppertal (basierend auf 15 Sprachlexika)

[1] Spiegel Online: Von knorke bis gaga. Die Entwicklung der Jugendsprache, 02.06.2008

- Die Jugendlichen sollten zum Lesen angeregt werden, z. B. durch geeignete Jugendliteratur und Fachzeitschriften.

AUFGABEN

1. a) Welche Gruppen gibt es an Ihrer Schule?
   b) Über welche Gruppen in Ihrem Stadtteil bzw. Ihrer Region berichtet die Presse?
   c) Wodurch unterscheiden sich diese Gruppen?
2. Nennen Sie aktuelle Begriffe aus der Jugendsprache.

6.6.3 Welche Rolle spielt die Sexualität im Jugendalter?

Ich war [...] erst zehn Jahre, als mein Busen turbomäßig anfing zu wachsen. Meine Güte war mir das peinlich, als die Jungen anfingen zu glotzen. Ich dachte noch: Das überlebst du nie! [...] Und dann wuchsen die Haare unter den Armen. Und über der Scheide. Und Pickel habe ich auch gekriegt. [...]
Und dann tauchte Dennis auf, der mit dem treuen Hundeblick und dem süßen Hintern. [...]
Dennis war einer, der konnte echt Gefühle zeigen. Trotzdem war er kein Weichei.
Jetzt weiß ich jedenfalls, wo der siebte Himmel ist. Das war einfach unbeschreiblich, wie wir uns geküsst und gestreichelt haben. [...] Aber dann hat es zwischen uns gekracht und die Zicke Gloria hat ihn aufgegabelt. [...] Eins kann ich nur sagen: Wenn man aus dem siebten Himmel auf die Erde fällt, kann das ganz schön wehtun! [1]

AUFGABEN

3. Welche Veränderungen und Gefühle werden in dem Text beschrieben?
4. Welche Erinnerungen haben Sie an die erste Liebe?

Für die körperlichen Veränderungen ist eine starke Hormonausschüttung verantwortlich, die die Geschlechtsreife auslöst. Dieser Lebensabschnitt wird auch als Pubertät bezeichnet.
Es entwickeln sich die primären und sekundären Geschlechtsmerkmale. Als primäre Geschlechtsmerkmale werden die Organe, wie beispielsweise Gebärmutter und Eierstöcke, bezeichnet, die direkt der Fortpflanzung dienen. Sekundäre Geschlechtsmerkmale sind äußere Kennzeichen für Männlichkeit bzw. Weiblichkeit, wie z. B. Schambehaarung, tiefe Stimme.
In der folgenden Übersicht werden diese Merkmale nach Mädchen und Jungen altersgemäß gegliedert dargestellt.

Jungen	Altersspanne		Mädchen
Wachstum der Hoden, des Hodensacks und des Penis beginnt.	12–13 Jahre	10–11 Jahre	Die Hüften werden runder; Fett lagert sich ab.
			Brüste und Brustwarzen wachsen.
Die ersten (geraden) Schamhaare erscheinen. Der Stimmbruch setzt allmählich ein.	13–16 Jahre	11–14 Jahre	Die ersten (geraden) Schamhaare erscheinen. Die Stimme wird etwas tiefer.
Hoden, Hodensack und Penis und Samenblasen wachsen jetzt rascher. Erste Samenergüsse (Ejakulationen) stellen sich ein.			Eierstöcke, Vagina, Gebärmutter und Schamlippen wachsen bzw. vergrößern sich.
Die Schamhaare werden gelockt.			Die Schamhaare werden gelockt.
			Die Brustwarzen richten sich auf. Die Menarche (1. Eireifung und Menstruation) findet statt.
Die Achselbehaarung erscheint. Bartwuchs ist zu sehen. Der Kehlkopf vergrößert sich; die Stimme wird deutlich tiefer.	16–18 Jahre	14–16 Jahre	Die Achselbehaarung erscheint. Die Brüste erhalten ihre Erwachsenenform.

Übersicht über die sexuelle Entwicklung im Jugendalter

Sexuelle Tätigkeiten gewinnen an Bedeutung. Hierzu gehört die Selbstbefriedigung, die von vielen Jugendlichen praktiziert wird, über die man aber nicht

[1] Bundeszentrale für gesundheitliche Aufklärung, 2004, S. 5

spricht. Früher wurde sie mit der Begründung abgelehnt, sie verursache körperliche und geistige Schäden. Sie erzeugt aber auch heute noch bei vielen Jugendlichen Schuldgefühle. Durch ausreichende Aufklärung und Gespräche könnte die Einstellung in der Gesellschaft verändert werden.

In diesem Alter erleben die meisten Jugendlichen ihre erste Liebe. Sie erfüllt das gesamte Denken. Ist sie zu Ende, fallen sie in ein tiefes Loch.

BEISPIEL

Peter ist völlig fertig. Seit drei Monaten ist er mit Sonja zusammen. Er hat seine ganze Freizeit mit ihr verbracht und alles für sie getan. Nun hat sie gestern aus heiterem Himmel zu ihm gesagt, dass sie keine Lust mehr dazu hätte, immer nur mit ihm „abzuhängen". Schließlich gäbe es ja auch noch andere Leute. Nun fragt er sich: „Was habe ich falsch gemacht? Hat sie einen anderen?"

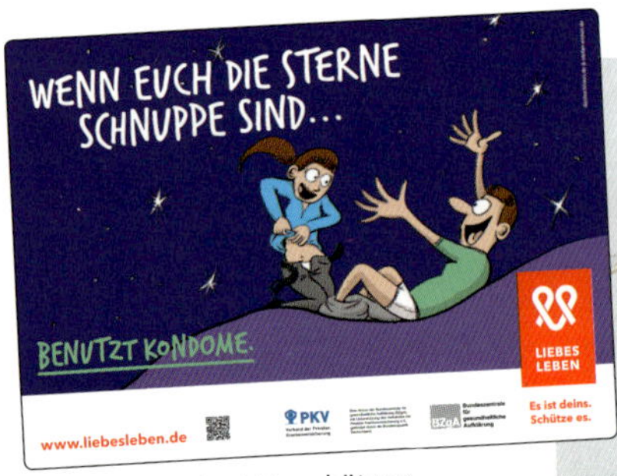
WENN EUCH DIE STERNE SCHNUPPE SIND...
BENUTZT KONDOME.
LIEBES LEBEN
www.liebesleben.de
PKV
BZgA
Es ist deins. Schütze es.
Werbeslogan der Aidsverhütung

Viele haben jetzt den ersten Geschlechtsverkehr. Dabei sind sowohl die Beziehung zum anderen Geschlecht als auch Sex von Bedeutung.

Sexualität ist heute ein natürlicher Bestandteil des Lebens. Früher wurde sie als schmutzig und verderblich abgelehnt. In unserem Kulturkreis hat ein Wandel in den Moralvorstellungen stattgefunden. Jugendliche wissen heute viel mehr über ihren Körper, die Geschlechtsreife und sexuelle Aktivitäten und haben auch früher sexuelle Kontakte.

Störungen

- Ist ein Jugendlicher zu früh geschlechtsreif, kann es leicht zu Überforderung kommen, da die Umwelt meint, die Reife sei auch in den anderen Bereichen wie beispielsweise im kognitiven (Vernunft und Entscheidungsfähigkeit) vorhanden.
- Tritt die Geschlechtsreife zu spät ein, wird der gesamte Mensch für kindlich gehalten und es werden keine altersangemessenen Forderungen an ihn gestellt. Er wird vielleicht von anderen gehänselt oder bemitleidet und bekommt Minderwertigkeitskomplexe.
- Mangelnde Aufklärung kann zu Ängsten führen, z. B. vor Ansteckung oder ungewollter Schwangerschaft.
- Es kann zu Menstruationsstörungen kommen.
- Eine sexual- und körperfeindliche Erziehung kann zu Schuldgefühlen führen.

Förderung

- Die Erwachsenen (Eltern, Lehrer, Ausbilder) sollten Verständnis für die Jugendlichen und ihre Bedürfnisse nach einem Partner oder einer Partnerin haben.
- Die Jugendlichen sollten rechtzeitig, das heißt ihrem Entwicklungsstand und Informationsbedürfnis entsprechend, aufgeklärt werden.
- Fragen sollten unbedingt sachlich richtig beantwortet werden.
- Bei Beschwerden sollte Hilfe angeboten und ein Arzt aufgesucht werden.

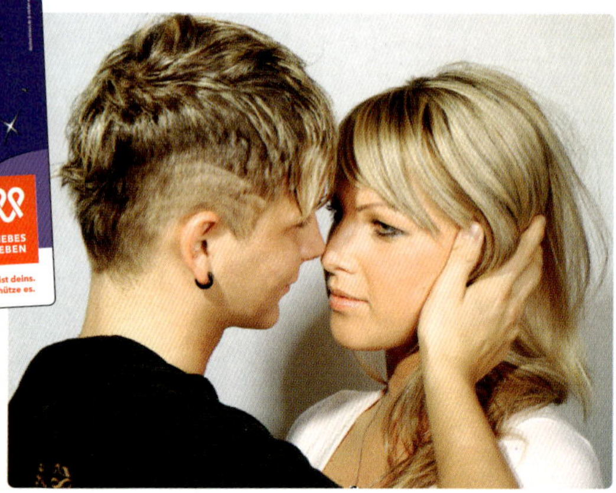
Schmusende Jugendliche

AUFGABEN

1. Wie wird in Ihrer Familie mit dem Thema „Sexualität" umgegangen?
2. Wie sind Sie über Sexualität aufgeklärt worden?
3. Wie wichtig ist das Thema „Sexualität" in Ihrer Lerngruppe?
4. a) Wie würden Ihre Eltern reagieren, wenn Sie bei Ihrem Freund/Ihrer Freundin übernachten wollen bzw. wie haben sie damals reagiert?
   b) Wie würden Sie vorgehen, wenn Sie mit der Reaktion Ihrer Eltern nicht einverstanden sind?
   Diskutieren Sie die Verhaltensweisen (Ihre und die Ihrer Eltern) in der Klasse.

6.6.4 Wie entwickelt sich das Sozialverhalten im Jugendalter?

BEISPIEL

Elena ist 17 Jahre alt, im ersten Ausbildungsjahr und will zu Hause ausziehen. Sie hat die Nase voll. In alles mischen sich ihre Eltern ein und wollen mitbestimmen. Wenn sie abends spät kommt: „Warum kommst du jetzt erst? Du bist morgen müde und machst keinen guten Eindruck." Dabei hat sie nur mit ihrer Clique zusammengesessen und geredet. Wenn sie sich Sachen kauft: „Mein Gott, was sind denn das für Schuhe? Die sehen ja entsetzlich aus. Kannst du dir nichts Vernünftiges kaufen? Was sagen denn deine Kollegen dazu?" Ständig wird sie ermahnt, weil ihr Zimmer nicht den Ordnungsvorstellungen ihrer Eltern entspricht. Das nervt ... Am meisten aber ärgert sie sich, wenn ihr Vater immer sagt: „Solange du die Füße unter meinen Tisch steckst, bestimme ich."

AUFGABEN

1. Gibt es Möglichkeiten sich zu einigen?
2. Wie könnte Elena ihren Wunsch nach einer eigenen Unterkunft realisieren?
   Erstellen Sie hierzu eine Wandzeitung.

Für Jugendliche gewinnen Gleichaltrige eine immer größere Bedeutung. Viele Verhaltensweisen werden jetzt von dem Freund/der Freundin oder von der Gruppe beeinflusst. Das betrifft u. a. das Freizeitverhalten, den Umgang mit Suchtmitteln und das Verhalten gegenüber der Familie.
Der Drang nach Erlebnissen und neuen Erfahrungen ist sehr ausgeprägt. Die Zigarette kann zum Statussymbol, der Alkohol zum Beweis von Erwachsensein werden. Das Elternhaus wird abgelehnt, das Verhalten dort belächelt. Häufig schämen sich die Jugendlichen für ihre Eltern, deren Verhalten und Äußerungen. Sie sind dabei, ihre eigene Persönlichkeit zu entwickeln. Das macht das Zusammenleben in der Familie nicht immer einfach. Findet in der Gruppe Einordnung und Zusammenleben statt, so wird in der Familie der Aufstand geprobt.

Langsam bildet sich auch ein Verantwortungsbewusstsein für andere heraus: für Freund oder Freundin, für Gruppen (z. B. im Sport), die man freiwillig übernommen hat, oder auch in Notsituationen.

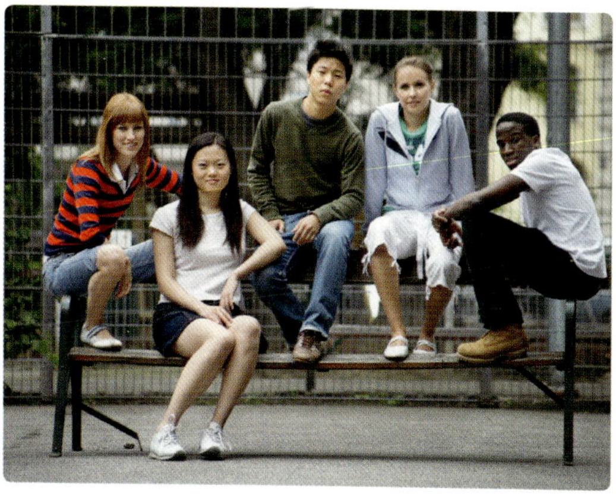

Jugendliche in ihrer Clique

Störungen

Die eigene Unsicherheit und das Streben nach Anerkennung in der Gruppe führen zu Veränderungen der erlernten Normen, Werte und Moralvorstellungen.

- Die Gruppe kann Mutproben verlangen und beispielsweise zu Diebstahl und Gewalt verführen.
- In diesem Alter kann auch der Grundstein für eine Sucht gelegt werden.

Förderung

- In dieser Zeit der Identitätsfindung ist es besonders wichtig, den Jugendlichen einerseits genügend Freiräume zu geben, damit sie sich erproben und die eigene Persönlichkeit entwickeln können, und andererseits Grenzen zu setzen, die als Richtschnur dienen. Jede Gemeinschaft profitiert vom Miteinander und der Akzeptanz des anderen.
- Erziehende sollten Zeit für Gespräche und Probleme haben, auch wenn sie für die Erziehenden selbst keine Probleme darstellen.
- Man sollte sich mit Bewertungen und Vorschlägen wie „Ich würde das so machen" oder „Das solltest du so tun" zurückhalten.

AUFGABEN

3. Welche Verhaltensweisen oder Wertvorstellungen Ihrer Eltern lehnen Sie ab oder übernehmen Sie?
4. Wie reagieren Sie auf eine Äußerung wie „Das ist kein Problem, sondern geradezu lächerlich!"? Begründen Sie Ihre Reaktion.
5. Was versteht man unter Sucht und wonach kann man süchtig werden?
6. Warum beteiligen sich Jugendliche am „Komasaufen"?

6

6.7 Entwicklung im frühen und mittleren Erwachsenenalter

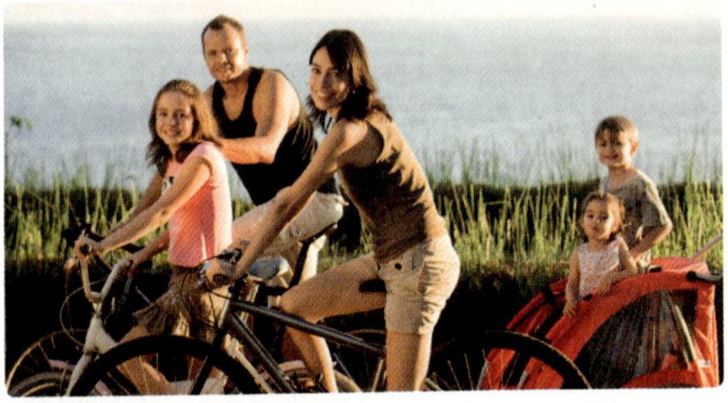

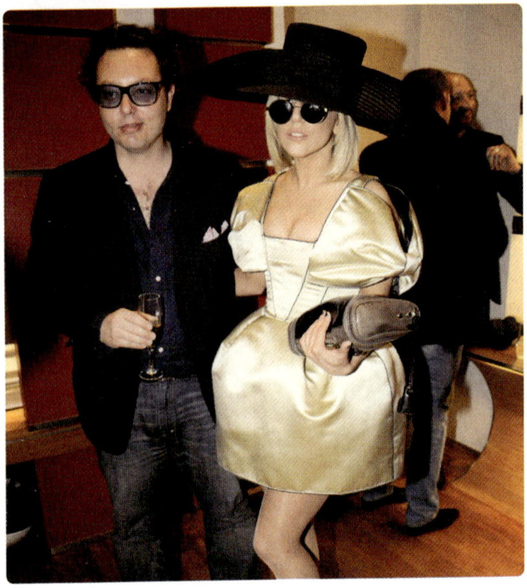

Unterschiedliche Formen der Lebensplanung

AUFGABEN

1. Beschreiben Sie einen möglichen Tagesablauf der beiden abgebildeten „Paare".
2. Wie sehen Ihre Planungen für die nächsten zehn Jahre aus? Erstellen Sie hierzu eine Wandzeitung oder eine Mind-Map.

Die wesentlichen grundlegenden Entwicklungen sind erfolgt. Die vorhandenen Kenntnisse, Fähigkeiten und Fertigkeiten werden in den nun folgenden Jahren erweitert. Für die Weiterentwicklung sind im Erwachsenenalter (20 bis 65 Jahre) vor allem die Familie und der Beruf bedeutsam. Neben Anlage und Umwelt gewinnt auch die Selbststeuerung an Bedeutung.

Entwicklungsaufgabe „Familie"

Das frühe Erwachsenenalter, das etwa die Spanne vom 20. bis 35. Lebensjahr umfasst, ist der Lebensabschnitt, in dem die Partnerschaft von zwei Personen – in der Regel Mann und Frau – im Mittelpunkt steht.

Partnerschaft bedeutet heute nicht unbedingt Eheschließung. Eine wesentliche Voraussetzung für eine erfolgreiche Beziehung besteht darin, dass der junge Erwachsene über klare Vorstellungen von sich, seinem Können, seinem Wollen und seinen Wünschen verfügt. Junge Menschen, die wissen, was und wie sie sind, können sich selbstsicher einem Partner zuwenden, eher die richtige Partnerwahl treffen und eine beständige Zweierbeziehung aufbauen.
Eine enge räumliche und persönliche Bindung ist eine von vielen (jungen) Erwachsenen gewünschte Lebensform. Nach wie vor sind bei vielen die Bereitschaft und der Wunsch vorhanden, langfristig mit einem Partner zusammen zu sein.

Eine weitere Voraussetzung für die Fähigkeit, dauerhaft in einer Partnerschaft zu leben, ist das in der Kindheit erworbene Vertrauen, sich auf andere und sich selbst zu verlassen. Hat sich im Laufe des bisherigen Lebens eher eine misstrauische Einstellung gegenüber den Mitmenschen entwickelt, wird es vermutlich in einer Partnerschaft Schwierigkeiten geben.

Erfahrungen belegen, dass junge Männer und Frauen, die zu sich selbst gefunden haben – das bedeutet, dass man einen eigenen Standpunkt hat und weiß, was man grundsätzlich will –, am häufigsten eine dauerhafte, enge Beziehung (Freundschaft, Partnerschaft, Lebensgemeinschaft, Ehe) eingehen können. Wer über eine gute Selbsteinschätzung verfügt, sucht eher den richtigen Partner aus und kann den Verhaltenserwartungen des anderen besser entsprechen.

Bei Menschen, die sich über- oder unterschätzen, ist die Partnerschaft manchmal erheblich belastet. Das kann folgende Ursachen haben:

- gegenseitige Schuldzuweisung.
  Bei Problemen in der Beziehung wird die mögliche Ursache nicht in der eigenen Person gesucht, sondern es wird immer dem anderen die Schuld zugeschoben.

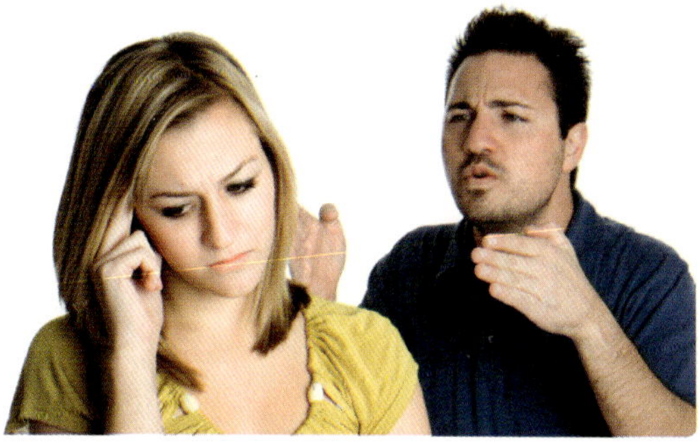

Ein Beziehungskonflikt

> **AUFGABE**
>
> Was verändert sich durch die Geburt eines Kindes in der Partnerschaft?

- eine übersteigerte Erwartungshaltung.
  Jeder Partner erwartet, dass der andere die anstehenden Probleme löst, oder einer löst alle Probleme und meint, der andere müsste sich darüber freuen.
- eine unterschiedliche Art, mit Gefühlen umzugehen.
  Einer zeigt seine Gefühle und erwartet das auch von dem anderen, doch der andere hat bisher nicht gelernt, seine Gefühle zu zeigen.
- unterschiedliche Machtpositionen.
  Ein Partner sieht den anderen als mächtiger an und erlebt sich selbst weitgehend als ohnmächtig.

In diesem Alter fällt auch die Entscheidung für ein Leben mit oder ohne Kinder, wobei die Anzahl der Single-Haushalte steigt.

Mit der Geburt von Kindern ändern sich die Aufgaben in einer Partnerschaft. Ihre Versorgung, Betreuung und Erziehung rücken in den Vordergrund.
Mit der Familiengründung verändert sich das Zusammenleben. Schwangerschaft und Geburt sind überwiegend von einer optimistischen Haltung begleitet, mitunter aber auch durch Ängste beeinflusst: „Entwickelt sich das Kind gesund? Wird es eine schwierige Geburt?“ Trotz vielfältiger Information und der Teilnahme an Geburtsvorbereitungskursen sind viele junge Eltern gerade beim ersten Kind verunsichert, weil ihnen die Erfahrung fehlt. Neue Situationen begleiten den Menschen allerdings ein Leben lang und müssen bewältigt werden. Nach der Geburt ändert sich im Leben der Eltern vieles. Das Kind will versorgt, umsorgt, unterhalten und geliebt werden. Für die Eltern bedeutet das, den eigenen Rhythmus zu verändern und sich dem Kind anzupassen. In der ersten Zeit nach der Geburt heißt das u. a., nachts mehrfach das Kind aufzunehmen, es zu versorgen und den eigenen Schlaf zu unterbrechen. Das hat Auswirkungen auf soziale Kontakte und die Gestaltung der Freizeit: die Zeit für Freunde und Bekannte, den Kneipenbummel oder Kinobesuche wird eingeschränkt.
Häufig verringert oder unterbricht ein Partner die Berufstätigkeit. Familienrollen und mit ihnen verbundene Aufgaben ändern sich: Aus Eltern werden Großeltern, aus Geschwistern Onkel und Tanten, die mit in die Betreuung und Erziehung des Kindes einbezogen werden können. Die Beziehungen zwischen Familienmitgliedern werden mit der Geburt eines Kindes häufig intensiver; es entwickeln sich neue Formen des Miteinanders.

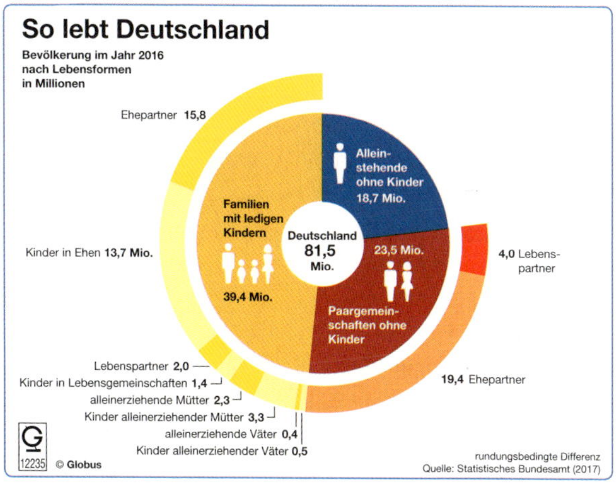

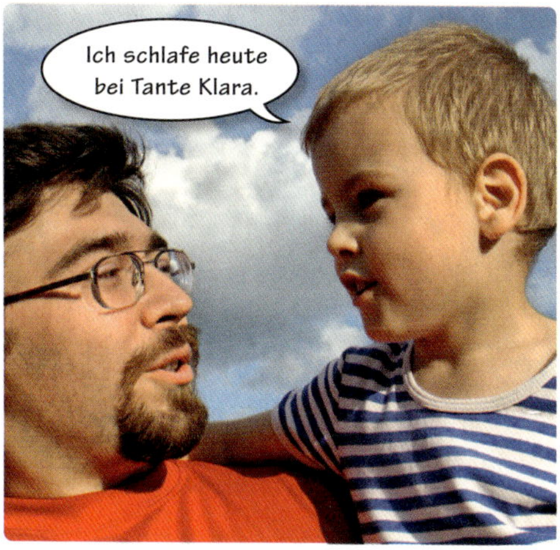

Im **Kindergarten- und Schulkindalter** geben die Eltern einen Teil ihrer erzieherischen Aufgaben an Institutionen ab. Sie werden in mancher Hinsicht entlastet, andererseits auch gefordert: Sie müssen ihre Kinder morgens zum Kindergarten begleiten und sie mittags/nachmittags wieder abholen. Ihr Arbeits- bzw. Tagesrhythmus muss sich den Öffnungszeiten des Kindergartens anpassen.

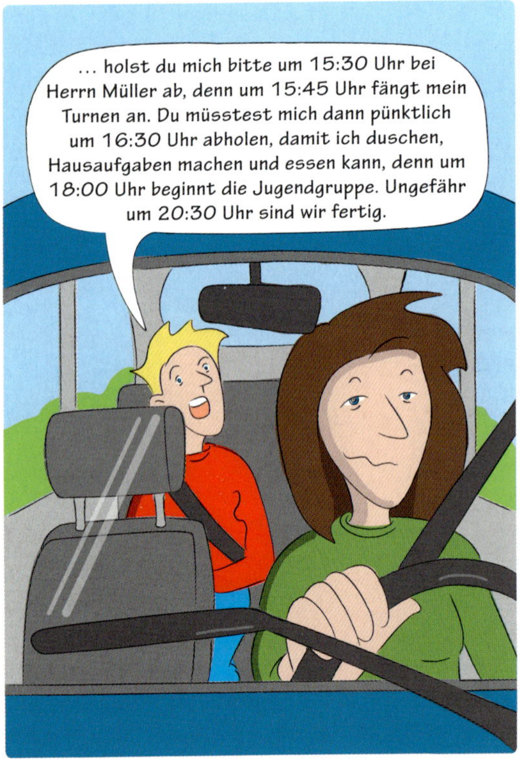
… holst du mich bitte um 15:30 Uhr bei Herrn Müller ab, denn um 15:45 Uhr fängt mein Turnen an. Du müsstest mich dann pünktlich um 16:30 Uhr abholen, damit ich duschen, Hausaufgaben machen und essen kann, denn um 18:00 Uhr beginnt die Jugendgruppe. Ungefähr um 20:30 Uhr sind wir fertig.

Ein Elternnachmittag

Der Lebensraum des Kindes ändert sich. Aktivitäten, die im Schulkindalter beginnen und im Jugendalter fortgesetzt werden, können häufig nur mit Unterstützung der Eltern durchgeführt werden. Dies beginnt beim regelmäßigen nachmittäglichen Fahrdienst zum Training im Sportverein (Fußball, Tennis, Reiten, Basketball) und endet spät abends, sofern keine anderen Fahrmöglichkeiten zur Verfügung stehen, beim Abholen vom Popkonzert oder von der Disco.

Mit dem Heranwachsen der Kinder ändern sich auch die Aufgaben für die Eltern. Die Sorge für die Kinder und deren bestmögliche Förderung bleiben weiterhin eine wichtige Aufgabe im Leben der Eltern.

Eltern müssen entscheiden:
- Welche Freiräume gewähren sie den Kindern?
- Wo sind Grenzen zu ziehen?
- Wie können die Bedürfnisse aller Familienmitglieder in Einklang gebracht werden?
- In welchen Bereichen oder Situationen brauchen Kinder Hilfen und Unterstützung?
- Was lasse ich ausprobieren, ohne einzugreifen?

Das **Jugendalter** stellt für Eltern erfahrungsgemäß eine große Herausforderung dar. Sie müssen den Jugendlichen Gelegenheiten geben, ihre eigenen Lebensformen zu finden, und sie auf ihren eigenen Wegen unterstützen. Die Freiheit ist nur in seltenen Fällen grenzenlos; Eltern müssen ihren Kindern Grenzen aufzeigen. Sie haben die schwierige Aufgabe zu bewältigen, loszulassen und ihre eigenen Interessen zurückzustellen. Dazu gehört auch, dass Eltern sich von ihren Vorstellungen lösen können, die Berufswahlentscheidung maßgeblich zu beeinflussen. Das kann in einer Partnerschaft zu erheblichen Konflikten führen (s. Kap. 5).
Erwachsene müssen lernen, mit neuen Situationen umzugehen. Dazu gehört:

Leben ohne Kinder in der Familie

Wenn die Kinder aus dem Haus gehen, stellt sich für die Eltern eine neue Aufgabe. Bisherige Pflichten entfallen. Wie wird der Leerraum ausgefüllt?

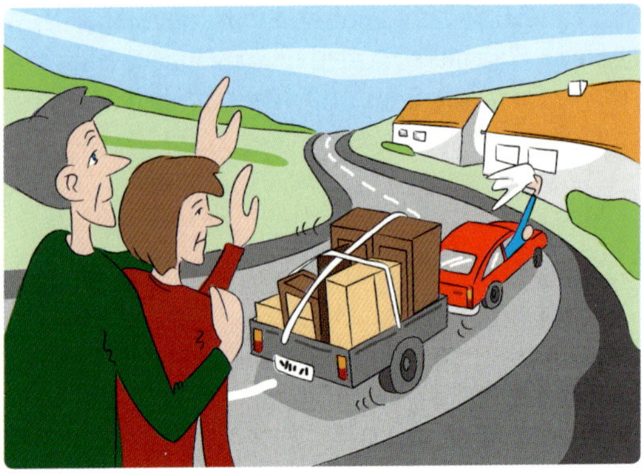

Abschied

Das kann ein einschneidender Punkt sein. Wird er positiv bewältigt, bietet sich die Gelegenheit, etwas Neues anzufangen oder Dinge, die man vernachlässigt hat, wieder aufzunehmen. Wird er nicht bewältigt, kann es zu Depressionen und Krankheit kommen.

AUFGABEN

1. Wie sieht der Tagesablauf von Personen aus Ihrem Bekanntenkreis aus, nachdem deren Kinder eine eigene Wohnung bezogen haben?
2. Warum haben viele Menschen den Wunsch, sich langfristig zu binden? Befragen Sie evtl. ein lang zusammenlebendes Paar.
   Erstellen Sie eine Mind-Map.

Entwicklungsaufgabe „Beruf"

Mit dem Eintritt in das Erwachsenenalter erfolgt für viele Menschen auch der Einstieg in das Berufsleben. Der Beruf hat einen hohen gesellschaftlichen Stellenwert und übt einen Einfluss auf den Menschen, seine Lebensgestaltung und seine Verhaltensweisen aus. Dies wird aus den folgenden Aussagen deutlich:

BEISPIEL 1

Bericht eines 25-Jährigen: „Nach der Arbeit brauche ich erst einmal ein bis zwei Stunden für mich. Da esse ich eine Kleinigkeit, trinke etwas und höre Musik. Da darf mich keiner ansprechen, sonst ist was los. Die Arbeit nervt ganz schön. Manchmal bin ich so erschöpft, dass ich zu nichts mehr Lust habe."

BEISPIEL 2

Begrüßung eines 20-Jährigen, der nach der Arbeit nach Hause kommt: „Hallo, da bin ich. Heute gab es vielleicht viel zu tun. Harry musste in der anderen Abteilung aushelfen und ich war ganz alleine. Ich bin völlig durchgeschwitzt und muss mich erst mal umziehen. ... aber das hat Spaß gemacht und die Zeit verging wie im Flug. Kannst du mir schnell etwas zu essen machen? Ich muss gleich zum Fußballtraining."

AUFGABE

3. a) Wie nehmen die beiden ihre Arbeit wahr?
   b) Welches könnten die Gründe für die unterschiedliche Wahrnehmung sein?

Die meisten Menschen haben in ihrer Herkunftsfamilie erfahren, welche Bedeutung ein Arbeitsplatz für einen Menschen hat und welche Wertschätzung durch das Umfeld damit verbunden ist.
Untersuchungen haben gezeigt, dass Väter als Arbeitnehmer, die in ihrem Arbeitsbereich weitgehend selbstständig handeln konnten und mussten, eigenverantwortliches Handeln als wichtiges Erziehungsziel für ihre Kinder sahen. Wer an seinem Arbeitsplatz eher einfache Tätigkeiten nach Anweisung ausführen musste, für den bestand ein wichtiges Erziehungsziel darin, Weisungen zu beachten und nach bestimmten Vorgaben arbeiten zu können.

Welche Auswirkungen der Beruf auf den Einzelnen hat, wird besonders deutlich, wenn wegen Arbeitslosigkeit keine berufliche Tätigkeit ausgeübt werden kann:

BEISPIEL

Situation eines Arbeitslosen: Nach mehr als 20 Jahren wird ihm betriebsbedingt gekündigt. Die Folgen: Umzug in eine kleinere Wohnung; zahlreiche Bewerbungen, auf die häufig noch nicht einmal geantwortet wird. Dann: ein neuer Job; nach vier Wochen die Kündigung. Neue Bewerbungen und mit 48 Jahren kaum Aussicht auf Erfolg: „Mir fehlt die feste Tagesstruktur. Wir müssen jeden Cent umdrehen und haben viele Freunde verloren, weil wir vieles nicht mehr mitmachen können. Wie es weitergehen soll, weiß ich nicht."

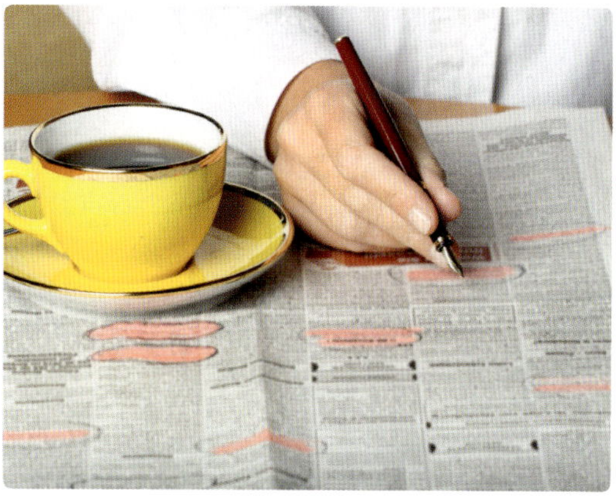

Arbeitslosigkeit

Die berufliche Tätigkeit eines Menschen hat deutliche Auswirkungen auf sein Verhalten und Erleben. Charakteristische Eigenschaften, typische Berufsmerkmale und Berufskleidung – lässig oder konservativ – finden sich auch oft außerhalb des Arbeitsplatzes wieder.

Der Beruf bestimmt über die Verteilung der Zeit:
- Wie viele Stunden umfasst der Arbeitstag?
- Wie viel Zeit bleibt für Einkaufen, häusliche Tätigkeiten, Gespräche im Familienkreis?

- Wie viel Freizeit steht zur Verfügung?
- Welche Freizeitaktivitäten sind gar nicht mehr oder nur noch eingeschränkt möglich?
- Muss man gelegentlich/regelmäßig am Wochenende arbeiten?
- Wie beeinflusst Schichtarbeit die Gesundheit?
- Wie wirkt sich die Arbeitszeit auf das Familienleben und Kontakte zu Freunden aus?

AUFGABEN

1. Wie lauten die Antworten auf die genannten Fragen, wenn Sie Ihr derzeitiges Berufsziel betrachten?
2. Fragen Sie Ihre Großeltern (oder Angehörige dieser Generation), wie deren Leben durch den Beruf geprägt wurde, z. B.
   - die Arbeitszeit
   - die Berufskleidung/Freizeitkleidung
   - der Urlaub
   - die finanzielle Absicherung

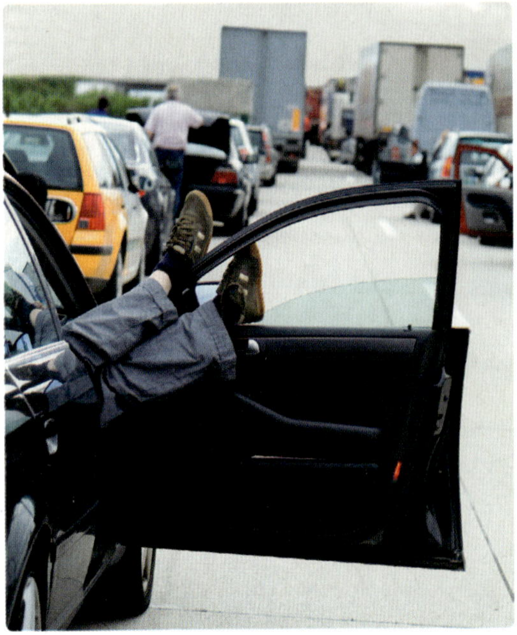

Verkehrschaos zu Beginn der Ferien

Gleichermaßen wirkt sich der Beruf auf Urlaub und Ferien aus:

- Die Regelungen großer Betriebe geben den Mitarbeitern häufig Zeit und Umfang von Betriebsferien vor.
- Die Ferienregelungen in den einzelnen Bundesländern grenzen für viele Menschen die Ferien- und Urlaubszeiten ein.
- Die Kosten für einen Urlaub in den Hauptferienzeiten sind deutlich höher als in der Nebensaison.

Berufliche Tätigkeiten bestimmen also in erheblichem Umfang das Leben eines Menschen.

Hat man einen Beruf gewählt, der Spaß macht und den eigenen Fähigkeiten entspricht, wird man sich auf seine Arbeit freuen, sich anstrengen und zufrieden sein. Hat man dagegen ständig das Gefühl, die Arbeit macht keinen Spaß und man ist in der ausgeübten Tätigkeit über- oder unterfordert, wird man sich wenig einbringen, seinen Einsatz im Betrieb auf ein Mindestmaß verringern und vielleicht sogar den Weg in die Krankheit suchen.

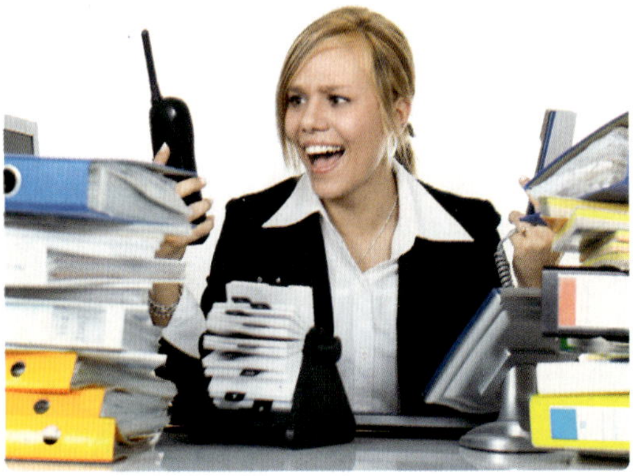

Ausschnitt aus dem Berufsalltag

AUFGABEN

3. Welche Gründe könnten Sie bewegen, den Beruf oder das Beschäftigungsverhältnis zu wechseln? Überlegen Sie, wo die Ursache für den Wunsch nach Veränderung liegen könnte:
   - in der eigenen Person,
   - am Arbeitsort (Mitarbeiter, Vorgesetzte, Arbeitsinhalte, Arbeitsorganisation)?

   Erstellen Sie zu diesem Thema eine Wandzeitung.
4. Erkundigen Sie sich in Ihrem Bekanntenkreis bei jemandem, der sein Tätigkeitsfeld gewechselt hat, nach den Beweggründen. Ergänzen Sie die Wandzeitung entsprechend.

Lebenskurve eines Jugendlichen

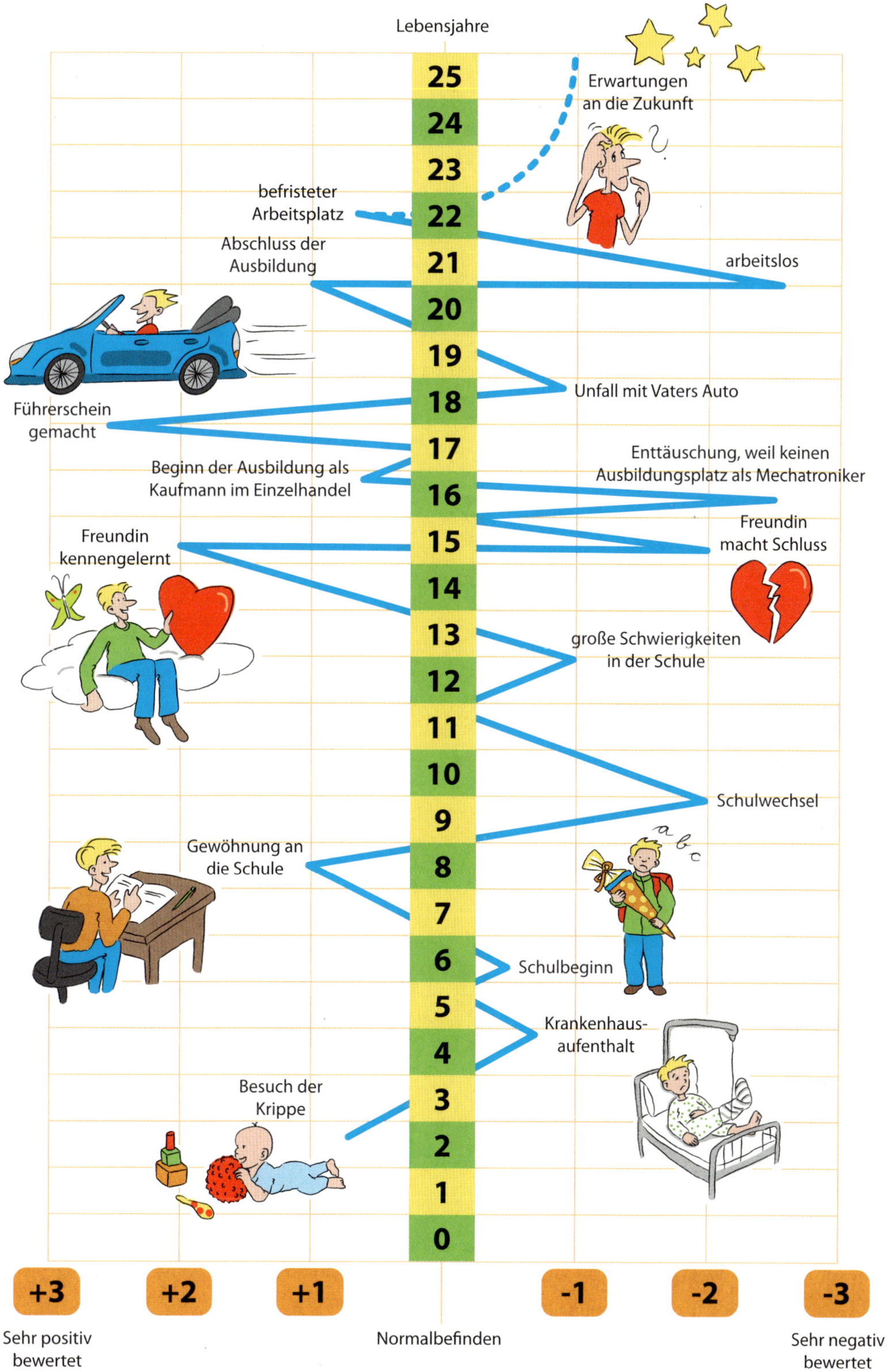

ZUSAMMENFASSUNG

- Die Entwicklung ist ein lebenslanger Prozess, der mit der Vereinigung von Ei- und Samenzelle beginnt und mit dem Tod endet.
- Die Entwicklung verläuft bei allen Menschen in einer bestimmten Reihenfolge, die sich nicht umkehren lässt.
- Die Entwicklung verläuft bei allen Menschen unterschiedlich, denn sie wird durch folgende Faktoren beeinflusst: Erbanlagen, Umwelteinflüsse, Selbststeuerung und Lernprozesse.
- Entscheidend für die Entwicklung eines Menschen ist es, wie die Anlagen durch die Umwelteinflüsse unterstützt werden und ob und wie der Mensch seine Entwicklung aktiv mitbestimmt und gestaltet.
- Während der Entwicklung gibt es sensible Phasen. Das sind bestimmte Zeiträume, in denen eine Entwicklung nachhaltig beeinflusst wird. Versäumtes kann in einem späteren Alter nur schwer und oft nur unvollständig nachgeholt werden.
- Die Entwicklung verläuft in unterschiedlichen Bereichen: Motorik, kognitive Fähigkeiten, Sexualität und Sozialverhalten.
- In der **Kindheit** finden die größten Veränderungen eines Menschen statt. Das Kind muss viele Entwicklungsaufgaben lösen.
- Das Kind muss lernen, seinen Körper zu beherrschen (Grobmotorik, Feinmotorik). Hierzu gehören Fähigkeiten wie z. B.:
  - laufen lernen
  - feste Nahrung aufnehmen
  - die Körperausscheidungen kontrollieren
- In der Kindheit entwickeln sich grundlegende kognitive Fähigkeiten – Wahrnehmung, Sprache und Denken.
  Hierzu gehören Fähigkeiten wie z. B. Lesen, Schreiben, Rechnen.
- Es erfolgt die Erkundung des eigenen Körpers und die Wahrnehmung des anderen Geschlechts.
  Hierzu gehören Fähigkeiten wie z. B. Geschlechtsunterschiede erkennen und Schamgefühle entwickeln.
- Im Kindesalter wird das Sozialverhalten angelegt. Hierzu gehören Fähigkeiten wie z. B.:
  - spielen lernen
  - gefühlsmäßige Bindungen zu Eltern, Geschwistern u. a. aufbauen
  - eine gesunde Selbsteinschätzung aufbauen
  - sich mit Gleichaltrigen vertragen
  - eine Einstellung gegenüber Gruppen entwickeln
  - Absprachen einhalten
  - Moralvorstellungen entwickeln

  Das bedeutet:
  - Unterscheidung zwischen „richtig“ und „falsch“ treffen,
  - Werte und Regeln = Normen anerkennen.
- Das Kind erlernt verschiedene Rollen (Kind, Enkelkind, Freund/Freundin, Sportkamerad).
- Motivation, Gefühle und Interessen entwickeln sich bereits im Kindesalter und sind bedeutsam in jedem Alter.
- Die Entwicklung kann durch viele Ursachen in allen Bereichen nachhaltig gestört werden.
- Erziehende und betreuende Personen können aufgrund von Kenntnissen über den normalen Entwicklungsverlauf und gezielte Wahrnehmungen und Beobachtungen die Entwicklung auf vielfältige Weise beeinflussen und unterstützen.

Im Jugendalter

- entwickelt sich die Persönlichkeit,
- erfolgt die Ausformung einer eigenen Meinung,
- geht der Einfluss des Elternhauses zurück und gewinnt die Peergroup an Bedeutung,
- nimmt die Sexualität einen großen Raum ein.

Die Gesellschaft erwartet Folgendes von den Jugendlichen:

- Erreichen gefühlsmäßiger Unabhängigkeit von Eltern und anderen Erwachsenen,
- Vorbereitung auf das Berufsleben,
- Erwerb der männlichen bzw. weiblichen Rolle,
- Vorbereitung auf Ehe und Familienleben,
- Erwerb neuer und reiferer Beziehungen zu Altersgenossen beiderlei Geschlechts,
- Entwicklung einer Weltanschauung,
- Entwicklung sozialen Verantwortungsbewusstseins.

Im frühen und mittleren Erwachsenenalter

- gewinnt die Selbststeuerung an Bedeutung:
  - Man muss sein Leben aktiv mitgestalten und wenn nötig verändern,
  - man darf nicht immer andere verantwortlich machen für Dinge, die man selbst ändern kann,
- erfolgt die Entscheidung für Partnerschaft, Familie und Kinder,
- muss man sich ggf. auf Kinder und deren Bedürfnisse einstellen und eigene zurückstellen,
- muss man Verantwortung übernehmen und
- sich für einen Beruf entscheiden und einsetzen.

AUFGABEN

1. Erläutern Sie folgende Aussagen anhand von drei Beispielen:
   „Was du bist, hängt von drei Faktoren ab:
   - *was du geerbt hast,*
   - *was deine Umgebung aus dir machte und*
   - *was du in freier Wahl daraus gemacht hast.“* [1]

2. Wählen Sie drei Entwicklungsaufgaben aus und erarbeiten Sie Vorschläge, wie Kinder diese bewältigen können.

3. Durch welche Maßnahmen können Sie Kinder gezielt in den Bereichen Motorik und Wahrnehmung fördern?

4. *„Kinder brauchen einen Schonraum und einen Erprobungsraum.“*
   Erklären Sie die Aussage an einer Entwicklungsaufgabe.

5. Sie arbeiten in einer Familie und beobachten, dass der Zweieinhalbjährige nicht reagiert, wenn Sie ihn von hinten ansprechen.
   a) Wie würden Sie sich verhalten?
   b) Begründen Sie Ihre Reaktionen.

6. Auf Entbindungsstationen und in Kinderkliniken wird es gerne gesehen, wenn der Vater oder eine andere Bezugsperson anwesend sind.
   a) Warum legt man heute Wert darauf?
   b) Erkundigen Sie sich bei Ihren Eltern oder Großeltern, wie es früher war.

7. *Sie machen in einer Familie mit Kindern ein Praktikum und spielen mit der Zweijährigen im Kinderzimmer. Der sechsjährige Stephan hat seine Freundin Andrea zu Besuch und man hört lautes Lachen und Erzählen. Nach einer Weile wird es still. Ab und zu Geflüster. Der Mutter fällt dies auf und sie geht nachsehen. Sie hören sie schimpfen: „Pfui, was macht ihr da?! Zieht euch sofort an und Andrea geht nach Hause. Ich werde deiner Mutter Bescheid sagen, was passiert ist. Stephan, und du hast Stubenarrest und Fernsehverbot. Schämt euch!“*
   a) Was war wohl passiert?
   b) Wie hätten Sie sich als Praktikantin verhalten?
   c) Wie würden Sie sich bei Ihren eigenen Kindern verhalten?
   d) Wie hätten sich Ihre Eltern verhalten?

[1] Singemäß aus „Schöne neue Welt“ von Aldous Huxley

8. *Sie beobachten, dass eine Pflegerin einen alten Mann, der etwas verwirrt ist und sich nur langsam anziehen kann, grob anfasst und anschreit, er solle sich endlich beeilen.*
   Wie würden Sie sich verhalten? Begründen Sie Ihre Antwort.

9. Beschreiben Sie
   a) eine Situation, in der Sie ein schlechtes Gewissen hatten,
   b) zwischen welchen Werten bzw. Regeln Sie sich entscheiden mussten,
   c) wie Sie sich entschieden haben.

10. Welche Erwartungen hat die Gesellschaft an Jugendliche?
    Nehmen Sie hierzu Stellung.
    Welche Erwartungen können Sie akzeptieren, welche lehnen Sie ab?

11. Wie kann eine Vorbereitung auf das Berufsleben angesichts hoher Arbeitslosigkeit aussehen?

12. Zeichnen Sie Ihre Lebenskurve, wie auf S. 131 dargestellt. Tragen Sie dazu auf einem Achsenkreuz (waagerecht: Lebensalter; senkrecht: Bewertungsmaßstab) in Stichworten wichtige Ereignisse entsprechend Ihrer Bewertung (sehr positiv, normal, bis sehr negativ) ein!
    Verbinden Sie die Punkte mit einer Linie.
    Erläutern Sie Ihre Lebenskurve in einer Kleingruppe.

13. Viele Ehen werden heutzutage geschieden. Was können die Gründe dafür sein und was kann man tun, um das zu vermeiden?
    Bearbeiten Sie die beiden Fragen mithilfe folgender Tabelle:

Was ist für eine gute Partnerschaft wichtig?	Wie kann ich eine Partnerschaft zerstören?

7 Entwicklung im Alter

Mit 20 regiert der Wille, mit 30 der Verstand und mit 40 das Urteilsvermögen. (Benjamin Franklin)

Das Alter verklärt oder versteinert. (Marie Ebner-Eschenbach)

Je mehr Kerzen deine Geburtstagstorte hat, desto weniger Atem hast du, um sie auszublasen. (Jean Cocteau)

Jeder, der sich die Fähigkeit erhält, Schönes zu erkennen, wird nie alt. (Franz Kafka)

Alter schützt vor Liebe nicht, aber Liebe vor dem Altern. (Coco Chanel)

AUFGABE

1. Welche Folgen bzw. Eigenschaften werden in den Aussagen mit dem Altern verbunden?

7.1 Die verschiedenen Alter eines Menschen

AUFGABEN

2. *„Die meisten Menschen möchten zwar alt werden, aber niemand möchte alt sein."*
   Nennen Sie Gründe für diese Aussage.
3. Welche Eigenschaften und Verhaltensweisen verbinden Sie mit Alter?
4. Wie stellen Sie sich Ihr Leben im Alter vor?

Die Entwicklung eines Menschen ist mit dem Erwachsenenalter nicht abgeschlossen. Bis zum Ende seines Lebens muss er Entwicklungsaufgaben bewältigen, wie z. B. Ablösung vom Arbeitsleben, Anpassung an körperliche Veränderungen, Umgang mit Verlusten (Angehörige, Freunde) und sozialen Veränderungen.
Zwar treten mit zunehmendem Alter wie in jedem Alter Veränderungen im körperlichen, geistigen, psychischen und sozialen Bereich ein. Der Alterungsprozess verläuft jedoch bei jedem Menschen anders. Je älter ein Mensch wird, desto größer sind die Abweichungen in der Entwicklung, weil

- nicht immer alle der möglichen Veränderungen auftreten und
- die Veränderungen zu verschiedenen Zeitpunkten erfolgen.

Diese Unterschiede führen dazu, dass man den wenigsten Menschen die Anzahl ihrer Lebensjahre ansehen kann und dass sich kaum jemand so alt fühlt, wie er laut Geburtsurkunde ist: Es gibt 80-Jährige, die zehn und mehr Jahre jünger erscheinen, aber auch 65-Jährige, die wie 80-Jährige aussehen oder sich so fühlen. In der Regel werden Menschen heute bei uns etwa zehn Jahre jünger geschätzt, als sie sind. Ein Mensch kann also gleichzeitig verschieden alt sein, deshalb unterscheidet man beispielsweise

- das kalendarische Alter,
- das biologische Alter und
- das psychologische Alter.

7.1.1 Das kalendarische Alter

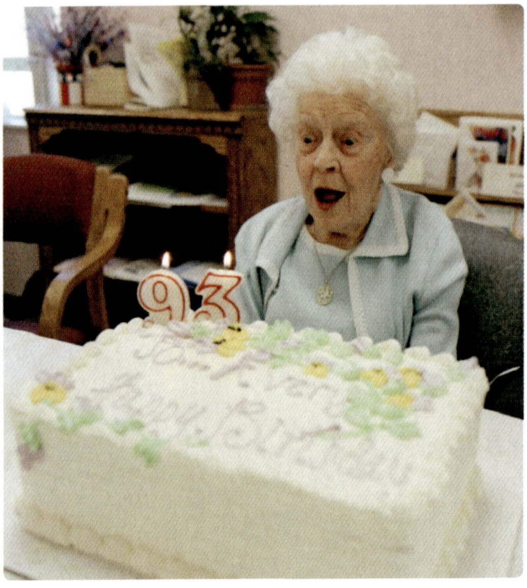

Geburtstag im Altenheim

Hierunter versteht man die Anzahl der Lebensjahre. Dieses Alter hat Auswirkungen auf das tägliche Leben und ist ein (wesentlicher) Bestandteil für gesellschaftliche Normen, Gesetze und Vorschriften.

Beispiele:
- Einschulungsalter,
- Verkauf von Alkohol nicht an Jugendliche unter 16 Jahren,
- Erwerb des Führerscheins,
- Eintritt in den Ruhestand.

Auch die Eignung für eine Arbeitstätigkeit wird oft vom Lebensalter abhängig gemacht.

Auszüge aus Stellenanzeigen:

Großunternehmen stellt ab sofort

Mitfahrer/Helfer

m/w ab 18 J. für … ein.

Sie sind:
- max. 35 Jahre alt,
- haben mindestens 3 Jahre Erfahrung …

Wir suchen

Koch …

m. Berufserfahrung, bis 40 J.

Das kalendarische Alter, auch als chronologisches Alter bezeichnet, sagt nichts über die Eignung, Reife, körperliche oder geistige Leistungsfähigkeit eines Menschen aus.
Mit zunehmendem Alter steigt lediglich die Wahrscheinlichkeit, dass körperliche oder geistige Einschränkungen auftreten.

AUFGABEN

1. Suchen Sie weitere Beispiele für festgesetzte oder geforderte Altersgrenzen.
2. Nehmen Sie Stellung zu diesen Altersbegrenzungen.

7.1.2 Das biologische Alter

Darunter versteht man die körperliche Verfassung eines Menschen. Das Altern ist die Folge von biochemischen Vorgängen, die trotz aller Bemühungen von Medizin und Kosmetik bis heute nicht aufgehalten werden können.

Innere Organe, Knochen, Gelenke, Muskeln können älter oder jünger sein, als nach der Anzahl der Lebensjahre zu erwarten wäre.
Eine vorzeitige Alterung des Körpers kann verschiedene Ursachen haben:
- berufsbedingte Ursachen
  - Verschleiß von Knochen und Gelenken durch schwere körperliche Arbeit
  - Herz-Kreislauf-Erkrankungen durch Stress
- falsche Lebensweise
  - Organschädigungen durch Alkohol
  - vorzeitige Hautalterung durch UV-Strahlen
  - Hüftleiden durch Übergewicht
- umweltbedingte Ursachen
  - Erkrankungen der Atmungsorgane durch Schadstoffe in der Luft
- erbbedingte Ursachen
  - frühzeitige Vergreisung

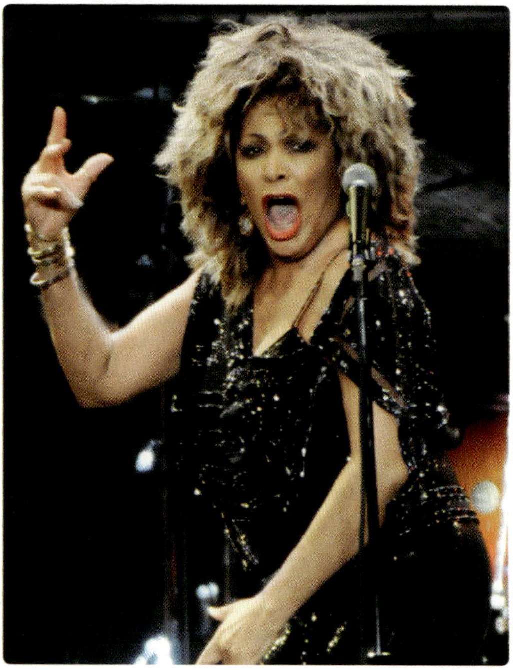

Jung geblieben: Tina Turner, 70 Jahre

Ein 30-jähriger Mensch kann biologisch 20 oder mehr Jahre älter, ein 70-Jähriger dagegen 10 oder 15 Jahre jünger sein. Mit zunehmendem Alter steigt jedoch die Wahrscheinlichkeit, dass die Leistungen der Sinnesorgane nachlassen, die Konzentrationsfähigkeit abnimmt und Krankheiten häufiger und länger auftreten.

Das biologische Alter eines Menschen ist allerdings kein Maßstab für seine gegenwärtige geistige Leistungsfähigkeit.

AUFGABE

1. Was ist damit gemeint, wenn z. B. eine 36-Jährige sagt: „Meine biologische Uhr tickt“? Diskutieren Sie Ihre Ansichten in der Klasse.

7.1.3 Das psychologische Alter

Das psychologische Alter wird hauptsächlich durch die Gefühle bestimmt, die einen Menschen beherrschen. Man kann es deshalb auch als das gefühlte Alter bezeichnen.
Dabei spielen die Lebenseinstellung (Optimismus/Pessimismus) und die Selbsteinschätzung eine Rolle. Ein optimistischer Mensch wird sein Leben trotz einsetzender Altersbeschwerden genießen. Er tut das, was er kann und wozu er Lust hat, und versucht aus allem das Beste zu machen. Dadurch bleibt er geistig und körperlich rege.

Die Studie „Die freie Generation 2009“ schreibt dazu sinngemäß Folgendes:

- Der Höhepunkt des Lebens wird heute mit etwa 60 Jahren empfunden.
- Ältere Befragte fühlen sich mit den Begriffen „Senioren“ oder „jung geblieben“ am wohlsten.
- Viele der befragten älteren Menschen treiben Sport, gehen in die Disco und wollen gerne noch arbeiten.
- Die Gruppe der 66- bis 70-Jährigen ist die stärkste Gruppe der Onlineshopper.
- Krankheit und Gebrechlichkeit werden mit Greisenalter gleichgesetzt.

AUFGABE

2. In den Medien tauchen immer wieder Überlegungen auf, dass ältere Menschen den Führerschein abgeben oder keinen kostspieligen Operationen mehr unterzogen werden sollten. Nehmen Sie zu diesen Forderungen Stellung.

7.1.4 Ansehen in der Gesellschaft

Die Journalistin Evelyn Holst wollte erleben, wie alte Menschen in unserer Gesellschaft behandelt werden. Sie verkleidete sich als alte Frau und reiste durch Deutschland (siehe nebenstehender Text).

AUFGABE

3. Lesen Sie den Bericht von Evelyn Holst und beantworten Sie folgende Fragen:
   a) Wie fühlt sich die Journalistin?
   b) Wodurch werden diese Gefühle ausgelöst?

Unsere Gesellschaft hat überwiegend ein negatives Bild von alten Menschen. Sie werden als hilfsbedürftig, krank und abhängig angesehen. Aus der nachfolgenden Grafik wird deutlich, dass diese Einschätzung nicht zutreffend ist.

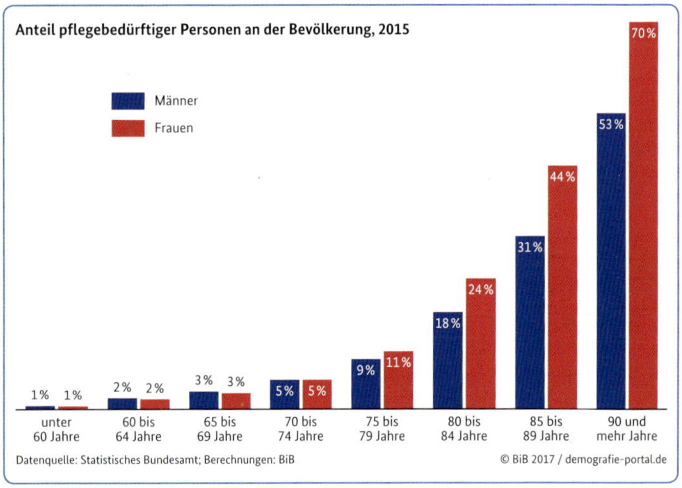

Pflegequoten 2015 nach Alter und Geschlecht

Außerdem meint ein Großteil der Jüngeren, dass alte Menschen viel Zeit haben, sich meistens langweilen und ihre geistigen Fähigkeiten mit fortschreitendem Alter zurückgehen. Obwohl in der letzten Zeit alte Menschen von der Werbung als Konsumenten entdeckt worden sind, ändert sich diese negative Vorstellung nur langsam.

AUFGABE

4. Erstellen Sie eine Collage: Wie werden alte Menschen in den Medien oder der Werbung dargestellt?

Wenn ich einmal alt bin ...[1]

[...] Mit Stock und Einkaufskarre etwas unbeweglich, kramte ich nach dem Geld, um für eine Wollmütze zu bezahlen, als sich eine junge Frau in meinem Alter energisch an mir vorbeischob. „Kann ich das mal schnell bezahlen?", fragte sie mit einem Seitenblick auf mich. Und der Blick sagte: „Bis du so weit bist, Oma, bin ich hier schon verschimmelt."
Ich kannte diesen Blick gut. Von mir. Ich kannte dieses nervöse Kribbeln am Samstagvormittag, wenn vor mir am Käsestand eine alte Frau „noch zwei Scheiben vom Scharfen" verlangt, die Verkäuferin entnervt zurückfragt: „Wir haben Tilsiter, Roquefort, Appenzeller, welchen wollen Sie?" Und wenn die alte Frau zögert, sich nicht entscheiden kann, dann war ich ein Teil der ungeduldigen Schlange hinter ihr, aus der jemand rief: „Geht's hier noch mal weiter?" Und die alte Frau, ganz mutlos, sagt: „Geben Sie mir irgendwas." [...]
Ich habe versucht, so auszusehen und mich in eine alte Frau mit kleiner Rente hineinzufühlen. Ich habe mir dicke braune Strümpfe, hässliche Stiefel und ein schwarzweiß gemustertes Polyester-Kleid gekauft. [...]
Als ich mit meinem Stock an einem Schaufensterspiegel vorbeigehe und dieses graue, gebeugte Wesen sehe, das ich sein soll, erschrecke ich:
Doch die Leute sehen mich gar nicht. Ich bin unsichtbar. Ein altes Mütterchen, optisch uninteressant. So uninteressant, dass der 17-jährige Schüler in der Hamburger U-Bahn mit seinen lässig ausgestreckten Beinen vier Plätze blockiert, während ich, auf meinen Stock gestützt, vor ihm stehe.
Ich räuspere mich. Er blickt aus dem Fenster. „Können Sie mir bitte Platz machen?", frage ich. Er zieht langsam seine Beine zurück, zentimeterweise. Was soll ich tun? Mit dem Stock an seine Beine schlagen oder bescheiden warten, bis er mir Platz macht?
Welcher alte Mensch hat in solch einer Situation die Kraft und die Selbstsicherheit zu einer so energischen Geste? Ich warte also, Wut im Bauch, sozusagen stellvertretend für viele alte Menschen, die diesem subtilen Terror tagtäglich ausgesetzt sind.
Wer von uns Jüngeren begreift die Qual einer alten Frau, die an der Bustür drängelt, weil sie Angst hat, dass die Tür schneller schließt, als sie einsteigen kann? Wer begreift die Nervosität des alten Mannes, der an der Ampel auf Grün wartet und denkt: „Das schaff' ich doch nie zur anderen Seite"? Und ich, die mit einem vorgetäuschten steifen Knie und künstlichen Falten die Menschen beobachte, bekomme einen Horror vor meiner Welt von morgen. [...]
Meine Deutschlandreise als alte Frau schlug mir von Tag zu Tag mehr auf die Seele. Es war so mühsam mit dem Stock, ich fühlte mich so unwohl in meiner alten Haut. Und obwohl sich nicht gerade das Rote Meer teilt, wenn ich sonst ein Restaurant betrete, bin ich es doch gewohnt, dass mir die Leute ins Gesicht blicken. Mich als alte Frau schaut kaum jemand mehr an. Mein Aussehen und mein Stock und die Einkaufskarre, die ich hinter mir herzog, signalisieren schon von weitem: „Vorsicht, alt". Ich hatte bald das Gefühl, die Menschen machen einen Bogen um mich, wenn ich die Bahnhofstreppe hochschlurfte, um einen Sitzplatz in der S-Bahn anstand, an Kassen nach Geld kramte. Ich merkte, wie ich von selbst immer krummer ging und mich kaum noch hochzuschauen traute. Man ist nicht so alt, wie man sich fühlt, man ist so alt, wie man behandelt wird. [...]

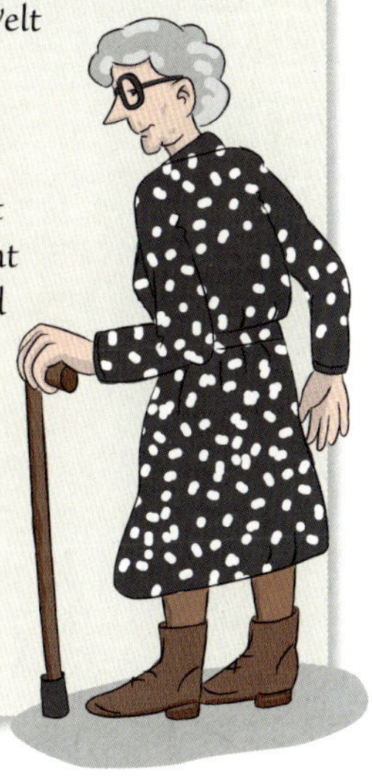

[1] Abdruck mit freundlicher Genehmigung der Autorin Evelyn Holst. Erstveröffentlichung des Textes in der Zeitschrift Stern.

7.2 Mögliche Veränderungen im Alter und ihre Auswirkungen

BEISPIEL

Aussagen einer 80-Jährigen, die insgesamt in einer guten körperlichen Verfassung und aktiv ist, mit ihrem Mann in einem Zweifamilienhaus in der Parterrewohnung lebt und Haus und Garten weitestgehend alleine versorgt:
„Ich habe immer so gerne in den Spiegel gesehen. Ich war eine schöne, junge Frau und hatte viele Verehrer. Aber heute ... wie bin ich alt und runzlig geworden ... und die vielen braunen Flecken auf der Haut. Heute mag ich gar nicht mehr in den Spiegel sehen. Mit meinen Füßen klappt das auch nicht mehr so gut. Die Ballen kommen so raus und drücken in den Schuhen. ... und seit meiner letzten Operation haben sich meine Augen rapide verschlechtert. Ach, es ist nichts, wenn man alt wird.“

AUFGABEN

1. Welche altersmäßigen Veränderungen werden benannt?
2. Wie werden sie von der 80-Jährigen bewertet?

7.2.1 Körperlicher Bereich

Mit zunehmendem Alter verliert der Körper die Fähigkeit, Veränderungen im Organsystem auszugleichen.

BEISPIEL

Die Heilung eines Knochenbruchs dauert wesentlich länger als in jungen Jahren. Auch für eine Erkältungskrankheit oder Magen-Darm-Infektion wird mehr Zeit zur Genesung benötigt.

Im Alter nimmt die Fähigkeit des Körpers ab, sich an die Umgebungstemperatur anzupassen.

BEISPIEL

Viele alte Menschen frieren im Winter auch in gut geheizten Räumen oder tragen im Sommer wärmende Kleidung.

Weiterhin lässt die Funktion vieler Organe, z. B. von Lunge, Niere oder Kreislaufsystem, nach.

BEISPIEL

Einem älteren Menschen geht eher die „Puste“ aus, weil seine Lungen nicht mehr so große Luftmengen durch die Atemwege transportieren können.

Die Beweglichkeit verringert sich; das Skelett und die Muskeln des älteren Menschen sind weniger belastbar.

BEISPIELE

Der Garten wird nicht mehr an einem Tag umgegraben, der Hausputz muss auf mehrere Tage verteilt werden und man kann nicht mehr so schwere Einkaufstaschen tragen. Auch die Pflege der Fußnägel kann große Mühe bereiten, wenn das Bücken schwerfällt.

Veränderungen in der Wirbelsäule führen zu einer Verminderung der Körpergröße von drei bis vier Zentimetern und häufig zu einer gebeugten Haltung.

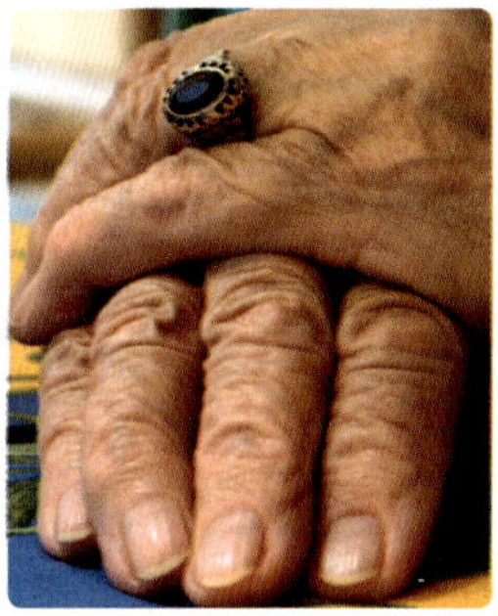
Alte Haut

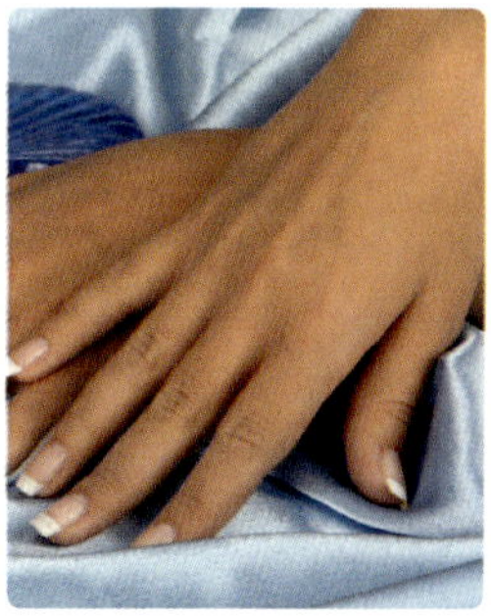
Junge Haut

Die Haut verliert mit zunehmendem Alter die Fähigkeit, Wasser zu binden. Dadurch wird sie faltig und schlaff. Außerdem ändert sich ihre Zusammensetzung, sodass sie sich verhärtet und weniger elastisch ist. Diese Veränderungen haben Einfluss auf die Funktion der Tastkörperchen an den Fingerspitzen: sie sind weniger „feinfühlig“ als in jungen Jahren.

Der Alterungsprozess hat ebenfalls Einfluss auf die Funktion der Sinnesorgane, z. B. lassen Seh- oder Hörfähigkeit nach. Diese Beeinträchtigungen können in der Regel durch Seh- oder Hörhilfen ausgeglichen werden, sodass es nicht zu einer Verhaltensänderung kommt.

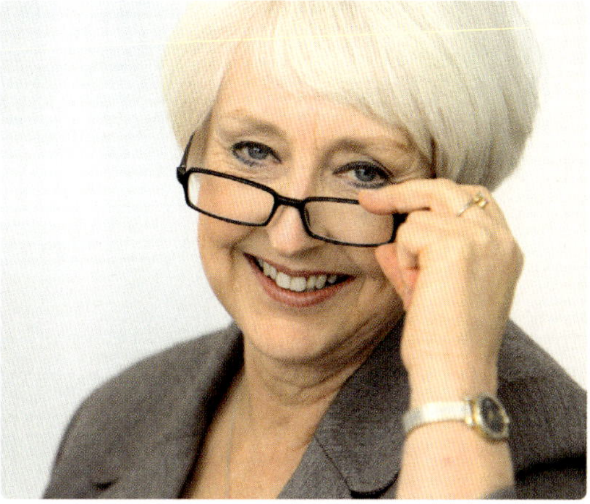
Lesehilfe

Eine Beeinträchtigung der motorischen Funktionen zeigt sich häufig dadurch, dass ältere Menschen manchmal langsamer reagieren. Das kann sie beispielsweise als Verkehrsteilnehmer in gefährliche Situationen bringen.

Nicht alle der genannten möglichen Veränderungen und Beeinträchtigungen treten bei jedem Menschen auf. Auch altern nicht alle Organe gleichmäßig. Bei vielen Menschen funktionieren sie bis ins hohe Alter ohne Störungen. Die körperlichen Veränderungen können aber auch so schwerwiegend sein, dass der alte Mensch sich nur noch schwer oder gar nicht mehr allein fortbewegen kann und auf die Hilfe anderer angewiesen ist.

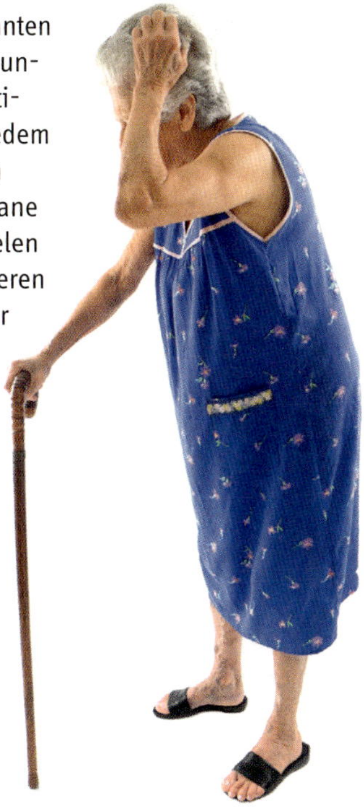
Körperliche Veränderungen im Alter

7.2.2 Geistig-psychischer Bereich

Das Alter ist nicht nur ein Lebensabschnitt der Einschränkungen, sondern eine Lebensspanne mit eigenem Sinn und eigener Qualität. Alte Menschen verfügen über Lebenswissen und Lebensreife, haben Ideen, schreiben Bücher, geben Ratschläge. Vieles wird neu bewertet.

BEISPIEL

„Ich verstehe gar nicht, warum ich mich darüber früher aufgeregt habe. Das ist mir heute viel zu unwichtig."

Man kann das Alter als Zeitraum der Selbstreflexion bezeichnen: Der Blick ist mehr nach innen als auf Äußerlichkeiten gerichtet. Man setzt sich mit seinem Leben auseinander (Lebensrückblick). Daraus können sich

- **Zufriedenheit, Offenheit** für andere sowie ein größeres Verständnis für die Welt und ihre Geschichte entwickeln.
  Das bedeutet, der alte Mensch verfügt über große Anpassungs- und Widerstandsfähigkeit. Er kann akzeptieren, dass sich die körperlichen und in geringerem Maße auch die geistigen Leistungen verringern. Der Mensch wird oft gelassener, gütiger, offener.
- **Unzufriedenheit und Rückzug** entwickeln.
  Der alte Mensch kann sich schlecht an veränderte Situationen anpassen. Er wird verbittert, einsam, halsstarrig.

Bei einem gesunden, alten Menschen, das trifft auf die meisten bis zum achten Lebensjahrzehnt zu, erfolgt ein relativ geringer Abbau der kognitiven (geistigen) Fähigkeiten.

Denk- und Lernfähigkeit sowie die Gedächtnisleistung eines alten Menschen sind abhängig von seiner Begabung, seiner Schulbildung und seiner beruflichen Tätigkeit.
Die Fähigkeit, die Anforderungen des täglichen Lebens zu bewältigen und vertraute Probleme zu lösen, bleibt erhalten oder wird mit zunehmendem Alter sogar größer. Alte Menschen können auf Erfahrungen zurückgreifen, die sie im Laufe ihres Lebens gewonnen haben. Sie verfügen über eine bessere Menschenkenntnis und ein besseres Urteils-

vermögen als junge Menschen. Diese Fähigkeiten versetzen sie in die Lage, Anforderungen und Krisen zu bewältigen.

Die Alterung des Gehirns kann mit zunehmendem Alter zu Konzentrations- und Wahrnehmungsstörungen führen und die Leistung des Kurzzeitgedächtnisses beeinträchtigen. Alte Menschen können sich oft sehr gut an Ereignisse aus ihrer Kindheit erinnern, wissen aber manchmal nicht mehr, was zwei Stunden zuvor geschehen ist. Sie klagen auch darüber, dass sie Probleme haben, sich Dinge zu merken. Dies kann verschiedene Ursachen haben:

- die vorhandenen Gedächtnisspeicher sind voll,
- die Informationen sind nicht interessant genug,
- die Informationsflut ist zu groß,
- Herz-Kreislauf-Erkrankungen wirken sich auf die Gedächtnisleistung aus, z. B. in Form von Durchblutungsstörungen,
- die Flüssigkeitszufuhr ist unzureichend,
- das Gedächtnis wird nicht genügend gefordert, z. B. aufgrund einer anregungsarmen Umgebung oder bedingt durch Einsamkeit.

Dadurch wird die Lösung neuartiger Probleme, beispielsweise der Umgang mit einem Fahrkartenautomaten oder einem Handy, für alte Menschen häufig schwieriger.

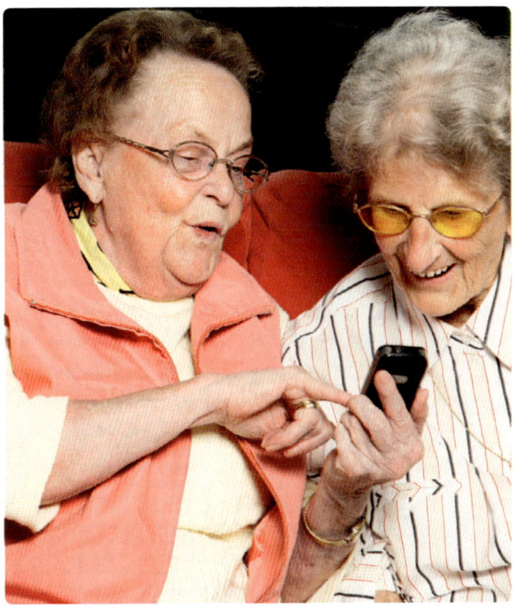

Umgang mit neuer Technik

Das Lernvermögen und die Gedächtnisleistungen verschlechtern sich im Alter deutlich geringfügiger, wenn sie ständig trainiert werden.

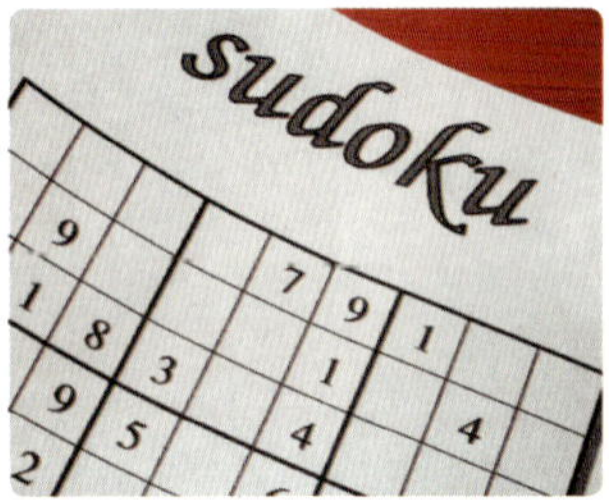

Sudoku

7.2.3 Besondere psychische Belastungen

Auszug aus einer Todesanzeige

> Viel zu früh, gerade jetzt, nach einer Zeit des Neubeginns; wir hatten uns noch so viel gemeinsam vorgenommen …
>
> Ich bin unendlich traurig.

AUFGABE

Nennen Sie Gründe, warum gesundheitliche Einschränkungen oder der Tod des Ehepartners und naher Angehöriger alte Menschen unterschiedlich schwer belasten.

Der Verlust eines Angehörigen oder Freundes bedeutet für jeden Menschen eine psychische Belastung, besonders aber für einen alten Menschen. Er wird mit der eigenen Endlichkeit konfrontiert und der Kreis der Nahestehenden wird immer kleiner. Außerdem lassen sich mit fortschreitendem Alter vermehrt psychische Erkrankungen, wie z. B. Demenz, feststellen, bei denen die geistige Leistungsfähigkeit stark verringert ist. Diese gesundheitlichen Einschränkungen können Einsamkeit und Isolation zur Folge haben.

BEISPIELE

Der Tod des Ehepartners, naher Angehöriger oder von Freunden wird als besonders belastend empfunden.

Familienangehörige und Freunde können nicht mehr besucht werden.

Mögliche krank machende Auswirkungen:
Der alte Mensch
- entwickelt Ängste,
- wird depressiv,
- wird alkohol- oder medikamentenabhängig oder
- ist selbstmordgefährdet.

Sterbefälle durch Selbstmord in Deutschland im Jahr 2015: [1]

Altersgruppen	männlich	weiblich
unter 25	382	149
25–60	3752	1258
60–75	1534	640
75 und älter	1729	634

Angst

Die Angst vor einer schweren Krankheit, davor ein Pflegefall zu werden, vor Abhängigkeit und dem Tod können einen alten Menschen so beherrschen, dass sich seine Persönlichkeit verändert. Körperliche Folgen, wie zum Beispiel Atemnot, Schwindel und Zittern, können zusätzlich auftreten.
Für die Betreuung alter Menschen ist es wichtig, ihre Ängste zu kennen, um ihnen angemessen helfen zu können.

AUFGABEN

Während Ihres Praktikums wird ein neuer Heimbewohner aufgenommen. An seinem Verhalten ist zu erkennen, dass er große Angst vor diesem neuen Lebensabschnitt hat.
1. Welche Gründe könnten die Angst ausgelöst haben?
2. Welche Hilfestellungen können Sie dem neuen Heimbewohner geben, damit er seine Angst abbaut oder verliert?

Depression

Menschen mit Depressionen haben eine schwermütige Grundstimmung. Sie quälen sich mit Selbstvorwürfen, haben keinen Antrieb und leiden oft unter Schlaflosigkeit und Appetitstörungen.
Zu besonders schwerwiegenden Veränderungen der Persönlichkeit kommt es, wenn Erkrankungen des Gehirns auftreten, wie zum Beispiel bei Tumoren oder Demenz.

Demenz

BEISPIEL

Eine Angehörige erzählt:
„Zuerst fielen meiner Mutter die Namen von entfernten Bekannten oder die Bezeichnung von Gegenständen nicht ein. Sie erzählte immer häufiger, dass sie „Dings“ getroffen hat oder dass ich ihr das „Dings“ aus der Küche bringen soll. Zu der Zeit haben wir uns noch nichts dabei gedacht, so was passiert ja jedem mal. Als ihr auch die Namen von Nachbarn nicht mehr einfielen, wurde sie anfangs noch sehr ärgerlich, später dann jedes Mal ganz niedergeschlagen und wollte ihre Wohnung nicht mehr verlassen. Dazu kam, dass sie immer öfter vergaß, wo sie ihre Brille oder ihr Portemonnaie hingelegt hatte. Ihr war das meistens peinlich und sie versuchte diese „Unzulänglichkeiten“ zu vertuschen. Später hat sie die Haushaltshilfe oder ihre Nachbarn verdächtigt, etwas versteckt oder gestohlen zu haben. Schließlich hat sie den Weg vom Lebensmittelgeschäft nach Hause nicht mehr gefunden. Auch in ihren eigenen vier Wänden fiel ihr die Orientierung zusehends schwerer. Wir fanden die Schuhcreme im Kühlschrank und die Schnitzel im Zeitungsständer. In den immer weniger werdenden klaren Momenten verzweifelte sie am Leben und wollte Selbstmord begehen.“

Unter Demenz versteht man einen krankheitsbedingten geistigen Verfall im Alter. Hierfür sind verschiedene Ursachen verantwortlich. Demenz beginnt mit Vergesslichkeit (z. B. Namen, Termine, Ereignisse) und wird oft spät erkannt. Erst wenn der Betreffende sich zeitlich und räumlich nicht mehr orientieren kann, das heißt, wenn der alte Mensch den Weg vom Einkaufen nach Hause nicht mehr findet, die Tageszeit nicht weiß oder Freunde und Bekannte nicht erkennt, verstärkt sich der Verdacht, dass eine Demenz vorliegt. Gewohnte tägliche Verrichtungen werden zu unüberwindbaren Problemen. Weitere typische Merkmale sind: zwanghaftes Herumlaufen und Weglaufen.
Die Bewegungen werden unsicher und unbeholfen. Der Erkrankte kann sich nicht mehr unterhalten, weil er die passenden Wörter nicht findet, er ist verwirrt und verliert in wenigen Jahren die Fähigkeit, sich zu bewegen, zu denken und etwas wahrzunehmen. In der Regel bleibt das Langzeitgedächtnis lange gut

[1] Statistisches Bundesamt, Wiesbaden 2017

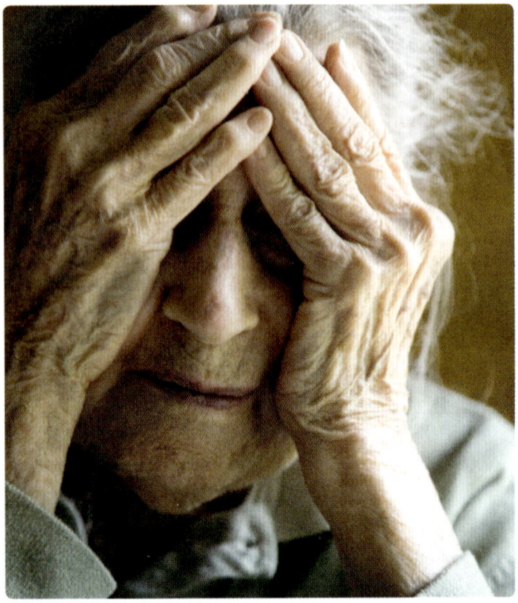

Altersdepression

erhalten, deshalb leben Demenzerkrankte hauptsächlich in der Vergangenheit.

Für Angehörige, Freunde und Bekannte ist es oft unerträglich mit anzusehen, wie die Persönlichkeit eines vertrauten Menschen völlig zerstört wird, wie er ihnen vollkommen fremd wird und schließlich wie ein Kleinkind auf Betreuung und Pflege angewiesen ist.

Die meisten Demenzkranken werden zu Hause gepflegt. Für die Angehörigen bedeutet dies eine ungeheure Belastung. Neben der erheblichen Einschränkung ihrer Lebensqualität leidet auch häufig ihre psychische Gesundheit: Ängste und Depressionen sind die Folgen.

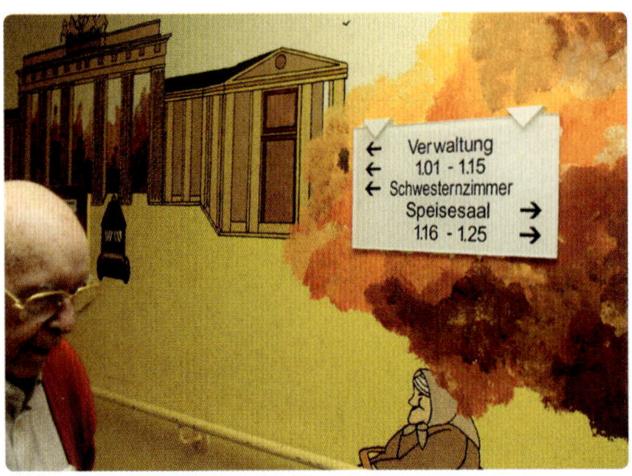

Wandgemälde – Hilfe zur Orientierung im Altenpflegeheim

Bei der Betreuung und Pflege von Demenzkranken ist es wichtig, das Zusammenleben für alle so erträglich wie möglich zu gestalten. Dabei sollte Folgendes beachtet werden:

- Räumliche Orientierungshilfen verwenden, z. B. Bilder an Wänden und Zimmertüren, Pfeile auf dem Flur.
- Tagesablauf gleichbleibend strukturieren, z. B. feste Essenszeiten.
- Einfache Regeln aufstellen, z. B. morgens waschen, anziehen, Zähne putzen.
- Geduldig, liebe- und verständnisvoll auf die jeweilige „Sichtweise“ eingehen.
- Langsam, deutlich und in kurzen Sätzen sprechen, dabei an frühere Interessen und Tätigkeiten anknüpfen.
- Im Tagesablauf einfache Tätigkeiten übertragen, z. B. Kartoffeln schälen, Handtücher zusammenlegen.
- Liebgewonnenes aus der Vergangenheit einbeziehen, z. B. Bilder, Musik.
- Überforderung und Reizüberflutung vermeiden und beruhigend einwirken.

Durch diese Maßnahmen und Verhaltensweisen fällt einem Menschen mit Demenz die Orientierung leichter, es entsteht ein Gefühl der Sicherheit und das Selbstwertgefühl wird gestärkt.

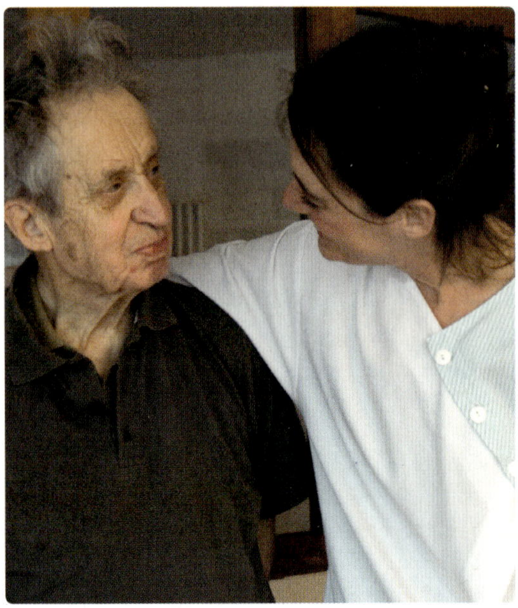

Betreuung eines Demenzpatienten

AUFGABEN

1. Informieren Sie sich in (medizinischen) Fachbüchern und im Internet über die Ursachen und den Verlauf von Demenz.
2. Welche typischen Alterserkrankungen, die das Gehirn angreifen, werden unter Demenz zusammengefasst?

7.2.4 Sozialer Bereich

Ablösen vom Berufsleben

BEISPIEL

Aussagen von zwei Frauen, deren Männer vor Kurzem in Ruhestand gegangen sind:

Frau A: „Seit mein Mann im Ruhestand ist, genießen wir das Leben. Wir kochen gemeinsam, haben eine Skat- und eine Kegelrunde, engagieren uns in der Gemeinde und reisen viel. Manchmal wird die Zeit knapp. Bald müssen wir einen Terminkalender führen. Wenn wir bei unseren Enkelkindern babysitten sollen, müssen unsere Kinder das rechtzeitig anmelden."

Frau B: „Seit mein Mann im Ruhestand ist, kommt es bei uns häufiger zu Streit. Da mein Mann jetzt ja den ganzen Tag zu Hause ist, will er auch bei allem mitbestimmen. Da macht er mir schon mal Vorschriften. Er hält sich meistens zu Hause auf. Da er vorher viel gearbeitet hat, gab es wenig Zeit für den Aufbau von Hobbys und anderen Beschäftigungen. Zweimal die Woche kommen die Enkelkinder zu uns, das lenkt ihn dann ein wenig ab. Ich vertraue aber darauf, dass mein Mann diese Phase überwindet und nicht in Depressionen fällt."

AUFGABEN

3. Wie verarbeiten die Männer ihren Ruhestand?
4. Wie kann sich eine Partnerschaft durch den Eintritt eines Partners oder beider Partner in den Ruhestand verändern?

Menschen werden heute zwar immer älter, sie müssen aber trotzdem zu einem festgesetzten Alter aus der Arbeitswelt ausscheiden. Die Beendigung der Berufstätigkeit hat für einen Teil von ihnen negative Auswirkungen in Bezug auf

- das Selbstwertgefühl,
- die Anerkennung durch Mitmenschen,
- das monatliche Einkommen.

Das Leistungsprinzip unserer Gesellschaft hat dazu geführt, dass ein Mensch nach seiner Verwertbarkeit im Arbeitsprozess beurteilt wird (Was leistet er? Was kann er sich leisten?). Das Selbstwertgefühl und die Anerkennung durch Mitmenschen werden daher von beruflichem und wirtschaftlichem Erfolg bestimmt. Mit dem Ausscheiden aus dem Berufsleben können die Menschen nicht nur eine soziale Rolle, sondern auch einen wichtigen Teil ihres Selbstwertgefühls verlieren. Sie fühlen sich dann zum „alten Eisen" gehörend, ihre Selbsteinschätzung geht zurück, sie sind deprimiert.

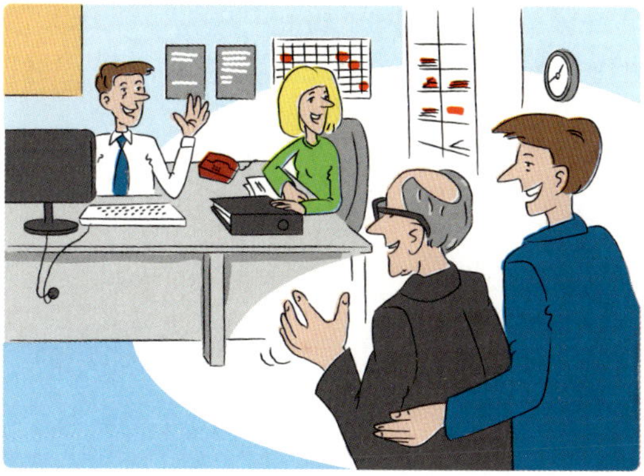

Besuch des ehemaligen Arbeitsplatzes

Der Ruhestand kann aber auch ein Neubeginn sein, ein Lebensabschnitt, der weitestgehend nicht mehr von außen bestimmt wird, sondern durch die eigenen Wünsche und vorhandenen Möglichkeiten.

Familie und Partnerschaft

Die Ablösung vom Berufsleben wirkt sich auf Partnerschaft und Familie aus, wie auch die Aussagen der beiden Frauen deutlich werden lassen. Der berufstätige Partner, der bisher die meiste Zeit des Tages außerhalb des Hauses verbrachte, wird nun zum Ganztagspartner.
Beide müssen sich in eine neue Rolle hineinleben. Ob diese neue Situation zu Krisen und Konflikten führt oder die Partner sich über die gemeinsame freie Zeit freuen und sich neuen Lebensinhalten zuwenden, hängt von ihrer Persönlichkeit und Lebenseinstellung ab.

Die neue Situation kann sich auch auf die Familie auswirken. Für die einen bekommt Familie eine größere Bedeutung, Kinder und Enkelkinder werden zum

Mittelpunkt des Lebens. Für die anderen werden Dinge wichtig, die bisher zu kurz gekommen sind, wie zum Beispiel Reisen, Hobbys oder Seniorenstudium.

Wohnsituation

Verringerung der Einkünfte oder Krankheiten können dazu führen, dass ein Umzug in eine kleinere Wohnung oder ein Heim notwendig wird. Je weiter das neue Zuhause entfernt ist, desto problematischer können die Auswirkungen sein, weil der Kontakt zu alten Freunden, Bekannten oder Nachbarn seltener wird oder ganz abreißt.

Finanzielle Situation

Das monatliche Einkommen ist bei den meisten Menschen im Alter geringer als während der Berufstätigkeit. Das bedeutet dann Einschränkungen in vielen Bereichen oder eine andere Verteilung. Hiervon sind vor allem Frauen betroffen und in besonderem Maße geschiedene ältere Frauen.

7.2.5 Welche Rolle spielt die Sexualität im Alter?

BEISPIEL

„Ich bin verliebt wie ein 17-Jähriger“, sagt ein 69 Jahre alter Mann. „Sie ist so zärtlich und sinnlich. Ich finde ihren Körper wunderschön.“ Seine Liebste ist 51 Jahre alt. Beide sind schon Großeltern.

Sexualität im Alter ist auch heute noch ein Tabuthema. Körperliche Liebe zwischen älteren Menschen wird häufig als „ekelhaft“ oder „unanständig“ bezeichnet oder wird zu einem Witzthema gemacht und ins Lächerliche gezogen.

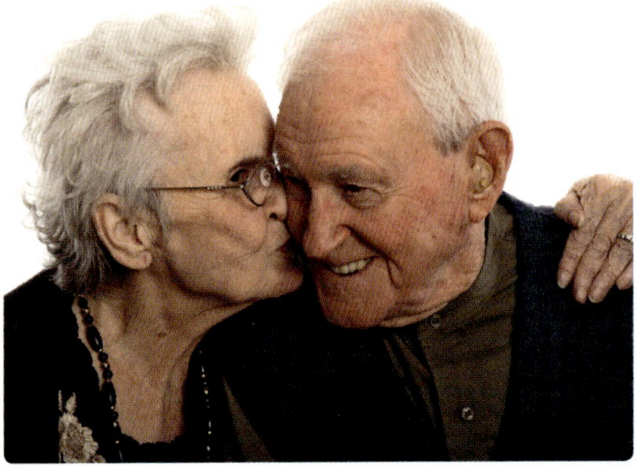

Alte Liebe

Gründe für diese Einstellung der Gesellschaft zu Sexualität im Alter sind z. B.

- die Vorstellung, dass sexuelle Gefühle im Alter nicht mehr existieren, oder
- der Jugendlichkeitswahn, für den zu einem erfüllten Sexualleben ein jugendlicher, attraktiver Körper gehört.

Sexualität kennt jedoch keine Altersgrenze. Die körperlichen Voraussetzungen dafür sind bis ans Lebensende gegeben, sofern sie nicht durch Krankheit eingeschränkt werden.
Die weibliche Sexualität bleibt verhältnismäßig unverändert. Die Wechseljahre (Klimakterium) wirken sich nicht – wie fälschlicherweise oft angenommen wird – auf das sexuelle Verlangen der Frau aus. Die Sexualreaktionen bleiben weiterhin erhalten, auch wenn sie durch körperliche Veränderungen, beispielsweise durch die Alterung der Haut, schwächer werden.
Die sexuelle Aktivität des Mannes bleibt wie bei der Frau bis ins hohe Alter bestehen, sie vermindert sich aber nach dem 60. Lebensjahr. Auch dauert es in der Regel länger, bis es zu einer Erektion kommt.
Auch Hochbetagte verlieben sich und verspüren sexuelle Lust. Durch die Einstellung der Gesellschaft zu Sexualität im Alter werden sie jedoch häufig gezwungen, ihre Gefühle zu verheimlichen oder zu verstecken. Heiratet ein alter Mann eine jüngere Frau, wird dies gerade noch toleriert (z. B. Rod Stewart); einer alten Frau werden sexuelle Bedürfnisse oder Wünsche hingegen abgesprochen oder sie werden als anstößig angesehen.
Für viele alte Menschen scheitert ein erfülltes Sexualleben in der Regel an den Einstellungen und Vorurteilen des Umfelds oder an ihrer Wohnsituation. In einem Altenheim ist man selbst in einem Einzelzimmer nicht ungestört.

BEISPIEL

Ein Heimleiter berichtet bei einem Rundgang: Frau M. und Herr S. haben sich vor ein paar Wochen verlobt und sind in ein Doppelzimmer zusammengezogen. Wie die Stimmungslage ist, können wir immer an den Betten erkennen. Stehen sie zusammen, dann herrscht Friede. Sind sie auseinander gerückt, hängt der Haussegen schief.

AUFGABEN

1. a) Wie bewerten Sie das Verhalten des Heimleiters?
   b) Wie wurde in Ihrem Praktikum mit Partnerschaft im Altenheim umgegangen?
   c) Wie würden Sie entscheiden?
2. Interviewen Sie alte Menschen über ihre Beziehungen.

Hieraus ergeben sich für die Betreuung alter Menschen folgende Forderungen:

- Eine Betreuungsperson muss akzeptieren, dass Sexualität zu den grundlegenden Bedürfnissen jedes Menschen gehört.
- Die Privatsphäre des alten Menschen muss gewahrt bleiben. Dazu gehört z. B. auch, dass man anklopft, bevor man das Zimmer betritt.
- Alte Menschen müssen die Möglichkeit haben, Beziehungen aufzubauen.
- Über Zärtlichkeiten alter Menschen sollte man sich nicht lustig machen, sondern sie genauso akzeptieren wie bei jungen.

7.3 Auswirkungen von altersbedingten Veränderungen auf das soziale Umfeld

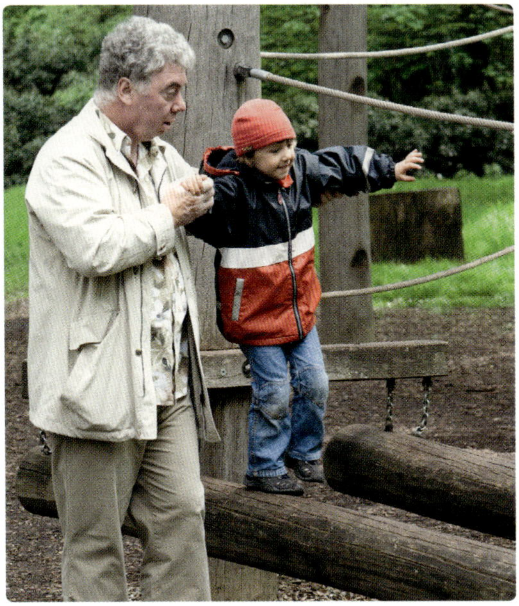

Großvater wird gebraucht

AUFGABE

3. Was bedeuten Großeltern für Sie?
   Bearbeiten Sie die Aufgabe in einer Kleingruppe. Sammeln Sie zu den folgenden Punkten Einschätzungen, Wahrnehmungen, Ansichten und Beispiele und vergleichen Sie diese:
   a) Meine Großeltern sind wichtig für mich, weil ...
   b) Meine Großeltern sind nicht wichtig für mich, weil ...
   c) Das gefällt mir an meinen Großeltern ...
   d) Das gefällt mir nicht an meinen Großeltern ...

Die Auswirkungen auf das Umfeld können sowohl positiv als auch negativ sein.
Das hängt ab von

- der Persönlichkeit,
- der Lebenseinstellung,
- dem Gesundheitszustand,
- der familiären Situation,
- den finanziellen Möglichkeiten sowie
- der Einstellung des Umfelds.

7.3.1 Positive Auswirkungen

- **Entlastung und Hilfe für die Familien**

Großeltern nehmen eine wichtige Funktion ein und haben in den meisten Fällen Zeit. Da sie für die Erziehung der Enkel nicht verantwortlich sind, können sie viele Gegebenheiten mit mehr Abstand betrachten. Für Enkelkinder können sie so zu einem Ort der Zuflucht und Zuwendung werden. Für die alten Menschen bedeutet dies, gebraucht zu werden.

- **Hilfe für die Nachbarschaft**

Ältere Menschen sind häufig Anlaufstellen bei Schwierigkeiten und besonderen Anliegen in der Familie oder Nachbarschaft.

BEISPIEL

Eine Familie will in Urlaub fahren und braucht jemanden, der sich um Zimmerpflanzen, Post, Haus oder Garten kümmert.

Weil die Verweildauer älterer Menschen in der Wohnung oder der näheren Umgebung zunimmt und das Interesse am Umfeld wächst, sind sie ideale „Aufpasser“.

- **Entlastung für die Gesellschaft**

Ältere Mensche übernehmen häufig Ehrenämter und engagieren sich in vielfältiger Weise. Oft sind dies Aufgaben, die das Zusammensein mit anderen mit sich bringen, z. B. Hausaufgabenhilfe, Babysitten, Hilfen für ausländische Mitbürger. Hier können die älteren Menschen ihre Lebenserfahrungen einbringen und erhalten andererseits die Gewissheit, dass sie etwas wert sind und noch gebraucht werden.

Der **Großeltern-Dienst** in … würde sich über Wunschgroßeltern freuen, die mit den „Enkeln" Unternehmungen planen. Tel.: ….

- **Bereicherung und Kostenersparnis für die Gesellschaft**

Ältere Menschen stellen ihr Wissen, ihre Kenntnisse und Arbeitskraft kostenlos oder preiswert zur Verfügung, z. B. als stundenweise Beschäftigte in Betrieben oder in Wissens- und Tauschbörsen (für ältere Menschen). Sie verfügen häufig über Spezialwissen, das für andere von Bedeutung ist. Diese Betätigungen ermöglichen ihnen in zeitlich begrenztem Umfang, sich entsprechend ihrem Leistungsvermögen einzubringen. Damit tragen sie wesentlich zur eigenen Zufriedenheit sowie zur Zeit- und Kostenersparnis für die Partner, mit denen sie zusammenarbeiten, bei.

BEISPIEL

Aussage einer ehrenamtlich tätigen Seniorin:
„Ich arbeite gerne mit Menschen zusammen. Dabei kann ich Erfahrungen aus der Zeit meiner Erwerbstätigkeit weitergeben und halte mich damit auch geistig fit."

- **Aufbau neuer Beziehungen**

Die Beschäftigung mit vernachlässigten Hobbys oder lang ersehnten Interessen kann zu einem neuen Bekanntenkreis führen.

- **Anerkennung**

Ältere Menschen können für Hilfen, Zeit und Zuwendung, die sie erfahren, sehr dankbar sein. Das bedeutet Anerkennung für beide Seiten: Der alte Mensch fühlt sich angenommen und geborgen. Auf seine Bedürfnisse wird eingegangen. Das bringt er in vielfältiger Weise zum Ausdruck – Zufriedenheit, Freude, Lob. Der Helfende wird dadurch in seiner Persönlichkeit unterstützt und anerkannt.

AUFGABEN

1. Informieren Sie sich über Ehrenämter, Tauschbörsen, Seniorenbüros und Serviceangebote für ältere Menschen in Ihrer Nähe.
2. Welche Bedeutung können diese Informationen für Ihre zukünftige Arbeit als Sozialpflegerin haben? Diskutieren Sie Ihre Einschätzungen in der Klasse.

7.3.2 Negative Auswirkungen

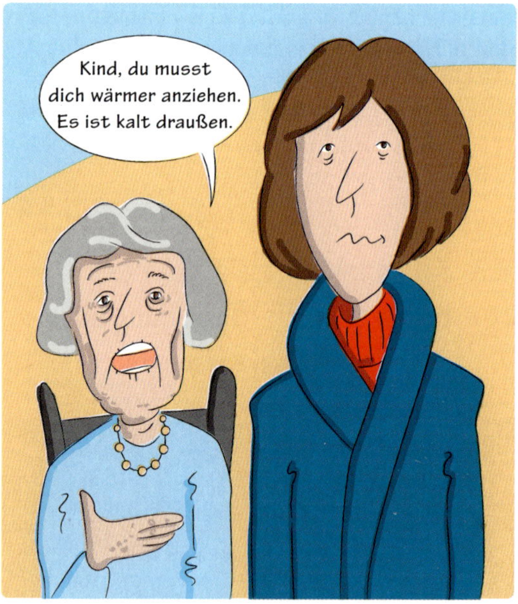
Kind, du musst dich wärmer anziehen. Es ist kalt draußen.

- **Konflikte mit den Kindern**

Manchmal mischen sich ältere Menschen in das Leben ihrer (auch erwachsenen) Kinder ein und wollen deren Entscheidungen beeinflussen.

- **Überforderung des näheren Umfelds**

Bei Einschränkungen im körperlichen, geistigen und psychischen Bereich muss alten Menschen geholfen werden. Entweder leisten Familien oder Freunde diese Hilfe oder sie wird professionell organisiert. In jedem Fall ist hiermit ein erheblicher Organisationsaufwand verbunden. Das kann in der Familie schnell zu Überforderungen führen.

Was seht ihr, Schwestern?[1]

Was seht ihr, Schwestern, was seht ihr?
Denkt ihr, wenn ihr mich anschaut:
eine mürrische alte Frau, nicht besonders schnell, verunsichert in ihren Gewohnheiten, mit abwesendem Blick, die ständig beim Essen kleckert, die nicht antwortet, wenn ihr sie anmeckert, weil sie wieder nicht pünktlich fertig wird.
Die nicht so aussieht, als würde sie merken, was ihr macht, und ständig den Stock fallen lässt und nicht sieht, wo sie geht, die willenlos alles mit sich machen lässt:
Füttern, waschen und alles was dazu gehört.

Denkt ihr denn so von mir, Schwestern, wenn ihr mich seht, sagt?
Öffnet die Augen, Schwestern, schaut mich genauer an!
Ich soll euch erzählen wer ich bin, die hier so still sitzt, die macht, was ihr möchtet, und isst und trinkt, wann es euch passt?

Ich bin ein zehnjähriges Kind mit einem Vater und einer Mutter, die mich lieben und meiner Schwester und meinem Bruder.

Ein sechzehnjähriges Mädchen, schlank und hübsch, die davon träumt, bald einem Mann zu begegnen.

Eine Braut, fast zwanzig, mein Herz schlägt heftig beim Gedanken an die Versprechungen, die ich gegeben und gehalten habe.

Mit fünfundzwanzig noch habe ich eigene Kleine, die mich zu Hause brauchen.

Eine Frau mit dreißig, meine Kinder wachsen schnell und helfen einander.

Mit vierzig, sie sind alle erwachsen und ziehen aus.

Mein Mann ist noch da, und die Freude ist nicht zu Ende.

Mit fünfzig kommen die Enkel und sie erfüllen unsere Tage, wieder haben wir Kinder – mein Geliebter und ich.

Dunkle Tage kommen über mich, mein Mann ist tot.
Ich gehe in eine Zukunft voller Einsamkeit und Not.
Die Meinen haben mit sich selbst genug zu tun, aber die Erinnerungen von Jahren und die Liebe bleiben mein.
Die Natur ist grausam, wenn man alt und krumm ist, und man wirkt etwas verrückt.

Nun bin ich eine alte Frau, die ihre Kräfte dahinsiechen sieht und deren Charme verschwindet.
Aber in diesem alten Körper wohnt immer noch ein junges Mädchen, ab und zu wird mein mitgenommenes Herz erfüllt.
Ich erinnere mich an meine Freuden, ich erinnere mich an meine Schmerzen und ich liebe und lebe mein Leben noch einmal, das allzu schnell an mir vorbeigeflogen ist, und akzeptiere kühle Fakten, dass nichts bestehen kann.

Wenn ihr eure Augen

AUFMACHT

SCHWESTERN

so seht ihr nicht nur eine mürrische alte Frau.

Kommt näher, seht
MICH!

AUFGABEN

1. Wie wirkt die alte Frau auf die Schwestern?
2. Wie verhalten sich die Schwestern?
3. Wie lautet der Appell an die Schwestern und was bedeutet er für Ihre Arbeit mit alten Menschen?

[1] Dieses Gedicht schrieb eine alte Frau, die seit Langem in einem Pflegeheim in Schottland lebte und von der man meinte, sie sei desorientiert. Man fand es nach ihrem Tod in ihrem Nachlass.

- **Konflikte mit Betreuungspersonen**

Diese können entstehen, wenn alte Menschen sich falsch behandelt oder bevormundet fühlen, z. B. bei der Ernährung, bei Gewohnheiten oder der Medikamenteneinnahme.

- **Vermittlung von Schuldgefühlen**

Fühlen alte Menschen sich einsam, können sie leicht depressiv werden oder den Personen, die sie betreuen, Schuldgefühle verursachen.

BEISPIELE

„Andere Kinder kümmern sich mehr um ihre Eltern!"

„Zu Frau Meier sind Sie viel netter!"

Dieses wird nicht immer deutlich gesagt, sondern teilweise unterschwellig vermittelt (vgl. Kap. 4).

BEISPIELE

„Herr Schmidts Sohn kommt jede Woche zweimal. Der kümmert sich rührend um seinen Vater."

„Frau Hartmann wird jeder Wunsch von den Augen abgelesen."

- **Belastung der Betreuungssituation**

Im Alter verstärken sich bestimmte Charaktereigenschaften, beispielsweise auch das Misstrauen gegenüber anderen. Das kann zu einer erheblichen Belastung zwischen Betreuerin und Betreutem führen. Häufig wissen alte Menschen nicht, wo sie bestimmte Dinge hingelegt haben. Das kann ungerechtfertigte Beschuldigungen bewirken.

Zusammenfassend lässt sich sagen: Zufriedene alte Menschen können mit ihrer Lebenserfahrung, ihrer Geduld und Güte eine absolute Bereicherung darstellen und jungen Menschen als Vorbild dienen.

Oft ist mit dem Altern für das Umfeld aber ein erheblicher Einsatz von Kraft, Zeit und Geld verbunden. Das kann Dauerbelastungen verursachen, die zu Zusammenbruch oder Zerrüttung führen können. Aus Stresssituationen und Überforderung – vor allem im häuslichen Bereich – kann sich Gewalt gegenüber alten Menschen entwickeln.

Gerade bei desorientierten alten Menschen kann es leicht zu Fehlverhalten kommen, weil

- man meint, dass manches von ihnen bewusst gemacht wird, um das Umfeld zu ärgern,
- die verbliebenen Fähigkeiten dieser Menschen von Betreuern nicht richtig erkannt und eingeschätzt werden.

BEISPIEL

Ein alter desorientierter Mensch oder Schlaganfallpatient mit Gedächtnisverlust steigt immer wieder aus dem Bett oder klingelt in der Nacht.
Diese ständige Belastung kann dazu führen, dass man die Kontrolle verliert und den alten Menschen anschreit oder ihn grob behandelt.

7.4 Was ist bei der professionellen Betreuung eines alten Menschen zu beachten?

BEISPIEL

Sie kommen in das Zimmer eines älteren, aber rüstigen Herrn, der insgesamt wenig Hilfe braucht. Sie nehmen einen schlechten Geruch wahr, der sich verstärkt, je näher Sie dem Mann kommen. Als Sie ihn darauf ansprechen und fragen, ob er sich nicht gewaschen habe, antwortet er: „Ich habe doch nicht auf dem Bau gearbeitet und mich körperlich angestrengt oder schmutzig gemacht. Warum soll ich mich dann schon wieder waschen?"

AUFGABE

Wie würden Sie sich verhalten? Begründen Sie Ihre Entscheidung.

Um alten Menschen bei der Betreuung gerecht zu werden, benötigt man Informationen über

- Herkunft,
- beruflichen Werdegang,
- Familiensituation,
- wirtschaftliche Situation und
- körperliche, geistige und psychische Verfassung.

Die Hilfsangebote und deren Durchführung sollten sich an diesem Wissen orientieren und immer den Menschen in seiner Gesamtheit in den Blick nehmen.

BEISPIELE

Ein Mensch, der oft traurig ist, muss immer wieder ermutigt werden.

Bei einem vergesslichen Menschen muss man bestimmte Dinge kontrollieren oder wiederholen.

Die meisten Verhaltensweisen eines alten Menschen lassen sich aus seinen Vorerfahrungen erklären:

- Alte Menschen horten oft Sachen und können sich nicht von ihnen trennen. Das hat seine Ursache in Kriegs- und Notzeiten, in denen es nichts gab.
- Bestimmte Nahrungsmittel werden abgelehnt, weil man sie von früher nicht kennt oder sie ein Zeichen von Armut waren („Armeleuteessen").

Wenn man diese Tatsachen berücksichtigt, kann man den alten Menschen eher verstehen. Als Betreuer sollte man sich immer die Frage stellen, ob das, was man verlangt, wirklich notwendig ist. Die Einnahme eines lebenserhaltenden Medikamentes ist wichtig, der Verzehr eines verabscheuten Essens sicher nicht.

Für den Umgang mit alten Menschen gibt es kein Rezept, weil jeder über individuelle Fähigkeiten und Möglichkeiten verfügt. Es gibt jedoch einige grundsätzliche Punkte, die bei der professionellen Betreuung beachtet und auf der Basis folgender zwei Leitsätze durchgeführt werden sollten:

So viel Hilfen wie nötig, so viel Eigentätigkeit wie möglich!

Betreuer müssen mit Kopf, Hand und Herz arbeiten.

AUFGABE

1. a) Was verstehen Sie unter diesen Leitsätzen? Erläutern Sie Ihre Aussagen anhand von Beispielen.
   b) Wie werden diese Leitsätze in Ihrer Praktikumsstelle umgesetzt?
   c) Schildern Sie Situationen, die in diesem Sinne verändert werden könnten.

7.4.1 Akzeptanz des alten Menschen

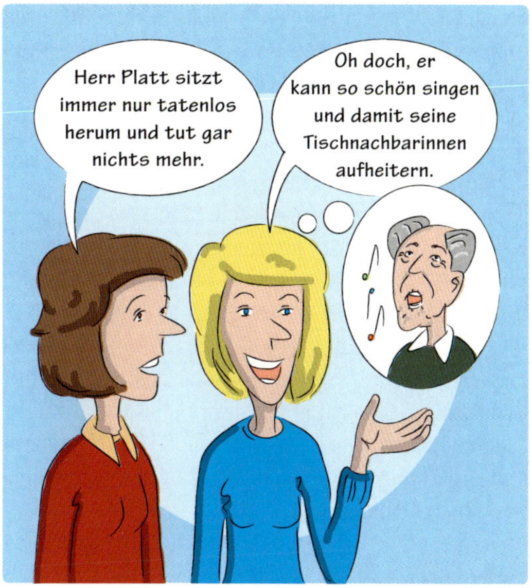
Herr Platt sitzt immer nur tatenlos herum und tut gar nichts mehr.
Oh doch, er kann so schön singen und damit seine Tischnachbarinnen aufheitern.

AUFGABE

2. a) Welche Einstellungen werden aus den Aussagen deutlich?
   b) Wie bewerten Sie diese?

Für eine Betreuungsperson ist es wichtig,

- eine positive Grundeinstellung zu alten Menschen zu haben und
- sie mit ihren Eigenarten anzunehmen.

Wenn man alte Menschen grundsätzlich negativ beurteilt, nur all das sieht, was sie nicht mehr leisten können, und keine Achtung vor ihnen hat, sollte man keinen Beruf im Bereich der Altenhilfe ergreifen.
Ein alter Mensch will selten jemanden bewusst ärgern. Meistens kann er sich aufgrund seiner Lebenserfahrung und seines Entwicklungsstands nicht anders verhalten.

BEISPIEL

Sie kommen zu einer alten Dame ins Zimmer und werden beschuldigt: „Sie haben meine Handtasche gestohlen!"

Sie sollten die ungerechtfertigte Beschuldigung nicht als Beleidigung bewerten oder heftig reagieren,

sondern die Tasche in Ruhe in Anwesenheit der alten Dame suchen.
Menschen, die in ihrem Leben viel Unglück erfahren und Leid erlebt haben, neigen eher als andere zu einer negativen Lebenseinstellung, die sie auch gegenüber dem Betreuungspersonal äußern.

Zum Verständnis eines Menschen hilft einem die Sichtweise, dass jeder Mensch positive und negative Eigenschaften besitzt und jede „Tat" eine negative und eine positive Seite hat, je nach der Bewertung und dem Standpunkt (s. Herr Platt, S. 149).
In jedem Fall sollte man die Erfahrungen, Ereignisse, Empfindungen und Erwartungen mit jemandem austauschen. In einem Heim sind das die Mitarbeiter, in der Familie die Angehörigen. Man kann dadurch Ärger abbauen, Hilfen erhalten und Anregungen bekommen (vgl. Kap. 3.5.2).
Unverzichtbar für sozialpflegerische Berufe sind außerdem:

Geduld

Das bedeutet, sich auch durch widrige Umstände oder widersprüchliche Situationen nicht aus der Ruhe bringen zu lassen, sich genügend Zeit zu nehmen sowie einfühlsam und verantwortlich zu handeln, auch wenn es nicht immer leicht fällt.

Balance zwischen Nähe und Distanz

Will man einem alten Menschen bei der Betreuung gerecht werden, muss man seine Privatsphäre erhalten, ihm den Aufbau von Beziehungen ermöglichen und selbst eine Beziehung zu ihm aufbauen.
Das bedeutet, dem Menschen

- einen „Intimraum" zu gewähren (ca. 50 cm Abstand), da sich sonst leicht ein Gefühl des Bedrängtwerdens und der Schutzlosigkeit einstellt.
- einen persönlichen Raum zu gewähren (ca. 1 m im Umkreis).
  Dieser Umkreis wird als sog. Sicherheitszone empfunden: Mein Betreuer kümmert sich um mich, lässt mir aber auch genug Luft zum Atmen.
- seine Bedürfnisse und Wünsche soweit wie möglich zu erfüllen und dennoch Abstand zu wahren, der einen möglichst objektiven Blickwinkel zulässt und die eigene Kraft nicht überfordert.

Wird die Beziehung zu eng, kann das dazu führen, dass man von den Leiden des anderen zu sehr ergriffen wird. Man wird dann zu einem Mitleidenden und verliert die professionelle Distanz. Es ist deshalb wichtig, einen emotionalen Abstand zu wahren (vgl. Kap. 10).

AUFGABEN

1. a) Stellen Sie eine Situation aus Ihrem Praktikum oder der Arbeit mit alten Menschen dar, über die Sie sich sehr geärgert haben.
   b) Benennen Sie die Gründe für Ihren Ärger und versuchen Sie die positive Seite dieser Begebenheit herauszufinden.
2. *Monika zu ihrer Kollegin: „Ständig dieses Anklopfen, bevor man das Zimmer betritt. Und häufig hören sie dich noch nicht mal. Völlig überflüssig."*
   Nehmen Sie Stellung zu dieser Aussage.

7.4.2 Selbsthilfekräfte

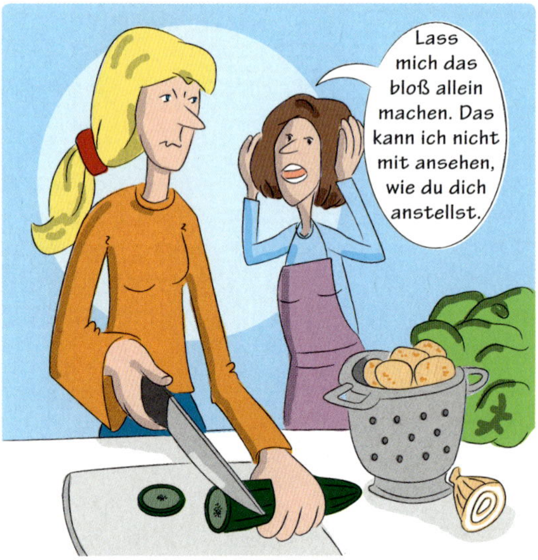
Lass mich das bloß allein machen. Das kann ich nicht mit ansehen, wie du dich anstellst.

AUFGABE

3. a) Wie würden Sie sich bei dieser Aussage Ihrer Mutter fühlen?
   b) Was können Sie daraus für Ihre Arbeit als Sozialpflegerin ableiten?

Sozialpflegerisches Handeln sollte immer von dem Grundsatz geleitet werden, dass jeder Mensch bestimmte Tätigkeiten selbst ausführen kann und sich nahezu jede Situation verbessern lässt.

Dazu ist es notwendig, dass man den alten Menschen ermutigt, ihm Zeit gibt, sich zurücknimmt und auch konsequent ist. Manchmal ist es einfacher und schneller, etwas selbst zu erledigen. Für den alten Menschen ist aber das Gefühl wichtig: „Ich kann noch etwas leisten, auch wenn ich Zeit und Unterstützung benötige.“ Es erzeugt Stolz und Selbstvertrauen, wenn man etwas geschafft hat, das man sich zunächst nicht zugetraut hat (aktivierende Pflege).

Durch die Unterstützung zur Selbsttätigkeit werden alte Menschen aktiviert. Manchmal werden bereits verloren gegangene Fähigkeiten wieder zurückgeholt. Für den Betreuten ist es ein Zeichen, nicht völlig von anderen abhängig zu sein, für den Betreuer ein befriedigender Erfolg.

AUFGABE

1. *„Wo ist denn Marita? Sitzt die schon wieder bei Frau Hinz und sieht tatenlos zu, wie die sich im Schneckentempo anzieht? Dazu haben wir keine Zeit!“* Nehmen Sie Stellung zu dieser Aussage.

7.4.3 Spezielle Unterstützungsmaßnahmen

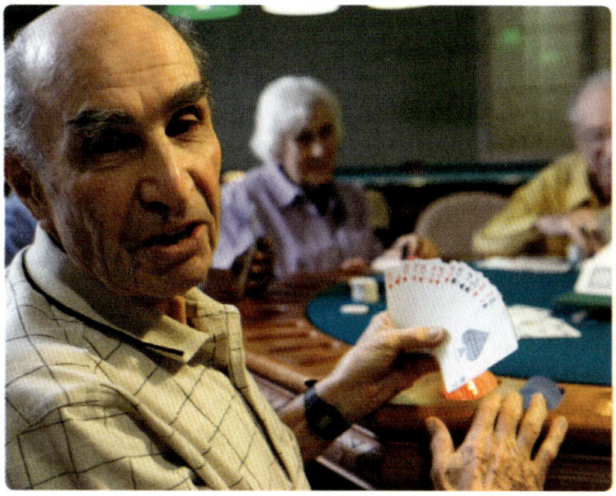

Beschäftigung im Alter

AUFGABE

2. a) Schildern Sie eine Beschäftigungssituation, an der Sie teilgenommen oder die Sie selbst gestaltet haben.
   b) Gehen Sie auf das Verhalten der Beteiligten ein. Welche Hilfestellungen wurden gegeben?

Ziel aller Unterstützungsmaßnahmen ist die Aktivierung und Mobilisierung des alten Menschen, das Erhalten und Verbessern vorhandener Fähigkeiten sowie die Teilhabe am gesellschaftlichen Leben.

Das erreicht man dadurch, dass man
- dem alten Menschen Anregungen gibt,
  z. B. durch ein Gespräch.
- Erlebnisse schafft,
  z. B. durch die Teilnahme an einer Veranstaltung oder an einem Ausflug.
  Hierdurch können Freundschaften entstehen, Interessen geweckt werden und weitere Aktivitäten folgen.
- Wünsche wahrnimmt und wenn möglich erfüllt,
- dem alten Menschen Aufgaben überträgt,
  z. B. Hilfe beim Tisch decken, sich um einen Kranken kümmern.
  Dadurch wird einerseits die Eigenständigkeit gefördert und andererseits das Gefühl gestärkt: „Ich bin noch zu etwas nütze!“ – „Mein Leben hat noch einen Sinn!“. Dabei muss darauf geachtet werden, dass die Aufgaben dem Leistungsvermögen des alten Menschen entsprechen und Überforderungen vermieden werden.

Zur Unterstützung gibt es eine Reihe von Maßnahmen:
für den **Bereich der Motorik**
- technische Hilfen,
  wie z. B. Gehhilfen, Ankleidehilfen.
- Umbauten in der Wohnung,
  wie z. B. Entfernen der Türschwellen, altengerechte Toilette.
- Bewegungsangebote,
  wie z. B. Seniorengymnastik, spezielle Übungen (Vorsicht vor Überforderung!).

für den **Bereich der kognitiven Fähigkeiten**
- Spiele wie z. B. Memory,
- Vorlesen,
- Erzählen lassen,
- Kreuzworträtsel, Sudoku,
- Wahrnehmungsübungen.

für das **Sozialverhalten**
- Gemeinschaftsspiele,
- Beschäftigungsangebote,
  wie z. B. Singen, Teilnahme an Hausarbeit und an Veranstaltungen.

7

- Aufbau von Kontakten,
  d. h. vielfältige Beteiligungen ermöglichen, z. B. Vorbereitung von Festen in der Familie, gemeinsamer Einkauf, Kirchenbesuch.

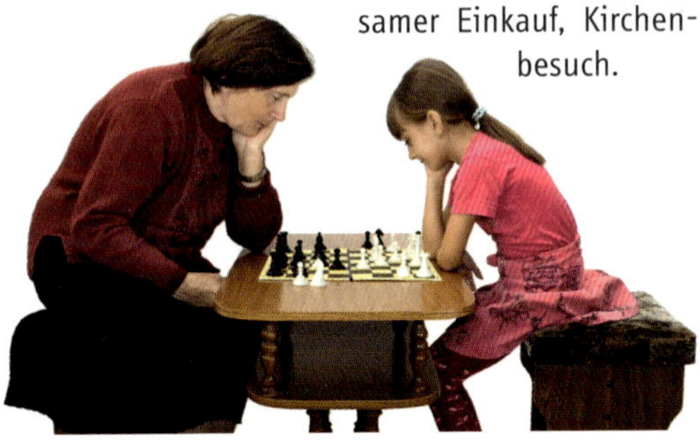

Alt und Jung spielen zusammen

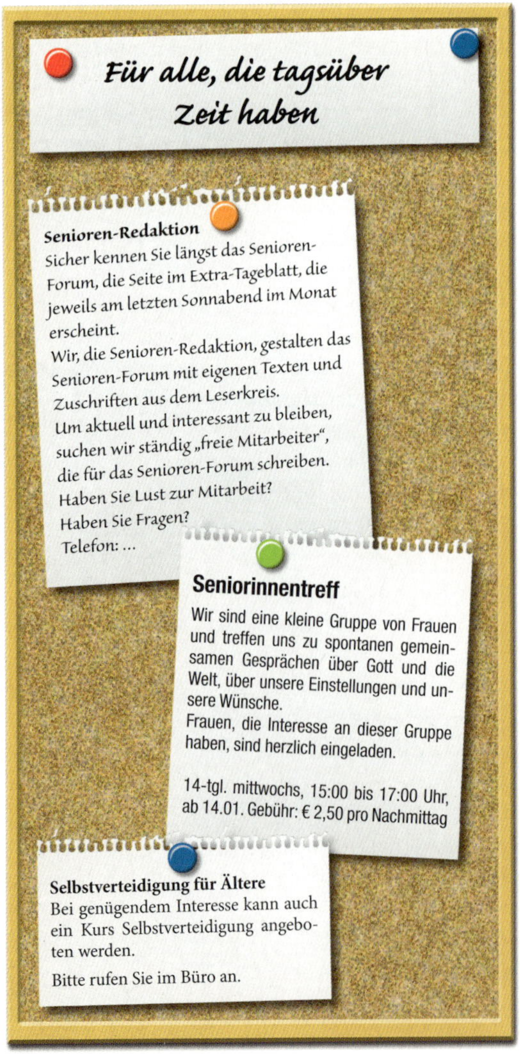

Angebote für ältere Menschen

AUFGABE

1. Informieren Sie sich in Tageszeitungen, Zeitschriften aus Apotheken oder Reformhäusern und Illustrierten über institutionelle Hilfen und besondere Angebote für ältere Menschen.

7.5 Wie wohnt der alte Mensch und welche institutionellen Hilfsangebote gibt es?

BEISPIEL

Frau Schrader (89 J.) wohnt seit 42 Jahren im eigenen Zweifamilienhaus. Ihr Gesundheitszustand hat sich in der letzten Zeit kontinuierlich verschlechtert. Das Gehen fällt ihr zusehends schwerer und manchmal hat sie Schwindelanfälle. Ihr Mann ist vor vier Jahren gestorben. Als ihre langjährige Mieterin in der Oberwohnung verstirbt, stellt sich die Frage: Was nun?

AUFGABE

2. Diskutieren Sie die verschiedenen Möglichkeiten mit ihren Vor- und Nachteilen.

Für viele Menschen stellt sich häufig die Frage, wie und wo sie leben wollen. Das trifft insbesondere für ältere Menschen zu, wie auch aus dem Beispiel von Frau Schrader deutlich wird. Im Folgenden werden deshalb die Wohnsituation und mögliche Wohnformen im Alter dargestellt.

7.5.1 Wohnsituation

Wie aus dem nebenstehenden Schaubild deutlich wird, leben über 90 % der über 65-Jährigen in der eigenen Wohnung. Die meisten Menschen haben den Wunsch, solange wie möglich selbstbestimmt zu leben.

Jüngere Alte erwerben nach dem Ausscheiden aus dem Beruf des Öfteren noch Eigentum und ziehen in ihre Wunschgegend. Ansonsten erfolgen Umzüge im Alter aufgrund von Partnerverlust, Verteuerung, Kündigung oder steigendem Hilfebedarf, häufig in die Nähe der Kinder.

Durch altersbedingte gesundheitliche Einschränkungen ist das Leben in „normalen“ Wohnungen häufig nicht mehr ohne Auswirkungen auf die Lebensqualität möglich, sodass Anpassungen nötig sind.
Man verwendet heute den Begriff des **„alters- oder seniorengerechten Wohnens“** und meint damit, dass man in einer Wohnung alt werden und sie den Bedürfnissen entsprechend umrüsten kann.
Altersgerechtes bzw. seniorengerechtes Wohnen ist ein wandelbarer Begriff, denn er ist abhängig von den jeweiligen Lebensumständen. Er ist nicht gleichzusetzen mit „behindertengerechtem“ Wohnen, wenngleich mit zunehmendem Hilfebedarf die Entwicklung dahin geht.

Einige Merkmale für alters-/seniorengerechte Wohnungen:

- Es handelt sich um abgeschlossene Wohnungen mit einer Ausstattung, die eine Benutzung der Sanitäreinrichtungen mit technischen Hilfsmitteln, wie z. B. Rollator, oder Pflegekräften ermöglicht.
- Sie sind eingebettet in den Stadtteil oder große Altenwohnanlagen.
- Sie haben eine barrierefreie Ausstattung (Rollstuhlrampe, keine Schwellen, ggf. Fahrstuhl und Gegensprechanlage).
- Sie bieten die Möglichkeit der Versorgung:
  - als „Betreutes Wohnen“ oder
  - durch „Mobile Hilfsdienste“.

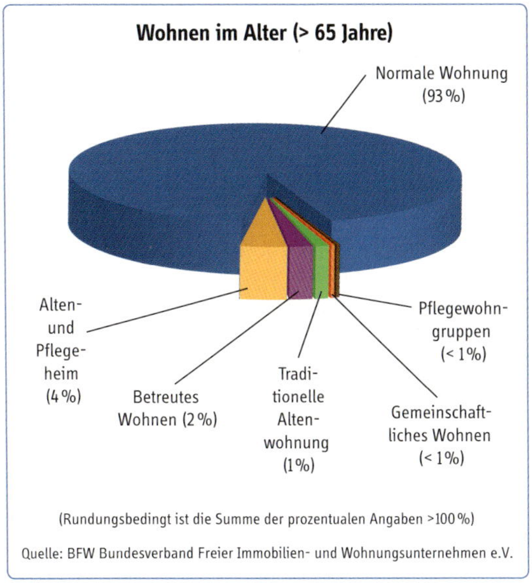

Prozentuale Verteilung altersgerechter Wohnformen

Durch den Einsatz von technischen Hilfsmitteln, die zum großen Teil von Pflegeeinrichtungen ausgeliehen werden, können alters- und behinderungsbedingte Einschränkungen ausgeglichen werden.
Um den unterschiedlichen Bedürfnissen alter Menschen Rechnung zu tragen, die abhängig sind von dem Lebensgefühl, den Ansprüchen, dem Gesundheitszustand und der Hilfsbedürftigkeit, haben sich verschiedene Wohnformen entwickelt. Alle haben zum Ziel, die größtmögliche Eigenständigkeit und Selbstbestimmung zu gewährleisten.

7.5.2 Spezifische Wohnformen

Zu diesen Wohnformen gehören z. B.

- das betreute Wohnen
- Altenwohngemeinschaften
- das integrierte Wohnen

Sie ermöglichen den Verbleib in der eigenen Wohnung und eine weitestgehend eigenständige Lebensführung.

Betreutes Wohnen

Für das „betreute Wohnen“ gibt es unterschiedliche Konzepte und Leistungsangebote (vgl. 7.5.4 ambulante Altenhilfe). Allen Konzepten ist gemeinsam, dass sie dem alten Menschen auch bei einem Nachlassen seiner Leistungsfähigkeit und zunehmender Hilfsbedürftigkeit eine selbstständige Lebensführung in vertrauter Umgebung ermöglichen. Bei Bedarf kann ein ambulanter Pflegedienst frei gewählt werden, wenn es sein muss rund um die Uhr. Oft besteht die Möglichkeit, über einen direkten Notruf, den der alte Mensch am Körper trägt, Hilfe zu rufen.

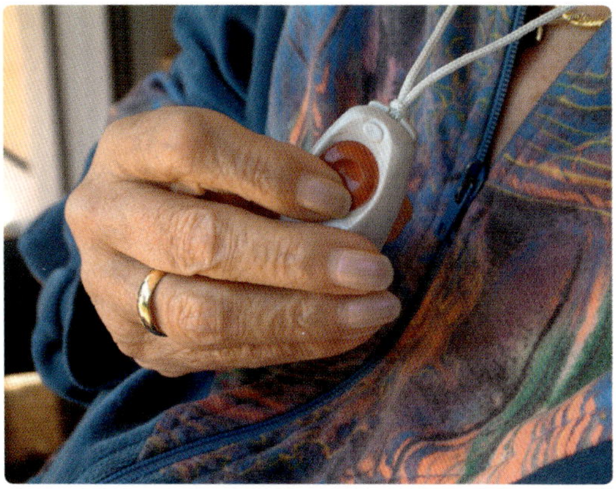

Alter Mensch mit Notrufgerät am Körper

7

Senioren- oder Altenwohngemeinschaften
Hier leben ältere Menschen in einem Haus oder einer großen Wohnung zusammen.

Integriertes Wohnen
Bei dieser Wohnform werden bewusst und geplant Alt und Jung, Familien mit Kindern, Paare und Alleinstehende in Wohnanlagen mit Gemeinschaftseinrichtungen zusammengeführt (integriert).

AUFGABEN

Eine Wohnidee, die heute häufiger umgesetzt wird, ist das Mehrgenerationenhaus oder die Mehrgenerationenanlage.

1. Informieren Sie sich über diese und ähnliche Ideen und die wesentlichen Merkmale.
2. Diskutieren Sie die Vor- und Nachteile.

7.5.3 Institutionelle Wohnformen

Hierzu zählen

- **stationäre Einrichtungen**
  wie Senioren- oder Altenwohnheim, Senioren- oder Altenheim, Senioren- oder Altenpflegeheim. Diese Wohnformen sind immer mit einem Umzug und der Aufgabe der bisherigen Wohnung verbunden.
- **teilstationäre Einrichtungen**
  wie Tagesheimplätze, Tagesklinik.

Senioren- oder Altenwohnheim
Die alten Menschen wohnen wie in der eigenen Wohnung (1–2 Zimmer) und können eigene Möbel mitbringen. Sie sind nicht pflegebedürftig, schließen mit dem Träger einen Mietvertrag, sind heimmäßig zusammengefasst und können unterschiedliche Dienstleistungen oder Servicepakete in Anspruch nehmen, wie z. B. Reinigung, Verpflegung.
Häufig werden die Wohnheime als Seniorenwohnanlagen oder Seniorenresidenzen angeboten. Die Wohnungen können als Eigentum erworben werden, weisen einen höheren Standard in der Ausstattung auf und sind teurer.

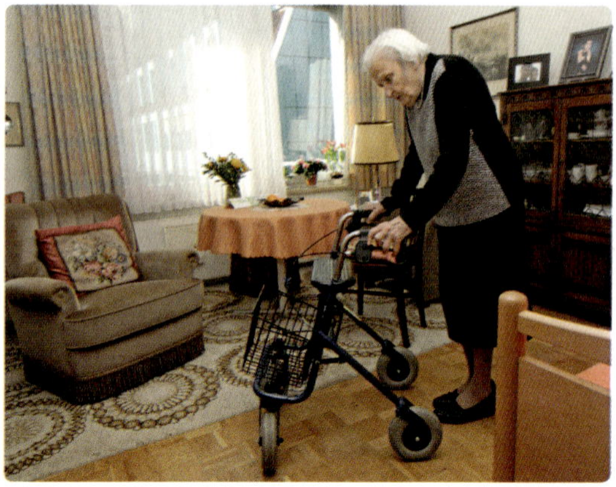

Zimmer im Altenwohnheim

Senioren- oder Altenheim
Dies ist eine Einrichtung der stationären Altenhilfe mit umfassender Versorgung und Betreuung. Zum Teil können eigene Möbel mitgebracht werden. Eine eigenständige Haushaltsführung ist nicht möglich. Für Menschen mit geringem Einkommen gewähren Sozialämter und Pflegekassen finanzielle Unterstützung.

Senioren- oder Altenpflegeheim
In dieser stationären Einrichtung erfolgt eine umfassende Pflege und Betreuung chronisch kranker und pflegebedürftiger alter Menschen. Der Anteil der Hochbetagten ist besonders groß. Die Kosten werden als Tagessätze teilweise über Pflegekassen, teilweise durch eigene Mittel oder Sozialhilfe abgedeckt. Viele Altenpflegeheime bieten auch Kurzzeitpflege an.

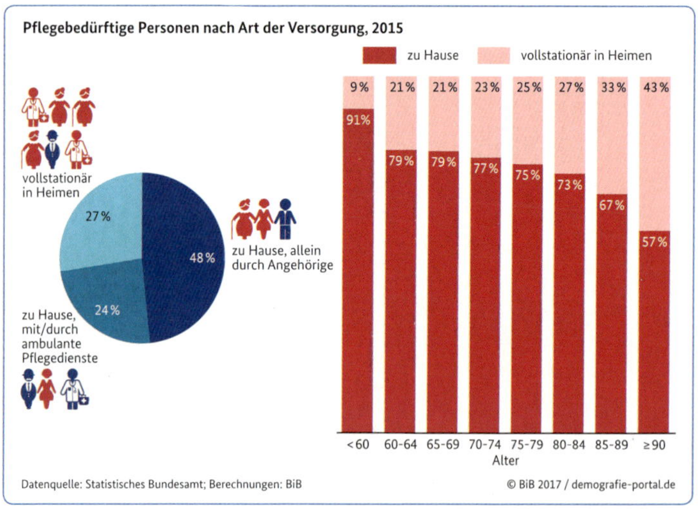

Altenheim, Altenpflegeheim und auch Altenwohnheim werden heute häufig als kombinierte Einrichtungen gebaut, um einen alten Menschen bei zunehmender Pflegebedürftigkeit nicht aus seiner gewohnten Umgebung zu reißen und ihn dadurch zusätzlich psychisch zu belasten.

AUFGABEN

1. Informieren Sie sich, welche Wohnformen es in Ihrer Umgebung gibt.
2. Diskutieren Sie die Vor- und Nachteile der einzelnen Wohnformen.

Tagespflegeheimplätze, die die Familienhilfe ergänzen, und **Tageskliniken**, die den alten Menschen durch Rehabilitationsmaßnahmen aktivieren, werden nur tagsüber in Anspruch genommen. Die alten Menschen werden morgens gebracht und nachmittags wieder abgeholt.

AUFGABE

3. Welche Vor- und Nachteile haben teilstationäre Einrichtungen gegenüber den stationären?

7.5.4 Ambulante Altenhilfe

Als ambulante oder offene Altenhilfe bezeichnet man die Einrichtungen und ambulanten Dienste, die alten Menschen helfen, ihr Leben in der ihnen vertrauten Umgebung zu meistern und ihnen die Teilhabe am gesellschaftlichen Leben zu ermöglichen. Sie sind regional unterschiedlich organisiert und können frei und nach Bedarf in Anspruch genommen werden, auch einmalig.
Zu ihnen gehören:

- **Beratungsstellen** für ältere Menschen und deren Angehörige,
- **Altentages- oder Begegnungsstätten**,
- **sozialpsychiatrischer Dienst**,
- **ambulante Dienste**.

Die Leistungen reichen von

- **Beratung** über
- **Vermittlung von Hilfen** im Haushalt und/oder bei der Pflege bis zu
- **Organisation** und
- **Anregung von sozialen und kulturellen Aktivitäten**.

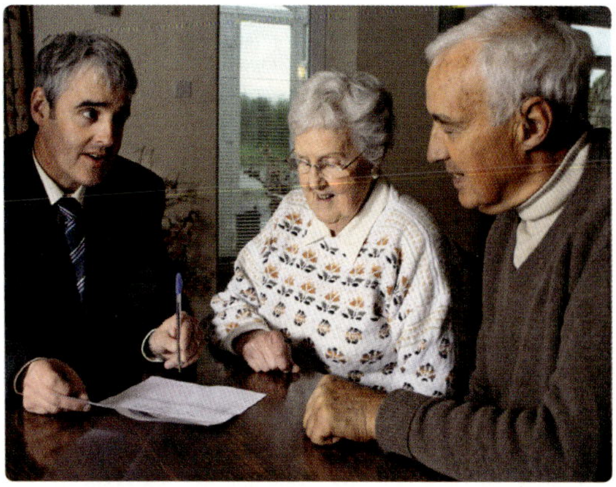

Beratung für ältere Menschen

Die ambulanten Dienste sind in vielen Regionen zu **Sozialstationen** zusammengefasst und organisieren Hilfe bei der Grund- und Behandlungspflege sowie für den Haushalt. Die Leistungen werden in der Wohnung des Hilfsbedürftigen erbracht und können vorübergehend, z. B. nach einer akuten Erkrankung, gelegentlich, z. B. beim Gardinenaufhängen, oder dauerhaft in Anspruch genommen werden.

Eine immer größere Bedeutung kommt der **Übergangspflege** zu. Wurden alte Menschen bislang nach schweren Erkrankungen aus dem Krankenhaus oft in ein Heim entlassen, versucht man sie heute in besonderen Therapie- oder Altenrehabilitationszentren so weit wiederherzustellen, dass eine Wiedereingliederung in das Alltagsleben glückt. Die Übergangspflege kümmert sich um die Umgestaltung der Wohnung, die Sicherstellung der ambulanten Versorgung sowie um formale und juristische Fragen (z. B. Welche Leistungen stehen mir zu? Wer muss diese Leistungen erbringen?).

AUFGABEN

4. Nennen Sie Gründe, weshalb Familien einen alten Menschen in die Tagespflege geben.
5. Erkundigen Sie sich, wer in Tageskliniken aufgenommen wird.
6. Welche Einrichtungen der offenen Altenhilfe gibt es in Ihrer Gemeinde?
7. Welche Vorteile hat eine Übergangspflege?
8. Wann und wo müsste man Kontakt zu dem alten Menschen aufnehmen? Begründen Sie Ihre Antwort.

7

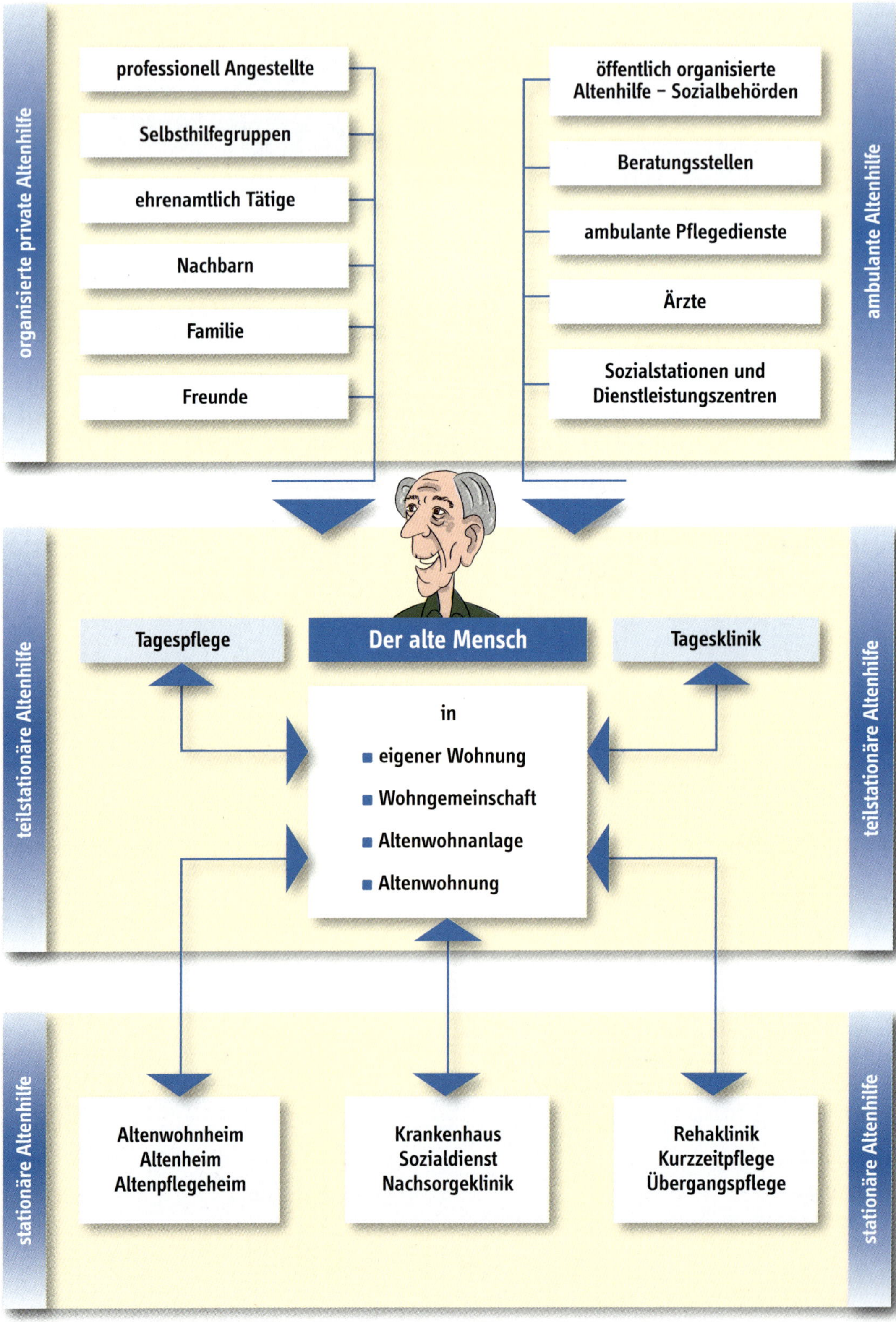
organisierte private Altenhilfe
professionell Angestellte
Selbsthilfegruppen
ehrenamtlich Tätige
Nachbarn
Familie
Freunde
öffentlich organisierte Altenhilfe – Sozialbehörden
Beratungsstellen
ambulante Pflegedienste
Ärzte
Sozialstationen und Dienstleistungszentren
ambulante Altenhilfe
teilstationäre Altenhilfe
Tagespflege
Der alte Mensch
Tagesklinik
in
eigener Wohnung
Wohngemeinschaft
Altenwohnanlage
Altenwohnung
teilstationäre Altenhilfe
stationäre Altenhilfe
Altenwohnheim
Altenheim
Altenpflegeheim
Krankenhaus
Sozialdienst
Nachsorgeklinik
Rehaklinik
Kurzzeitpflege
Übergangspflege
stationäre Altenhilfe

ZUSAMMENFASSUNG

- Die Entwicklung im Alter verläuft sehr unterschiedlich und führt zu vielfältigen Veränderungen.
- Man unterscheidet zwischen kalendarischem, biologischem und psychologischem Alter.
- Im körperlichen Bereich treten altersbedingte Einschränkungen in unterschiedlicher Ausprägung auf.
- Im geistigen Bereich kann es zu Einschränkungen, aber auch neuen Entfaltungsmöglichkeiten kommen.
- Im psychischen Bereich müssen grundlegende Veränderungen der Lebenssituation verarbeitet werden (z. B. Übergang vom Beruf in den Ruhestand, Verlust des Partners).
- Vielfach müssen im Alter, besonders von Frauen, finanzielle Einbußen hingenommen werden.
- Für Fachkräfte ist es wichtig, sich über Herkunft, Lebenssituation und Gesundheitszustand des alten Menschen zu informieren und diese bei Betreuungsmaßnahmen zu berücksichtigen.
- Für die Betreuung gelten folgende Grundsätze:
  - „So viel Hilfen wie nötig, so viel Eigentätigkeit wie möglich."
  - „Betreuungspersonen müssen mit Kopf, Hand und Herz arbeiten."
- Die Eigenständigkeit des alten Menschen kann durch unterstützende und begleitende Hilfen (technische Hilfsmittel, bauliche Maßnahmen, individuelle und institutionelle Angebote) lange erhalten bleiben.
- Neben der eigenen „normalen" Wohnung gibt es:
  - verschiedene Wohnformen, z. B. betreutes Wohnen, integriertes Wohnen, Alten- oder Seniorenwohnanlagen
  - institutionelle Einrichtungen, z. B. (Senioren-) Alten-, Altenwohn- und Altenpflegeheime (stationär) oder Tagesklinik und Tagespflege (teilstationär)
- Weitere Unterstützungsleistungen bieten die ambulanten Dienste, die Übergangspflege, Beratungsstellen, Begegnungsstätten und soziale/sozialpsychiatrische Dienste an.

AUFGABEN

1. Wie gehen Menschen aus Ihrem Umfeld mit dem Älterwerden um?
2. Erläutern Sie drei Entwicklungsaufgaben an selbst gewählten Beispielen.
3. Vergleichen Sie Ihre jetzige Einstellung zum alten Menschen mit derjenigen, die Sie hatten, bevor Sie sich mit diesem Thema auseinandergesetzt haben.
4. *Eine alte Frau kann nach dem Tod ihres Mannes Haus und Garten nicht mehr alleine versorgen. Schweren Herzens hat sie sich entschieden, in ein Heim zu gehen. Sie ist unsicher und hat Angst.*
   a) Nennen Sie mögliche Gründe für diese Gefühle.
   Sie kommt das erste Mal in das Heim und auf die Station, um sich zu informieren.
   b) Was würden Sie ihr zeigen?
   c) Worüber würden Sie sie informieren? Was wäre Ihnen sonst noch wichtig?
   Sie zieht ein.
   d) Wie können Sie ihr das Einleben erleichtern? Erstellen Sie hierzu eine Mind-Map.
5. Sie haben in Ihrem Praktikum sicher einige Dinge vorgefunden, die Ihnen nicht gefallen haben. Bearbeiten Sie diese Aufgabe in einer Gruppe.
   a) Benennen Sie zunächst den Änderungsbedarf.
   b) Überlegen Sie, welche Veränderungen wie verwirklicht werden könnten.
   c) Stellen Sie Ihr Gruppenergebnis an einer Wandzeitung den anderen Gruppen vor.
6. Eine Forderung in der Sozialpflege lautet: „Teilhabe statt Fürsorge". Was ist damit gemeint?
7. In den einzelnen Bundesländern gibt es Angebote wie Überleitungsstellen, Seniorenberatungsstellen, Wohnberatungsstellen oder quartierbezogene Altenhilfe.
   Informieren Sie sich über diese oder ähnliche Angebote in Ihrer Nähe; entweder direkt vor Ort oder im Internet (z. B. www.verbraucherzentrale.de; www.wohnungsanpassung-bag.de).
8. Erstellen Sie eine Collage zu dem Thema: „Mein Leben im Alter".
   Berücksichtigen Sie dabei folgende Aspekte:
   a) Was ist mir wichtig?
   b) Was möchte ich auf gar keinen Fall?
   c) Was kann ich dafür tun?
   d) Was können andere dazu beitragen?

8 Lebenswelt Familie

8.1 Familie – was ist das?

Was ist die Familie?[1]

Die Familie (familia domestica communis, die gemeine Hausfamilie) kommt in Mitteleuropa wild vor und verharrt gewöhnlich in diesem Zustande. Sie besteht aus einer Ansammlung vieler Menschen verschiedenen Geschlechts, die ihre Hauptaufgabe darin erblicken, ihre Nasen in deine Angelegenheiten zu stecken. Wenn die Familie größeren Umfang erreicht, nennt man sie Verwandtschaft [...] Die Familie erscheint meist zu scheußlichen Klumpen geballt und würde bei Aufständen dauernd Gefahr laufen, erschossen zu werden, weil sie grundsätzlich nicht auseinander gehen. Die Familie ist sich in der Regel heftig zum Ekel. Die Familienzugehörigkeit befördert einen Krankheitskeim, der weit verbreitet ist: Alle Mitglieder der Innung nehmen dauernd übel. Jene Tante, die auf dem berühmten Sofa saß, ist eine Geschichtsfälschung: denn erstens sitzt eine Tante niemals allein, und zweitens nimmt sie immer übel – nicht nur auf dem Sofa: im Sitzen, im Stehen, im Liegen und auf der Untergrundbahn. Die Familie weiß voneinander alles: wann Karlchen die Masern gehabt hat, ... wann Erna den Elektrotechniker heiraten wird, und dass Jenny nach der letzten Auseinandersetzung nun endgültig mit ihrem Mann zusammenbleiben wird. Derartige Nachrichten pflanzen sich vormittags zwischen elf und eins durch das wehrlose Telefon fort [...]

AUFGABEN

1. Welche Ansicht über die Familie wird vertreten?
2. Wie beurteilen Sie die Sichtweise des Verfassers?
3. a) Schreiben Sie auf eine Karte, wer zu Ihrer Familie gehört bzw. wer mit Ihnen zusammenlebt.
   b) Heften Sie alle Karten aus der Klasse an eine Pinnwand und stellen Sie die Unterschiede heraus.

Die „Familie“ hat viele Gesichter und unterliegt einem ständigen Wandel. In früheren Zeiten zählten zur Familie alle zu einer Hausgemeinschaft gehörenden Personen. Das waren neben Großeltern, Eltern, Kindern, Tanten und Onkeln auch Knechte, Mägde und Gesellen. Handwerkliche Tätigkeiten und Landwirtschaft bildeten im Wesentlichen die Grundlage für den Lebensunterhalt. Diese „Großfamilie“ war eine Wirtschaftsgemeinschaft, in der jeder seinen Platz hatte. Kinder und alte Menschen wurden entsprechend ihren Möglichkeiten in den Arbeitsprozess mit einbezogen. Heute leben Menschen aus unterschiedlichen Gründen in einer Gemeinschaft oder Lebenspartnerschaft zusammen.

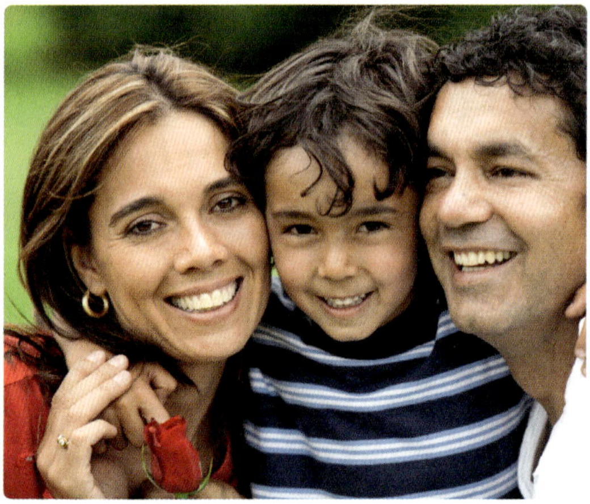

Kernfamilie

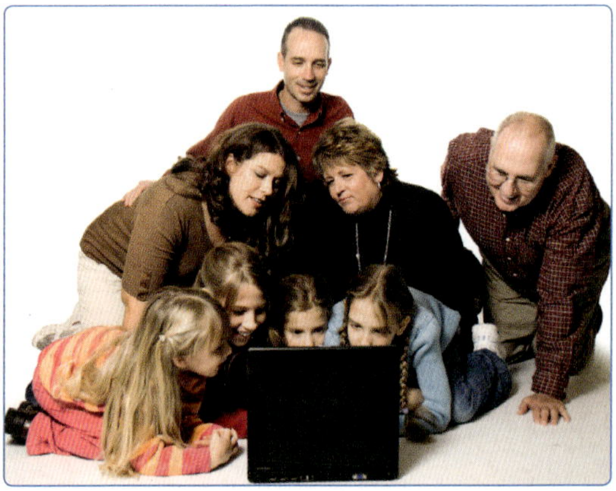

Mehrgenerationenfamilie

[1] Auszug aus: Tucholsky, 1975, S. 307

Auch wenn die Familie von einigen als Auslaufmodell bezeichnet wird, stellt der 7. Familienbericht fest, dass die „Familie in unserer Gesellschaft einen hohen und weiter wachsenden Stellenwert“ besitzt:

> Für über 90 Prozent der Menschen ist die Familie der wichtigste Bereich in ihrem Leben. [...] Die Familie bietet zuverlässige wechselseitige Unterstützung und gewährleistet den generationsübergreifenden Zusammenhalt. [...] Der Familienbericht [...] erweitert das Verständnis von Familie zu einer Gemeinschaft mit starken Bindungen, in der mehrere Generationen füreinander sorgen.[1]

Der 5. Altenbericht stellt dazu fest:

> Die Familie (wird heute) nicht mehr durch einen bestimmten Typus dominiert (bestimmt), sondern ist in den letzten Jahrzehnten facettenreicher und pluralistischer (vielfältiger) geworden.[2]

Folgende Familienformen gibt es:

- Familie mit mehreren Kindern
- Ein-Kind-Familie
- Ein-Eltern-Familie
- Stieffamilie
- nicht eheliche Lebensgemeinschaft
- Mehrgenerationenfamilie
- Patchworkfamilie (Fortsetzungsfamilie)
- homosexuelle Paare mit Kindern

Die familiäre Gemeinschaft von Eltern mit nicht erwachsenen Kindern bezeichnet man als **Kernfamilie.**

AUFGABEN

1. Wie wird Familie in Zeitschriften/Illustrierten dargestellt? Schneiden Sie Bilder/Fotos aus und erstellen Sie eine Collage.
2. a) Welche Vor- und Nachteile hat die Mehrgenerationenfamilie?
   Bearbeiten Sie die Frage in Kleingruppen.
   b) Vergleichen Sie Ihre Ergebnisse miteinander und diskutieren Sie die Unterschiede.

[1] BMFSFJ: 7. Familienbericht, 2006, S. XXIV
[2] BMFSFJ: 5. Altenbericht, 2005, S. 283

8.2 Aufgaben der Familie

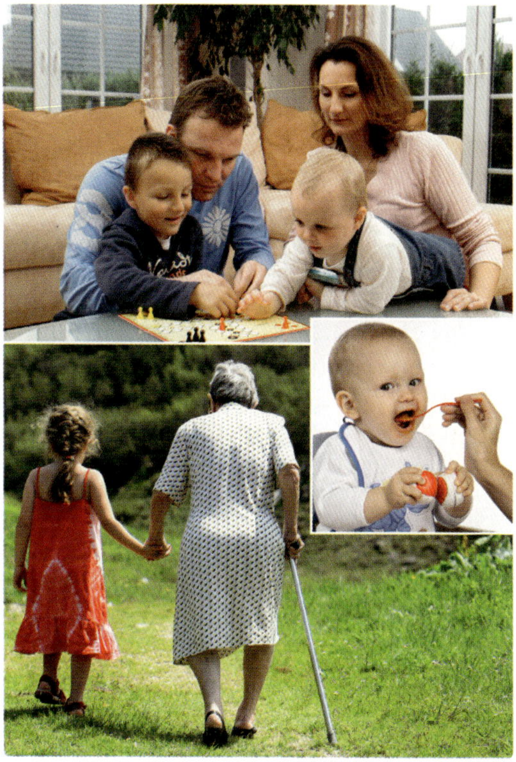

AUFGABEN

3. Welche Aufgaben der Familie werden auf den Bildern dargestellt?
4. Versuchen Sie herauszufinden, welche weiteren Aufgaben eine Familie erfüllt.

Die Familie ist ein Ort, an dem der Mensch

- erzogen wird und lernt, sich in eine Gemeinschaft einzupassen (Sozialisation),
- versorgt wird,
- sich erholen kann und seine Freizeit verbringt,
- seine Gefühle zeigen und Bedürfnisse befriedigen kann,
- beginnt, seine Persönlichkeit zu entwickeln,
- zum Erhalt der Gesellschaft beiträgt.

Erziehung und Sozialisation

Die Familie ist ein Ort oder eine Gemeinschaft, in der man grundlegende soziale Verhaltensweisen erlernt, die notwendig sind für das Zusammenleben mit anderen.

Mit der Geburt beginnen die prägenden Außeneinflüsse: Dies sind zunächst die intensiven Erfahrungen mit den nächsten Familienmitgliedern, vor allem mit Mutter und/oder Vater. In den ersten Monaten und Jahren sind eine angenehme Atmosphäre und ein gutes Familienklima besonders wichtig. Wenn der Säugling erlebt, dass er sich auf seine Umwelt verlassen kann, wird er eine optimistische Grundhaltung entwickeln.

Im Laufe des Lebens lernt der Mensch Normen und Werte kennen: zunächst die der Familie – sie prägen die Grundhaltung eines Menschen –, dann die der näheren Umgebung und schließlich die der Gesellschaft (vgl. Kap. 6).
Zur Sozialisation in der Familie gehört auch der **Erwerb der Geschlechterrolle**.

Männer[1]

Männer nehmen in den Arm,
Männer geben Geborgenheit,
Männer weinen heimlich,
Männer brauchen viel Zärtlichkeit,
Männer sind so verletzlich,
Männer sind auf dieser Welt einfach unersetzlich.

Refrain:
Männer haben's schwer, nehmen's leicht,
außen ganz hart und innen ganz weich,
werden als Kind schon auf Mann geeicht.
Wann ist ein Mann ein Mann?

Männer führen Kriege,
Männer sind schon als Baby blau,
Männer rauchen Pfeife,
Männer sind furchtbar schlau,
Männer bauen Raketen,
Männer machen alles ganz genau.

Männer kriegen keine Kinder,
Männer kriegen dünnes Haar,
Männer sind auch Menschen,
Männer sind etwas sonderbar,
ohh Männer sind so verletzlich,
Männer sind auf dieser Welt einfach unersetzlich.

Das Weib als Gattin[2]

Der Mann findet seinen normalen Lebensberuf in der Welt, das Weib in der Familie; er steht zu der Familie als Stifter, Erzeuger, Schatzherr und Erwerber da, das Weib als empfangende Gattin, als Mutter der Kinder, Erhalterin und Pflegerin der Familie, es lebt und wirkt nur in ihr. – Hierfür ist die weibliche Seele organisiert. Das Gemüt ist die Quelle ihrer Lebensäußerungen; nicht forschende, schaffende und reflektierende Geistestätigkeit ist ihre Bestimmung, wie beim Mann, sondern Gefühlsleben, welches sich innig mit der heimischen Häuslichkeit verknüpft und das Schöne, Wahre und Richtige unmittelbar empfindet und findet, was der Mann erst durch Nachdenken und erworbene Grundsätze, als Resultat geistiger Tätigkeiten erreicht.

AUFGABEN

1. a) Welche Männerrollen werden hier dargestellt?
   b) Wie wird die Frau beschrieben?
2. Welche Eigenschaften werden Frauen und Männern in der Werbung zugeschrieben?
3. Befragen Sie fünf Frauen und fünf Männer, welche Vorstellungen sie von „typisch Mann" und „typisch Frau" haben. Präsentieren Sie die Ergebnisse auf einer Plakatwand.
4. Wie sollte Ihr Freund/Ihre Freundin sein bzw. welche Eigenschaften sollte Ihr Lebenspartner besitzen?
5. Wie stellen Sie sich Ihre zukünftige Rolle vor? Bearbeiten Sie die Fragen in Kleingruppen und erstellen Sie hierzu eine Wandzeitung.

Versorgung

Die Familie ist eine Gemeinschaft, in der die Mitglieder füreinander sorgen und sich unterstützen. Nach traditionellem Muster organisiert die (Ehe-)Frau den Haushalt und versorgt die Kinder; der (Ehe-)Mann trägt durch den Gegenwert seiner Arbeit zur Finanzierung des Haushalts und des Unterhalts der Familienmitglieder bei. Für viele Familien trifft diese Rollenverteilung heute allerdings nicht mehr zu.

[1] Auszug aus dem Liedtext „Männer" von Herbert Grönemeyer

[2] Auszug aus: Klencke, 1891, S. 33

Durch die Verlängerung der Lebenszeit verändern sich die Versorgungsleistungen:

- Die Pflege und Betreuung alter Menschen nimmt einen immer größeren Raum ein, denn etwa Dreiviertel aller Pflegebedürftigen wird zu Hause versorgt, überwiegend von Familienmitgliedern[1] (vgl. Kap. 7.5.3).
- Viele Großeltern übernehmen Verantwortung bei der Betreuung ihrer Enkel und unterstützen häufig ihre (auch erwachsenen) Kinder finanziell.[2]

Erholung

Die Familie stellt den Ort dar, an dem sich ihre Mitglieder erholen, sich „wiederherstellen" können. Wenn berufliche Belastungen oder Probleme im persönlichen Bereich die körperliche und/oder psychische Verfassung beeinträchtigen, kann man

- sich zurückziehen und neue Kräfte sammeln,
- seine Gefühle zeigen,
- in der Familie darüber reden,
- Anregungen und Hilfen zu ihrer Bewältigung erhalten.

In der Familie verbringt man einen Teil seiner Freizeit mit gemeinsamem Essen, Feiern, Spielen und Treffen von Freunden. Für viele Menschen hat die gemeinsam mit der Familie verbrachte Zeit in den letzten Jahrzehnten abgenommen und an Bedeutung verloren. Für ältere Menschen dagegen wird sie häufig wichtiger.

AUFGABEN

1. Können die genannten Funktionen – Sozialisation, Versorgung und Erholung – heute
   - nur von der Familie,
   - nur von anderen Personen oder Gruppen erfüllt werden?
2. Welche Aufgaben/Funktionen hatte die Familie zu dem Zeitpunkt, als Ihre Großeltern jung waren? Befragen Sie dazu Ihre Großeltern bzw. Personen aus dieser Generation.

Bedürfnisbefriedigung

Dazu gehören:

- **Grundbedürfnisse** wie Essen, Schlafen, Wohnen
- **emotionale Bedürfnisse** wie Zuwendung, Zärtlichkeit, Aufmerksamkeit
- **sexuelle Bedürfnisse**

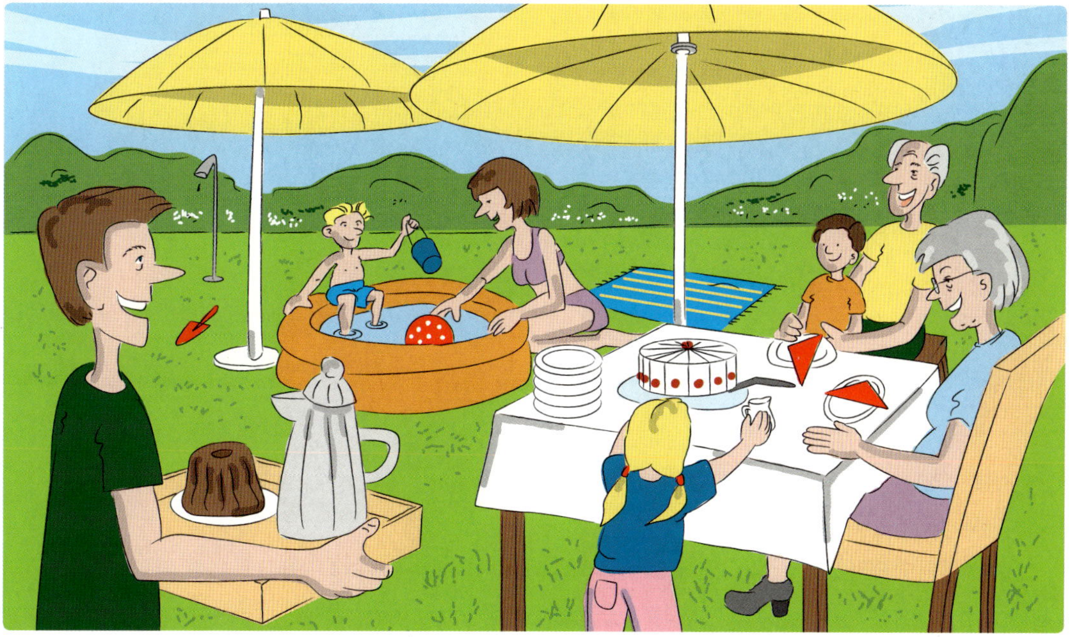

Familienleben

[1] Stat. Bundesamt, 2017

[2] Vgl. 5. Altenbericht, a. a. O., S. 283

Die Familie als geschützter Raum ermöglicht ihren Mitgliedern die Befriedigung emotionaler Bedürfnisse. Zuwendung, Zärtlichkeit und Aufmerksamkeit können wechselseitig zwischen allen Familienmitgliedern ungestört in der intimen Atmosphäre der Familie gezeigt werden.
Für Partner bildet die Familie auch den sozialen Rahmen zur Befriedigung ihrer sexuellen Bedürfnisse.

Persönlichkeitsentwicklung und Statuszuweisung

Die gesellschaftliche Stellung der **Herkunftsfamilie** – das ist die Familie, in die man hineingeboren wird – hat Einfluss auf den Werdegang der Kinder und Jugendlichen, da in ihr grundlegende Kompetenzen erworben werden.
Die Herkunft, das Einkommen und die persönliche Einstellung der Eltern beeinflussen den Lebensweg der Kinder erheblich. In vielen Fällen werden Berufe und „Berufungen" von der nachfolgenden Generation übernommen.

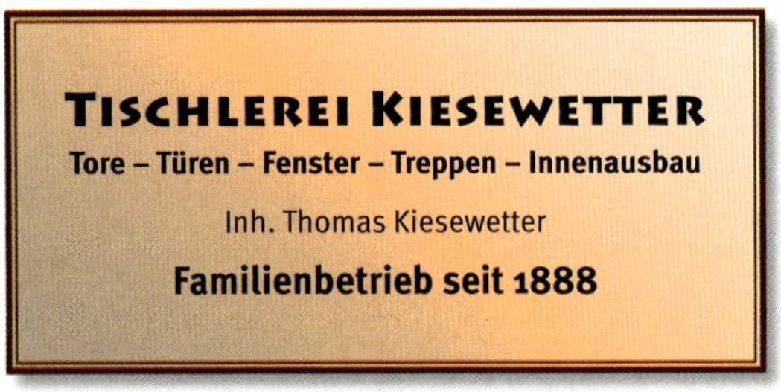
TISCHLEREI KIESEWETTER
Tore – Türen – Fenster – Treppen – Innenausbau
Inh. Thomas Kiesewetter
Familienbetrieb seit 1888

AUFGABEN

1. Inwieweit spielt bei der Berufswahl von Jugendlichen der Beruf der Eltern eine Rolle? Betrachten Sie dazu das oben stehende Schild.
2. Gibt es in Ihrer Familie, Ihrer Verwandtschaft oder Ihrem Bekanntenkreis ähnliche Beispiele? Tauschen Sie Ihre diesbezüglichen Erfahrungen in der Klasse aus.

Erhalt der Gesellschaft

„(Die) Familie hat eine zentrale gesellschaftliche Bedeutung."[1] Sie hat die Aufgabe, über die Kinder die nächste Generation zu (er)zeugen. Diese Generation soll so erzogen werden, dass sie sich ihrerseits verpflichtet fühlt, die nachfolgende Generation im gleichen Sinne zu beeinflussen. Über die Kinder, die in der Familie gezeugt und erzogen sind, erfolgt die Weitergabe familiärer Traditionen und Werte. Unter biologischen Gesichtspunkten wird dadurch der Erhalt der Familie gesichert.

Dass die Familie für die Gesellschaft wichtig ist, wird aus vielen Aktivitäten der Bundesregierung erkennbar. Beispiele: „Europäische Allianz für Familie" (2007); Memorandum „Familie leben" (2009).
Auch aus dem Grundgesetz wird deutlich, dass die Familie für das Funktionieren der Gesellschaft wichtig ist:

§ Artikel 6 des Grundgesetzes

(1) Ehe und Familie stehen unter dem besonderen Schutze der staatlichen Ordnung.
(2) Pflege und Erziehung der Kinder sind das natürliche Recht der Eltern und die zuvörderst ihnen obliegende Pflicht. Über ihre Betätigung wacht die staatliche Gemeinschaft.
(3) Gegen den Willen der Erziehungsberechtigten dürfen Kinder nur aufgrund eines Gesetzes von der Familie getrennt werden, wenn die Erziehungsberechtigten versagen oder wenn die Kinder aus anderen Gründen zu verwahrlosen drohen.
(4) Jede Mutter hat Anspruch auf den Schutz und die Fürsorge der Gemeinschaft.
(5) Den unehelichen Kindern sind durch die Gesetzgebung die gleichen Bedingungen für ihre leibliche und seelische Entwicklung und ihre Stellung in der Gesellschaft zu schaffen wie den ehelichen Kindern.

AUFGABEN

3. Geben Sie die Formulierungen aus Artikel 6 des Grundgesetzes in Ihren eigenen Worten wieder.
4. Welche Vorstellungen von Familie hatten die Verfasser des Grundgesetzes?
5. Informieren Sie sich über die genannten Aktivitäten und deren Zielsetzung.
6. Warum ist die Familie für den Staat wichtig? Diskutieren Sie das Pro und Contra.
7. Stellen Sie diese Aufgaben als Schaubild oder Mind-Map dar, vgl. S. 163.

[1] 5. Altenbericht, a. a. O., S. 283

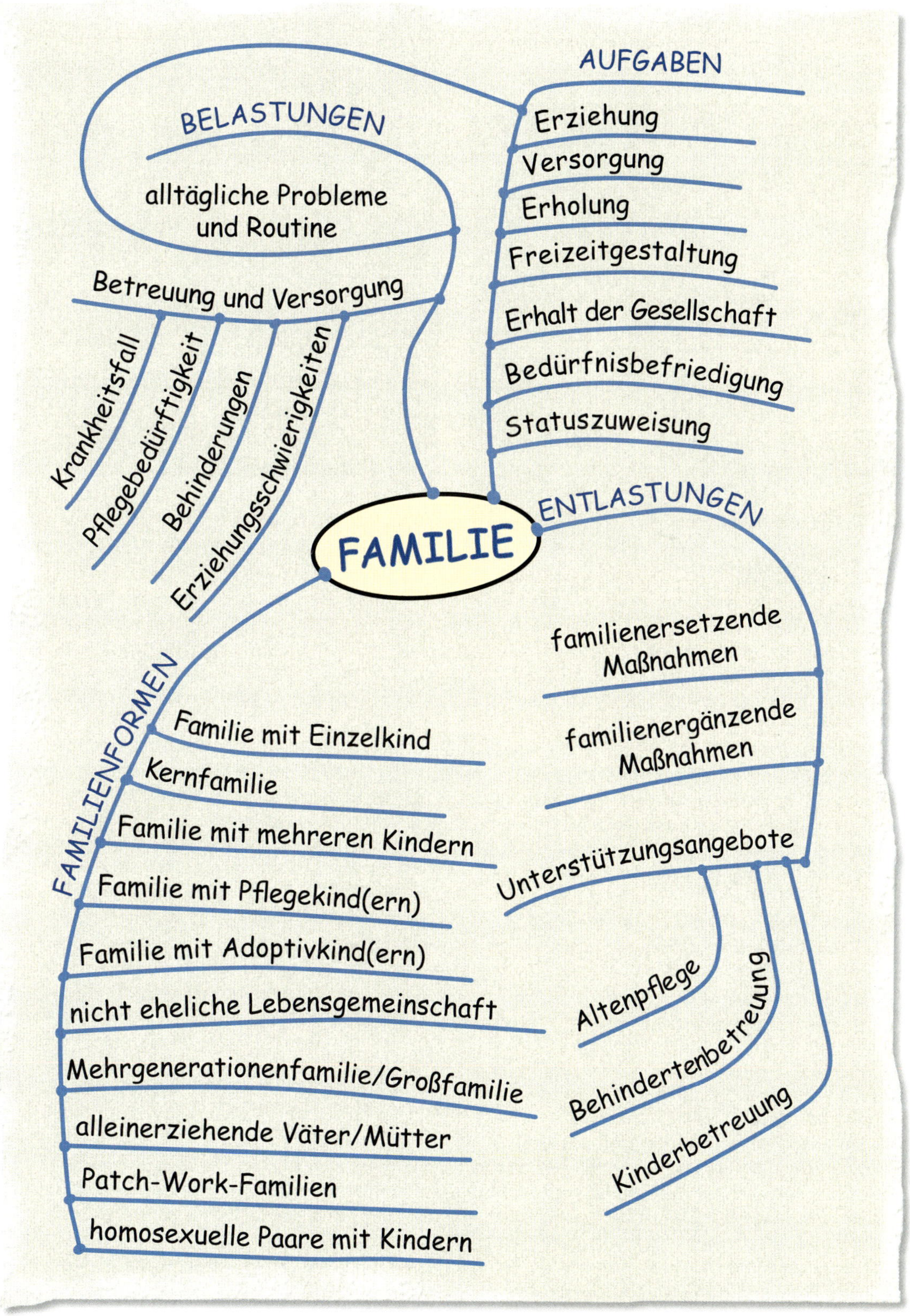
FAMILIE
AUFGABEN
Erziehung
Versorgung
Erholung
Freizeitgestaltung
Erhalt der Gesellschaft
Bedürfnisbefriedigung
Statuszuweisung
BELASTUNGEN
alltägliche Probleme und Routine
Betreuung und Versorgung
Krankheitsfall
Pflegebedürftigkeit
Behinderungen
Erziehungsschwierigkeiten
ENTLASTUNGEN
familienersetzende Maßnahmen
familienergänzende Maßnahmen
Unterstützungsangebote
Altenpflege
Behindertenbetreuung
Kinderbetreuung
FAMILIENFORMEN
Familie mit Einzelkind
Kernfamilie
Familie mit mehreren Kindern
Familie mit Pflegekind(ern)
Familie mit Adoptivkind(ern)
nicht eheliche Lebensgemeinschaft
Mehrgenerationenfamilie/Großfamilie
alleinerziehende Väter/Mütter
Patch-Work-Familien
homosexuelle Paare mit Kindern

8.3 Besondere Belastungen von Familien

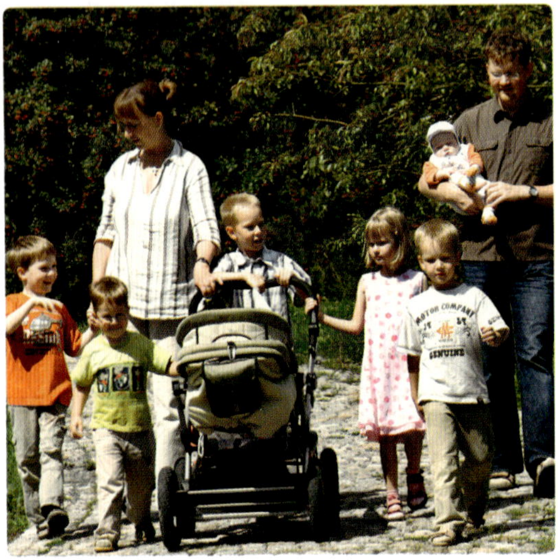

FALLBEISPIEL 1

Familie Meier hat sechs Kinder: Marc (8), Heidi (7), Anton (6), Christian (6), Michael (3) und Emily (2 Monate). Nach der Geburt von Heidi hat Frau Meier ihre Berufstätigkeit als Krankenschwester aufgegeben. Wechselnde Arbeitszeiten und Schichten waren mit der Versorgung der Kinder nicht zu vereinbaren. Das bedeutete für die Familie finanzielle Einbußen, obwohl Herr Meier recht gut verdient. Nach Christians und Antons Geburt wurde eine größere Wohnung benötigt. Diese sollte günstig gelegen sein, d. h. mit Kindergarten, Grundschule und Einkaufsmöglichkeiten in der Nähe, außerdem in einer ruhigen Seitenstraße, damit es für die Kinder Spiel- und Entfaltungsmöglichkeiten gibt. Es hat lange gedauert, bis sie etwas Passendes gefunden haben, das auch bezahlbar war. Häufig haben die Vermieter abgewinkt, wenn sie die Kinderzahl hörten: „Das bringt nur Schmutz und Unruhe."
Tag und Woche sind gut geplant. Großeinkauf macht die Familie zweimal in der Woche mit zwei bis drei Einkaufswagen gemeinsam. Kleinere Einkäufe werden während der Woche erledigt. Jeder muss mithelfen. Dafür gibt es Wochenpläne, die gemeinsam erstellt werden. Das Geld wird genau eingeteilt. Die Kleidung muss meistens von mehreren nacheinander getragen werden, was in der Schule häufig zu Hänseleien führt. Unerwartete große finanzielle Belastungen, wie z. B. die Anschaffung einer neuen Waschmaschine, werden zu einem ernsthaften Problem. Kinobesuche oder Ausflüge in Zoo oder Zirkus müssen wohl überlegt sein.

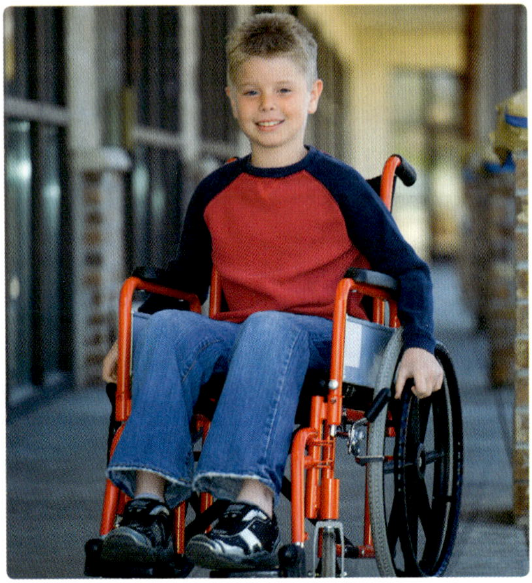

FALLBEISPIEL 2

Jan ist zehn Jahre alt und Fußballfan, geht gerne ins Kino und zum Schwimmen. Er mag eigentlich alles, was Jungen in seinem Alter mögen. Bei seinen Freizeitbeschäftigungen braucht er allerdings Hilfe, denn er hat eine Körperbehinderung und ist Rollstuhlfahrer. Er leidet seit seiner Geburt an Muskelschwund, eine Krankheit, die sich mit zunehmendem Alter verstärkt. Seine Feinmotorik und manche Bewegungsabläufe werden immer mehr eingeschränkt, sodass er beispielsweise Hilfe beim Binden von Schnürsenkeln, Knöpfen, Schreiben und Basteln benötigt.
Auch der Weg zur Schule, die eigentlich gut mit der Bahn zu erreichen ist, ist ein Problem. Da es keinen barrierefreien Aufgang zum Bahnsteig gibt, ist dieser für ihn auch mit einer kräftigen Begleitperson nicht erreichbar. Er muss deshalb mit dem Auto zur Schule gefahren werden und wird, seit er zur Schule geht, von einem Bundesfreiwilligendienstleistenden begleitet.
Die Körperbehinderung hat Auswirkungen auf die ganze Familie. Beispielsweise waren nach der Geburt viele Arztbesuche und Untersuchungen nötig, bis seine Krankheit endgültig festgestellt worden war. Seine Mutter hat ihre Arbeit aufgegeben, um ihm die notwendige Unterstützung geben zu können. Das ist ihr zuerst sehr schwer gefallen, denn sie hat dadurch viele Kontakte verloren. Als Jan einen Rollstuhl haben musste, gab es für die Familie zwei Möglichkeiten – umziehen oder umbauen. Sie hat sich für Letzteres entschieden.
Da Jan außerdem noch eine Eiweißallergie hat, verträgt er nicht alles und muss viele Lebensmittel meiden. Außerdem benötigt er regelmäßig Medikamente.

FALLBEISPIEL 3

Eine 84-jährige, zunehmend altersverwirrte Frau hat in der Wohnung ihrer Tochter ein großes, gemütlich eingerichtetes, sonniges Zimmer. Es liegt so günstig, dass man bei offener Tür mühelos Sprechkontakt in die Küche und ins Wohnzimmer hat. Trotzdem belegt die Mutter seit mehreren Jahren den Sessel der Tochter. Dort bleibt sie, bis das Ehepaar ins Bett geht. Ständig sucht sie engsten Kontakt, ist überall dabei, führt bei Besuch von Freunden und Bekannten das Gespräch und langweilt alle. Nach und nach bleiben die Besucher weg. Auch die Enkel und Urenkel kommen nicht mehr gerne, weil die alte Frau, die sich sonst freundlich und friedlich verhält, eifersüchtig ist und aggressiv wird.
Als die Tochter einmal mit starken Nervenschmerzen auf dem Sofa liegt, sitzt die Mutter den ganzen Tag im Sessel neben ihr. Die Tochter hat zunehmend das Gefühl, keine Luft mehr zum Atmen zu haben.
Nun entschließt sich die Familie, der Mutter einen eigenen Fernseher zu kaufen. Er wird in deren Zimmer gestellt und die Mutter muss jetzt abends dort sitzen. Langsam klingen die Nervenschmerzen ab.

AUFGABE

1. Bearbeiten Sie in Kleingruppen jeweils an einem Fallbeispiel folgende Fragen:
   a) Welchen besonderen Belastungen sind die hier vorgestellten Familien ausgesetzt?
   b) Worauf muss im Tagesablauf geachtet werden und was ist anders als in Ihrem Tagesverlauf?

   Schreiben Sie die entsprechenden Stellen heraus und geben Sie sie in Ihren eigenen Worten wieder.

Familien mit vielen Kindern, pflegebedürftigen Angehörigen oder Mitgliedern mit einer Behinderung haben es grundsätzlich schwerer als andere Familien, denn sie sind besonders belastet durch:

- Partnerschafts-, Ehe- und Erziehungsprobleme
- Arbeitslosigkeit und finanzielle Sorgen
- Trennung
- Pflegedürftigkeit (aufgrund von Alter, Krankheit oder einer Behinderung)
- den Verlust eines nahen Angehörigen

Diese Belastungen wirken sich aus auf

- die Organisation des Tages,
- die emotionale/psychische,
- die soziale und
- die finanzielle Familiensituation.

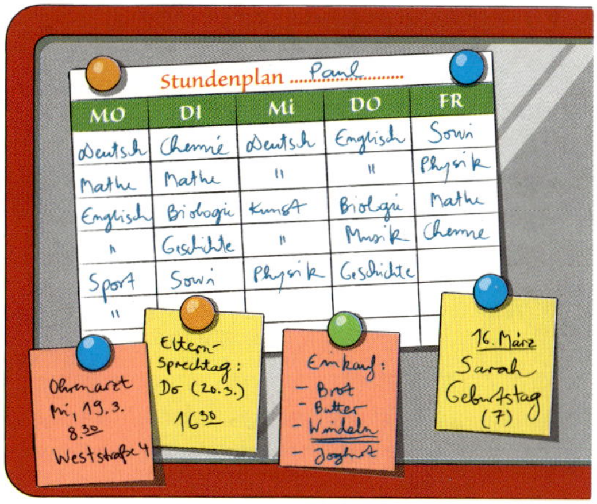

Familienplaner

8.3.1 Organisatorische Auswirkungen

Die Schwierigkeiten beginnen schon bei der Gestaltung des Tagesablaufs. Bei vielen Aktivitäten und Maßnahmen ist das Einhalten von Zeiten unbedingt notwendig, z. B. bei

- den Anfangszeiten von Schule, Kindergarten und anderen Angeboten,
- den entsprechenden Abholterminen,
- der Medikamenteneinnahme,
- geregelten Mahlzeiten,
- den Öffnungszeiten von Geschäften, Praxen und Einrichtungen,
- von außen gesetzten Terminen durch Arzt, Physiotherapeutin oder andere.

Der Tagesablauf der anderen Familienmitglieder muss sich in der Regel diesen Vorgaben unterordnen. Das kann dazu führen, dass

- Urlaub erschwert oder unmöglich wird und
- eigene Bedürfnisse zu kurz kommen.

AUFGABEN

2. a) Was müsste bei Ihnen zu Hause geändert werden, wenn Sie ein Familienmitglied mit einer Behinderung wie in Fallbeispiel 2 auf S. 164 hätten?
   b) Welche Aktivitäten Ihrer Familie wären gar nicht oder nur eingeschränkt möglich?
3. Zählen Sie körperliche und seelische Belastungen auf, die in einer Familie mit einem pflegebedürftigen Angehörigen auftreten können.

8.3.2 Physische und psychische Auswirkungen

Kinder benötigen besondere Aufmerksamkeit, Anregungen, dem Alter angepasste Entwicklungsmöglichkeiten und Unterstützung (vgl. Kap. 6). In einer kinderreichen Familie sind Erziehende aufgrund der unterschiedlichen altersbedingten Bedürfnisse dauernd gefordert. So bleibt wenig Zeit für Erholung und die Befriedigung eigener Wünsche.
Pflegebedürftige Menschen und Menschen mit Behinderungen benötigen eine besondere Zuwendung und eine kontinuierliche Hilfestellung, um körperliche und geistige Funktionen

- zu verbessern,
  z. B. bei Unfallgeschädigten.
- zu erhalten,
  z. B. bei pflegebedürftigen Menschen (vgl. Kap. 7 und 9).

Das kann zu einer emotionalen Vernachlässigung der anderen Familienmitglieder und zu einer körperlichen und seelischen Überforderung führen.

8.3.3 Soziale Auswirkungen

Für Familien mit vielen Kindern kann sich Folgendes ergeben:
Es ist häufig ein Problem, eine Wohnung zu finden, die die freie Entfaltung der Persönlichkeit aller Familienmitglieder ermöglicht.

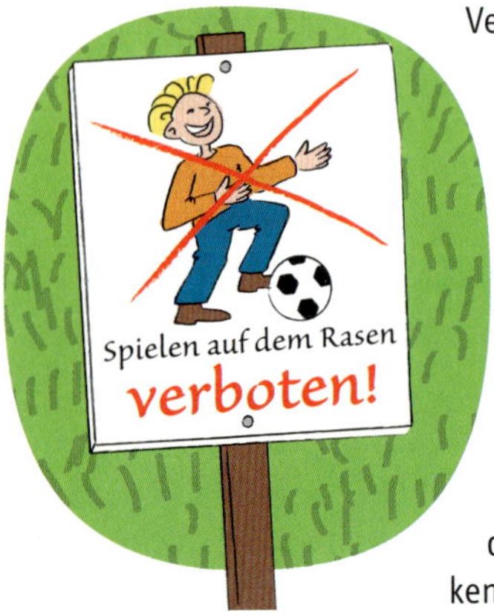

Vermieter befürchten, dass Kinder zu viel Lärm machen sowie Schäden und Verunreinigungen verursachen. Sie haben Angst, dass sich andere Bewohner dadurch gestört fühlen könnten und der Wohnwert sinken könnte. Das kann dazu führen, dass Familien mit vielen Kindern vorrangig in bestimmte, gesellschaftlich geringer angesehene Wohngegenden gedrängt werden und dadurch Benachteiligungen erfahren.

Kleidung und Freizeitmöglichkeiten sind in der Regel nicht vergleichbar mit denen von Familien mit einem oder zwei Kindern. Das kann frühzeitig dazu führen, dass Kinder ausgeschlossen werden.

Pflegebedürftigkeit bedeutet für die Pflegenden: Zeit haben, anwesend sein, die Bedürfnisse des Pflegebedürftigen wahrnehmen und möglichst erfüllen. Dadurch wird die frei verfügbare Zeit des Pflegenden oder/und auch der anderen Familienmitglieder sehr eingeschränkt. Die Folge davon ist, dass die Pflegenden wenig oder gar keine Zeit z. B. für einen Besuch bei Freunden oder Bekannten, Theater, Kino oder sportliche Betätigungen haben. Das kann längerfristig Isolierung und Vereinsamung bewirken:

- Wenn man häufig eine Absage bekommt, wird man die Personen nicht mehr einladen.
- Für eine angeregte Unterhaltung fehlen die Themen, da nur noch selten Zeit zum Lesen bleibt.
- Wenn gemeinsame Aktivitäten wie Kegeln oder Ähnliches nur noch gelegentlich stattfinden, wird man irgendwann ganz darauf verzichten.

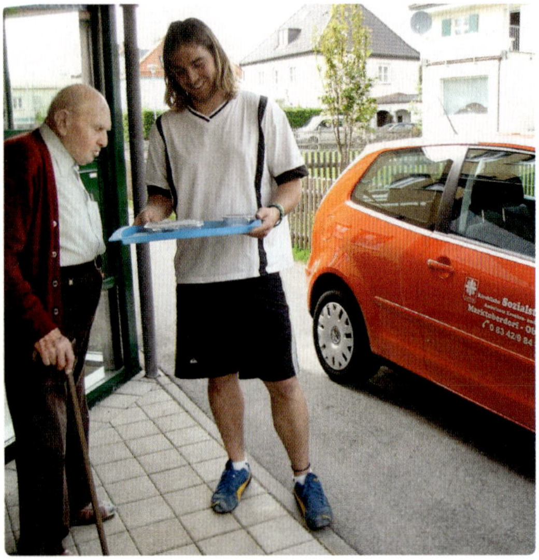

Regelmäßige Versorgung mit Essen

Oft liegt die Ursache für ein Zurückziehen auch in der eigenen Unsicherheit. Wenn man selbst keine Erfahrung mit Menschen hat, die alt oder pflegebedürftig sind oder eine Behinderung haben, ist man unsicher, wie man sich ihnen gegenüber verhalten soll und worüber man mit ihnen reden soll, also vermeidet man lieber den Kontakt.

8.3.4 Finanzielle Auswirkungen

Es kommt zu finanziellen Einbußen:
- Ein Familienmitglied ist durch Erziehung, Versorgung, Pflege und Betreuung gebunden und kann nicht oder nur eingeschränkt arbeiten.
- Es werden spezielle Hilfsmittel benötigt, die nicht oder nur teilweise von anderer Stelle bezahlt werden. Hierzu gehören beispielsweise auch besondere Nahrungsmittel.

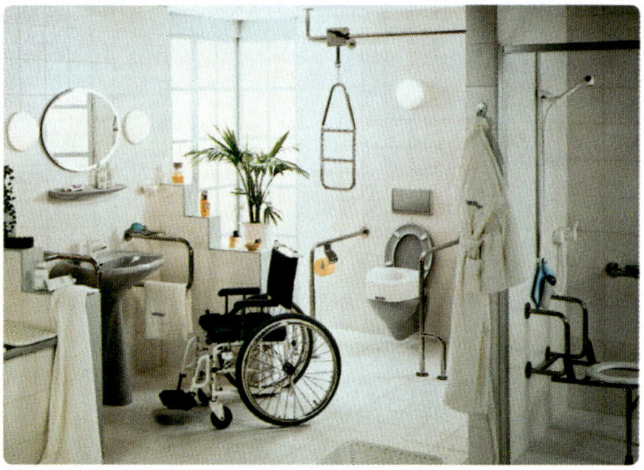

Behindertengerechtes Bad

- Es wird mehr oder speziell ausgestatteter Wohnraum benötigt. Das bedeutet eine höhere Miete.
- Manchmal ist auch ein Umzug notwendig, weil die Wohnung nicht barrierefrei oder altengerecht ist oder keine Unterstützungsmöglichkeiten in der Nähe sind.

8.4 Unterstützungen für Familien

AUFGABEN

1. Ergänzen Sie die in der nebenstehenden Tabelle aufgeführten Hilfen für Familien.
2. Bei welchen Ämtern können die finanziellen Hilfen beantragt werden?
3. Gibt es noch weitere Gesetze und Institutionen, die familiäre Hilfen gewähren?

Der Staat unterstützt die Familie in vielfältiger Weise. Er hat Gesetze erlassen, die den Schutz der Familie garantieren, ihr bestimmte Rechte einräumen und sie bei der Erfüllung ihrer Aufgaben unterstützen. Das kann beispielsweise eine finanzielle Unterstützung wie Steuerentlastung, Kindergeld, Elterngeld oder Pflegegeld sein.

AUFGABE

4. Informieren Sie sich über das „Pflegezeitgesetz", das am 1. Juli 2008 in Kraft getreten ist.

Damit die Aufgaben ausgeführt werden können, sind Ämter eingerichtet worden, die
- die Familien informieren
- sie beraten
- ihnen Hilfestellung geben
- ihre Anträge, Angelegenheiten, Gesuche bearbeiten

Um die gesetzlich festgeschriebenen Rechte der Familie zu erfüllen, gibt es besondere Institutionen und Maßnahmen. Man unterscheidet:
- familienunterstützende
- familienergänzende
- familienersetzende Maßnahmen

Wie kann eine Familie sich selbst helfen?
- Verwandtschaft
- Nachbarschaftshilfe
- Private Hilfe
- Soziale Netzwerke
- Selbsthilfegruppen
- Mitarbeit in Gremien (z. B. Beiräten, Seniorenvertretung)
- ...

Wo kann eine Familie staatliche Hilfe erhalten?
- Agentur für Arbeit
- Sozialhilfeträger (Sozialamt)
- Jugendamt
- Familiengericht
- ...

Welches sind die Grundlagen für die Unterstützungsleistungen?
- Kinder- und Jugendhilfegesetz
- Sozialgesetzbuch
- Pflegeversicherungsgesetz
- ...

Welche Hilfen stehen der Familie zu?
- finanzielle Unterstützung
- persönliche Unterstützung
- Hilfsmittel
- ...

8.4.1 Familienunterstützende Maßnahmen

Hierzu gehören beispielsweise:
- Beratungsstellen
- Selbsthilfegruppen
- Tagesbegegnungsstätten/Dienstleistungszentren
- Nachbarschaftshilfe
- Familienhilfe

Zielsetzung der familienunterstützenden oder -entlastenden Maßnahmen ist es, den Familien bei der Erfüllung ihrer Aufgaben zu helfen. Sie werden freiwillig, größtenteils kostenfrei und bei Bedarf in Anspruch genommen.

Bei den **Beratungsstellen** kann man sich zu besonderen Fragen und Problemen Hilfe holen. Es gibt eine Vielzahl an Institutionen in öffentlicher und freier Trägerschaft, die Beratung anbieten, z. B. Drogen- und Suchtberatung, Seniorenberatungsstelle, Ehe- und Familienberatung, Eltern-Stress-Telefon.

Selbsthilfegruppe für Familien mit Angehörigen mit Behinderung

Angebot/Ziel: Intensive Gespräche pflegender Angehöriger von Menschen mit Behinderungen, Erfahrungsaustausch bei Behörden, Ärzten und anderen Lebensfragen, Zusammenarbeit mit anderen Vereinen bei Wohnungs-, Arbeits- und Rechtsfragen, Seminare wie z. B. autogenes Training zum Abbau von Stress, Angst und Schuldgefühlen hin zur Entwicklung von eigenen positiven Lebensgefühlen.

Die Brücke Elstorf e.V.

Verein zur Förderung von Menschen mit seelischen Schwierigkeiten

Angebote: Gesprächs- und Selbsthilfegruppen, Selbsterfahrungsgruppen, Freizeitgruppen, Angehörigenarbeit, Öffentlichkeitsarbeit.

Ziele: Vorbeugung, Begleitung und Nachsorge von Menschen mit seelischen Schwierigkeiten und deren Angehörigen und Freunden.

Treffpunkt: Im Café: Mo, Di, Do 14:00–17:00 Uhr, Mi 14:00–19:00 Uhr

Gesprächskurs über Alkohol- und Medikamentenprobleme

Angebot: Beratung und Gesprächskreis

Themen: Abhängigkeiten und Lebensbewältigung, Informationen über das Wesen der Abhängigkeit, Ursachen von Abhängigkeiten, Therapiewege.

Ziele: Stärkung des Selbstwertgefühls, Zufriedenheit ohne Suchtmittel, Bearbeitung von Partnerschaftsproblemen.

Ein wesentliches Merkmal von Beratung besteht darin, dass alle Familienmitglieder freiwillig entweder einzeln oder gemeinsam einen Rat suchen. Dieser kann angenommen, aber auch abgelehnt werden.

Nicht alle Familien, die Beratung und Hilfe bei ihren individuellen und persönlichen Problemen suchen, fühlen sich durch die Angebote öffentlicher und freier Träger ausreichend bedacht. Solche Erfahrungen sind Anlass, sich mit Betroffenen, wenn nötig auch mit deren Angehörigen, in einer **Selbsthilfegruppe** (z. B. Anonyme Alkoholiker, Angehörige von Demenzkranken) zusammenzuschließen.

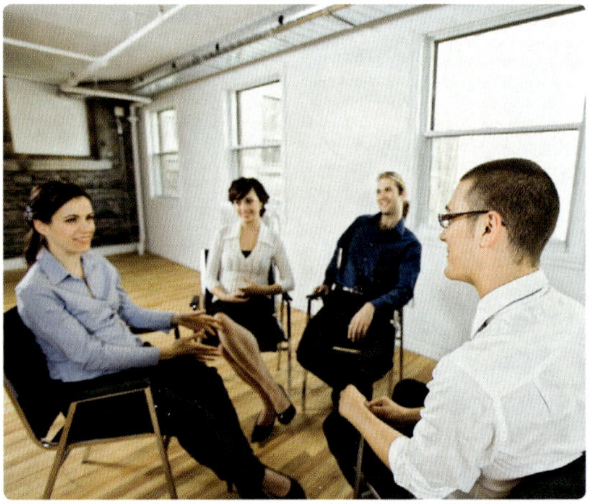

Selbsthilfegruppe

Gespräche in der Gruppe und Verständnis durch die Gruppe tragen dazu bei, Ängste zu erkennen, Unsicherheiten anzusprechen und damit umzugehen, während gleichzeitig Informationen über konkrete Hilfsmöglichkeiten ausgetauscht werden.

Die **Tagesbegegnungsstätten** sind Orte, an denen sich die Betroffenen einfinden, besondere Angebote wahrnehmen und/oder Kontakte knüpfen.

Tagesbegegnungsstätten sind häufig in **Dienstleistungszentren** eingebunden. Diese organisieren eine Reihe von Unterstützungsangeboten, wie z. B.
- Essen auf Rädern
- Beratung
- organisierte Nachbarschaftshilfe
- kulturelle Angebote

Die **Familienhilfe** ist ein Angebot der öffentlichen Jugendhilfe für Familien mit Kindern und Jugendlichen in besonderen Problemlagen. Ziel ist es, Hilfe zur Selbsthilfe zu leisten.

AUFGABE

1. Erkundigen Sie sich, ob es in Ihrer näheren Umgebung eine Tagesbegegnungsstätte gibt und welche Angebote dort vorgesehen sind.

8.4.2 Familienergänzende Maßnahmen

Wenn Familien ihrem Auftrag und Anspruch, Kinder zu erziehen, pflegebedürftige alte Menschen zu versorgen oder Menschen mit Behinderungen zu betreuen, nur mit Einschränkungen nachkommen können, übernehmen gesellschaftliche Institutionen ganz oder teilweise diese Aufgaben.

Pflege mit ❤

Unsere freundlichen und erfahrenen Mitarbeiterinnen des ambulanten Pflegedienstes kommen auch zu Ihnen nach Hause und leisten kompetente Hilfe.

Wir bieten
- häusliche Krankenpflege
- hauswirtschaftliche Unterstützung
- Kinderbetreuung

Außerdem bieten wir Hilfen
- bei der Begleitung zum Arzt
- beim Einkaufen
- bei der Lieferung von „Essen auf Rädern"

Sie erreichen uns telefonisch unter …
oder in den bekannten Außenstellen.

Ein anderes Unterstützungssystem sind die familienergänzenden Maßnahmen. Hierzu gehören z. B.
- Kinderkrippen, Kindertagesstätten, Kindergärten, Horte, Tagespflegestellen
- Altentagesstätten, Tagespflegeeinrichtungen, Werkstätten für Menschen mit Behinderungen
- Kurzzeitpflegeeinrichtungen
- Pflegefamilien

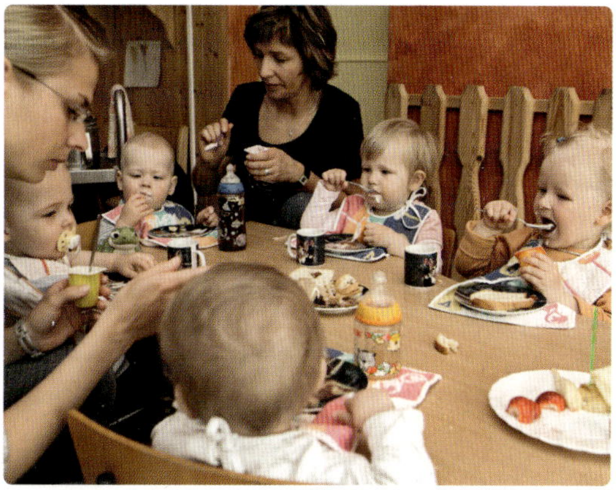

Kinderkrippe

AUFGABE

2. Überlegen Sie gemeinsam mögliche Gründe, warum Menschen zu den genannten Einrichtungen gebracht werden.
Erstellen Sie hierzu eine Wandzeitung.

Grundlage der Hilfsangebote für Kinder und Jugendliche ist das **Kinder- und Jugendhilfegesetz**. Im Mittelpunkt des Gesetzes stehen drei Gedanken:

1. Hilfe und Beratung
Jugendhilfe soll die Erziehung in der Familie unterstützen und ergänzen. Ein breit gefächertes Beratungsangebot soll dazu beitragen, Krisen und Konflikte zu vermeiden bzw. zu bewältigen.

2. Bedarfsgerechte Hilfen
Je nach Problemlage sind auf den Einzelfall ausgerichtete Hilfen vorzuschlagen und umzusetzen.

3. Beteiligung
Kinder und Jugendliche sind entsprechend ihrem Entwicklungsstand bei allen Entscheidungen des Jugendamts zu beteiligen.

Einrichtungen wie Kinderkrippe, Kindergarten, Kindertagesheim und Hort bei öffentlichen und freien Trägern tragen dazu bei, diese Ansprüche zu verwirklichen.

Grundlage der Hilfe für Menschen mit Behinderungen ist das **Schwerbehindertengesetz** und für alte, pflegebedürftige Menschen das **Pflegegesetz**.

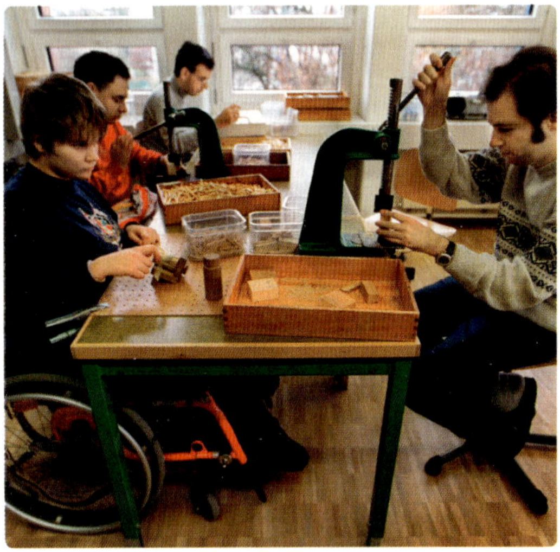

Ausbildungswerkstatt für Menschen mit Behinderungen

Familienergänzende Maßnahmen für ältere Menschen wie Tagespflege und Kurzzeitpflege werden von unterschiedlichen Institutionen angeboten, z. B. von Altentagesstätten, Dienstleistungszentren und Altenpflegeheimen (vgl. Kap. 7).

Die **Tagespflege** übernimmt die Versorgung, wenn die Betreuungsperson am Tag keine Zeit hierfür hat. Der zu Betreuende wird morgens gebracht und kehrt am Abend in die Familie zurück.

Die **Kurzzeitpflege** ist ein zeitlich begrenztes Angebot für Familien, die beispielsweise in Urlaub fahren möchten und keine andere Versorgungsmöglichkeit haben oder bei denen die Betreuungsperson erkrankt ist.

Außerdem werden hier alte Menschen nach einem Krankenhausaufenthalt aufgenommen, wenn sie noch nicht gesund genug sind, um in die eigene Wohnung zurückzukehren. Hierbei leistet die **Überleitungspflege** einen wichtigen Beitrag. Sie erleichtert den Übergang in eine weitere pflegerische Versorgung (ambulant oder stationär).

AUFGABEN

1. Welche Hilfen können Familien mit pflegebedürftigen alten Menschen oder Familienmitgliedern mit einer Behinderung aufgrund des Pflegegesetzes in Anspruch nehmen?
2. Informieren Sie sich hierzu auch in einem Heim. Überlegen Sie vorher in Kleingruppen, was Sie fragen möchten und wen Sie hierfür befragen können.
3. Laden Sie ein Mitglied einer Seniorenvertretung ein und befragen Sie dieses.
4. Informieren Sie sich über die Überleitungspflege.

8.4.3 Familienersetzende Maßnahmen

Mit dem Begriff der familienersetzenden Maßnahmen werden die verschiedenen Formen von Fremdunterbringung bezeichnet:

- Pflege- oder Adoptionsfamilien
- Heime für Kinder, alte Menschen und Menschen mit Behinderungen
- betreutes Wohnen

In der **Adoptionsfamilie** ist das Kind rechtlich einem leiblichen Kind gleichgestellt. Eine Adoption kann grundsätzlich nicht wieder rückgängig gemacht werden.

In der **Pflegefamilie** erfolgt, so könnte man sagen, eine Adoption auf Zeit. Das Pflegschaftsverhältnis kann von den leiblichen Eltern, den Pflegeeltern und auch von dem zu Pflegenden selbst beendet werden.

Eine besondere Form der Fremdunterbringung ist das **betreute Wohnen**. Jugendliche, Menschen mit Behinderungen und andere, wie z. B. Obdachlose, wohnen und leben gemeinsam in einem vom Jugendamt oder Sozialamt angemieteten Haus bzw. einer Wohnung. Je nach Problemlage der zu Betreuenden werden sie in unterschiedlichem Ausmaß von Fachkräften unterstützt. Auf diese Weise haben sie die Chance, sich im Schutz einer Gruppe persönlich zu entwickeln und selbstständig zu werden.

AUFGABE

5. Eine Initiative des Bundesministeriums für Familie, Senioren, Frauen und Jugend (BMFSFJ) trägt den Titel „Lokale Bündnisse für Familie".
Informieren Sie sich über die Zielsetzung dieser Initiative und die damit verbundenen Möglichkeiten.

ZUSAMMENFASSUNG

- Unter Familie versteht man heute verschiedene Formen von Lebens- und Wohngemeinschaften.
- Eine Familie hat verschiedene Aufgaben:
  - Erziehung und Sozialisation
  - Versorgung
  - Erholung
  - Bedürfnisbefriedigung
  - Persönlichkeitsentwicklung und Statuszuweisung
  - Erhalt der Gesellschaft
- Besonders belastet sind Familien mit vielen Kindern, pflegebedürftigen älteren Mitgliedern oder Angehörigen mit einer Behinderung.
- Die Belastungen wirken sich auf die
  - finanzielle,
  - soziale und
  - emotionale Situation der Familie sowie
  - auf die körperlichen und
  - seelischen Kräfte der Familienmitglieder aus.
- Für Familien mit Belastungen gibt es vielfältige Unterstützungsmöglichkeiten. Hierzu gehören:
  - Gesetze, in denen Ansprüche geregelt sind,
  - Ämter, bei denen man seine Ansprüche geltend machen kann,
  - Einrichtungen, die man in Anspruch nehmen kann,
  - Eigeninitiativen von den Betroffenen und deren Umfeld, die Entlastung in verschiedenen Bereichen ermöglichen.
- Es gibt
  - familienunterstützende
  - familienergänzende
  - familienersetzende Maßnahmen

AUFGABEN

1. Was versteht man heute unter Familie?
2. Wie stellen Sie sich Ihre zukünftige Familie vor? Benennen Sie,
   a) was Ihnen besonders wichtig ist,
   b) was Sie in keinem Fall wollen.
   Begründen Sie jeweils Ihre Vorstellungen.
3. Bewerten Sie folgende Aussage, die man manchmal in Veröffentlichungen liest: „Die Familie als Form des Zusammenlebens ist heute völlig überholt."
4. Der 7. Familienbericht bezeichnet die Familie als „soziale und aktive Mitte der Gesellschaft", die „Lebensqualität und Zusammenhalt" gewährleistet.[1]
   a) Was ist damit gemeint?
   b) Teilen Sie diese Auffassung? Begründen Sie Ihre Antwort.
5. Wodurch werden Familien besonders belastet? Erläutern Sie Ihre Aussagen an konkreten Beispielen.
6. Welche Einrichtungen zur Fremdunterbringung gibt es in Ihrer Stadt/Ihrem Landkreis?
7. Stellen Sie fest, welche Beratungsstellen es in Ihrer Stadt gibt, und informieren Sie sich über deren Aufgaben.
8. Beschreiben Sie Lebenssituationen, in denen man Rat sucht. Bei welchen Personen und/oder Institutionen könnte man sich Rat holen?
9. Welche Art von Hilfen und Beratungen bieten folgende Einrichtungen an:
   - Lebenshilfe e.V.,
   - Pro Familia,
   - die Kirchengemeinde Ihres Wohnbereichs?
10. Laden Sie Mitarbeiterinnen eines Frauenhauses in Ihre Schule ein und lassen Sie sich von der Arbeit in der Einrichtung berichten.
11. Stellen Sie über einen Zeitraum von zwei Wochen die Beratungsangebote und Telefon-Nothilfen aus dem Lokalteil einer Tageszeitung zusammen.

[1] Vgl. 7. Familienbericht, a. a. O., S. XXIV

9 Menschen mit Behinderungen

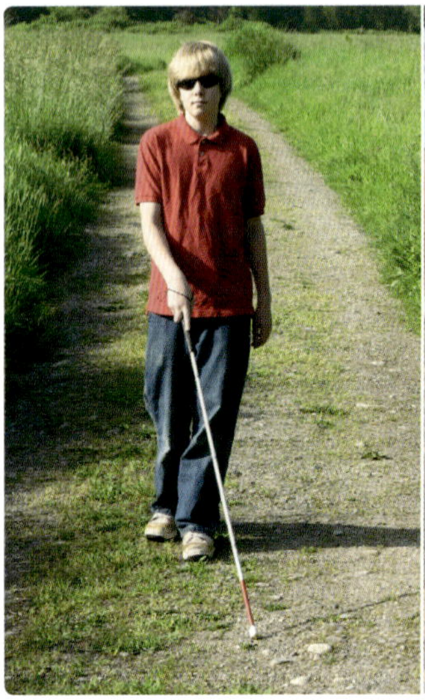

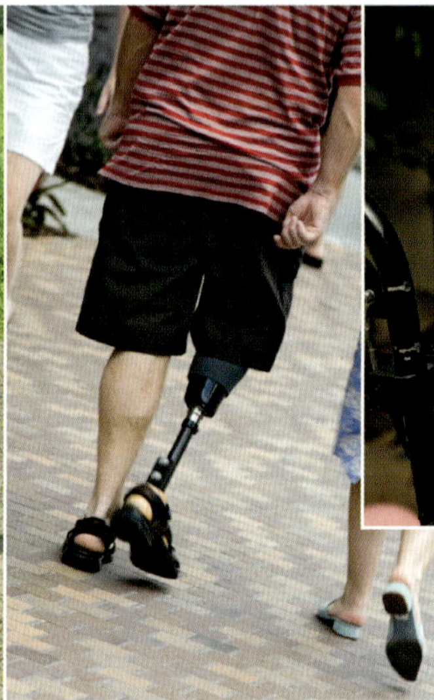

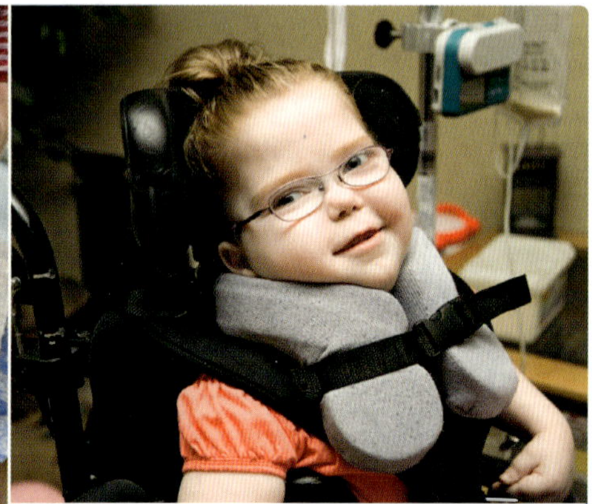

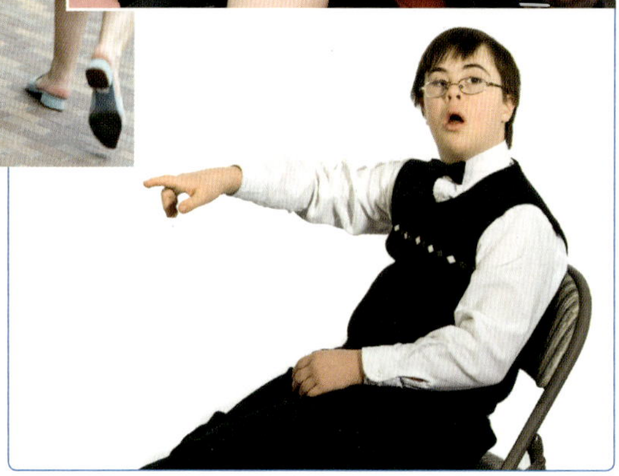

AUFGABEN

1. a) Beschreiben Sie die Bilder.
   b) Was ist allen diesen Menschen gemeinsam?
2. Wann spricht man von einer Behinderung?

9.1 Wann spricht man von Behinderung?

In der Bundesrepublik Deutschland leben etwa 9 % der Gesamtbevölkerung mit einer amtlich anerkannten Behinderung. In den meisten Fällen handelt es sich um eine Schwerbehinderung. Die UN-Konvention über die Rechte von Menschen mit Behinderungen schreibt hierzu in Artikel 1:

> Zu den Menschen mit Behinderungen zählen Menschen, die langfristige körperliche, seelische, geistige oder Sinnesbehinderungen haben, welche sie in Wechselwirkung mit verschiedenen Barrieren an der vollen, wirksamen und gleichberechtigten Teilhabe an der Gesellschaft hindern können.[1]

Behinderung ist also ein Oberbegriff, der für alle Beeinträchtigungen verwendet wird, von denen ein Mensch betroffen sein kann. Doch nicht bei jedem, der eine Beeinträchtigung hat, liegt auch eine Behinderung vor. Von Behinderung spricht man erst, wenn folgende Merkmale vorhanden sind:

Die Behinderung

- beeinträchtigt den betroffenen Menschen so sehr, dass die einfache tägliche Lebensführung nur schwer oder mit besonderen Hilfen möglich ist. Außerdem wird die Teilnahme am gesellschaftlichen Leben durch zahlreiche Barrieren erschwert.
- ist umfänglich und wirkt sich auf mehrere Bereiche des Lebens aus, z. B. auf das Familienleben, die Lernbedingungen, die Wohnsituation, die Berufsausbildung.
- besteht langfristig. Sie kann nicht in kürzerer Zeit (zwei bis drei Jahre) zurückgehen oder behoben werden.

[1] UN-Konvention über die Rechte von Menschen mit Behinderungen vom 03.05.2006

Der Begriff Behinderung wird für eine Vielzahl von **Behinderungsformen** verwendet.
Die konkreten Auswirkungen der einzelnen Behinderungsformen im täglichen Leben sind sehr verschieden: Ein blinder Mensch muss andere Schwierigkeiten bewältigen als ein Mensch mit einer Körperbehinderung im Rollstuhl. Aber auch Rollstuhlfahrer haben je nach Schwere ihrer Behinderung sehr unterschiedliche Probleme.
Eine Unterscheidung der einzelnen Behinderungsformen ist notwendig, um jeweils angemessene Erziehungs- und Fördermaßnahmen treffen zu können.

Hauptformen von Behinderungen

- **Sinnesbehinderung**
  - Sehbehinderung und Blindheit
  - Schwerhörigkeit und Gehörlosigkeit
- **Sprachbehinderung**
- **Intelligenzminderung**
  - Lernbehinderung
  - geistige Behinderung
- **Körperbehinderung**

AUFGABEN

1. Gehen Sie mit verbundenen Augen durch den Raum.
2. Verrichten Sie eine Tätigkeit ohne Ihre Arbeitshand.

Beschreiben Sie jeweils Ihre Wahrnehmungen und vergleichen Sie sie miteinander.

Die genannten Behinderungsformen sind Einfachbehinderungen, die oftmals zu weiteren Beeinträchtigungen führen. Die ursprüngliche Behinderung bezeichnet man daher als **Primärbehinderung**, die nachfolgenden als **Sekundär- oder Folgebehinderungen**.
Die Primärbehinderung Gehörlosigkeit kann z. B. bei den Betroffenen zu einer Lernbehinderung und/oder Sprachbehinderung führen.

Von einer Mehrfachbehinderung spricht man, wenn mehrere Einfachbehinderungen vorliegen.
Z. B. ein blinder Mensch mit einer geistigen Behinderung.

Der Begriff „schwer behindert“ stammt aus dem Sozialrecht. Er dient dazu festzulegen, wer einen Rechtsanspruch auf Eingliederungshilfen hat. Dies regelt das **Sozialgesetzbuch – Neuntes Buch (SGB IX)**:

§ 2 Behinderung[1]

(2) Menschen sind im Sinne des Teils 2 schwerbehindert, wenn bei ihnen ein Grad der Behinderung von wenigstens 50 vorliegt und sie ihren Wohnsitz, ihren gewöhnlichen Aufenthalt oder ihre Beschäftigung auf einem Arbeitsplatz im Sinne des § 73 rechtmäßig im Geltungsbereich dieses Gesetzbuches haben.

(3) Schwerbehinderten Menschen gleichgestellt werden sollen behinderte Menschen mit einem Grad der Behinderung von weniger als 50, aber wenigstens 30, bei denen die übrigen Voraussetzungen des Absatzes 2 vorliegen, wenn sie infolge ihrer Behinderung ohne die Gleichstellung einen geeigneten Arbeitsplatz im Sinne des § 73 nicht erlangen oder nicht behalten können (gleichgestellte behinderte Menschen).

Das Gesetz soll die Eingliederung der Betroffenen in Arbeit, Beruf und Gesellschaft sichern. Es beinhaltet die Rechte von Menschen mit einer Schwerbehinderung und die Pflichten der Arbeitgeber.
Um einen Schwerbehindertenausweis zu erhalten, muss der Verlust von Körperfunktionen durch ein ärztliches Gutachten bescheinigt werden.

Mit der Einführung des rezeptfreien Beruhigungsmittels Thalidomid (Contergan) am 1. Oktober 1957 nahm die folgenschwerste Arzneimittelkatastrophe des 20. Jahrhunderts ihren Lauf. [...] Contergan eroberte einen sehr großen Anteil des Beruhigungsmittelmarkts in Westdeutschland. Doch das Mittel war nur scheinbar frei von Nebenwirkungen; es schädigte die Nerven und beeinflusste die Entwicklung der Embryos. Je nach Zeitpunkt der Einnahme störte es die Ausbildung der Extremitäten, des Schädels oder der inneren Organe. Waren lebenswichtige Organe betroffen, starb der Embryo ab; hemmte das Thalidomid die Entwicklung der Extremitäten, kamen fehlgebildete Kinder zur Welt. [...] In Deutschland wurden ungefähr 5 000 Kinder mit Conterganschäden geboren, bis heute haben 2 500 mit zum Teil schwersten Fehlbildungen überlebt.[2]

[1] SGB IX, Artikel 1, 30.07.2009, BGBl. I, S. 2495
[2] Deutsches Ärzteblatt, Heft 41, 12.10.2007, S. A 2778

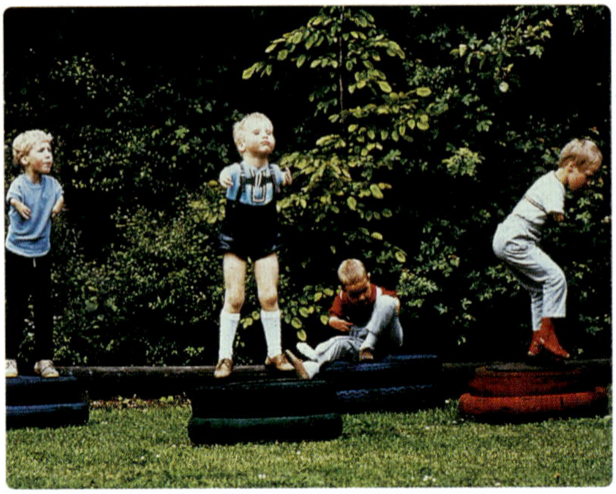

Kinder mit Contergan-Fehlbildungen

Behinderungen sind Folgen von Beeinträchtigungen, die

- vor der Geburt **(pränatal)**,
- während der Geburt **(perinatal)** oder
- nach der Geburt **(postnatal)**

entstehen können.

Sie können auch nach Unfällen oder Erkrankungen in späteren Lebensabschnitten eintreten.

Die Tabelle auf S. 175 zeigt Ursachen von Behinderungen und ihre möglichen Auswirkungen in Abhängigkeit vom Zeitpunkt ihrer Entstehung.

9.2 Behinderungsformen

9.2.1 Sehbehinderung und Blindheit

AUFGABEN

1. Beschreiben Sie, wie sich blinde Menschen im Straßenverkehr bewegen.
2. Setzen Sie eine dunkle Sonnenbrille oder eine Brille mit starken Gläsern auf und versuchen Sie einen Text zu lesen. Beschreiben Sie Ihre Wahrnehmungen.

Begriff

Eine **Sehbehinderung** liegt vor, wenn die Augen aufgrund einer Beeinträchtigung des Sehorgans oder einer Störung der Sehfunktion trotz aller optischen Hilfen (z. B. starke Brille, Lupe) Informationen nur unvollkommen oder verzerrt aufnehmen können.

Als **blind** gelten Personen, die durch eine Beeinträchtigung des Sehorgans so stark in ihrem Sehvermögen beeinträchtigt sind, dass sie sich nicht ohne Hilfen in einer fremden Umgebung zurechtfinden können. Informationen aus der Umwelt können nicht visuell wahrgenommen werden.

Mögliche Ursachen

- Viruserkrankung der Mutter während der Schwangerschaft (z. B. Röteln)
- Infektionskrankheiten im Kindesalter (z. B. Scharlach, Meningitis)
- Trübungen der Linse (z. B. grauer Star)
- Beeinträchtigungen der Netzhaut aufgrund von Entzündungen
- Bluthochdruck
- Verletzungen
- Vergiftungen
- Tumore am Sehorgan
- altersbedingte Sehbeeinträchtigungen

Merkmale und Auswirkungen

Visuelle Wahrnehmung

Personen mit einer Sehbehinderung sind in der Regel entweder stark kurzsichtig, stark weitsichtig oder haben ein eingeschränktes Gesichtsfeld.

Die Fähigkeit, sich eine Vorstellung von der Umwelt durch Sehwahrnehmung zu bilden, ist bei den Betroffenen herabgesetzt.

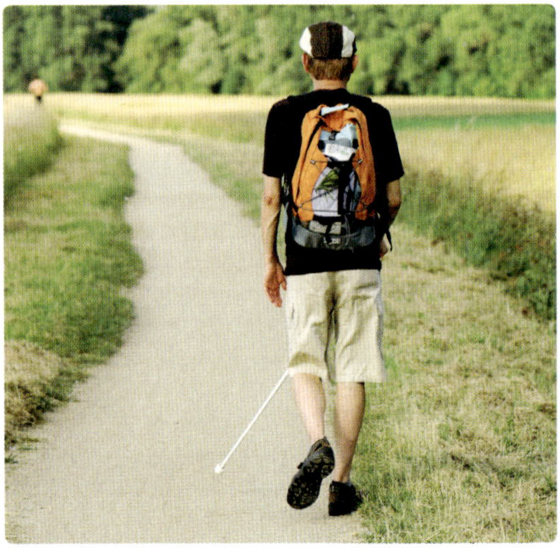

Mensch mit Blindenstock

Zeitpunkt	Ursachen	mögliche Auswirkungen
vor der Geburt	**genetisch bedingt**	
	Chromosomenkrankheiten	geistige Behinderung, körperliche Fehlbildungen, z. B. Trisomie 21
	Genkrankheiten	Stoffwechselerkrankungen, z. B. Mukoviszidose
	erworben durch	
	Medikamente, radioaktive Strahlen, Rauchen, Alkohol, Drogen	Hörbeeinträchtigungen
	Infektionskrankheiten der Mutter während der Schwangerschaft, z. B. Röteln, Toxoplasmose	Intelligenzminderung
	Mangelernährung der Schwangeren, z. B. Vitaminmangel	Fehlbildungen, Sehbeeinträchtigungen
während der Geburt	Sauerstoffmangel, z. B. durch Nabelschnurvorfall	Hörbeeinträchtigungen
	Hirnverletzungen durch Druck auf den Schädel	Intelligenzminderung, spastische Lähmungen
	Frühgeburt	Sehbeeinträchtigungen
	komplizierte Geburt	
nach der Geburt	Infektionskrankheiten, z. B. Masern, Scharlach, Kinderlähmung	Hörbeeinträchtigungen
	Mangelernährung, z. B. Vitamin- oder Mineralstoffmangel	Intelligenzminderung
	Hirnhautentzündungen	Lernschwierigkeiten, geistige Behinderung
	Impfschädigungen	Sehbeeinträchtigungen
	Vernachlässigung in früher Kindheit	Sprachbehinderung
zu einem späteren Zeitpunkt	Erkrankungen des Nervensystems, z. B. Alzheimerkrankheit	geistige Behinderungen
	Erkrankungen der Muskeln, z. B. progressiver Muskelschwund	Körperbehinderungen
	Erkrankungen der inneren Organe, z. B. Nierenversagen, Herzinfarkt, Schlaganfall	Sehbeeinträchtigungen, Hörbeeinträchtigungen, körperliche Beeinträchtigungen
	Unfälle, z. B. Verlust von Gliedmaßen oder Augenlicht, Verletzung der Wirbelsäule	Körperbehinderungen, z. B. Querschnittslähmung

BEISPIEL

Frau H. wird von ihrer neuen Nachbarin zum Nachmittagskaffee eingeladen. Da sie wegen ihrer starken Sehbehinderung wenig Kontakt hat, freut sie sich sehr über die Einladung. Sie kauft Blumen und macht sich besonders sorgfältig zurecht.
Als Frau H. nachmittags klingelt, öffnet die Nachbarin die Tür und begrüßt sie sehr freundlich. Dann wird sie jedoch immer zurückhaltender.
Warum? Frau H. hatte ihren neuesten Pullover angezogen, der allerdings vom letzten Tragen vorne einige Flecken hatte, die sie wegen ihrer Sehbehinderung nicht bemerkt hatte. Dadurch wirkte sie unsauber und ungepflegt.

Für blind geborene Menschen ist es fast unmöglich, sich eine Vorstellung von ihrer Umwelt zu machen. Informationen, Eindrücke und Lerninhalte werden ausschließlich über die verbliebenen Sinne (Gehör, Tastsinn, Geruch, Geschmack) aufgenommen.

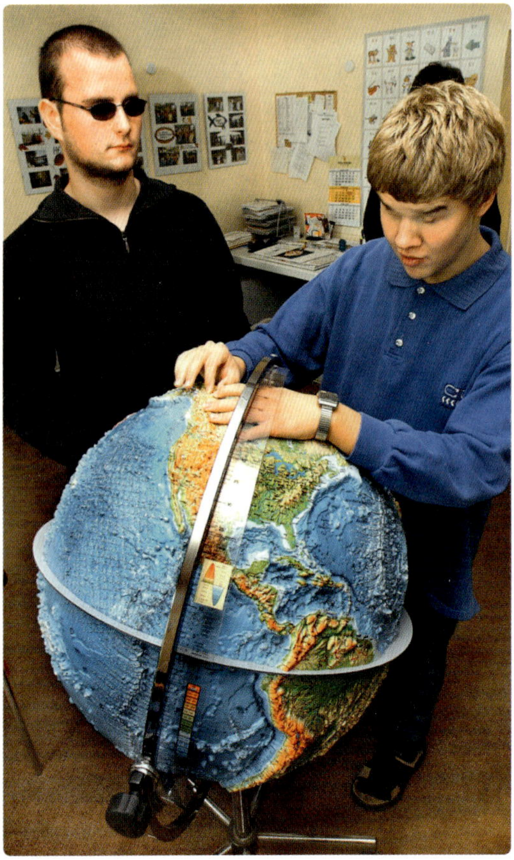

Ertasten einer Oberfläche

Orientierung im Raum

Personen mit einer Sehbehinderung haben oft Schwierigkeiten, sich im Raum zurechtzufinden. Das beeinträchtigt ihre Bewegungsabläufe: Sie bewegen sich unsicher, stoßen leicht an und werden deshalb häufig übervorsichtig in der Fortbewegung.
Blinde Menschen sind wesentlich stärker in ihrer Orientierung und in ihren Bewegungsabläufen beeinträchtigt als Menschen mit einer Sehbehinderung. Mögliche Auswirkungen: Unsicherheit bei der Fortbewegung, mangelnde Feinmotorik, Haltungsschäden, verzögerte Entwicklung der Motorik.
Bei einem Kind kann die Entwicklung der motorischen Grundfunktionen (Greifen, Stehen usw.) durch eine Sehbehinderung verzögert sein. Da das Kind seine Umwelt nur verschwommen wahrnimmt, sind die Anreize, Gegenstände zu greifen und zu „begreifen“, nicht so stark ausgeprägt wie bei einem normal entwickelten Kind. Auch Körperfehlhaltungen können infolge der Bewegungsunsicherheit auftreten.

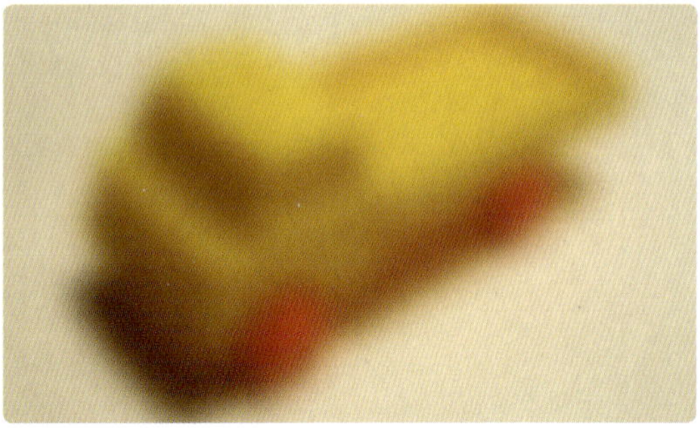

Beeinträchtigung der körperlichen Leistungsfähigkeit

Bei einigen Betroffenen sind die Körperkräfte und die Ausdauer nur wenig entwickelt. Sie müssen körperliche Anstrengung vermeiden, weil ihre Sehbeeinträchtigung dadurch verstärkt wird. Wenn sie z. B. etwas Schweres heben, kann der Blutdruck in ihrem Kopf ansteigen und Druck auf die Augen ausüben. Das kann zur Ablösung der Netzhaut führen.

Beeinträchtigung der Lese- und Schreibfähigkeit

Die unvollständige oder fehlende visuelle Wahrnehmung kann dazu führen, dass Lerninhalte, die vom Sehvermögen abhängen, nur langsam und unregelmäßig aufgenommen und gespeichert werden. Blinde Menschen haben oft ein sehr gutes Gedächtnis, eine gute Konzentration und Ausdauer beim Lernen.

BEISPIEL

Hendrik und seine Schwester sind blind durch eine selten auftretende genetische Erkrankung. Hendrik ist außerdem schwer zuckerkrank. Beides hat seine Entwicklung deutlich beeinträchtigt.
Mit fünf Jahren hatte er, wie viele andere blinde Kinder auch, noch kein Gefühl für Tiefe und Raum entwickelt und krabbelte deshalb über den Boden.
Heute ist Hendrik sieben Jahre alt und motorisch auf dem Stand eines 2-Jährigen. Trotzdem ist er voller Lebensfreude und Tatendrang.
Seit Kurzem hat der 7-Jährige ein eigenes Tandem, auf dem er stolz mit seinem Bufdi Sascha durch die Gegend saust.
Bei ihrer Tour durch den Park packt Sascha leere Plastikbecher aus, die Hendrik mit seinen Fingern und Lippen ertastet. Dabei erkennt er feinste Unterschiede in der Oberfläche und im Material. Als die Plastikbecher wenig später unter den Reifen des Tandems zerplatzen, jubelt Hendrik laut. Abends vor dem Schlafengehen hört er sich diese und andere Geräusche noch einmal an. Er hat sie aufgenommen mit einem Diktiergerät, das er ständig bei sich trägt. So kann er sich die Erlebnisse des Tages wieder in Erinnerung rufen.
Allerdings gibt es für den fröhlichen Hendrik auch Situationen, in denen ihn Wut oder Verzweiflung packen. So wie vor ein paar Tagen, als er an der Hand seiner Mutter im Schwimmbad in das Kinderbecken stakste. Als es plötzlich ganz still um ihn wurde, wusste er, dass alle ihn anstarrten. Er schrie: „Redet doch mit mir!" Doch alle blieben stumm, weil sie nicht wussten, was sie sagen sollten.
Diese und ähnliche Situationen sind auch für seine Mutter schwer zu ertragen und kosten viel Kraft. Sie hat aber gelernt, sich zusammenzureißen und nach außen gelassen zu reagieren. Anfangs ist Hendriks Mutter noch wütend geworden oder hat sich betont lebenslustig gegeben, damit ihre Freunde sich möglichst nicht zurückziehen.
Die meisten sind bei ihr geblieben, weil ihnen ihre Tatkraft, ihr Mut und ihre leicht ruppige Art imponieren. Im Gegensatz dazu ist ihr Mann nicht mit der Familiensituation fertig geworden und hat die Familie verlassen.

AUFGABEN

1. Wie wirkt sich die Blindheit von Hendrik auf seine Entwicklung aus?
2. Welcher Sinn ist bei dem 7-Jährigen besonders ausgeprägt?
3. Was war die Ursache für Hendriks Blindheit?

Förderung/Betreuung

Restsehkraft trainieren,
um das verbliebene Sehvermögen optimal auszunutzen.

BEISPIEL

Schwierigkeiten im Umgang mit technischen Geräten des Alltags, wie Waschmaschine oder CD-Spieler, können beispielsweise durch Einüben der dazu nötigen Fingerfertigkeiten behoben werden.

Bewegungskoordination und sichere Fortbewegung durch Sonderturnen trainieren,
um Körperfehlhaltungen zu vermeiden.
Hierdurch können die Bewegungsabläufe aufeinander abgestimmt, Körperfehlhaltungen korrigiert und die Entwicklung der Körperkräfte unterstützt werden.

BEISPIEL

Zur Entwicklung der Körperkräfte und der Ausdauer gibt es geeignete Übungen, die auch bei der Sehschulung und der sogenannten Visuellen Stimulation durchgeführt werden können.

Lesen und Schreiben frühzeitig fördern,
um Nachteile zu vermeiden. Menschen mit einer Sehbehinderung benötigen dazu eine besondere Ausstattung, z. B. Bücher mit Großbuchstaben, leicht angerautes Papier, gleichmäßige Beleuchtung.

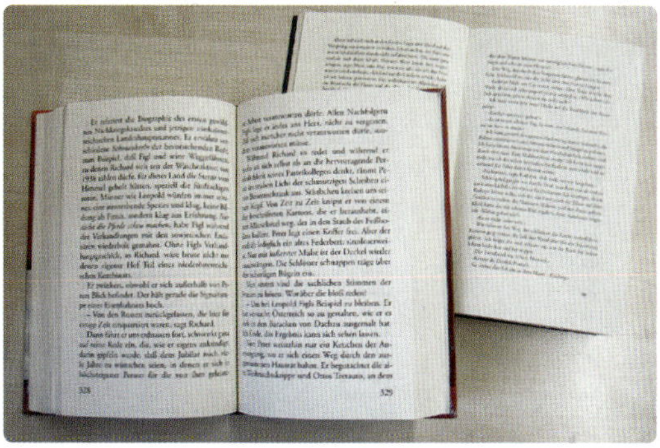

Buch mit Großschrift und gewöhnlicher Schriftgröße

Die übrigen Sinne ausbilden,
um mangelndes Sehen ausgleichen zu können. Das gilt in besonderem Maße für blinde Menschen, damit

sie ihre Umwelt wahrnehmen und sich eine Vorstellung von ihr machen können.

BEISPIEL

*Die Ausbildung des **Hörsinns** ist im Straßenverkehr bedeutsam, um ein heranfahrendes Auto frühzeitig wahrnehmen zu können.*
*Die optimale Entwicklung des **Tastsinns** ist wichtig, damit sich die Betroffenen im Raum und in der Gesellschaft bewegen können.*
*Mit einem fein ausgebildeten **Geruchssinn** kann man Personen oder Räume erkennen.*

Durch das Erlernen der Blindenschrift (Brailleschrift) und des Tastschreibens ist es blinden Menschen möglich, zu lesen, zu schreiben und sich „Sehenden" schriftlich mitzuteilen.

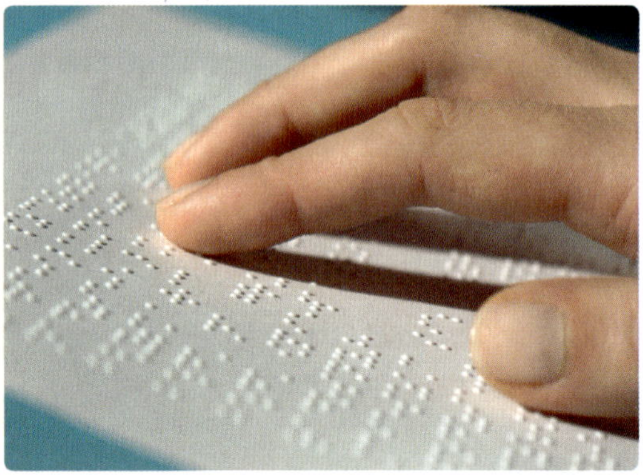

Blindenschrift

AUFGABEN

1. Die Klasse teilt sich in drei Gruppen:
   - Die erste Gruppe erzeugt Geräusche.
   - Die zweite Gruppe nimmt diese Geräusche mit geöffneten Augen,
   - die dritte Gruppe mit geschlossenen Augen wahr.

   Anschließend vergleichen die Gruppen zwei und drei ihre Wahrnehmungen.
2. Informieren Sie sich über die Möglichkeiten der Sehschulung und Visuellen Stimulation.

Einüben von Arbeitsabläufen

Das Einüben von Handfertigkeiten im Umgang mit technischen Geräten des Alltags und von täglichen Arbeitsabläufen, wie dem Duschen oder der Zubereitung des Frühstücks, helfen den Betroffenen, Angst und Unsicherheit abzubauen sowie Selbstvertrauen und Unabhängigkeit zu erlangen.

BEISPIEL

Ein blinder Mensch, der zum ersten Mal eine Tasse mit Kaffee füllt, ist sehr unsicher und gießt viel daneben. Nach längerem Üben wird er in der Lage sein, eine Tasse zu füllen, ohne etwas zu verschütten.

AUFGABE

3. a) Welche Fähigkeiten und Sinne werden in dem Beispiel von Hendrik auf S. 177 geschult?
   b) Wie wird Hendrik von Sascha gefördert?

9.2.2 Schwerhörigkeit und Gehörlosigkeit

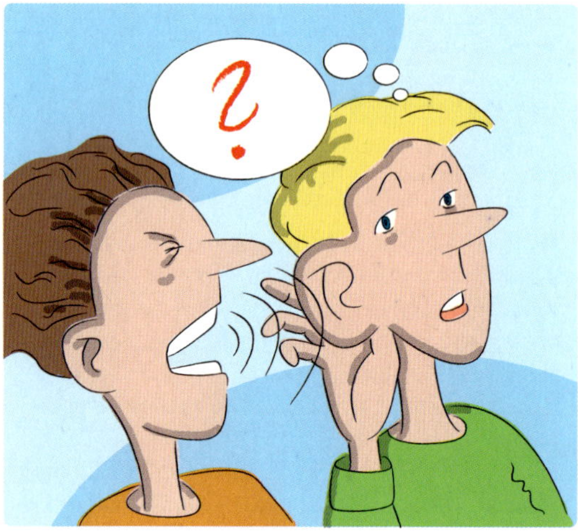

Begriff

Eine **Schwerhörigkeit** liegt vor, wenn aufgrund einer vorübergehenden oder andauernden Beeinträchtigung des Gehörs die Hörfähigkeit vermindert ist. Sprache und Geräusche können (eventuell mithilfe von Hörgeräten) noch wahrgenommen werden.

Als **gehörlos** gelten Personen,

- die von Kindheit an fast nichts hören (5–10 % Hörfähigkeit) und deshalb keine Lautsprache entwickeln können, oder
- die im Jugend- oder Erwachsenenalter gehörlos werden und einen teilweisen Untergang ihrer Lautsprache erleiden.

Mögliche Ursachen

- Viruserkrankung der Mutter in der Schwangerschaft (z. B. Röteln, Masern)
- Einnahme von Medikamenten
- Komplikationen während der Geburt (z. B. Sauerstoffmangel)
- Impfunverträglichkeiten
- Krankheiten
- Unfälle
- Lärm (z. B. am Arbeitsplatz oder durch laute Musik)
- Aufbrauchschaden im Alter

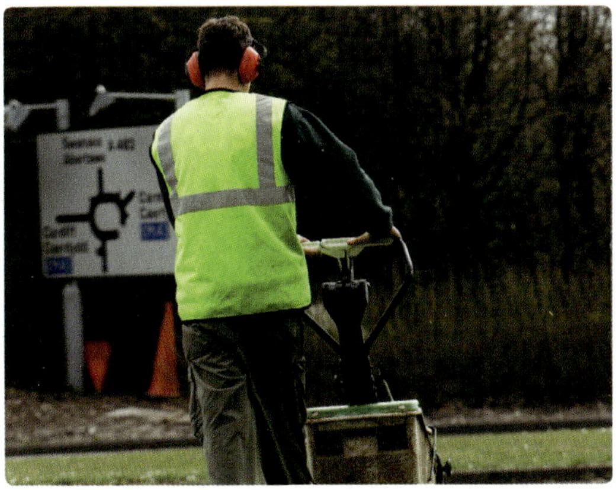

Arbeiter mit Hörschutz

Merkmale und Auswirkungen

Schwerhörigkeit wird oft erst spät festgestellt. Eine Hörbeeinträchtigung könnte vorliegen, wenn das Kind

- mit einem Jahr nicht auf starke Geräusche reagiert,
- mit einem bis eineinhalb Jahren keinen Unterschied zwischen einer freundlichen und einer energischen Anrede bemerkt,
- mit eineinhalb Jahren noch kein Wort nachspricht.

Die Auswirkungen einer Schwerhörigkeit sind sehr verschieden, da sie vom Zeitpunkt des Beginns und vom Ausmaß der Hörbeeinträchtigung abhängen. Je früher eine Schwerhörigkeit einsetzt, desto umfangreicher sind die damit verbundenen Beeinträchtigungen.

Verzögerte Entwicklung und Sprachbeeinträchtigungen

Ist ein Säugling von Geburt an **schwerhörig**, kommt es häufig zu einer verzögerten Sprachentwicklung. Das Hören ist nämlich eine grundlegende Voraussetzung für die Laut- und Sprachbildung, die durch Nachahmung erlernt wird (vgl. Kap. 3). Laut, Form und Inhalt einer Sprache werden von einem schwerhörigen Menschen nur bruchstückhaft aufgenommen und deshalb auch nur unvollkommen erlernt. Dadurch kann es zu einer verzögerten geistigen Entwicklung kommen. Die Folgen sind häufig Leistungsschwächen und Lernschwierigkeiten.

Menschen, die erst nach der Sprachentwicklung gehörlos wurden, sind daher weniger stark beeinträchtigt. Aber auch bei ihnen sind Erfahrungen, die mithilfe des Gehörs gemacht werden, deutlich eingeschränkt.

BEISPIELE

Musik wird zur Entspannung gehört.

Geräusche rufen Erinnerungen an erlebte Situationen wach (z. B. erinnert Meeresrauschen an den Urlaub, wird ein romantisches Erlebnis mit einem bestimmten Lied verbunden).

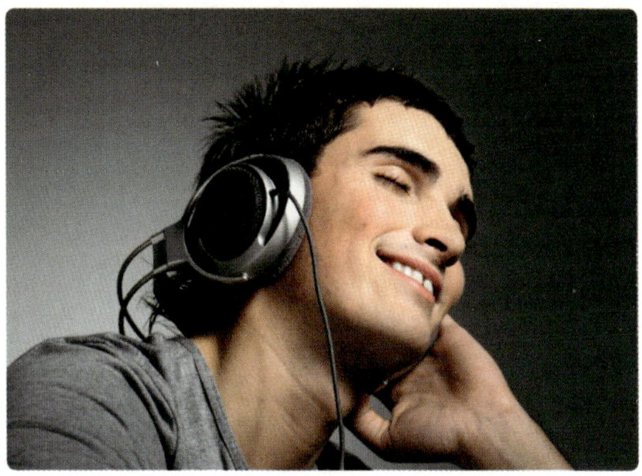

AUFGABE

In der Klasse werden Geräusche von einer CD abgespielt. Jeder nennt dazu seine jeweiligen Assoziationen.

Auch eine Schwerhörigkeit, die zu einem späteren Zeitpunkt auftritt (z. B. Altersschwerhörigkeit), führt in der Regel zu einer Sprachbeeinträchtigung. Die Fähigkeit zu sprechen geht zum Teil verloren. Die übliche Sprechmelodie, die Lautstärke und das Sprechtempo weichen stark vom normalen Sprechverhalten ab. Dadurch kann es zunehmend zu kommunikativen Schwierigkeiten bis hin zu Kontaktarmut kommen.

Eine **Gehörlosigkeit** führt immer zu einer Sprachbehinderung. Kinder, die von Geburt an gehörlos sind, können die Sprache nicht eigenständig erlernen.

Das kann Auswirkungen auf die geistige Entwicklung der Betroffenen haben, weil die Sprache eine wesentliche Voraussetzung für das Denken und das Verstehen ist.
Gehörlose Menschen sind zwar in der Lage, gesprochene Sprache vom Mund sprechender Menschen abzulesen; komplizierte Sätze oder einen Unterton in der Stimme des Sprechenden, der den Sinn des Gesprochenen verändert (z. B. eine ironische Bemerkung), können sie jedoch nur schwer verstehen. Durch die Gebärdensprache und das Fingeralphabet haben sie die Möglichkeit, sich zu verständigen.

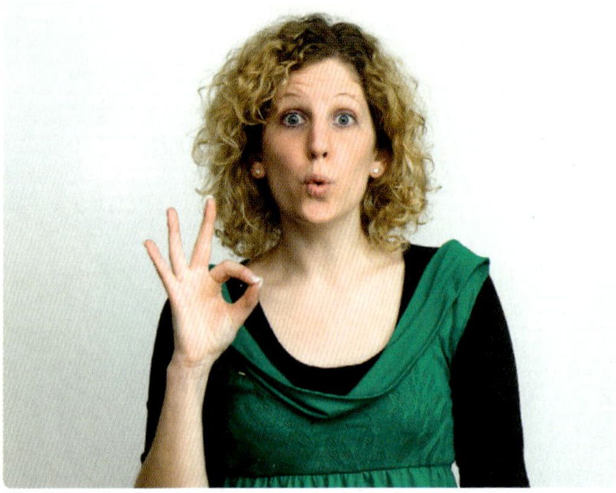

Gebärdensprache

Leben in der Gesellschaft

Durch mangelndes Sprech- und Hörvermögen (sie sind im buchstäblichen Sinn nicht „ansprechbar") sind die Betroffenen oft isoliert.

Gehörlose besitzen in der Regel ein gut trainiertes Gedächtnis und sind in Schule und Beruf sehr motiviert. In der Berufswahl sind sie allerdings aufgrund ihrer Beeinträchtigungen sehr eingeschränkt, da sie z. B. kein Telefon bedienen können.

AUFGABEN

1. Übermitteln Sie Ihrer Nachbarin/Ihrem Nachbarn eine Botschaft, ohne zu sprechen.
2. Sprechen Sie mit jemandem, der über einen Kopfhörer Musik hört. Beobachten Sie, wie sich Sprechtempo, Sprechmelodie und Sprechverhalten bei Ihnen und dem Angesprochenen verändern.
3. Welchen Gefahren sind Gehörlose besonders ausgesetzt?

Förderung/Betreuung

Um die geistigen Fähigkeiten optimal zu entwickeln und die soziale Eingliederung zu verbessern, muss die Sprache zum frühestmöglichen Zeitpunkt gefördert werden. Seit dem 19.06.2008 gibt es deshalb ein **Neugeborenen-Hörscreening** als Pflichtleistung der gesetzlichen Krankenkasse, das man unbedingt durchführen lassen sollte.

Restgehör trainieren

Damit ein schwerhöriger Mensch sein Restgehör wirkungsvoll einsetzen kann, muss es trainiert und mit Hörgeräten unterstützt werden.

Förderung der Sprache

Sprachschulungen sind für schwerhörige Menschen unbedingt notwendig, um den Sprachaufbau zu entwickeln bzw. um Sprachbeeinträchtigungen vorzubeugen. Kinder, die vor der Sprachentwicklung gehörlos wurden, können mithilfe des Mundablesens und des Tastvibrationssinns auf künstlichem Wege die Sprache entwickeln.

BEISPIEL

Die Schwingungen einer Stimmgabel (auch Vibrationen genannt) kann man durch den Tastsinn wahrnehmen, wenn man sie auf den Handrücken oder den Kopf hält.

Das Erlernen des Mundablesens, der Gebärdensprache und des Fingeralphabets ist für die Betroffenen wichtig, um mangelndes Hören und Sprachschwierigkeiten auszugleichen.

AUFGABE

4. a) Schalten Sie beim Fernsehen den Ton aus und versuchen Sie, von den Lippen abzulesen.
   b) Schauen Sie sich eine Fernsehsendung für Gehörlose an und versuchen Sie ebenfalls, von den Lippen abzulesen.
   c) Können Sie Unterschiede feststellen?

Zusätzlich gibt es Geräte zur Sprachanbahnung. Sie machen Laute von gesprochenen Wörtern in verschiedenen Farben auf einem Bildschirm sichtbar.
Mithilfe von Artikulations- und Sprachformunterricht kann das abweichende Sprachverhalten (Lautstärke, Sprechmelodie und -tempo) korrigiert werden.

Gehörlose ist die Schönste [1]

Im Wettbewerb um die schönste Frau [...] ist erstmals eine Behinderte zur „Miss America“ gewählt worden. Die 21-Jährige [...], die schon als Säugling nach einer Impfung gegen Tetanus und Diphtherie ihr Gehör verlor, gewann [...] als Einzige der 50 Kandidatinnen zwei Disziplinen des Schönheitswettbewerbs: Die Jury hielt sie nicht nur für die Schönste im Badeanzug, sondern auch für die begabteste Tänzerin.

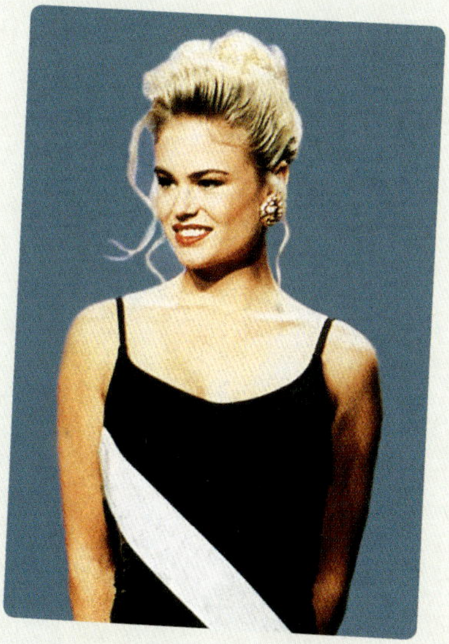

Trotz ihrer Behinderung bot die junge Frau unter stürmischem Beifall eine Ballettszene [...] dar. Sie kann nach eigenem Bekunden die Schwingungen der Musik fühlen und zählt im Geiste den Takt mit. Ihre Begabung will die Studentin [...] einmal zum Beruf machen und Tanzlehrerin werden [...] Die Sprecherin der Gehörlosen-Universität [...] sagte: „Ihr Sieg ist Ermutigung für alle gehörlosen Kinder.“

AUFGABEN

1. Nennen Sie die Ursache für die Schwerhörigkeit der 21-Jährigen.
2. Welchen Beruf will die gehörlose Frau einmal ausüben?
3. Ist die Berufswahl realistisch? Begründen Sie Ihre Antwort.

[1] VdK-Zeitung, Heft 11, 1994

9.2.3 Sprachbehinderung

Begriff

Von Sprachbehinderung spricht man, wenn

- die sprachliche Ausdrucks- und Mitteilungsfähigkeit

oder

- das Sprachverständnis

entweder nur vorübergehend oder auch dauerhaft beeinträchtigt sind.

Hierzu zählen nicht Sprachbeeinträchtigungen, die die Folge von Hör- oder Intelligenzbeeinträchtigungen sind.

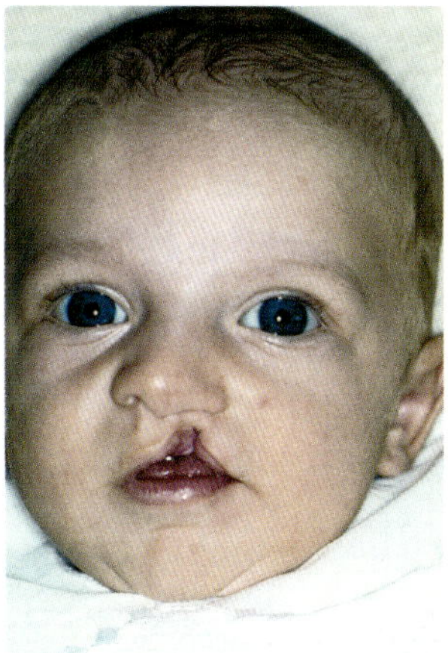

Lippenspalte

Mögliche Ursachen

- Fehlbildungen der Sprechorgane, z. B. Lippen, Gaumen, Nase, Stimmbänder
- Beeinträchtigung des Sprachzentrums vor, während oder nach der Geburt
- Unfälle, z. B. Hirnverletzungen
- Schlaganfälle
- Tumore
- seelische und emotionale Vernachlässigung in der frühen Kindheit

Merkmale und Auswirkungen

So vielfältig wie die Ursachen sind auch die Beeinträchtigungen der Sprache mit ihren Merkmalen und Auswirkungen. Dabei kann die Sprachentwicklung gestört sein oder ein Sprachverlust vorliegen.
Die nachfolgende Tabelle (s. S. 182) gibt einen kleinen Überblick; sie erhebt keinen Anspruch auf Vollständigkeit.

	Art	Merkmal	Beispiel
1	**Sprachentwicklungsstörungen**		
1.1	Sprachstörungen Störung im Sprachverständnis	■ Inhalt wird nicht verstanden ■ mit einem Begriff kann nichts angefangen werden	■ Auftrag: „Zieh dir deine Shorts an.“ Kind zieht Trainingshose an
	Störung der Grammatik	■ Auffälligkeiten in Satzbau und ■ Wortbeugung	■ „Ich gehen in Kindergarten.“ ■ „Ich habe gegesst.“
1.2	Sprechstörungen Störung der Artikulation	■ Stammeln (Laute fehlen) ■ Lispeln, Näseln	■ Taffetanne (Kaffeekanne) ■ Bume (Blume)
	Störung im Redefluss	■ Stottern (Laute und Silben werden wiederholt) ■ Poltern (Wörter, Laute oder Silben werden verschluckt; überhastetes, unregelmäßiges Sprachtempo)	■ d-d-d-da ■ „Wi trink Tee.“ „Du geh Fuß.“
2	**Sprachverlust** (Aphasie)	durch Lähmungen der Sprechorgane (z. B. Lippen, Zunge, Gaumensegel) kommt es zu undeutlicher Sprache	Lähmung ■ der Lippen: b, m, o, p, u ■ der Zunge: d, l, n, t ■ des Gaumensegels: g, k, ng, nk werden nur undeutlich gesprochen ■ mehrerer Sprachorgane: Betroffene können sich kaum noch verständlich machen

Beeinträchtigung der kognitiven Leistungen

Die Sprache ist wichtig für die Mitteilung von Gedanken und das Verstehen von Zusammenhängen. Menschen, die ihre Gedanken nicht durch Aussprechen ordnen und klären können, sind in ihrem Lern- und Leistungsvermögen beeinträchtigt.

> *Wenn man undeutlich spricht, neigen die Menschen dazu, einen zu behandeln, als sei man geistig zurückgeblieben.*[1] (Stephen Hawking)

Menschen mit einer Sprachbehinderung haben häufig einen verringerten Wortschatz und Schwierigkeiten bei der Wortfindung.
Bei einer verzögerten Sprachentwicklung sind auch das Lesen und die Rechtschreibung beeinträchtigt. Ebenso können das Gedächtnis, die Merkfähigkeit und die Konzentration gestört sein.

[1] Zitat von Prof. Dr. Stephen Hawking, einem berühmten englischen Physiker, bei dem eine seltene Nervenerkrankung zu einer schweren Sprach- und Körperbehinderung führte. In: Hawking, 2005, S. 38

Einschränkung sozialer Kontakte

Die Beeinträchtigungen werden durch die Reaktionen der Umwelt (lachen, spotten) verstärkt, denn die Betroffenen haben Hemmungen, sich zu äußern. Sie werden „sprechscheu“ und ziehen sich zurück. Die **Isolation** (Vereinsamung) führt häufig zu einem Leistungsrückgang.

Auffälliges Sozialverhalten

Menschen mit beeinträchtigter Rede- und Sprechweise zeigen oft ein auffälliges Sozialverhalten: Sie reagieren häufig besonders aggressiv, weil sie immer wieder dem Spott ihrer Mitmenschen ausgesetzt sind (z. B. Nachahmung von Stotterern).

Wird eine Sprachbehinderung erst später erworben, z. B. durch einen Schlaganfall, sind die Auswirkungen abhängig von der Art und der Schwere der Störung (s. Aphasie, Tabelle oben).
Bei einer starken Beeinträchtigung, wie z. B. der Lähmung einer Gesichtshälfte, müssen sich die Menschen auf die Bildung jedes einzelnen Lauts stark konzentrieren und benötigen dafür mehr Zeit. Dies

kann dazu führen, dass sie nach einigen Worten vollkommen vergessen haben, was sie sagen wollten.

Förderung/Betreuung

Eine Sprachbehinderung muss so früh wie möglich behandelt werden:

Bei einer Sprachentwicklungsstörung,

damit die Entwicklung der Intelligenz und der mitmenschliche Kontakt nicht beeinträchtigt werden.

In Frühförderstellen, Kindergärten für Sprachbehinderte und Sprachheilschulen werden je nach Art der Sprachbehinderung folgende Fördermaßnahmen angewendet:

- Training von Gedächtnis und Merkfähigkeit
- Konzentrationsübungen
- Training von Lesen und Rechtschreibung
- Übungen zur Weckung oder Erweiterung des Sprachverständnisses
- Übungen zur Erweiterung des Wortschatzes und zur Wortfindung
- Training von zusammenhängendem Sprechen

Nach Schlaganfällen,

damit die Sprache so vollständig wie möglich wiedererlangt wird. Dazu ist tägliches Training mit geeigneten Sprachübungen notwendig. Oft lässt der Erfolg lange auf sich warten und die Betroffenen werden mutlos. Es ist daher wichtig, sie immer wieder zu ermuntern ihre Übungen durchzuführen und auf kleinste Erfolge hinzuweisen.

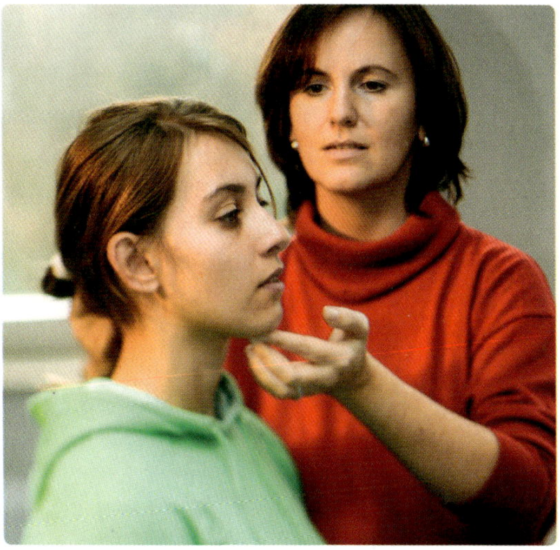

Sprachtherapie

Bei Fehlbildungen

Störungen, die durch Fehlbildungen am Gaumen oder im Nasenbereich entstehen, können in der Regel durch Operationen beseitigt werden.

Auch mithilfe von heilpädagogischem Sprachtraining können viele Sprachstörungen dauerhaft geheilt werden.

Der Umgang mit Menschen, die unter einer Sprachbehinderung leiden, erfordert viel **Geduld**. Wichtig ist, dass man

- ihnen für die Bildung von Wörtern und Sätzen genügend Zeit lässt,
- Sätze nicht für sie beendet,
- selbst deutlich und betont spricht.

Beispiele für Übungen zur Verbesserung der Sprachfähigkeit

BEISPIELE

Verbesserung der Lippenmotorik
- *die Lippen fest aufeinanderpressen und geräuschvoll platzen lassen*
- *durch kräftiges Ausschnauben die Lippen flattern lassen*
- *den Mund spitzen und anschließend grinsen*

Verbesserung der Zungenmotorik
- *laut mit der Zunge schnalzen*
- *Zunge so weit wie möglich herausstrecken und nach oben und unten bewegen*
- *versuchen, mit der Zunge abwechselnd Nase und Kinn zu berühren*

AUFGABEN

1. Machen Sie folgenden Versuch: Ziehen Sie Ober- und Unterlippe mit Daumen und Zeigefinger je einer Hand weit auseinander und lesen Sie anschließend diesen Satz: *Blaukraut bleibt Blaukraut und Brautkleid bleibt Brautkleid.*
2. Führen Sie einen weiteren Versuch durch: Drücken Sie die Zunge fest gegen die unteren Schneidezähne und sprechen Sie diesen Zungenbrecher: *Fischers Fritz fischt frische Fische, frische Fische fischt Fischers Fritz.*
3. Was können Sie tun, wenn Sie einen Menschen mit einer Sprachbehinderung nicht verstehen können?

9.2.4 Lernbehinderung

BEISPIEL

Dennis ist heute 16 Jahre alt. Seine Geburt verlief ohne Schwierigkeiten. Er wurde sechs Monate lang gestillt, war gesund und entwickelte sich normal.
Als Dennis eineinhalb Jahre alt war, bekam er eine Schwester. Schon während der Schwangerschaft war die Mutter krank und musste in eine Klinik. Nach der Entbindung ging sie für ein dreiviertel Jahr zur Kur und nahm die Tochter mit. Während dieser Zeit wurde Dennis in einer Pflegefamilie untergebracht. Alles schien in Ordnung. Als er zu seinen leiblichen Eltern zurückkam, war er ein stilles verträumtes Kind, das am liebsten alleine spielte und nie einen Wunsch äußerte. Nachträglich erfuhren die Eltern, dass Dennis in der Pflegefamilie mit Drohungen und körperlicher Gewalt zum Gehorsam gezwungen worden war.
In der Schule war er ruhig und folgsam, aber sehr langsam. Er behauptete bei allen Aufgaben, dass er sie nicht verstehe und auch nicht lösen könne. Die Lehrerin stufte ihn als zurückgeblieben ein. Dies wurde vom schulpsychologischen Dienst bestätigt. Seine Eltern schämten sich, ein minderbegabtes Kind zu haben, und brachten Dennis in einem Heim für Lernschwache unter. Dort freundete er sich mit einem älteren Jungen an, der aus Frankreich kam. Als dieser später zurück nach Frankreich ging, durfte Dennis mit. Hier lernte er in kürzester Zeit Französisch und als er nach zwei Jahren nach Hause zurückkehrte, auch Englisch und Latein. Bei einer erneuten Untersuchung stellte man fest, dass er keineswegs lernschwach war. Seine Lernschwierigkeiten waren die Folge mangelnder Zuwendung während seines Aufenthaltes in der Pflegefamilie.
Nach einer psychotherapeutischen Behandlung geht er heute mit großem Erfolg auf das Gymnasium.

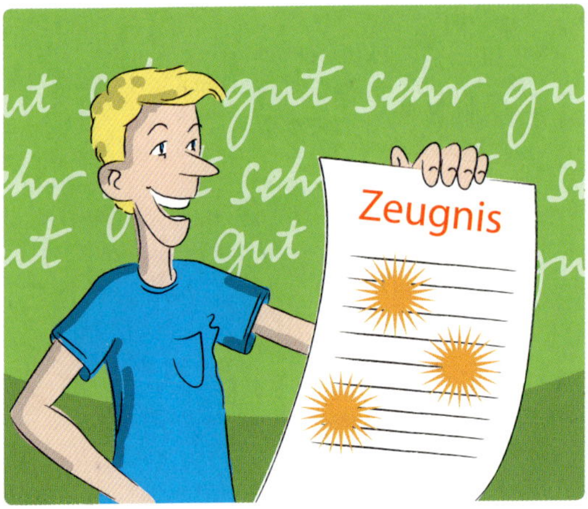

AUFGABEN

1. Wodurch ist es zu der Lernbehinderung von Dennis gekommen? Benennen Sie die Ursachen.
2. Was könnte ihm geholfen haben, die Lernbehinderung zu überwinden?

Begriff

Von einer Lernbehinderung spricht man, wenn ein Mensch in seinem Lernen langfristig beeinträchtigt ist. Das bedeutet nicht, dass immer eine Intelligenzschwäche vorliegt, wie auch aus dem Beispiel Dennis deutlich wird.

Mögliche Ursachen

- Erkrankungen der Mutter während der Schwangerschaft (z. B. Röteln)
- Geburtsschäden (z. B. Sauerstoffmangel)
- Infektionskrankheiten in früher Kindheit (z. B. Meningitis)
- Verletzungen des Gehirns durch Unfälle
- Mangel an Zuwendung in der Kindheit
- geringe geistige Anregung
- mangelnde Förderung motorischer Fähigkeiten
- mangelnde Bewegungs- und Wahrnehmungserfahrungen
- stark einengende Erziehungspraktiken
- negative Einstellungen der Umwelt, z. B. Vorurteile gegenüber bestimmten Gruppen (Sozialhilfeempfänger, Ausländer)

Merkmale und Auswirkungen

Die Lern- und Leistungsfähigkeit der Betroffenen ist sehr unterschiedlich. Lernbehinderungen können sich auf viele Bereiche auswirken:

Verzögerte Entwicklung

Kinder und Jugendliche mit einer Lernbehinderung sind in ihrer psychischen Entwicklung und in ihren schulischen Leistungen in der Regel mehr als zwei bis drei Jahre im Rückstand.

Sie lernen langsamer und können sich schlechter konzentrieren. Einige Menschen mit einer Lernbehinderung haben Schwierigkeiten beim Lesen, Schreiben oder Rechnen, können sich aber einmal Gesehenes oder Gehörtes gut merken.
Eine Lernbehinderung kann auch eine verzögerte Sprachentwicklung zur Folge haben.

Körperliche Auffälligkeiten

Oftmals treten Bewegungsauffälligkeiten auf wie z. B. Ungeschicklichkeit oder Hyperaktivität (übermäßiger Bewegungsdrang).
Ebenso können Reaktionsfähigkeit, Koordinationsfähigkeit, Gleichgewichtsvermögen oder die Wahrnehmungsfähigkeit eingeschränkt sein. Dadurch können Schwierigkeiten bei der praktischen Arbeit entstehen.

Auffälligkeiten im Sozialverhalten

Viele Menschen mit einer Lernbehinderung sind in ihrer sozialen Entwicklung beeinträchtigt und zeigen ein auffälliges Sozialverhalten.

Wenn ein Mensch nicht richtig lesen oder rechnen kann oder sich ungeschickt bewegt, wird er häufig von anderen verspottet oder gehänselt. Viele derartige Erfahrungen führen dazu, dass sich nur ein geringes Selbstwertgefühl entwickelt.
Aus Angst vor Ablehnung und Hänseleien reagieren Menschen mit einer Lernbehinderung oft aggressiv oder meiden Beziehungen zu anderen. Einige zeigen große Ängstlichkeit oder sind stark gehemmt. Für viele ist es nicht leicht, Rückschläge (Frustrationen) hinzunehmen. Nach wenigen Versuchen geben sie auf, ziehen sich zurück, werden mürrisch oder aggressiv.
Ebenso schwer ist es für einige, Kritik zu ertragen. Sie fühlen sich angegriffen oder finden immer wieder neue Entschuldigungen.

Menschen mit einer Lernbehinderung, die in ihrer Kindheit nicht genug Zuwendung erhalten haben, versuchen häufig, auf sich aufmerksam zu machen, um Zuwendung aus ihrer Umgebung zu erhalten. Das hindert sie daran, Lerninhalte aufzunehmen sowie sich auf andere Menschen einzustellen, und führt in der Regel zu Ablehnung.

AUFGABE

1. Zu eingeschränkter Wahrnehmungsfähigkeit:
   Bilden Sie eine Dreiergruppe. Jedes Gruppenmitglied erhält einen aufgeblasenen Luftballon und bindet sich mit einem Tuch oder einer Augenklappe das rechte Auge zu (Linkshänder das linke Auge). Versuchen Sie nun gemeinsam, alle drei Luftballons durch Zuspiel ständig in der Luft zu halten.

AUFGABE

2. Zu eingeschränkter Koordinationsfähigkeit:
   Sie benötigen:
   - 1 Spiegel (Größe mindestens 10 x 15 cm)
   - 1 A4-Blatt
   - 1 Bleistift
   - 1 Filzstift
   - 1 Zeitschrift oder Pappe

   Bilden Sie Zweiergruppen:
   Person A sitzt am Tisch, vor sich ein Blatt Papier, auf dem zwei Dreiecke mit Bleistift aufgezeichnet sind.
   Der Spiegel wird so auf den Tisch gestellt, dass A die beiden Dreiecke gut darin sehen kann.
   Person B hält die Zeitschrift oder Pappe so über das Blatt mit den Dreiecken, dass Person A diese nur noch im Spiegel sehen kann.
   Person A versucht nun, die Linien auf dem Papier mit einem Filzstift nachzuzeichnen.

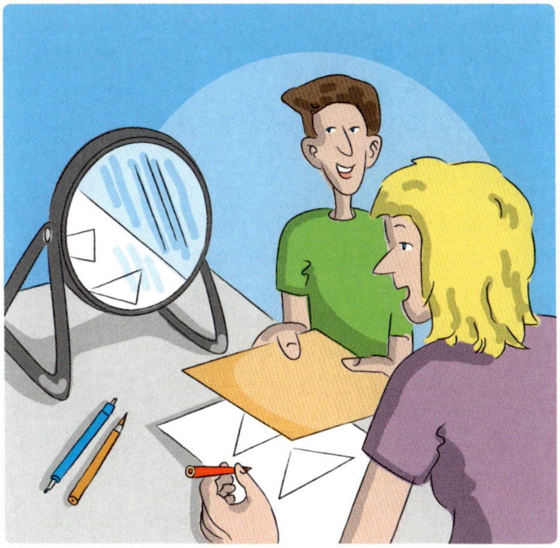

AUFGABE

3. Beschreiben Sie Ihre Schwierigkeiten und Gefühle bei diesen Aufgaben.

Förderung/Betreuung

Lernbehinderungen können über gezielte Hilfen ausgeglichen werden. Sie treten in der Regel nur während der Schulzeit und der Berufsausbildung der Betroffenen auf. Nehmen die Betroffenen danach erfolgreich eine Arbeitstätigkeit auf, ist die Eingliederung in die Gesellschaft gelungen.

Um dieses Ziel zu erreichen, müssen die geistigen und sozialen Fähigkeiten so früh wie möglich gefördert werden. In Förderklassen, Förderschulen oder Förderzentren werden Unterrichtsinhalte und -methoden auf die Lernbehinderung zugeschnitten. Dadurch werden Misserfolgserlebnisse für die Betroffenen verringert bzw. vermieden und das Selbstwertgefühl wird gefördert.

Dazu gehört unter anderem:
- Abbau von Ängsten durch spielerisches Lernen ohne Überforderung und Leistungsdruck
- Aufteilung des Lernstoffs in kleinere Schritte
- ausreichend Zeit und viele Wiederholungen, damit sich Neues verfestigen kann und behalten wird
- Training des Durchhaltevermögens

Bei Sprachproblemen, Bewegungsauffälligkeiten oder einer Einschränkung der Wahrnehmungsfähigkeit sind weitere Schritte wichtig, wie z. B. logopädische Übungen, ergotherapeutische Maßnahmen oder psychomotorisches Turnen.

9.2.5 Geistige Behinderung

Begriff

Von einer geistigen Behinderung spricht man, wenn das Lernverhalten stark beeinträchtigt ist (IQ unter 70).

D Bei einer geistigen Behinderung ist die Fähigkeit zu handeln eingeschränkt, weil die Intelligenz der Betroffenen deutlich geringer ist. Gleichzeitig treten Schwierigkeiten in zwei oder mehreren der nachfolgenden Bereiche auf:
- Kommunikation
- Selbstversorgung
- Wohnen
- Sozialverhalten
- Benutzung der Infrastruktur
- Selbstbestimmung
- Gesundheit und Sicherheit
- Lebensbedeutsame Schulbildung
- Arbeit und Freizeit

(American Association of Mental Retardation, 1992)

Mögliche Ursachen

- Chromosomenerkrankungen, z. B. Trisomie 21 (Down-Syndrom)
- Hirnverletzungen
- Infektionskrankheiten oder Medikamenteneinnahme der Mutter in der Schwangerschaft
- extreme Vernachlässigung in der Kindheit

Merkmale und Auswirkungen

Die Behinderung hat Auswirkungen auf die Sprache, die Bewegungsabläufe und das Gefühlsleben, deshalb benötigen die Betroffenen Hilfen im Alltag. Die Auswirkungen einer geistigen Behinderung sind abhängig vom Ausmaß der Beeinträchtigungen, wie in der Tabelle auf Seite 187 dargestellt.

Bei vielen Menschen mit einer geistigen Beeinträchtigung liegt eine Mehrfachbehinderung vor. Häufig treten Sinnesbehinderungen, Körperbehinderungen oder schwere organische Erkrankungen (z. B. Herzfehler) zusätzlich auf.

Förderung/Betreuung

Menschen mit einer geistigen Behinderung benötigen bei ihrer unmittelbaren Lebensbewältigung Hilfe. Wie umfassend diese Hilfe sein muss, hängt vom jeweiligen Grad der Beeinträchtigung ab. Eine Unterstützung ist nur dort sinnvoll, wo sie unbedingt notwendig ist, da sonst die Hilflosigkeit verstärkt wird und sie nicht lernen, sich für sich selbst verantwortlich zu fühlen.

Förderung der Selbstständigkeit

Dies ist die wichtigste Aufgabe. Dazu ist es notwendig, die Entwicklung von Intelligenz, Sprache und

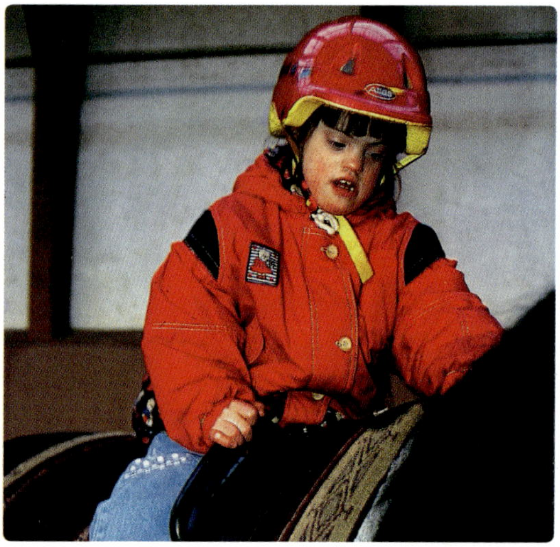

Übung bei Trisomie 21

Leichte Intelligenzminderung (IQ 50 bis ca. 70) 85 % der geistig behinderten Personen	Im Vorschulalter entwickeln die Betroffenen soziale und kommunikative Fertigkeiten, eine Unterscheidung von Kindern ohne geistige Behinderung ist oft erst später möglich. Die Sensomotorik ist nur minimal beeinträchtigt. Es können Schulkenntnisse bis etwa zur 6. Klasse erworben werden. Die Personen können im Erwachsenenalter gewöhnlich arbeiten und für sich selbst sorgen, können aber auch der Unterstützung bedürfen. Sie leben selbstständig oder in betreuten Einrichtungen.
Mittelschwere Intelligenzminderung (IQ 35 bis ca. 50) 10 % der geistig behinderten Personen	Die Betroffenen erwerben in früher Kindheit kommunikative Fähigkeiten. Von beruflichem und sozialem Training profitieren sie und können unter leichter Aufsicht für sich selbst sorgen. Schulkenntnisse können kaum über das Niveau der 2. Klasse hinaus erworben werden. Während der Adoleszenz können die Beziehungen zu Gleichaltrigen beeinträchtigt werden, da die Betroffenen Schwierigkeiten mit sozialen Verhaltensregeln haben. Sie arbeiten zumeist in Werkstätten für Menschen mit Behinderung oder verrichten auf dem freien Arbeitsmarkt ungelernte oder angelernte Arbeiten unter Aufsicht. Sie leben gewöhnlich in betreuten Einrichtungen.
Schwere Intelligenzminderung (IQ 20 bis 35) 3 - 4 % der geistig behinderten Personen	Die Betroffenen erwerben in der frühen Kindheit keine oder nur wenige Fähigkeiten der sprachlichen Kommunikation. Sie lernen im Schulalter sprechen und grundlegende Selbstversorgungsfertigkeiten. Einige für das Leben wichtige Wörter können durch Training erkannt werden. Als Erwachsene können sie unter enger Aufsicht einfache Arbeiten durchführen. Sie passen sich gut an das Leben in der Gemeinschaft in Wohnheimen oder in der Familie an.
Schwerste Intelligenzminderung (IQ unter 20) 1 - 2 % aller geistig behinderten Personen	Bei der Mehrzahl der Betroffenen liegt eine neurologische Krankheit zugrunde. Schon in der frühen Kindheit gibt es erhebliche Beeinträchtigungen der Sensomotorik. Ständige Hilfe und Aufsicht sowie Beziehung zu einer Bezugsperson ermöglichen die Entwicklung von Motorik, Eigenständigkeit und Kommunikationsfähigkeit (durch geeignetes Training). Einige können in beschützten Einrichtungen einfache Arbeiten verrichten.

(nach: ICD-10 und Eberhard-Karls-Universität Tübingen)

Wahrnehmung so früh wie möglich mit geeigneten Übungen zu unterstützen.
Mithilfe kleinster Schritte können viele Menschen mit einer geistigen Behinderung lernen:

- **für sich selbst zu sorgen.**
  Dazu gehören das eigenständige An- und Ausziehen, das Essen und die Körperhygiene.
- **sich in die Gemeinschaft einzufügen.**
  Sie üben die Regeln ein, die für ein Leben in der Gemeinschaft wichtig sind. Dazu gehört u. a. mit anderen zu teilen, ihre Eigentumsrechte zu wahren sowie Rechte und Pflichten in der Familie, der Nachbarschaft, der Schule oder der Werkstatt zu übernehmen.
- **eine Arbeitstätigkeit zu übernehmen.**
  Menschen mit einer geistigen Behinderung sind in der Lage, Arbeiten auszuführen, die sich wiederholen und über längere Zeit eingeübt werden.

BEISPIEL

In Werkstätten für Menschen mit Behinderung (WfbM) wird die Herstellung von unterschiedlichen Produkten in einzelne Arbeitsschritte gegliedert. Jeder Mitarbeiter übernimmt einen Arbeitsschritt, den er ständig wiederholt.

Sonderturnen

Dadurch können zusätzlich die Koordination der Bewegungen trainiert, Haltungsschäden vermieden oder abgebaut und die Körperkräfte entwickelt werden.

9.2.6 Körperbehinderung

Begriff

Von Körperbehinderung spricht man, wenn die Bewegungsfähigkeit aufgrund einer Beeinträchtigung des Stütz- oder Bewegungssystems (Skelett, Muskeln, Nerven) oder das körperliche Leistungsvermögen durch Erkrankung oder Beeinträchtigung innerer Organe erheblich eingeschränkt sind.

Mögliche Ursachen

- Chromosomenerkrankungen
- Infektionskrankheiten oder Medikamenteneinnahme der Mutter während der Schwangerschaft
- Sauerstoffmangel bei der Geburt
- Verletzungen des Gehirns
- Unfälle
- Erkrankungen der inneren Organe, der Knochen oder der Wirbelsäule

Merkmale und Auswirkungen

Zu den häufigsten Behinderungen, die die Bewegungsfähigkeit einschränken, gehören die in der Tabelle dargestellten Erscheinungsformen. Die Bewegungsfähigkeit ist wichtig, um die Umwelt wahrnehmen und verstehen zu können (vgl. Kap. 6). Menschen mit einer Körperbehinderung werden durch die Umwelt zusätzlich in ihrem Bewegungsraum eingeschränkt, wenn dieser nicht barrierefrei ist.

Je nach Art und Schwere der Körperbehinderung können weitere Beeinträchtigungen auftreten:

- Spastische Lähmungen haben oft Sprach- oder Sehstörungen (z. B. Schielen) zur Folge.
- Fehlbildungen treten manchmal zusammen mit Intelligenzminderungen, Hör- oder Sehbeeinträchtigungen oder Fehlbildungen an inneren Organen (z. B. Herzfehler) auf.

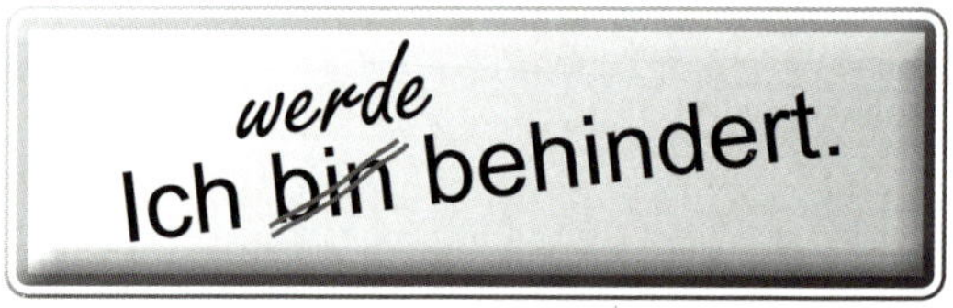

AUFGABE

Diskutieren Sie den Unterschied zwischen den Aussagen „Ich bin behindert" und „Ich werde behindert".

Art der Körperbehinderung	Erscheinungsform	Beispiel
Fehlbildungen	Fehlen von Gliedmaßen	Klumpfuß
	Fehlbildungen an Armen, Beinen, Wirbelsäule oder inneren Organen	Fehlbildung der Arme durch Medikamenteneinnahme der Mutter während der Schwangerschaft, z. B. Contergan
Lähmungen	spastische Lähmungen (häufig wiederkehrende Verkrampfung von Muskeln)	spastische Lähmung der Arme, der Beine, der Mimik oder einer Körperhälfte
	schlaffe Lähmungen (Unfähigkeit, bestimmte Muskeln zu bewegen)	Kinderlähmung (Polio), multiple Sklerose
Unfallschädigungen	Verlust von Gliedmaßen	abgetrennter Arm
	Verletzung der Wirbelsäule	Querschnittslähmung
Stoffwechselstörungen	krankhafte Abweichung der Stoffwechselvorgänge	Mukoviszidose
		Diabetes Mellitus (bis zur Amputation von Gliedmaßen)
Bluterkrankheiten	mangelnde Gerinnung des Bluts nach Verletzungen	Hämophilie (Gefahr des Verblutens auch bei kleineren Verletzungen)
andere chronische Erkrankungen	Erkrankungen der Knochen und Wirbelsäule	Glasknochenkrankheit, Bandscheibenvorfall
	mangelnde Beweglichkeit der Gelenke bzw. Bewegung nur unter starken Schmerzen möglich	Arthritis (Entzündung der Gelenke), Arthrose (Abnutzungsschäden der Gelenke, z. B. Hüftgelenke)
Erkrankungen der inneren Organe	Die Erscheinungsform ist abhängig vom jeweiligen Krankheitsbild, in der Regel geringe körperliche Belastbarkeit	Herzerkrankungen
		Krebsleiden
		Nierenleiden

Übertriebene Fürsorge und Mitleid führen dazu, dass die Betroffenen in ihrer Selbstständigkeit eingeschränkt werden und kein Selbstvertrauen entwickeln können.

Förderung/Betreuung

Einsatz geeigneter Hilfsmittel

Wahrnehmungen und Erfahrungen, die durch eine Beeinträchtigung der Bewegung nicht oder nur eingeschränkt gemacht werden können, müssen Menschen mit einer Körperbehinderung mithilfe von geeignetem Material und entsprechenden Methoden zugänglich gemacht werden.
Hierfür gibt es heute viele Hilfsmittel wie z. B. Computer, die über die Sprache oder durch Augenbewegungen gesteuert werden können. Für den Astrophysiker Stephen Hawking wurde beispielsweise ein Sprachcomputer entwickelt, den er nur durch das Anspannen der Wangenmuskulatur bedient. Für Contergangeschädigte mit verkürzten Armen werden Autos umgebaut, sodass sie diese mit Füßen und Zehen steuern können.

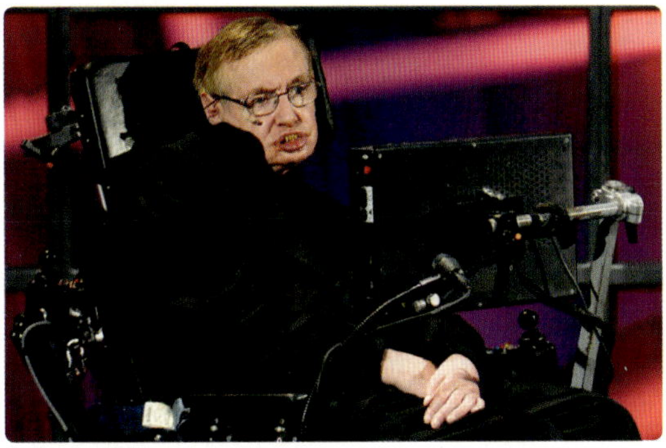

Stephen Hawking

Bewegungstraining

Um die Selbstständigkeit zu fördern, muss die Bewegungsfähigkeit optimal unterstützt werden. Dies kann erreicht werden durch medizinische Hilfsmittel (z. B. Prothesen, Rollstuhl, Gehhilfen) sowie durch Bewegungs- und Krafttraining mithilfe von Krankengymnastik.

Barrierefreie Wohnung

Weiterhin muss die Wohnung barrierefrei eingerichtet werden (z. B. Ess- und Schreibhilfen, breitere Türrahmen).

AUFGABE

1. Notieren Sie, was bei Ihnen zu Hause verändert werden müsste, damit ein Rollstuhlfahrer möglichst eigenständig seinen Alltag gestalten könnte.

Damit Menschen, die im Rollstuhl fahren oder eine Gehbehinderung haben, am öffentlichen Leben teilnehmen können, müssen Gebäude, Verkehrsmittel, Bürgersteige usw. barrierefrei gebaut werden. Oft genügt schon wenig Unterstützung, um einem Betroffenen ein weitestgehend selbstständiges Alltagsleben zu ermöglichen und ihn in seinem Lernen zu fördern.

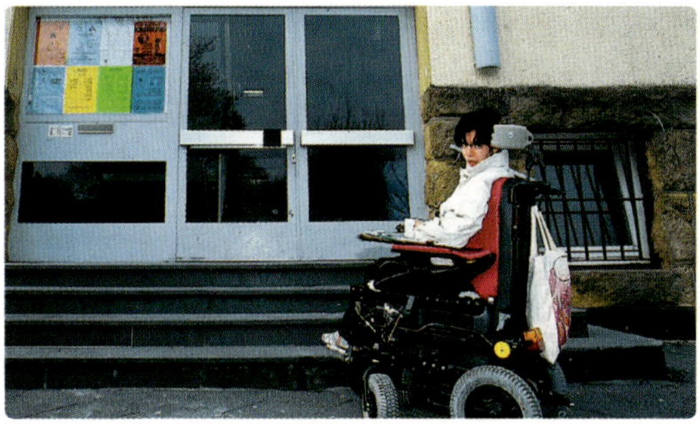

AUFGABE

2. Gehen Sie durch die Stadt und notieren Sie, in welchen Bereichen Menschen mit körperlichen Beeinträchtigungen Schwierigkeiten haben könnten.

9.3 Situation von Familien mit Kindern mit Behinderungen

BEISPIEL

Der 16-jährige Jan hat eine 10-jährige Schwester mit einer geistigen Behinderung. Er hat ihr gegenüber zwiespältige Gefühle: Einerseits liebt er sie und kümmert sich intensiv um sie. Wenn sie ihn anlächelt und kleine Fortschritte macht, ist er glücklich. Andererseits hasst er sie manchmal, weil alles sich immer um sie dreht. Sie braucht regelmäßig Medikamente und Pflege und kann vieles nicht selbstständig tun. Seit ihrer Geburt hat die Familie nur einmal gemeinsam Urlaub gemacht und die Wanderungen mit dem Vater finden nur noch selten statt. Außerdem reagieren manche Klassenkameraden merkwürdig auf seine Schwester und versuchen ihn zu hänseln. Das macht ihn immer ganz wütend.

AUFGABE

1. a) Sind Jans zwiespältige Gefühle seiner Schwester gegenüber etwas Besonderes?
   b) Wie würden Sie sich in seiner Situation verhalten?

Wird bei einem Kind eine Behinderung festgestellt, ist dies für die meisten betroffenen Familien zunächst ein Schock und löst unterschiedliche Gefühle und Reaktionen aus: Hilflosigkeit, Enttäuschung, Verzweiflung, Entsetzen, Trauer, Schuldgefühle, Nicht-Wahrhaben-Wollen, Selbstvorwürfe, gegenseitige Vorwürfe der Eltern, Angst vor den Reaktionen der Verwandten und der Umwelt bis hin zu Gleichgültigkeit und Ablehnung des Kindes.

AUFGABE

2. Wie reagierte und verhielt sich Hendriks Mutter (s. S. 177) am Anfang?

Die Situation droht viele Eltern gefühls-, kraft- und/oder zeitmäßig zu überfordern. Nicht selten zerbricht daran eine Ehe oder Partnerschaft. Zum Teil versuchen die Eltern ihre Kinder zu „verstecken" oder geben sie in ein Heim.
Es dauert oft einige Zeit, bis die Eltern akzeptieren können, dass sie ein Kind mit einer Behinderung haben.

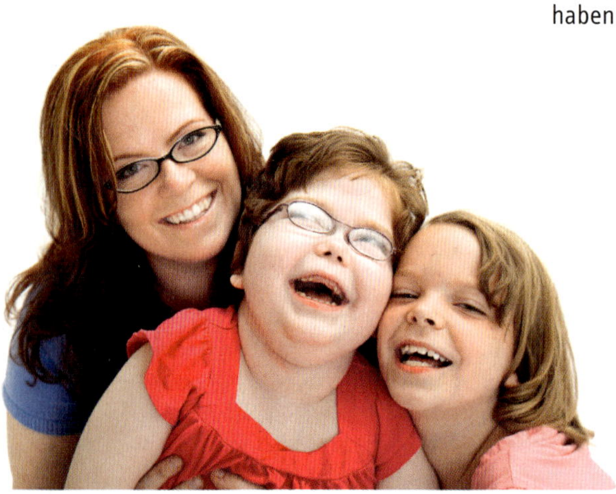

Kind mit Behinderung in der Familie

Das gesamte Leben einer Familie ändert sich. Oftmals müssen Zukunftspläne aufgegeben werden und die Auseinandersetzung mit der Behinderung steht im Mittelpunkt.

Die Geschwister müssen häufig „zurückstecken", werden unbeabsichtigt benachteiligt, überfordert oder bevorzugt. Sie sind von den ablehnenden Reaktionen der Umwelt betroffen und werden oft isoliert, weil sie eine Schwester oder einen Bruder mit einer Behinderung haben.
Für Eltern besteht bei der Erziehung eines Kindes mit einer Behinderung die Gefahr,

- dass sie es zu sehr verwöhnen und dabei die notwendige Förderung vernachlässigen (oft sind Übungen für die betroffenen Kinder schmerzhaft oder unangenehm. Den Eltern fällt es dann schwer, die Fördermaßnahmen fortzusetzen).
- dass sie es überfordern, weil sie es an den Fähigkeiten von Kindern ohne Behinderung messen.

AUFGABE

3. Was hat sich im Leben von Hendriks Familie (s. S. 177) durch die Behinderung der beiden Geschwister verändert?

9.4 Gesellschaftliche Situation

Dass es traurig und hinderlich ist, nicht gehen zu können, und dass ich mich nie daran gewöhnen werde, das wusste ich nun schon lange. Aber dass es eine Schande ist, dieses Kreuz zu tragen, dass es eine verhehlende Schmach ist, die mich aus der Gemeinschaft ausstößt, erfuhr ich nun zum ersten Male. […]
Nun trug ich zwei Kreuze, das von Gott auferlegte und das von den Menschen mir aufgebürdete. Letzteres war aus Stacheldraht gewunden und viel schwerer. Mein Herz war von Natur so beschaffen, dass ich lieben, bewundern, mich begeistern musste. Nun aber nisteten sich in meinem Innern Angst, Misstrauen, Neid, Bitterkeit und Verachtung ein. […] Wie hatte Oma damals zu Vater gesagt? Es wäre besser, wenn der liebe Gott dieses Kind zu sich genommen hätte […] Gewiss wäre es viel, viel besser. Aber der liebe Gott ist grausam, er lässt die kranken Kinder groß werden, damit die Menschen sie verhöhnen und aus ihrer Mitte ausschließen […] [1]

[1] Pädagogische Rundschau, Heft 21, 1967, S. 711–723

AUFGABEN

1. a) Was empfinden Sie, wenn Sie einem Menschen mit einer Behinderung begegnen?
   b) Wie verhalten Sie sich? Spielen Sie eine derartige Situation in der Klasse nach.
   c) Was könnten Sie ändern?
2. Der Text auf S. 190 stammt aus dem Jahr 1967. Ist er heute noch aktuell oder hat sich die Situation grundlegend verändert? Begründen Sie Ihre Aussagen.

AUFGABE

3. Bilden Sie sechs Gruppen und ordnen Sie jeder eine der genannten Reaktionen zu.
   Überlegen Sie, was man in der Gesellschaft ändern müsste, um das jeweilige Verhalten der Menschen ohne Behinderung zu vermeiden.
   Erstellen Sie ein Plakat, auf dem Sie Ihre Überlegungen in Form von Forderungen aufschreiben, und präsentieren Sie die Ergebnisse in der Klasse.

Wie weit die Folgen einer Behinderung reichen, lernt ein Betroffener oft erst im Umgang mit Menschen ohne Behinderung kennen.

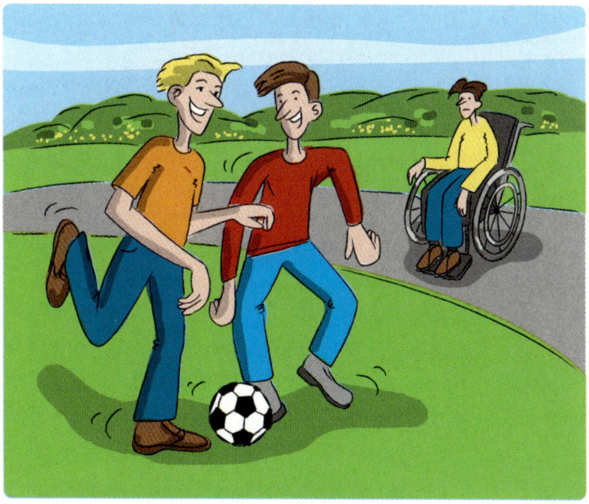

Jugendlicher mit Behinderung im Abseits

Menschen ohne Behinderung wissen oft wenig oder gar nichts über die Beeinträchtigungen und die damit verbundenen Probleme. Sie zeigen deshalb Unverständnis und Unsicherheit gegenüber Menschen mit Behinderungen, sind voreingenommen oder haben Vorurteile. Die Reaktionen reichen von herzlicher, spontaner Zuwendung bis zu radikaler Ablehnung und Intoleranz. Dies drückt sich in ihrem Verhalten bei der Begegnung mit Menschen mit Behinderungen aus. Häufige Reaktionen sind:

- Ignorieren (Menschen mit Behinderungen werden einfach übersehen)
- Anstarren
- Spotten (z. B. werden Witze auf Kosten der Betroffenen gemacht)
- Hänseln
- Mitleid
- übertriebene Hilfsbereitschaft

Befragt man andere Personen zu ihrer Einstellung gegenüber Menschen mit Behinderungen, erhält man folgende Ergebnisse:

- Die meisten wissen nicht, wie sie sich Menschen mit Behinderungen gegenüber verhalten sollen.
- Viele empfinden Ekel.
- Ein Großteil der Befragten ist der Ansicht, dass Menschen mit Behinderungen in einem Heim leben sollten.
- Ein Teil möchte nicht mit ihnen in einem Haus leben.
- Menschen mit einer geistigen Behinderung werden teilweise für bösartig gehalten.

Ich möchte nur in gleichem Maße über mein Leben bestimmen wie andere Menschen auch. Viel zu häufig werden Behinderte von anderen bevormundet. Kein Nichtbehinderter würde sich das gefallen lassen.[1] (Stephen Hawking)

Ob ein Mensch mit einer Behinderung ein „normales" Leben in der Gesellschaft führen kann oder in Isolation leben muss, hängt neben der Schwere seiner Beeinträchtigungen vielfach auch von den Reaktionen seiner Mitmenschen ohne Behinderung ab. Dies lässt sich auch am Arbeitsmarkt verdeutlichen: Menschen mit Behinderungen werden oft nicht eingestellt, weil die Arbeitgeber u. a. befürchten: „Den werde ich nicht wieder los", „Menschen mit einer Schwerbehinderung sind oft krank" oder „Das sind alles Rollstuhlfahrer". Unterhält man sich mit Mitarbeitern der Arbeitsagenturen über diese Aussagen, so ergibt sich ein anderes Bild. Menschen mit Behinderungen sind oft sehr motiviert und versuchen in vielen Fällen besondere Arbeitsleistungen zu erbringen, um ihren Arbeitsplatz langfristig zu halten.

[1] Hawking, a. a. O., S. 164

Durch die ablehnenden Reaktionen der Umwelt können die Folgen einer Behinderung verstärkt werden.

BEISPIEL

Menschen, die aufgrund ihrer Behinderung die Wohnung nicht mehr ohne fremde Hilfe verlassen können, leben oft isoliert, da ihre Teilnahme am gesellschaftlichen Leben dadurch eingeschränkt ist. Die ablehnenden oder unsicheren Reaktionen der Umwelt verstärken diese Isolation und wirken sich auf das Selbstwertgefühl der Betroffenen aus. Sie fühlen sich minderwertig oder sind beschämt wegen ihrer Andersartigkeit.

Aber nicht nur Ablehnung und Vorurteile erschweren Menschen mit einer Behinderung die Teilnahme am gesellschaftlichen Leben. Häufig sind es einfach Gedankenlosigkeit oder mangelndes Einfühlungsvermögen, wie die nachfolgenden Beispiele zeigen.

BEISPIEL 1

Helmut Hermann leidet an multipler Sklerose und kann sich nur mithilfe eines elektrischen Rollstuhls fortbewegen. Seit Kurzem ist auch die Bewegungsfähigkeit der Arme eingeschränkt.
Mit seinem extra für ihn umgebauten Auto kann er trotzdem fahren. Das Fahrzeug besitzt eine Laderampe und diverse Spezialvorrichtungen, die es ihm ermöglichen, sich ohne fremde Hilfe im Straßenverkehr zu bewegen.
Eine Einkaufstour kann trotzdem zu einem Misserfolg werden, wenn kein behindertengerechter Parkplatz in der Nähe ist oder dieser zugeparkt ist, der Bordstein zu hoch ist, die Geschäftszugänge nicht barrierefrei sind oder eine behindertengerechte Toilette fehlt.
Am meisten treffen ihn aber die Verhaltensweisen seiner Mitmenschen, wie z. B. jener Frau, die den einzigen Behindertenparkplatz belegt hatte. Auf einen höflichen Hinweis von Herrn Hermann „rastete" sie aus, beschimpfte ihn und rief den Geschäftsführer.

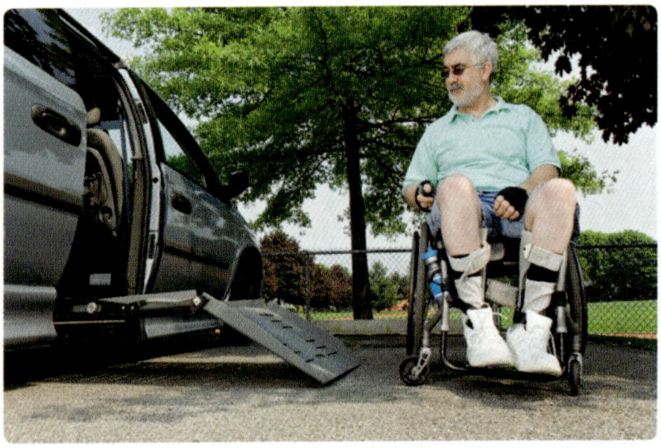

BEISPIEL 2

Hannelore P. hat eine Gehbehinderung. Sie benötigt zum Laufen einen Stock und kann sich nur langsam fortbewegen. Wenn sie zum Arzt muss oder Besorgungen machen will, muss sie mit dem Bus fahren. Das Einsteigen fällt ihr schwer und dauert länger als bei anderen Fahrgästen. Sie benötigt einen Sitzplatz direkt an der Tür, damit sie nicht fällt, wenn der Bus – für sie viel zu schnell – wieder anfährt.
Auch beim Aussteigen hat sie Probleme. Sie kann erst von ihrem Sitz aufstehen, wenn der Bus schon steht. Sitzt sie nicht nahe genug an der Tür, reicht für sie die Zeit zum Aussteigen nicht.
Hannelore P. bemüht sich, ihre Termine so zu legen, dass sie nicht zu den sogenannten „Stoßzeiten" unterwegs ist. Die Plätze für Menschen mit Behinderungen sind dann meistens besetzt und die Fahrgäste drängeln beim Ein- und Aussteigen.
Ab und zu dauert ein Arzttermin aber länger oder sie möchte anschließend noch ins Café gehen und eine heiße Schokolade mit Sahne genießen oder an schönen Tagen auf einer Bank am Stadtpark in der Sonne sitzen und sich das bunte Treiben in der Stadt anschauen. Doch in der Regel verzichtet sie darauf, um ihre Sicherheit nicht zu gefährden. Und dann ärgert sie sich über ihre Mitmenschen, die sie durch ihre Gedankenlosigkeit und Rücksichtslosigkeit zu solchen Entscheidungen zwingen.

AUFGABEN

1. Beobachten Sie an einem Behindertenparkplatz oder in einem öffentlichen Verkehrsmittel das Verhalten eines Menschen mit einer Behinderung und das seiner Mitmenschen ohne Behinderung. Dokumentieren Sie Ihre Beobachtungen.
2. Was können Sie tun, wenn ein Mensch ohne Behinderung auf einen Behindertenparkplatz fährt?
3. Diskutieren Sie Ihre in Aufgabe 1 gemachten Beobachtungsergebnisse und Ihre Vorschläge zu Aufgabe 2.

Die Reaktionen von Menschen mit Behinderungen auf das Verhalten des Umfelds sind sehr unterschiedlich:
- Aggression
- Isolation (sie ziehen sich in sich zurück und isolieren sich noch weiter)
- Überforderung (um anerkannt zu werden)
- starkes Misstrauen gegenüber Menschen ohne Behinderung

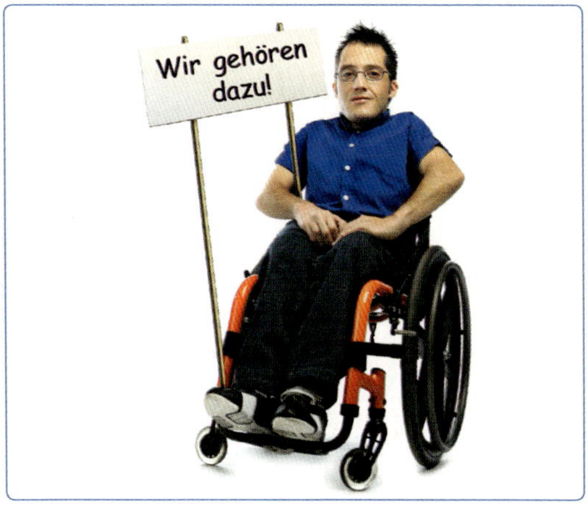

BEISPIEL

Auf einem Protesttag gegen Diskriminierung von Menschen mit Behinderungen wurde Folgendes gefordert:
- *Öffentliche Gebäude müssen besser zugänglich sein.*
- *Menschen mit Behinderungen dürfen nicht schlechter verdienen als Menschen ohne Behinderung.*
- *Wir brauchen viel mehr Menschlichkeit.*
- *Wir wollen keine lästigen Esser mit Gnadenbrot sein, sondern aktive Mitglieder der Gesellschaft.*
- *Niemand darf benachteiligt sein, weil er alt ist, eine Behinderung hat oder sonst irgendwie anders ist.*

AUFGABE

1. a) Was versteht man unter „Diskriminierung"?
   b) Sind die genannten Forderungen gerechtfertigt und umsetzbar?
   c) Welchen Beitrag können Sie privat und beruflich zur Verwirklichung der Forderungen leisten?

9.5 Materielle Situation

Eintrittspreise

Ermäßigte Karten für Kinder, Auszubildende, Schüler, Studenten und Menschen mit Behinderungen sind erhältlich.

Umtausch von Eintrittskarten bis 14 Tage vor Vorstellung. Keine Rückgabe.

AUFGABE

2. Warum erhalten Menschen mit Behinderungen ermäßigte Eintrittspreise? Finden Sie das berechtigt? Diskutieren Sie das Thema in der Klasse.

Neben den bisher beschriebenen psychischen und sozialen Problemen wird das Leben von Menschen mit Behinderungen meistens zusätzlich durch ihre materielle Situation erschwert bzw. eingeschränkt. Sie sind finanziell oft schlechter gestellt als ihre Mitmenschen ohne Behinderung, weil
- ihre Aufwendungen für die Lebensführung häufig höher sind,
- ihr Einkommen im Durchschnitt geringer ist.

Auch wenn Menschen mit einer Behinderung durch Übung im Laufe ihres Lebens viele Dinge lernen können, wird es fast immer Bereiche geben, in denen sie auf die Hilfe von anderen Personen angewiesen sind.
Leben sie in der Familie, werden viele Hilfen von dieser geleistet. Das bedeutet für die Familie zusätzliche Aufwendungen wie zum Beispiel für Fahrdienste zu therapeutischen Maßnahmen, zur Schule, zum Arbeitsplatz (vgl. Kap. 8).

Jonas braucht Unterstützung

Jonas (10 Jahre alt) leidet an Muskelschwund. Er ist auf Hilfe angewiesen und sucht deshalb jemanden, der ihn in seinem täglichen Leben begleitet.
Tel. …

Leben sie in einer eigenen Wohnung, benötigen sie Unterstützung von außen – manchmal rund um die Uhr. Man spricht dann auch von persönlicher Assistenz.

AUFGABE

3. Welche Arten von Unterstützung sind für die einzelnen Behinderungen ein Leben lang notwendig? Erstellen Sie dazu eine Mind-Map.

Ein Teil dieser persönlichen Hilfen wird durch Kranken- oder Pflegekassen oder die Sozialbehörden übernommen. Bei der Gewährung dieser Hilfen wird jedoch ein enger Maßstab angelegt. Kann zum Beispiel ein Mensch mit einer Behinderung einen Arzt nur mithilfe eines Taxis aufsuchen, steht ihm eine bestimmte Anzahl an Taxifahrten im Jahr zu. Sind mehr Arztbesuche notwendig, müssen die zusätzlichen Taxifahrten selbst bezahlt werden.

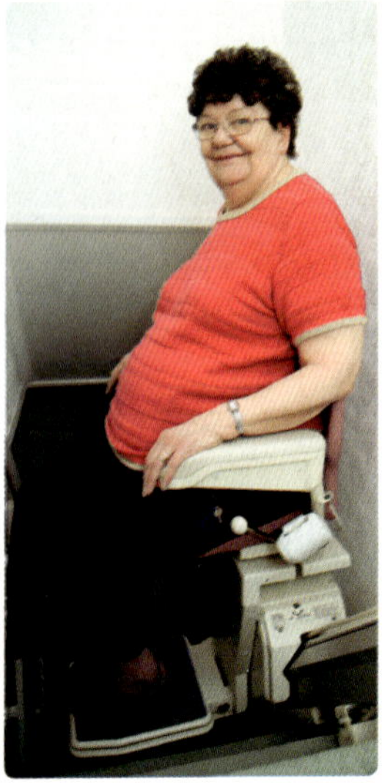

Treppenlift im Privathaus

Viele können nur ein eigenständiges Leben führen, wenn die Wohnung für ihre Bedürfnisse umgebaut und eingerichtet wird. Für einen Rollstuhlfahrer müssen beispielsweise die Zimmertüren verbreitert, die Toilette höher und das Waschbecken niedriger eingebaut werden.
Die Kosten werden in der Regel nur für das absolut Notwendigste erstattet, sodass der Betroffene oder dessen Familie zuzahlen muss.

AUFGABE

1. Versuchen Sie die ungefähren Kosten zu ermitteln, die zu erbringen wären, um Ihre Wohnung barrierefrei zu gestalten.

In der Schule sind oftmals besondere Unterrichtsmittel notwendig, zum Beispiel Laptops, spezielle Bücher oder besondere Stühle. Das gilt ebenso für viele Berufsausbildungen. Es müssen spezielle Geräte angeschafft werden, die häufig teilweise oder auch ganz von dem Betroffenen selbst bezahlt werden müssen.
Zu den höheren Ausgaben kommt oft noch ein geringeres Einkommen. Menschen mit Behinderungen müssen häufig niedriger bezahlte Tätigkeiten ausüben, weil ihnen nur wenig zugetraut wird und sie als weniger belastbar eingestuft werden. Viele sind auch arbeitslos und müssen von Zahlungen der Sozialbehörden leben. Ihre finanziellen Mittel sind deshalb teilweise so knapp, dass sie sich von Gleichaltrigen nicht nur durch ihre Behinderung, sondern auch durch ihre Kleidung unterscheiden.

9.6 Betreuungs-, Erziehungs- und Bildungsaufgaben

Im professionellen Umgang mit Menschen mit Behinderungen findet man folgende Leitgedanken:
- Integration und Inklusion
- Normalisierung
- Selbstbestimmung
- Teilhabe statt Fürsorge

AUFGABEN

2. a) Setzen Sie sich in einer Kleingruppe jeweils mit einem dieser Punkte auseinander.
   b) Tauschen Sie Ihre Ergebnisse in der Klasse aus.
3. Leiten Sie aus den Ergebnissen Handlungsgrundsätze für den professionellen Umgang mit Menschen mit Behinderungen ab.

Die Aufgabe aller Unterstützungsmaßnahmen ist es, den Betroffenen die optimale Entwicklung ihrer Persönlichkeit und das Hineinwachsen in die Gesellschaft zu ermöglichen.

Integration und Inklusion

Integrieren bedeutet: „Einfügen in etwas Bestehendes" – in die bestehende Gesellschaft, die Nachbarschaft, die Schule, den Arbeitsplatz. Leben und Lernen finden gemeinsam statt. Das Ausgeschlossensein vom Leben der Gesellschaft ist für die Betroffenen oft belastender als die Probleme, die die eigentliche Beeinträchtigung verursacht.
Um Menschen mit Behinderungen zu integrieren, müssen falsche Verhaltensweisen und Vorurteile abgebaut werden. Dies kann erreicht werden
- durch Information und Aufklärung über die Behinderungsarten, die Lebensbedingungen und damit verbundenen Probleme und Möglichkeiten sowie
- durch den persönlichen Kontakt zwischen Menschen mit und ohne Behinderung.

Im pädagogischen Bereich wird heute der Begriff **Inklusion** verwendet. Das bedeutet neben Einbeziehung auch Dazugehörigkeit. Eine Behinderung wird nicht mehr als Abweichung von Normalität verstanden, sondern als Teil davon. So haben Eltern z. B. seit 2009 das Recht, Kinder mit einer Behinderung an Regelschulen unterrichten zu lassen.

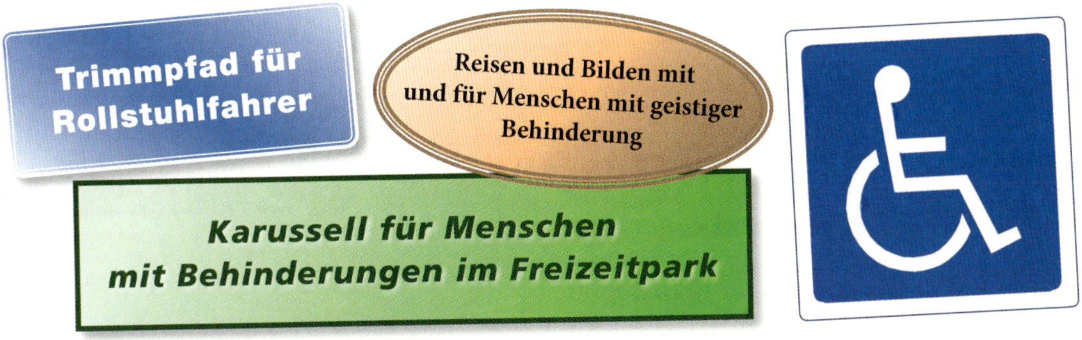
Trimmpfad für Rollstuhlfahrer
Reisen und Bilden mit und für Menschen mit geistiger Behinderung
Karussell für Menschen mit Behinderungen im Freizeitpark

AUFGABEN

1. Was bedeuten diese Überschriften im Hinblick auf die Integration von Menschen mit Behinderungen?
2. Wodurch unterscheiden sich Integration und Inklusion? Informieren Sie sich im Internet.

Normalisierung

Damit ist gemeint:
Menschen mit Behinderungen

- finden normale Beachtung durch Menschen ohne Behinderung.
- werden mit ihren Besonderheiten und Bedürfnissen akzeptiert.
- haben engen Kontakt zu ihrer Umwelt, d. h. Leben und Wohnen finden in unmittelbarer Nachbarschaft statt.
- haben die gleichen Chancen auf dem Arbeitsmarkt wie alle anderen und übernehmen Aufgaben in allen Bereichen des öffentlichen Lebens.
- wird ein angemessener Kontakt zwischen den Geschlechtern zugestanden.

AUFGABE

3. *In einer Wohngemeinschaft, in der Sie als Sozialpflegerin arbeiten, erklären Jens und Anna, die beide eine geistige Behinderung haben, dass sie in ein Zimmer zusammenziehen wollen.*
   Wie würden Sie sich verhalten? Begründen Sie Ihre Einstellung.

Die Teilnahme am öffentlichen Leben verbessert die Lebensqualität von Menschen mit einer Behinderung wesentlich. In manchen Städten, Gemeinden oder Bundesländern gibt es Stadtführer oder Ratgeber mit Adressen und Unterstützungsmöglichkeiten.

Im Zusammenleben mit Menschen ohne Behinderung bekommen sie neue Anregungen. Sie machen Erfahrungen, die es ihnen ermöglichen, Fähigkeiten zu entwickeln, um in der Gesellschaft entsprechend ihren Möglichkeiten mitwirken zu können.

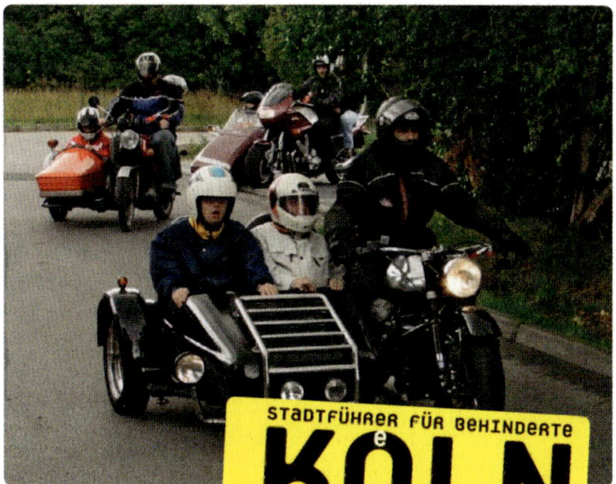

Mensch[illegible] und ohne B[illegible]ung

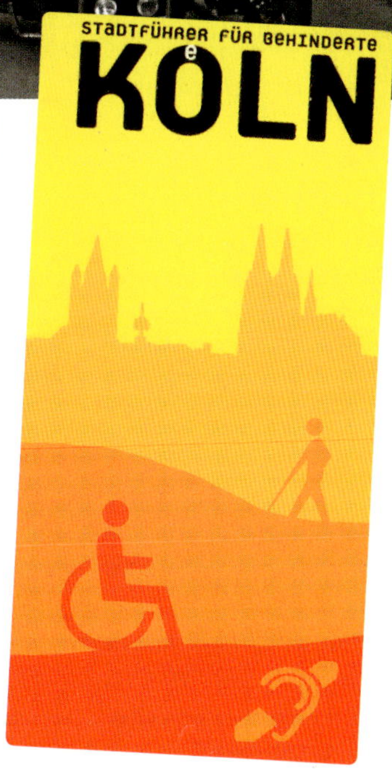
STADTFÜHRER FÜR BEHINDERTE
KÖLN

Selbstbestimmung

Menschen mit Behinderungen müssen die Möglichkeit haben, soweit es ihre Beeinträchtigungen zulassen, Entscheidungen zu treffen. Das betrifft z. B. Kleidung, Essen, Aussehen/Frisur, Wohnen, Freundschaft und Partnerschaft.

Teilhabe statt Fürsorge

Um diesen Leitgedanken zu realisieren, müssen die Ansprüche, wie sie in den Abschnitten Integration/Inklusion, Normalisierung und Selbstbestimmung formuliert sind, umgesetzt werden. Hierzu tragen die folgenden Grundsätze bei:

Lernmöglichkeiten so gut wie möglich gestalten

Die besonderen Probleme und das veränderte Lernverhalten der Menschen mit Behinderungen werden berücksichtigt und sie werden entsprechend ihren individuellen Bedürfnissen gefördert.
Dazu gehört z. B.:

- die Unterstützung der vorhandenen Restfunktionen der geschädigten Organe.
  Menschen mit einer Sehbehinderung trainieren mithilfe geeigneter Übungen die Restsehkraft.
- das Trainieren anderer Wahrnehmungsorgane oder Körperteile, um die Funktionen der geschädigten Organe auszugleichen.
  Blinde Menschen lernen mithilfe ihres Tastsinns lesen und schreiben.
  Menschen ohne Arme schreiben mit den Füßen oder mit dem Mund.

Selbstständigkeit und Selbstvertrauen optimal fördern

Je selbstständiger ein Mensch mit Behinderung ist, desto unabhängiger ist er von anderen und desto mehr Selbstvertrauen kann er entwickeln.
Eltern sollten ihre Kinder nicht überbehüten oder zu sehr verwöhnen, weil sie dadurch unselbstständig werden.

Eine sehr wichtige Aufgabe von Erziehung, Betreuung und Bildung besteht darin, Menschen mit Behinderungen darin zu unterstützen, dass sie lernen können,

- mit Reaktionen von Menschen ohne Behinderung in angemessener Weise umzugehen.
- sich vor Über- oder Unterforderung durch das Umfeld zu schützen.
- ihre Behinderung anzunehmen und ihre Grenzen anzuerkennen, damit sie sich nicht selbst überfordern.
- ihre beruflichen Möglichkeiten voll auszuschöpfen.
- ihre Freizeit sinnvoll zu gestalten.

AUFGABE

1. Gehen Sie für einen Tag in
   - einen Kindergarten mit einer Inklusionsgruppe,
   - eine Förderschule,
   - eine Integrationsklasse oder
   - eine Werkstatt für Menschen mit Behinderungen.

   a) Beschreiben Sie die Einrichtung und den Tagesablauf.
   b) Legen Sie vorher genau fest, worauf Sie achten wollen.

9.7 Wohnformen und Einrichtungen für Menschen mit Behinderungen

BEISPIEL

Insa (23 J.) ist Rollstuhlfahrerin und lebt zurzeit bei ihren Eltern, da sie als ausgelernte Bürokraft keine Beschäftigung gefunden hat. Sie sagt: „Ich würde gerne in einer eigenen Wohnung leben, aber in keinem Fall alleine, sondern mit mehreren zusammen. Das können Menschen mit oder ohne Behinderung sein."

AUFGABE

2. a) Informieren Sie sich, welche Möglichkeiten Insa in Ihrer Region hätte, außerhalb der Familie zu wohnen.
   b) Bewerten Sie die Möglichkeiten im Hinblick auf die in Abschnitt 9.6 dargestellten Leitgedanken.

Für Menschen mit Behinderungen, die auf Unterstützung angewiesen sind, aber nicht in ihrer Familie leben können oder wollen, gibt es folgende **Wohnformen**:

- eigene Wohnung mit Hilfen/Assistenz
- Wohngruppe,
  auch als „betreutes Wohnen", Wohngemeinschaft oder Wohnstätte bezeichnet

- Wohnheim
- Behindertenwohnanlage
- Pflegeheim

Wohngruppen
- umfassen in der Regel drei bis acht Bewohner
- sind gleich- oder gemischtgeschlechtlich
- haben evtl. Regeln und eine Altersbeschränkung
- Jeder Bewohner verfügt über ein eigenes Zimmer mit eigenen Möbeln.

Für Wohngruppen gibt es unterschiedliche Konzepte:
- Das Zusammenleben erfolgt ohne professionelle Hilfe oder
- mit Betreuung durch Fachkräfte. Abhängig vom Grad der Behinderung und dem jeweiligen Leistungsvermögen kann es sich dabei um eine 24h-Betreuung oder eine individuell vereinbarte Assistenz handeln.

Wohnheim, Behindertenwohnanlage oder Pflegeheim unterscheiden sich von Wohngruppen nur in ihrer Größe, aber nicht in den Konzepten.

Für Menschen mit Behinderungen gibt es viele **Einrichtungen** mit unterschiedlicher Zielsetzung und differenzierten Unterstützungsangeboten. Diese kann man unterscheiden in:
- **ambulante Einrichtungen**
  Hierzu gehören beispielsweise Beratungsstellen und Sozialstationen, die Pflege übernehmen.
- **teilstationäre Einrichtungen**
  Hierzu zählen Werkstätten für Menschen mit Behinderungen, Förderkindergärten und Förderschulen.
- **stationäre Einrichtungen**
  Das sind u.a. Heime und Internate sowie auch heilpädagogisch-therapeutische Einrichtungen zur Intensivpflege.

Im Folgenden werden die Einrichtungen zur Förderung von Menschen mit Behinderungen den verschiedenen Lebensabschnitten zugeordnet.
Man unterscheidet:
- Frühbereich (0 bis 3 Jahre)
- Elementarbereich (3 bis 6 Jahre)
- Schulbereich (6 bis 15 bzw. 18 Jahre)
- Berufsbildender Bereich (ab 15 Jahre)
- Bereich der Erwachsenenbildung

Alle Einrichtungen sind auf die Lernbedürfnisse und das veränderte Lernverhalten der Betroffenen ausgerichtet.
Das pädagogische Personal verfügt über eine spezielle Ausbildung, z.B. als Heilpädagoge/Heilpädagogin, Heilerziehungspfleger/-in, Sonderschullehrer/-in, Logopäde/Logopädin, Ergotherapeut/Ergotherapeutin.

Die Ausstattungen der Einrichtungen mit Spielmaterial, Lehr- und Lernmitteln sind auf die jeweilige Form der Behinderung zugeschnitten.

9.7.1 Frühbereich

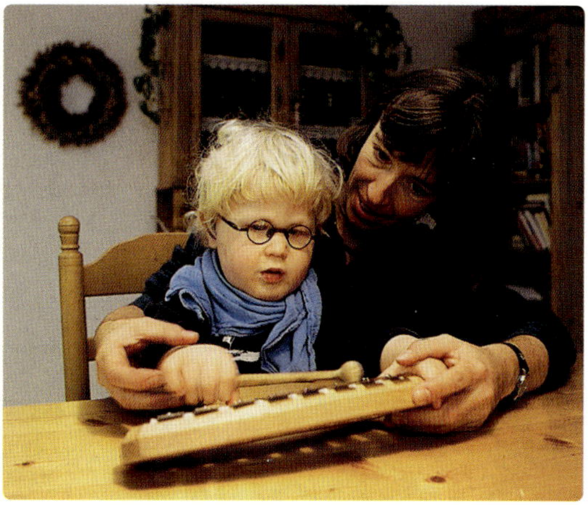

Frühförderung

In den Frühförderstellen oder Sonderpädagogischen Beratungsstellen werden, wie bereits beschrieben, Förderprogramme für Kinder mit Behinderungen zusammengestellt und die Eltern bei der Durchführung angeleitet und unterstützt.
Dies geschieht entweder
- ambulant (die Eltern kommen mit dem Kind in die Beratungsstelle) oder
- mobil (der Berater/die Beraterin kommt zu der Familie nach Hause).

In den Beratungsstellen werden aber auch die Eltern betreut: Sie können sich aussprechen, bekommen emotionale Unterstützung und Adressen von Selbsthilfegruppen.
Außerdem erhalten sie Hilfe bei der Durchsetzung ihrer Ansprüche gegenüber Ämtern (Finanz- und Sozialamt) und Krankenversicherungsträgern.

9.7.2 Elementarbereich

Kindertagesheim
der Sankt-Johannesgemeinde
„Wir sind ein Inklusionskindergarten."

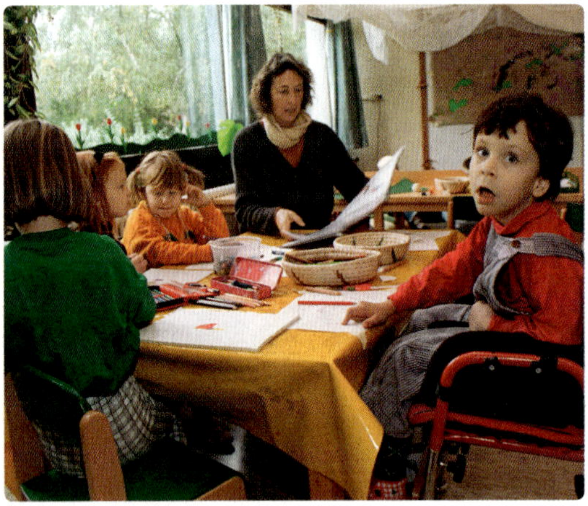

Kinder mit und ohne Behinderung im Kindergarten

Nach Möglichkeit werden Kinder mit einer Behinderung in den Regelkindergarten integriert und durch besondere Fördermaßnahmen unterstützt. Damit dies gelingt, ist es wichtig, dass die Betreuungspersonen hinter dem Eingliederungsgedanken stehen.

BEISPIEL

In einem Neubaugebiet wird die Erweiterung des Kindergartens geplant und über die Einführung einer Integrationsgruppe diskutiert. Dabei kommt es zu folgenden Aussagen der Erzieherinnen:

A: „Nein, ich weiß nicht, wie ich mich gegenüber Kindern mit einer Behinderung verhalten soll."

B: „Ach, das ist für mich kein Problem. Das sind doch auch Kinder mit eigenen Bedürfnissen und Wünschen."

C: „Naja, wenn Du das kannst. Ich ekle mich davor, wenn ich daran denke, wie die rumschmieren und sabbern."

D: „Ich habe ein ganz anderes Problem. Ich würde mich dauernd fragen, ob ich diesen Kindern auch gerecht werde."

E: „Ich habe dazu keine abschließende Meinung, weil ich mich mit dieser Frage noch nicht auseinandergesetzt habe und mir Wissen und Informationen fehlen."

AUFGABE

Wer von den Erzieherinnen wäre für Inklusionsarbeit nicht geeignet?
Begründen Sie Ihre Antwort.

Für Kinder mit einem besonderen Förderbedarf oder besonderen Bedürfnissen, die in einem Regelkindergarten auch durch zusätzliche Maßnahmen nicht genügend unterstützt werden können, gibt es spezielle Einrichtungen wie heilpädagogische Kindertagesstätten oder Kindergärten für blinde Kinder. Hier werden die Selbstständigkeit, die Gemeinschaftsfähigkeit und die Spielfähigkeit durch geeignete Methoden gefördert und die Kinder auf die Schule vorbereitet. Außerdem werden die Eltern zu häuslichen Erziehungs- und Fördermaßnahmen beraten.

9.7.3 Schulbereich

In den letzten Jahren ist der Integrationsgedanke durch den Anspruch auf Inklusion ersetzt worden. Dabei bedeutet Inklusion eine Schule für alle, in der Kinder mit und ohne Behinderung gemeinsam unterrichtet werden.

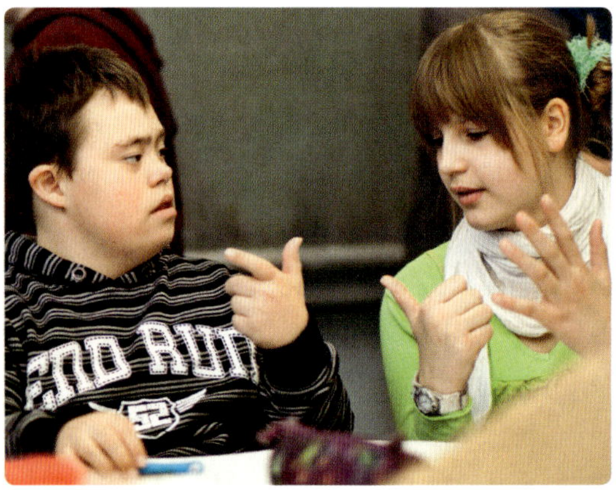

Gemeinsamer Unterricht

Die betroffenen Kinder und Jugendlichen werden in den Regelschulen von Sonderpädagogen unterstützt und bestmöglich gefördert.
Die Inklusion im schulischen Bereich ist in den Bundesländern unterschiedlich weit eingeführt. Aus diesem Grund gibt es in Deutschland viele verschiedene Bildungsangebote für Kinder mit Behinderungen wie z. B.

- Integrations- oder Förderklassen,
- Förderzentren.

AUFGABEN

1. Informieren Sie sich über die schulischen Angebote für Kinder und Jugendliche mit Behinderungen in Ihrem Bundesland und in Ihrer Nähe.
2. Wie weit ist die Inklusion bei diesen Angeboten eingeführt?
3. Diskutieren Sie die Unterschiede zwischen Integration und Inklusion im schulischen Bereich.
4. Welche Vor- und Nachteile haben Integrationsklassen für Kinder mit und ohne Behinderungen?
   a) Bilden Sie zwei Gruppen und führen Sie hierzu eine Diskussion durch.
   b) Vergleichen Sie anschließend Ihre Ergebnisse (Argumente pro und kontra).
   c) Hat sich Ihre Einstellung zur Integration durch die Diskussion geändert?

Für blinde oder gehörlose Jugendliche sowie Schülerinnen und Schüler mit einer Körperbehinderung, die eine weiterführende Schule besuchen wollen, aber spezielle Hilfen benötigen, gibt es bundesweit einige Förderrealschulen und Fördergymnasien. Von diesen Schulen gibt es nur wenige in Deutschland. Da die Schülerinnen und Schüler oft von sehr weit herkommen, bieten diese Schulen Wocheninternatsplätze an, das heißt, die Jugendlichen leben in der Woche im Internat und fahren an den Wochenenden und in den Ferien nach Hause.

Tagesbildungsstätten werden von Kindern besucht, für die aufgrund der Schwere ihrer Behinderung keine der vorherigen Schultypen infrage kommen.

9.7.4 Berufsbildender Bereich

Berufsschulen

Wenn die Behinderung es zulässt, werden die Jugendlichen gemeinsam beschult.
In manchen Berufsschulen werden spezielle Fördermaßnahmen für Jugendliche mit Behinderungen angeboten und für einige Behinderungsformen gibt es auch Förderklassen.

Berufsbildungswerk

Menschen mit Behinderungen, die darüber hinaus besondere Hilfen benötigen und am Unterricht der regulären Berufsschule nicht teilnehmen können, haben die Möglichkeit, eine Berufsausbildung in einem Berufsbildungswerk zu absolvieren.

Berufsbildungswerke werden vom Bund und den Ländern finanziert und an freie Träger vergeben. In diesen Einrichtungen können Menschen mit unterschiedlichen Behinderungen einen Berufsabschluss in einem anerkannten Ausbildungsberuf erwerben und gleichzeitig die Berufsschule besuchen.
In der Regel ist ein Internat angegliedert und es erfolgt eine medizinische Betreuung.

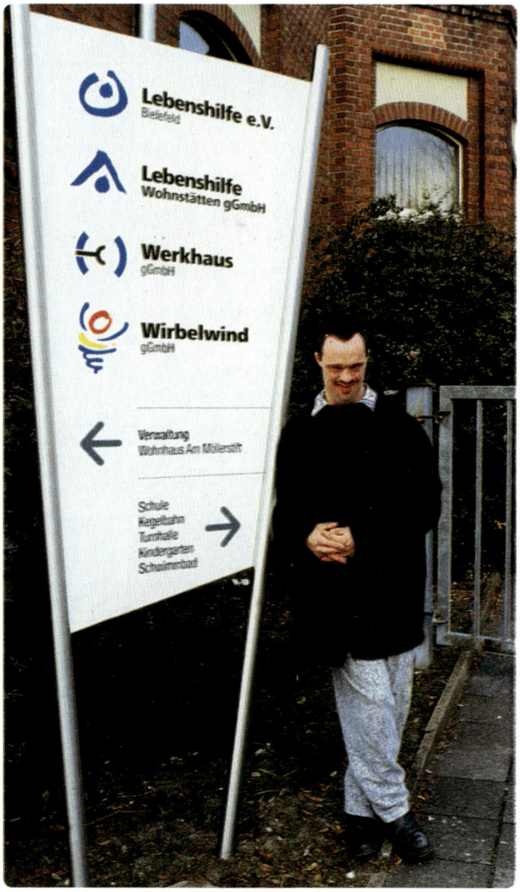

Informationsschild vor einer Einrichtung für Menschen mit Behinderungen

AUFGABE

1. Informieren Sie sich darüber,
   a) welche Berufe in dem Berufsbildungswerk in Ihrer Nähe oder in Berufsbildungswerken allgemein ausgebildet werden,
   b) wie die Vermittlungschancen sind,
   c) welche Veränderungen es in den letzten Jahren gegeben hat (Anzahl der Betreuten, Veränderungen in der Behinderungsart, Verschiebung bei den Berufen usw.).

Werkstatt für Menschen mit Behinderung (WfbM)

Menschen, die aufgrund ihrer Beeinträchtigung in den genannten Institutionen nicht ausgebildet werden können, haben die Möglichkeit, in einer besonderen Werkstatt zu lernen und zu arbeiten.

Für Menschen mit Behinderung gibt es nur wenige Arbeitsplätze. Obwohl das Neunte Sozialgesetzbuch (vgl. SGB IX, § 71) festlegt, dass private und öffentliche Arbeitgeber mindestens 5 Prozent Mitarbeiter mit einer Schwerbehinderung beschäftigen müssen, und den Betrieben, die dies ablehnen, eine monatliche Ausgleichsabgabe (vgl. SGB IX, § 77) auferlegt wird, bleiben viele „Pflichtplätze" unbesetzt.

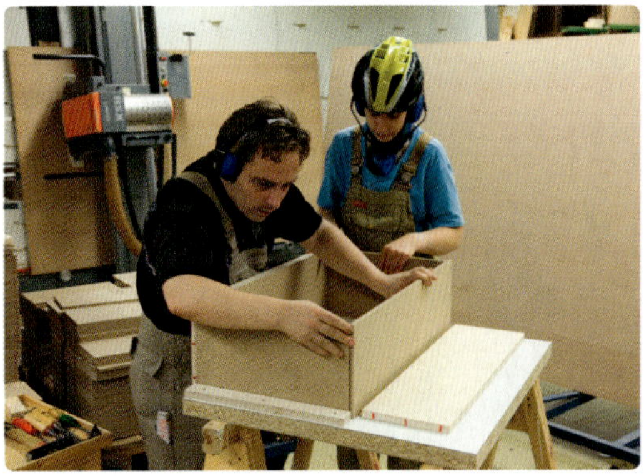

Werkstatt für Menschen mit Behinderung

AUFGABE

2. Diskutieren Sie Möglichkeiten, wie man Menschen mit Behinderungen helfen könnte, ihre Chancen auf dem Arbeitsmarkt zu verbessern.

Bereich der Erwachsenenbildung

Volkshochschulen und Bildungswerke bieten Kurse für Erwachsene mit Behinderungen an. Für Menschen, bei denen eine Behinderung durch einen Unfall oder eine Erkrankung erst im Erwachsenenalter aufgetreten ist, besteht die Möglichkeit einer beruflichen Umschulung in einem Berufsförderungswerk.

Heime für Menschen mit Behinderungen

Die Menschen mit einer Behinderung, die nicht in einer Familie oder allein leben können, haben Anspruch auf einen Heimplatz. Für eine Heimunterbringung gibt es unterschiedliche Gründe:

- Die Eltern sind mit der Erziehung ihres Kindes überfordert.
- Die Eltern sind durch weitere Kinder oder Erkrankung überlastet.
- Die Eltern leben nicht mehr.
- Der Besuch einer Schule oder einer Werkstatt für Menschen mit Behinderungen ist aufgrund von ungünstigen Verkehrsverbindungen nicht möglich.
- Die Beeinträchtigung erfordert intensive Pflege, die nur in entsprechenden Heimen möglich ist.

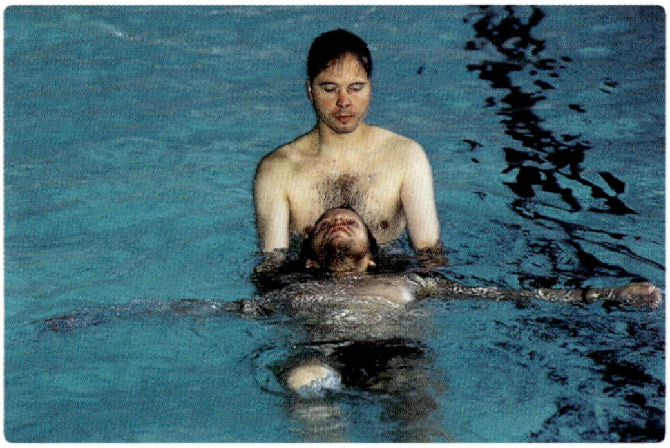

Mensch mit Behinderung und Betreuer beim Schwimmen

Nach Möglichkeit wird heute auf eine Heimunterbringung verzichtet. Es wird versucht, Menschen mit Behinderungen ein eigenständiges Leben in einer der unterschiedlichen Wohnformen (vgl. S. 196) zu ermöglichen.

AUFGABEN

3. Ordnen Sie die hier genannten Einrichtungen den drei Kategorien – ambulant, teilstationär und stationär – zu.
4. Welche Arten von Einrichtungen gibt es in Ihrer Umgebung?
5. Diskutieren Sie die Vor- und Nachteile der einzelnen Einrichtungen.

ZUSAMMENFASSUNG

- Eine Behinderung ist die Folge einer körperlichen, geistigen oder seelischen Beeinträchtigung.
- Eine Behinderung erschwert immer den täglichen Lebensvollzug. Die Auswirkungen hängen von der Form der Behinderung ab. Man unterscheidet Sinnesbehinderungen, z. B. Schwerhörigkeit und Blindheit, geistige Behinderungen, Sprach-, Körper- und Lernbehinderungen.
- Damit jeder Betroffene optimal gefördert werden kann, ist es wichtig, die Merkmale der verschiedenen Behinderungsformen zu kennen.
- Eine Beeinträchtigung kann vor, während oder nach der Geburt eintreten sowie später durch einen Unfall oder eine Erkrankung verursacht werden.
- Viele Behinderungen können vermieden werden, wenn rechtzeitig Vorsorgemaßnahmen getroffen werden oder eine bereits vorhandene Beeinträchtigung frühzeitig erkannt und behandelt wird.
- Die Behinderung eines Familienmitglieds verändert das Leben der gesamten Familie. Sie muss lernen, sich mit der veränderten Situation abzufinden, und häufig ihr ganzes Leben auf den Angehörigen mit der Behinderung ausrichten.
- Die Reaktionen der Umwelt sind für die Betroffenen und ihre Angehörigen oft belastender als die Folgen der eigentlichen Beeinträchtigung. Durch Vorurteile und Fehlverhalten werden sie häufig vom Leben der Gesellschaft ausgeschlossen. Demütigungen und Minderwertigkeitsgefühle können schnell zu einem auffälligen Verhalten führen.
- Für den Umgang mit Menschen mit Behinderungen bilden folgende Leitgedanken die Basis: Integration, Inklusion, Normalisierung, Selbstbestimmung und Teilhabe statt Fürsorge.
- Normalisierung und Integration von Menschen mit Behinderungen in alle Bereiche des gesellschaftlichen Lebens können nur durch Aufklärung und Förderung von persönlichen Kontakten zwischen Menschen mit und ohne Behinderung gelingen.
- Selbstbestimmung bedeutet, soweit dies möglich ist, freie Wahl von Kleidung, Essen, Aussehen, Freundschaft, Partnerschaft und Wohnen.
- Zur Förderung und Unterstützung von Menschen mit Behinderungen stehen eine Reihe von Einrichtungen und Diensten zur Verfügung: Frühförderstellen, spezielle Kindergärten und Schulen, Berufsbildungswerke und Werkstätten für Menschen mit Behinderung.

AUFGABEN

1. Wann spricht man von Behinderung?
2. a) Nennen Sie mögliche Ursachen für eine geistige Behinderung und eine Sehbehinderung.
   b) Zeigen Sie geeignete Vorsorgemaßnahmen auf.
3. Beschreiben Sie mögliche Auswirkungen einer Rötelerkrankung in der Schwangerschaft.
4. Zeigen Sie am Beispiel der Gehörlosigkeit auf, warum Früherkennung von großer Bedeutung für die Betroffenen ist.
5. Beschreiben Sie falsche Verhaltensweisen von Menschen ohne Behinderung gegenüber ihren Mitmenschen mit Behinderung.
   a) Nennen Sie Gründe für diese Verhaltensweisen.
   b) Welche Auswirkungen kann das Fehlverhalten haben?
6. Zeigen Sie Möglichkeiten auf, wie die Integration von Menschen mit Behinderungen erreicht werden kann.
7. Erläutern Sie, warum mithilfe von optimalen Lernmöglichkeiten die Situation von Menschen mit Seh- oder Hörbeeinträchtigungen verbessert werden kann. Stellen Sie dies am Beispiel der Frühförderung dar.
8. Ist Ihre Schule barrierefrei? Belegen Sie Ihre Aussage mit Beispielen.
9. Welche Selbsthilfegruppen gibt es in Ihrer Umgebung und welche Ziele verfolgen diese im Einzelnen?
10. Durch welche Maßnahmen könnte die Situation von Menschen mit Behinderungen weiter verbessert werden?
    Erläutern Sie Ihre Überlegungen anhand von Beispielen.
11. „Inklusion bedeutet, nicht die Menschen mit Behinderung passen sich an die Gesellschaft an, sondern wir organisieren den Alltag so, dass die 9,6 Millionen Menschen mit Behinderung selbstverständlich mittendrin und dabei sind." (Bundesministerin für Arbeit und Soziales, Ursula von der Leyen, 2011)
    Diskutieren Sie, was diese Aussage bedeutet und was Sie dazu beitragen können.

9

10 Umgang mit eigenen Belastungen

BEISPIEL

Sophie trifft sich mit ihrer Freundin und schüttet erst einmal ihr Herz aus: „Das war vielleicht wieder ein Stress heute. Erst habe ich verschlafen, sodass mir der Bus vor der Nase weggefahren ist und ich zu spät in die Schule gekommen bin. Wir haben eine Arbeit geschrieben, ich habe in der Eile die Klassentür zugeknallt und die Meier hat mich angemeckert, ich soll nicht stören. Weil ich nicht so viel Zeit hatte, bin ich nicht mit den Aufgaben fertig geworden – also wieder 'ne schlechte Zensur. Hoffentlich versaut mir das nicht die Versetzung! Mittags wollte mich dann Simon abholen. Der war nicht da. Als er dann endlich kam, war ich stocksauer. Wir haben uns angebrüllt und dann völlig verkracht getrennt. Dadurch bin ich zu spät nach Hause gekommen und meine Mutter hat Terz gemacht. Weil das so ätzend war, hab' ich zurückgeschrien, bin gleich wieder wütend aus dem Haus und hab' die Tür hinter mir zugeknallt. Nee, weißt du, ich hab' die Nase echt voll. Am liebsten würde ich ausziehen und keinen von denen mehr sehen."

AUFGABEN

1. Was verstehen Sie unter Stress?
2. a) Was waren die Stressauslöser im Beispiel?
   b) Was waren die Folgen und wie hätte man sie vermeiden können?

10.1 Was versteht man unter Belastungen?

Viele Menschen haben in ihrem Leben dieselben Aufgaben zu lösen. Einige bewältigen sie mit Gelassenheit und Routine, andere geraten in Panik. Sie sind beunruhigt, fühlen sich verunsichert und manchmal überfordert. Sie sind „gestresst".

Der Begriff **„Stress"** wird seit dem 18. Jahrhundert verwendet, um damit Druck und Belastung zu beschreiben – zunächst für den technischen Bereich (Zerreißprobe im Belastungstest). Seit etwa 1950 wird der Begriff Stress auch im medizinisch-biologischen Sinn verwendet. Man meint damit die situationsbedingte Belastung eines Menschen ohne Wertung. Heute wird Stress überwiegend im Sinne einer negativ empfundenen Belastung verwendet.

Belastungen entstehen z. B. durch:

- Streit
- Trennung
- Tod eines nahestehenden Menschen
- zu viel oder zu schwere Arbeit
- Arbeitsplatzverlust

Wie stark man eine Belastung empfindet, hängt von verschiedenen Faktoren ab, unter anderem davon,

- welche Bedeutung man einem Ereignis beimisst.
- welchen Einflüssen der Körper ausgesetzt ist (z. B. Lärm, Anstrengung).
- wie sich Privatleben und Beruf miteinander vereinbaren lassen.

Ein gewisses Maß an Stress – im Sinne von Anforderung und Belastung – ist für jeden Menschen notwendig und wird durchaus als wohltuend und befriedigend empfunden.

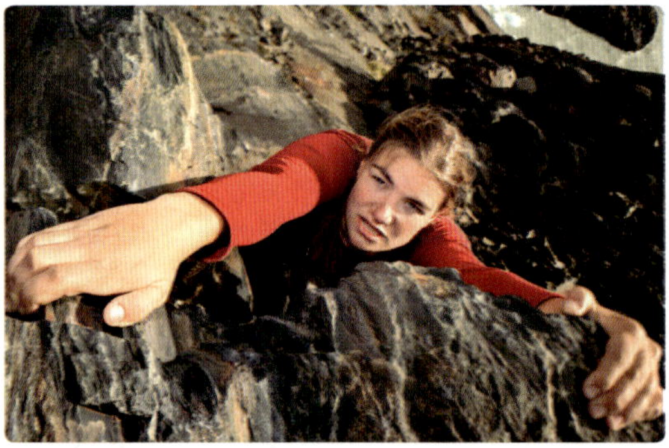

Anstrengung

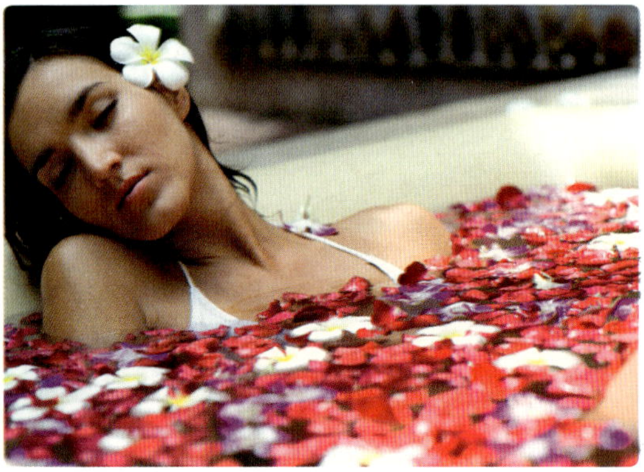

Entspannung

Bei den Belastungen muss man unterscheiden zwischen:

- normaler, gelegentlicher, zumutbarer oder kurzfristiger Anspannung, z. B. Vertretung einer Kollegin.
- übermäßiger, sich über einen längeren Zeitraum erstreckender Anspannung, z. B. Stelleneinsparung bei gleichem Arbeitsanfall.
- individuellem Erleben, situationsabhängiger Anspannung, z. B. viel Arbeit: Einer fühlt sich herausgefordert und strengt sich an, der andere fühlt sich überfordert und verzagt.
- besonderen Lebensereignissen, z. B. Trennung oder Tod.
- neuen Anforderungen, die eine Herausforderung darstellen, z. B. erster Arbeitstag in einer neuen Stelle.

AUFGABE

1. Versuchen Sie in einer Kleingruppe für jede Belastungsart ein zutreffendes Beispiel zu finden. Vergleichen Sie anschließend Ihre Ergebnisse.

Bedrohlich wird die Belastung bzw. der Stress erst dann, wenn

- eine Überforderung über einen längeren Zeitraum andauert und man keine Lösungs- oder Veränderungsmöglichkeit sieht.
- ein chronischer Mangel nicht beseitigt werden kann.
- die Stressreaktion „aus dem Ruder“ läuft.

BEISPIEL

Ein aufsehenerregender Fall wurde durch ein Geständnis geklärt. Ein 15-jähriges Mädchen war angeblich Opfer eines brutalen Brandanschlags geworden. Die Schwerverletzte kam in eine Spezialklinik. Am Abend gestand sie der Polizei, dass sie sich selbst mit Spiritus übergossen und angezündet hatte. Als Motiv für den Selbstverstümmelungsversuch, bei dem das Opfer Brandwunden zweiten Grades an Brust, Bauch und Armen erlitten hatte, nannte ein Polizeisprecher „massiven psychischen Druck“.
Über die genauen Lebensumstände bewahrte die Polizei aus Rücksicht auf die Schülerin Stillschweigen.

Für viele Belastungen im Leben eines Menschen finden sich die Ursachen im Beruf. Dies trifft in besonderem Maße für soziale Dienstleistungsberufe zu.

10.2 Berufstypische Belastungen: Ursachen und Folgen

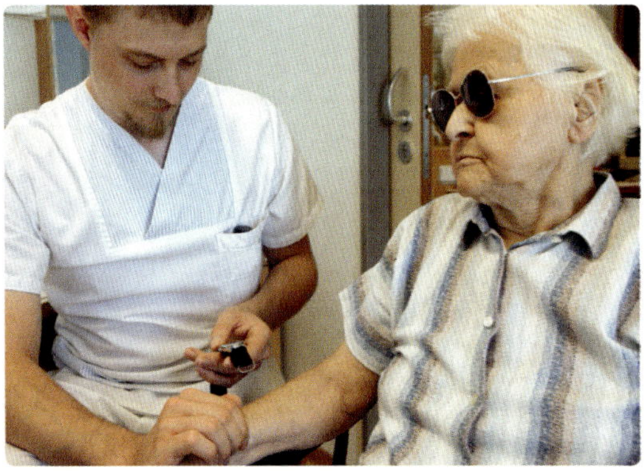

Altenpfleger – ein Dienstleistungsberuf?

Ich meine, allein vom Pflegepersonal her muss der Tagesablauf total schematisch ablaufen, sonst kommt das Personal nicht mit mit der Arbeit, und ich meine, dass mir eine Arbeit besonders gefällt oder besonders stinkt, kann ich eigentlich nicht sagen, aber mittlerweile, bedingt durch das Schema, ich weiß auch nicht, da verliert man die Lust, und die Routine, die kriegt man mit der Zeit, da sträubst du dich selber dagegen. Dann fertigt man die Leute immer mit den gleichen Phrasen ab, man füttert sie unter Zeitdruck, man badet sie unter Zeitdruck, man bettet unter Zeitdruck, man holt die Wäsche aus der Waschküche und alles mit der Uhr. Und wenn man mal mittags 3 Leute füttern muss, und die kauen ja ewig, [...] da wirst du wahnsinnig nervös dabei. Und wenn du dann noch ein paar Alte hast, die dann noch bösartig sind, die dich dauernd anmachen, [...] dann drehst du durch.[1]

AUFGABEN

2. Was empfindet der Sprecher im Text als belastend?
3. Was hat Sie in Ihrem Praktikum belastet und warum? Erstellen Sie zu diesem Thema eine Wandzeitung und ordnen Sie die einzelnen Belastungssituationen den gefundenen Ursachen zu.
4. Spielen Sie einige der Belastungssituationen nach.

[1] Knobling, 1999, S. 60

10

Ziel jeder Beschäftigung ist es, Leistung zu erbringen und Erfolg zu haben. Bei betreuenden Berufen oder Tätigkeiten ist dies nicht immer einfach, weil man den Erfolg häufig nicht sehen und messen kann, wie bei produzierenden Berufen. Situationen und Anforderungen ändern sich beim Umgang mit Menschen fortlaufend, da das Verhalten der Betreuer und der Betreuten ständig wechselt. Das macht die Arbeit einerseits interessant, andererseits aber auch belastend. Die in der Krankenpflege am häufigsten empfundenen Belastungen werden in der Grafik dargestellt. Sie können von außen erzeugt werden oder in der eigenen Person liegen.

Arbeitsbelastung in der Krankenpflege

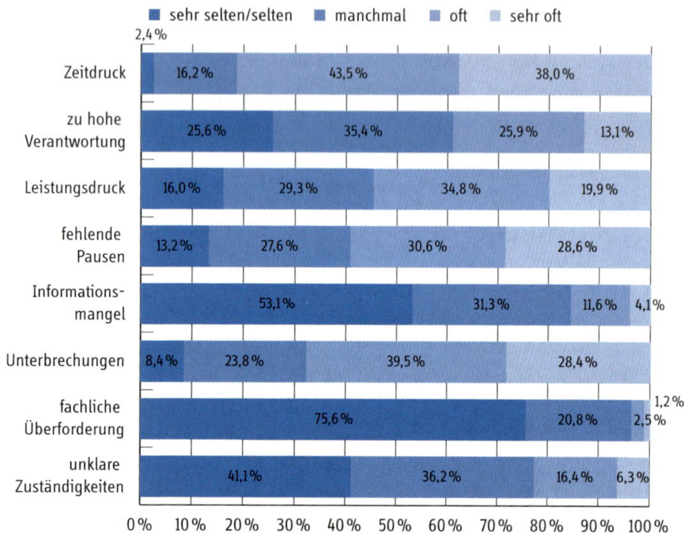

Quelle: DAK-BGW: Gesundheitsreport 2005 – Stationäre Krankenpflege, S. 31

10.2.1 Von außen erzeugte Belastungen

Die Ursachen hierfür können sein:

Ungünstige Rahmenbedingungen

- **zu wenig Personal**
  Das führt dazu, dass Betreuer keine oder wenig Zeit haben, während die Betreuten in der Regel Zeit im Überfluss haben.
- **Zunahme der Aufgaben**
  Der Anteil der Verwaltungsaufgaben und die Anforderungen an das Personal steigen, da die Heimbewohner immer älter werden. Dadurch nehmen Verhaltensauffälligkeiten und Pflegebedürftigkeit zu.
- **schlecht qualifiziertes Personal**
  Das Personal fühlt sich nicht ausreichend kompetent/befähigt, in einer besonderen Situation, z. B. bei einem Notfall, richtig zu reagieren.
- **unregelmäßige Arbeitszeiten**
  Schichtdienst, insbesondere Nachtdienst, belastet den Körper und kann die Freizeitgestaltung einschränken.
- **schlechte Ausstattung des Arbeitsplatzes**
  Es fehlen technische Hilfsmittel, die die Arbeit erleichtern und helfen, körperliche Überbeanspruchung zu vermeiden. Räume sind zu klein, sodass man sich nicht richtig bewegen kann und bei manchen Verrichtungen „verrenken" muss.

Ich habe meinen Freund mal besucht, der ist jetzt in einem neuen Altenheim […], das ist letztes Jahr erst eingeweiht worden, da ist halt alles drinnen.
Der Massage-Salon ist vermietet an einen Unternehmer […], und da floriert das.
Die haben Unterwassermassage und ein Schwimmbecken und dieses und jenes, und das fehlt […] bei uns alles.
Genau wie die mechanischen Hilfsmittel bei uns ziemlich rar sind. So ein Gestell, wo man die Arme stützen kann und die Beine ein bisschen, das gibt es halt bei uns nicht, oder so ein Handstück mit 3 Füßen statt einem, das gibt es halt alles nicht, das ist alles nicht in dem Maß vorhanden, wie man es bräuchte.[1]

AUFGABEN

1. Wie sollte zweckmäßigerweise die Badewanne in einem Pflegeheim installiert sein? Begründen Sie Ihre Antwort.
2. Schreiben Sie auf, welche technischen Hilfsmittel es in Ihrem Praktikum gab und vergleichen Sie die Ausstattungen untereinander.

[1] Knobling, a. a. O., S. 66

Geringe Wertschätzung durch das Umfeld

Freunde und Bekannte reagieren häufig verständnislos und ablehnend auf die Berufswahl. Das kann zu einer erheblichen Belastung werden.

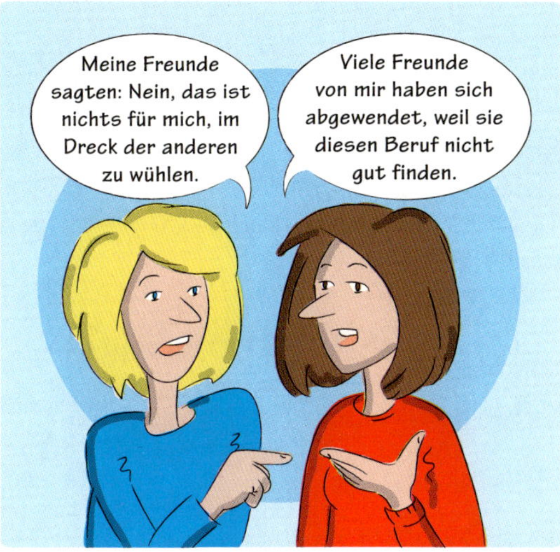
Meine Freunde sagten: Nein, das ist nichts für mich, im Dreck der anderen zu wühlen.
Viele Freunde von mir haben sich abgewendet, weil sie diesen Beruf nicht gut finden.

Aussagen von Altenpflegeschülerinnen

Ungünstige Zusammensetzung der Teams

Es kann zu Konflikten im Team kommen, wenn die Ansprüche der Einzelnen sehr verschieden sind oder keine Offenheit herrscht und Konflikte nicht ausgetragen werden (vgl. Kap. 5).

BEISPIEL

Aussage einer Altenpflegeschülerin:
„Mein Schichtleiter verhält sich wirklich merkwürdig, er macht Aussagen über Bewohner, die ich als kränkend empfinde. Er verbreitet Hektik, setzt alle unter Druck, schreit, ist aggressiv, will aus uns Schülern Erwachsene machen."

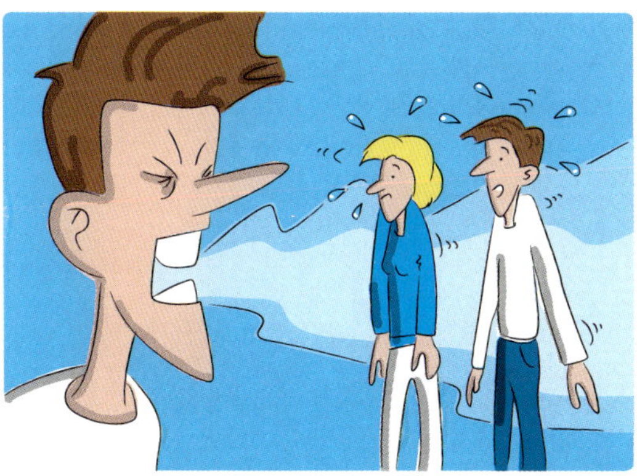

AUFGABEN

1. Vergleichen Sie in Ihrer Klasse die verschiedenen Praktikumsstellen miteinander:
   a) Wie war das Verhältnis von Betreuer zu Betreuten?
   b) Wie war das zahlenmäßige Verhältnis von Fachkräften zu Helfern?
   c) Wie wurde mit Konflikten umgegangen?
   d) Gab es regelmäßige Dienstbesprechungen?
   e) Wie war das Betriebsklima?
   f) Haben Sie sich getraut, Fragen zu stellen?
   Bearbeiten Sie in einer Kleingruppe jeweils eine dieser Fragen und tauschen Sie die Ergebnisse aus.
2. Können Sie eine Beziehung zu der Aufgabe auf S. 203 (Wandzeitung) feststellen?
   Ergänzen Sie evtl. die Wandzeitung.

10.2.2 Belastungen, die in der eigenen Person liegen

Ursachen hierfür können sein:

- **falsche Körperhaltung**
  z. B. beim Heben und Bücken
- **unzureichende Ausbildung**
  - Die Ausbildungszeit war zu kurz.
  - Bestimmte Bereiche sind nicht angesprochen bzw. Inhalte nicht vermittelt worden.
- **zu hohe Ansprüche an sich selbst**
  - Man möchte immer alles richtig machen.
  - Man traut sich nicht zu fragen, weil man sich nicht blamieren möchte.
  - Man hat in der Vergangenheit schlechte Erfahrungen gemacht und möchte nun alles besser machen.

BEISPIEL

Aussage eines Altenpflegeschülers:
„Es wird sehr viel erwartet – auch auf der Station. Ich muss immer einfühlsam sein. Die Patienten erzählen ja auch von sich und zu Hause.
Ich versuche immer noch, ein wenig Distanz zu wahren. Das hat mit meiner Vorstellung von Pflege zu tun: Ich kann kranke Menschen nur situativ unterstützen und dazu beitragen, ihr Leid etwas erträglicher zu machen. Ich kann ihnen aber nicht dabei helfen, ein besseres Leben zu führen.
Schüler, die mit solchen Vorstellungen in die Pflege kommen, werden scheitern, weil sie keinen Abstand gewinnen können."

10

- **falsche Berufswahl**
  - Man hat sich falsche Vorstellungen von dem Beruf gemacht.
  - Die körperlichen Anforderungen entsprechen nicht dem Leistungsvermögen.
  - Es kann aber auch sein, dass man in der Praxis feststellt, dass die Wirklichkeit anders ist, als man es in der Theorie gelernt hat oder man sich das vorgestellt hat (s. Punkt 1). Man spricht dann von einem „Praxisschock".
  - Man erhofft sich Erfüllung, Anerkennung und „Gebrauchtwerden".
  - Man stellt fest, dass man über Fähigkeiten verfügen muss, die man nicht besitzt und auch nicht erlernen kann, z. B. Geduld, oder dass das Aufnehmen und Erhalten von Beziehungen misslingt.

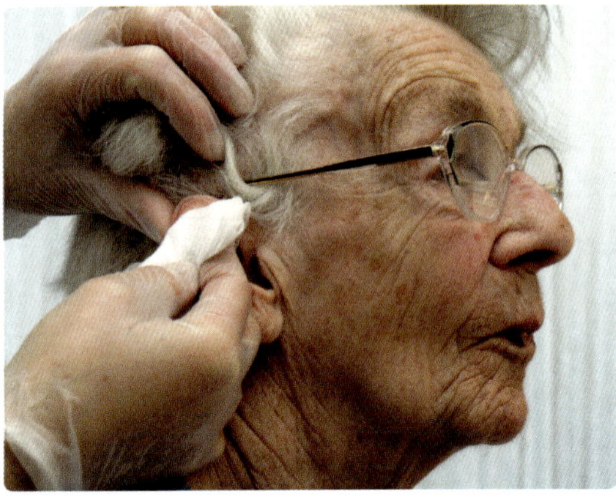

Geduld bei der Körperpflege

- **Problem von Nähe und Distanz**

Auszug aus einem Praktikumsbericht

Einige Bewohner fordern sehr viel Zuwendung. Der Grund besteht unter anderem darin, dass die meisten von ihnen seit dem Kleinkindalter in einem Heim leben. Anfangs versuchte ich auf die vielen Bedürfnisse einzugehen, z.B. körperliche Zuwendung, Gespräche, jemanden für sich alleine haben. Dabei fiel es mir schwer, mich abzugrenzen. Manchmal kam ich wie ausgelaugt von der Arbeit und konnte auch außerhalb meiner Dienstzeit nicht abschalten. Ich suchte nach einem Weg, den Bedürfnissen der Bewohner entgegenzukommen, mich aber gleichzeitig von ihren Problemen abzugrenzen. Die Balance zu finden ist schwierig.

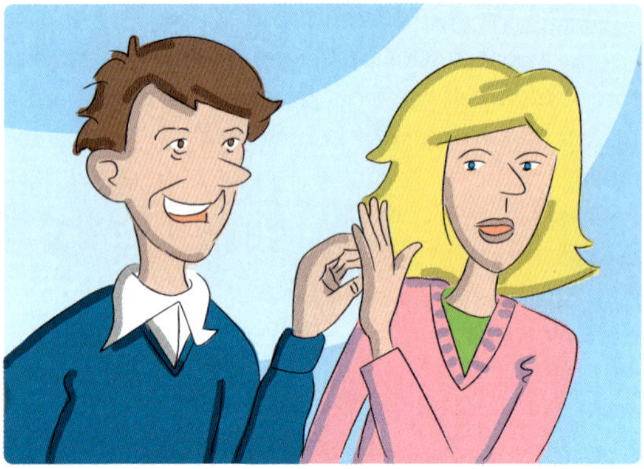

Distanzlosigkeit von zu Betreuenden

AUFGABE

Haben Sie ähnliche Erfahrungen in Ihrem Praktikum gemacht? Schildern Sie die Situation und wie Sie sich verhalten haben.

Bei der Betreuung von Menschen baut man Beziehungen auf. Einige von den Betreuten hat man sehr gerne und man versucht ihnen ein Wohlgefühl zu vermitteln. Dabei ist es manchmal schwierig, die Grenze zu ziehen zwischen Arbeit (Pflege und Betreuung), Liebe im Sinne von Zuwendung und Verständnis sowie Leben (Privat- und Berufsleben).
Die genannten Ursachen können zu physischen und zu psychischen Beeinträchtigungen führen.

Als **physische Auswirkungen** lassen sich nennen:
- Schäden am Stütz- und Bewegungsapparat
- Allergien und Unverträglichkeiten

Psychische Belastungen können sich äußern in
- Nervosität
  Man schreckt zusammen und ist empfindlich gegenüber Lärm. Man kann nicht still sitzen.
- der Unfähigkeit, sich entspannen zu können
  Man muss immer wieder an die Arbeit oder bestimmte Situationen denken und kann schlecht schlafen.

BEISPIEL

Aussage einer Altenpflegeschülerin:
„Ich kann nicht total frei arbeiten, weil bei mir immer ein unruhiges Gefühl mitspielt, dass irgendwann einmal etwas passieren kann, z. B. dass durch meine Schuld eine Bewohnerin stürzt oder anders zu Schaden kommt."

- Schuldgefühlen
  Habe ich das auch richtig gemacht? Hätte ich mich anders verhalten sollen?
- Aggressivität
  „Nun lassen Sie mich doch endlich in Ruhe."
- Frustrationen (Enttäuschungen)
  Man hat eine bestimmte Erwartungshaltung. Man möchte es beispielsweise allen recht machen und möchte immer alles richtig machen. Lassen sich diese Erwartungen nicht erfüllen und reagiert der andere anders als erwartet, ist man enttäuscht oder nimmt das Verhalten persönlich.

Auszug aus einem Praktikumsbericht
Da er nicht sprechen kann, fiel es mir schwer, mein Handeln auf seine Bedürfnisse abzustimmen. Anfangs nahm ich seine Abwehrhaltung persönlich.

Das kann zur Folge haben, dass man
- unzufrieden wird
  „Ich schaffe das doch nicht, die anderen sind mit mir nie zufrieden."
- ständig Schmerzen hat
  Z. B. Kopf- oder Rückenschmerzen
- Angst bekommt vor unvorhergesehenen Situationen und untätig bleibt oder das Falsche tut
- krank wird, wenn die Frustrationen sich häufen
  Dadurch werden die anderen wiederum noch stärker belastet, da sie Krankheitsvertretung oder zusätzliche Aufgaben während der regulären Arbeitszeit übernehmen müssen.
- sich schließlich ständig verausgabt, wenn sich langfristig überhaupt nichts ändert
  Man nennt das auch **„Burnout"** (*engl.* = ausgebrannt).
- vielleicht sogar den Beruf aufgeben muss oder völlig arbeitsunfähig wird.

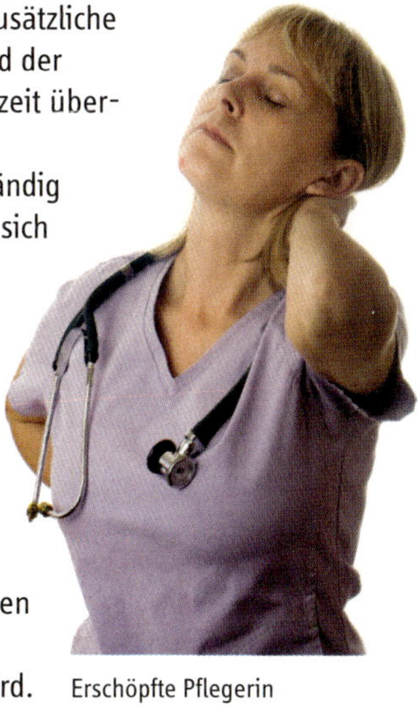

Erschöpfte Pflegerin

So weit muss es nicht kommen. Zur Entlastung kann man vieles selbst tun und auch vielfältige Hilfen von anderen in Anspruch nehmen.

10.3 Möglichkeiten der Bewältigung

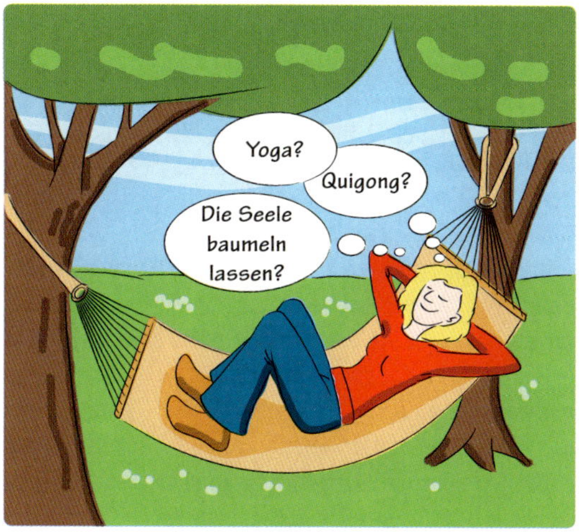

Entspannung und Stressbewältigung

Zur Bewältigung von Belastungen helfen häufig schon relativ „einfache" Mittel wie:

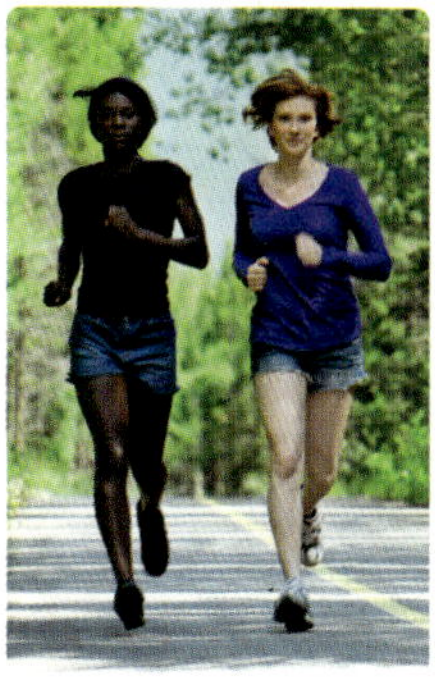

- nach geistigen Anspannungen körperlich aktiv werden
- nach körperlichen Anstrengungen Ruhepausen einlegen
- ausreichend schlafen
- mit jemandem reden
- sich einmal für sich selbst Zeit nehmen zum Entspannen oder Nachdenken
- einen Plan machen, was wann zu erledigen ist und was man auch verschieben kann (vgl. Kap. 3)

Falsch wäre es:
- Belastungen zu ignorieren
- Medikamente, wie Kreislauf-, Aufputsch- oder Beruhigungsmittel, einzunehmen
- Alkohol zur Entspannung zu trinken
- Belastungen aus dem einen Bereich auf den anderen zu übertragen wie in dem Beispiel am Anfang des Kapitels: Weil Sophie zu spät in den Unterricht

gekommen ist, schreibt sie eine schlechte Arbeit und lässt ihren Ärger anschließend an ihrem Freund und ihrer Mutter aus.

AUFGABEN

1. Nennen Sie Situationen aus Ihrem Praktikum, in denen Sie
   a) sich die Arbeit mit dem Einsatz von Hilfsmitteln erleichtert haben.
   b) die Unterstützung von anderen benötigt haben.
2. Beschreiben Sie eine Betreuungssituation, die Sie mit gezielter Ansprache, Ermutigung und der Mithilfe des zu Betreuenden bewältigt haben.

Zur Verminderung von Belastungen tragen auch folgende Möglichkeiten bei:
- ergonomische Arbeitstechniken und der Einsatz von technischen Hilfen
- die richtige Einstellung zur Arbeit
- die aktive Auseinandersetzung mit Belastungen
- die Inanspruchnahme professioneller Hilfe

10.3.1 Ergonomische Arbeitstechniken und technische Hilfsmittel

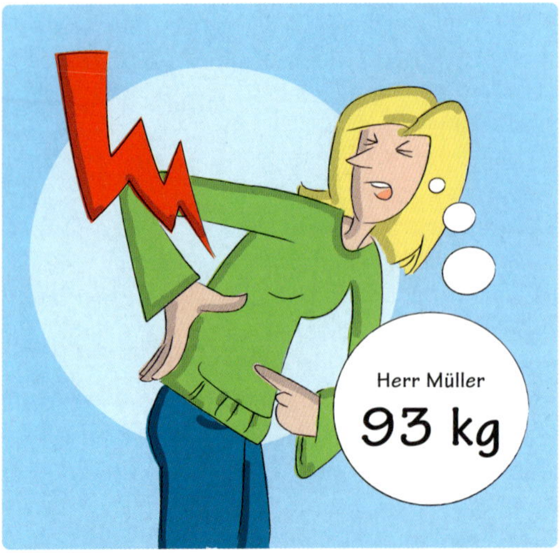

BEISPIEL

Eine Praktikantin in einem Altenpflegeheim klagt nach einigen Tagen: „Mir tun der Rücken und die Füße so weh vom ewigen Tragen und Laufen. Einige alte Menschen sind aber auch so schwer und unbeweglich. Mit denen komme ich gar nicht zurecht."

AUFGABE

3. Was würden Sie dieser Praktikantin raten und wie könnten Sie ihr helfen?

Eine falsche Körperhaltung bei der täglichen Arbeit führt zu einer Fehlbelastung der Wirbelsäule. Kurzfristig treten gesundheitliche Beschwerden auf, z. B. Muskelverspannungen, Schmerzen und Hexenschuss. Langfristig entstehen daraus Schäden an der Wirbelsäule, z. B. ein Bandscheibenvorfall.
Es ist deshalb wichtig, die Wirbelsäule zu entlasten, die Gesundheit zu erhalten und rücken- und gelenkschonende Arbeitsweisen anzuwenden.
Dazu tragen bei:

Eine gute Körperhaltung

Das bedeutet:
- Oberkörper aufrecht halten
- keinen Buckel machen
- Lasten körpernah anheben
- Lasten gleichmäßig verteilen

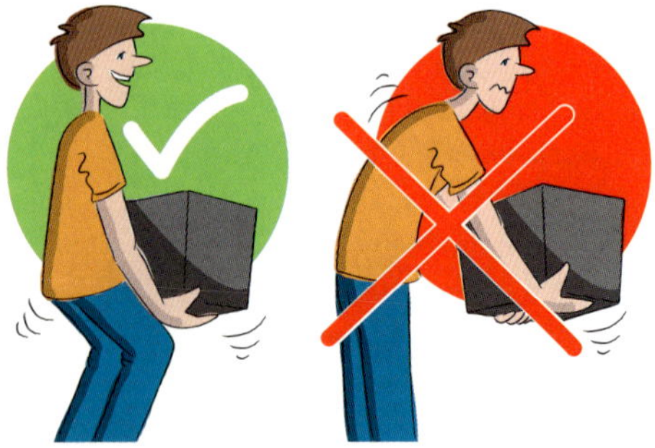

Heben und ...

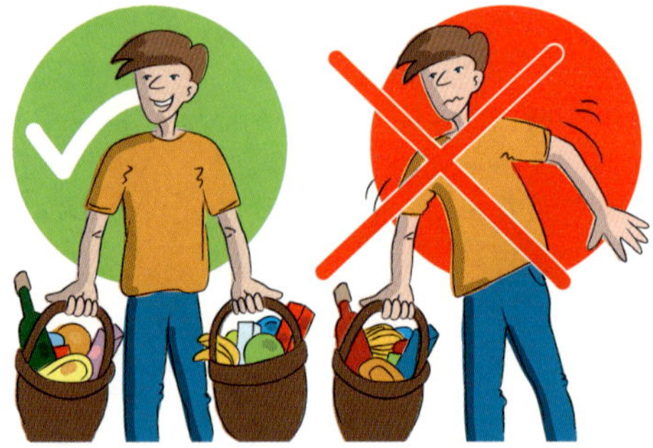

... Tragen

Die richtige Atmung
- beim körpernahen Anheben der Lasten ausatmen

Ein sicherer Stand

Den erreicht man, wenn man

- gut sitzende Schuhe mit rutschsicherer Sohle trägt. Plateausohlen oder hohe Absätze sind ungeeignet, da die Gefahr des Umknickens besteht.

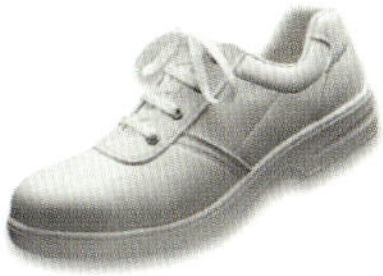

Geeignete Schuhe

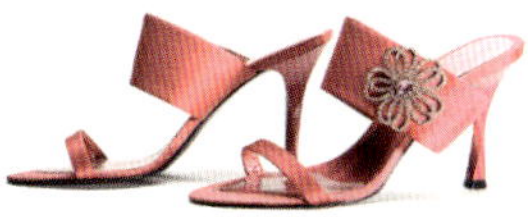

Ungeeignete Schuhe

- eine sichere Standfläche schafft. Ein rutschender Teppich auf einem glatten Untergrund kann schnell zu einer Gefahr werden.

Hilfsmittel und Arbeitsplatzgestaltung

Hilfsmittel sind z. B.

- ein höhenverstellbares Bett
- eine Hebevorrichtung an der Badewanne

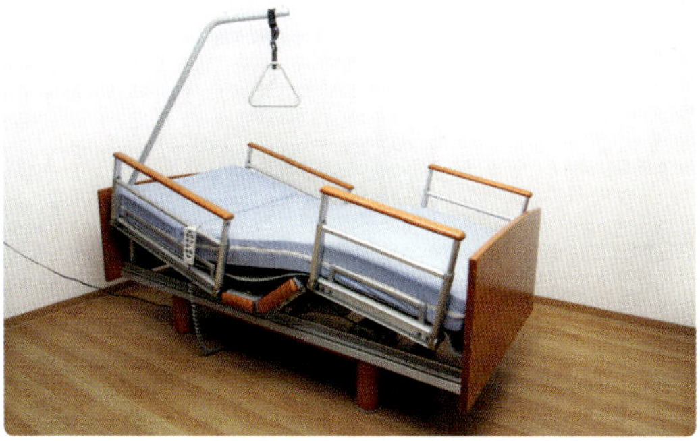

Höhenverstellbares Bett

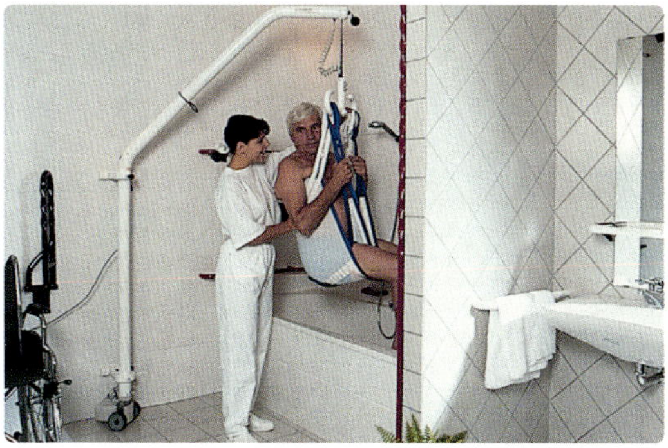

Hebevorrichtung an der Badewanne

Zur Schonung der Wirbelsäule und zur Arbeitserleichterung trägt auch die gute Vorbereitung des Arbeitsplatzes bei. Dazu gehört, dass man alle benötigten Geräte und Mittel

- so aussucht und bereitstellt, wie der Arbeitsvorgang dies erfordert (Einzelarbeit/Teamarbeit).
- so anordnet, dass sie mit gerader Körperhaltung zu erreichen sind.

Eine Bewertung der Situation

- Wie viel kann der zu Betreuende leisten?
- Reichen seine und meine Kräfte aus, um das Vorhaben zu erledigen?
- Brauche ich Hilfe?
- Absprachen mit dem zu Betreuenden oder dem Kollegen treffen, damit man miteinander und nicht gegeneinander arbeitet.

AUFGABEN

1. Ergänzen Sie die technischen Hilfsmittel, die Sie kennengelernt haben und die die pflegerische Arbeit erleichtern. Vervollständigen Sie die Liste evtl. mithilfe eines Fachkatalogs.
2. Ein bettlägeriger Heimbewohner soll von Ihnen gewaschen werden.
   a) Schreiben Sie auf, welche Arbeitsmittel Sie dazu benötigen.
   b) Fertigen Sie eine Skizze des Arbeitsplatzes an.
   c) Vergleichen und bewerten Sie die Ergebnisse.

10.3.2 Die richtige Einstellung zur Arbeit

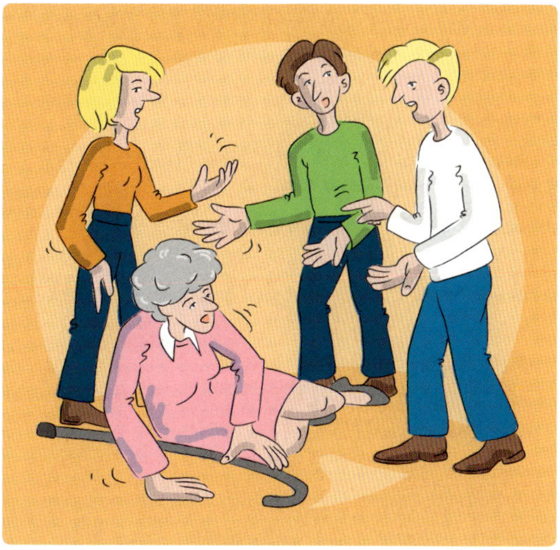

Was ist zu tun?

AUFGABE

1. a) Bilden Sie kleine Gruppen.
   b) Jeder Gruppenteilnehmer beschreibt zunächst für sich eine Belastungssituation und orientiert sich dabei an den folgenden Fragen:
      - Wer war beteiligt?
      - Wann war das?
      - Wo passierte es?
      - Was passierte?
   c) Die Belastungssituationen werden mündlich in der Gruppe vorgestellt. Dabei soll zunächst nur das konkrete Geschehen dargestellt werden.
   d) Nun verständigt sich die Gruppe auf eine Situation, die bearbeitet werden soll. Die gewählte Situation wird anschließend als Rollenspiel vor der Klasse dargestellt.
      Hierfür sollten folgende Rollen vergeben werden: die aktiven Spieler und der Spielführer. Der Spielführer gibt die Einführung in die Situation und stellt die Spieler in ihrer Rolle vor.
      Die Zuschauer beobachten und überlegen:
      - Habe ich etwas Ähnliches erlebt?
      - Wie bin ich damit umgegangen?
      Die Spieler schildern ihre Empfindungen während des Rollenspiels.
   e) Die Gruppe überlegt:
      - Was könnten die Ursachen für die Belastung gewesen sein?
      - Wie könnte man die Situation verändern und damit die Belastung vermindern?
   f) Die veränderte Situation wird vor der Klasse dargestellt.
   g) Die Eindrücke werden mit der Erstsituation verglichen und bewertet.
   h) Gemeinsam wird überlegt, ob es noch weitere Verbesserungsmöglichkeiten gibt.

Ziel ist es, bzw. muss es sein, Belastungen zu verringern und wenn möglich zu vermeiden. Das bedeutet, dass der Einzelne sich darüber klar wird:

- Was belastet mich?
- Wodurch machen sich die Belastungen bemerkbar?
- Warum belastet es mich?
- Wie kann ich die Belastungen vermeiden oder verringern?

Folgen von Belastungen sollten nicht verharmlost werden: „Das ist nicht so schlimm. Ich schaff' das schon."

BEISPIEL

In einem Altenwohnheim wird eine Bewohnerin, die schon seit etlichen Jahren dort wohnt, schwer pflegebedürftig. In dem Vertrag ist vereinbart worden, dass die Bewohner bei Pflegebedürftigkeit umziehen müssen. Diese Bewohnerin, die alle sehr ins Herz geschlossen haben, weil sie liebenswert, hilfsbereit und bescheiden ist, bettelt nun darum, nicht umziehen zu müssen. Es fehlen zwar technische Hilfsmittel und das Personal ist auch äußerst knapp bemessen, aber das Team entscheidet sich für den Verbleib.

AUFGABEN

2. Wie beurteilen Sie die Entscheidung?
3. Welche Folgen kann das haben
   a) für die Bewohnerin?
   b) für die Pflegenden?

Zur **Verringerung oder Vermeidung** von Belastungen trägt u. a. bei,

- **andere** oder anderes zu **akzeptieren.**
- die Arbeit im Sinne von **Innehalten und Weiterschreiten** zu **reflektieren.**
- **Rituale** zu entwickeln.
- selbst aktiv zu werden (s. Kap. 10.3.3).

Akzeptieren

- **bestimmte Situationen**
  z. B. dass es unheilbar kranke Menschen gibt, die man nicht wieder gesund pflegen kann, denen man aber das Dasein erträglicher gestalten kann.
- **den anderen Menschen**
  mit seinen Fähigkeiten, Eigenarten und Bedürfnissen. Dazu gehört auch die Überzeugung, dass jeder Mensch in jedem Alter lern- und veränderungsfähig ist.

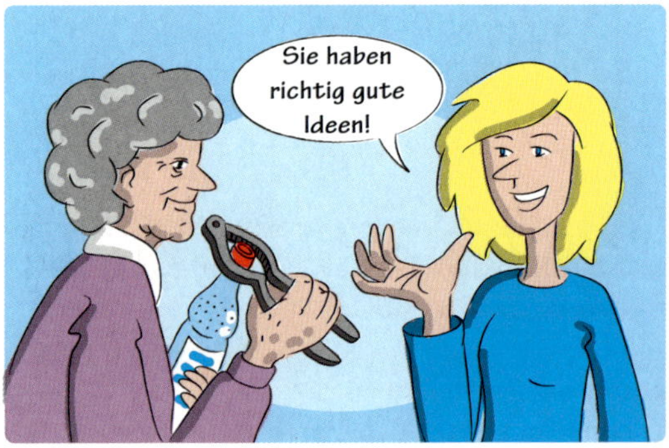

- **bestimmte Gegebenheiten**
  z. B. dass in einem christlich geführten Heim Wert auf den Glauben und die damit verbundenen Zeichen und Verhaltensweisen gelegt wird.

BEISPIEL

Eine Altenpflegerin hat sich vorgenommen, mit den Bewohnern immer geduldig zu sein und ihnen so viel Zeit wie möglich zu geben. Im Heim gibt es eine Bewohnerin, von der sie weiß, dass sie sich noch nicht an alle Heimvorgaben, wie z. B. „Immer pünktlich zum Essen kommen" oder „Um 18:00 Uhr gehen wir ins Bett", gewöhnt hat. Sie ist großzügig mit ihr, um ihr das Einleben zu erleichtern.
Eines Tages sagt die Bewohnerin zu ihr, dass sie in den Ort zum Einkaufen gehen und dort auch essen werde. Sie lässt die alte Frau gehen. Um 19:30 Uhr ist die Bewohnerin immer noch nicht zurück. Die Pflegerin macht sich große Sorgen. Als die Bewohnerin schließlich um 19:45 Uhr erscheint, ist die Pflegerin ziemlich heftig mit ihr. Die Bewohnerin weint und geht still in ihr Zimmer. Daraufhin bekommt die Pflegerin Schuldgefühle und fühlt sich ziemlich schlecht. Nach einiger Zeit hält sie es nicht mehr aus, geht in das Zimmer, entschuldigt sich und erklärt die Situation. Die Bewohnerin sagt: „Sie haben ja Recht, ich kann auch nicht immer Sonderregelungen in Anspruch nehmen." Ab jetzt gelingt ihr das Akzeptieren der Gegebenheiten besser.

- **das eigene Leistungsvermögen und die eigene Leistungsfähigkeit**
  Das bedeutet, dass man sich einerseits seiner Fähigkeiten bewusst ist, sich etwas zutraut, sich anstrengt und Anforderungen bewältigt, andererseits aber auch die eigenen Grenzen anerkennt, um einer Überforderung – körperlich und seelisch – entgegenzuwirken. Hierbei kann die Beantwortung folgender Fragen helfen:
  - Was kann ich alleine erledigen?
  - Wo muss ich andere hinzuziehen?
  - Wer kommt dafür infrage?
  - An wen kann ich mich wenden?
  - Wie vermittle ich das der zu betreuenden Person?

Dazu gehört auch das **Neinsagen-Können.** Die Welt ist nicht vollkommen. Auch wir können sie trotz aller Bemühungen nicht hierzu machen.
Das muss man lernen anzunehmen, d. h. nicht immer alles besser machen und erfüllen zu wollen. Auch einmal Nein sagen können und sich selbst das Versagen gestatten, ohne ein Leben lang mit Schuldgefühlen zu leben. Versagen kann der Ausgangspunkt für Gelingen sein.

- **das Leistungsvermögen und die Leistungsfähigkeit des anderen**
  Dazu gehört auch das Aufräumen mit Vorurteilen wie „Alte Menschen und Menschen mit Behinderungen können nichts". Jeder Mensch besitzt bestimmte Fähigkeiten und verfügt über bestimmte Fertigkeiten, die es wahrzunehmen und zu fördern gilt. Das wird zu Stolz bei den Betroffenen führen und Belastungen verringern.
- **einen Standpunkt**
  (es nicht allen recht machen wollen)
  Wenn eine Bewohnerin sagt, sie möchte keine Gymnastik mitmachen, das habe ihr noch nie Spaß gemacht, sollte man sie nicht zwingen.

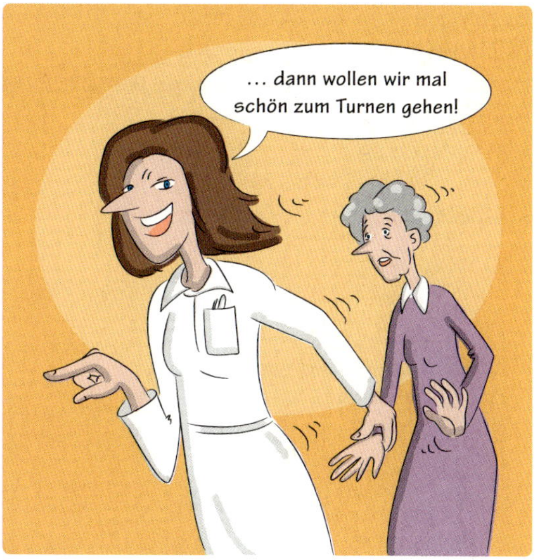

Betreuungsarbeit erfolgt zwischen den Polen:

Innehalten und Weiterschreiten

Das bedeutet, man muss
- sich selbst wahrnehmen und sich in die zu Betreuenden einfühlen.
- das eigene Tun überdenken = reflektieren und mit anderen besprechen.
- entscheiden: Ist die Handlung richtig, so wird sie wiederholt; ist die Handlung nicht richtig, so wird sie verändert.

Die eigene Veränderungsfähigkeit sollte immer dazu eingesetzt werden, dem anderen gerecht zu werden.

BEISPIEL

In einem Altenheim gibt es abends für die Versorgung der Heimbewohner einen festen Ablaufplan. Er sieht vor, dass Herr Menken als Erster versorgt wird, weil er immer sehr ungeduldig ist und sonst andauernd klingelt. Diesen Abend sitzt er jedoch vor einem Fotoalbum, das seine Kinder ihm geschickt haben, und bittet Sie, ihn heute erst später zu versorgen.

AUFGABE

Wie würden Sie in dieser Situation entscheiden? Begründen Sie Ihre Antwort.

Enttäuschungen, Verluste und Krankheiten können Anstöße für neue Entwicklungen sein. So liest man häufiger von Menschen, die eine Krebserkrankung überwunden haben, dass sie ihr Leben ändern, die Umwelt viel intensiver wahrnehmen oder Dinge tun, für die sie vorher keine Zeit hatten.
Wenn man sich als Pflegender vor Augen führt, dass jeder Mensch jemanden sucht,

- der ihn versteht,
- der ihn so nimmt, wie er ist,
- bei dem er so sein darf, wie er ist,

wird vieles leichter fallen.

Auszug aus einem Bericht über ein Praktikum in einer Tagesstätte für Erwachsene mit Schwerst- und Mehrfachbehinderungen

Da ich inzwischen zu den Besuchern der Tagesstätte eine persönliche Beziehung aufgebaut habe, kann ich ihre Stimmungslage und ihre körperliche Verfassung einschätzen. Das ist wichtig, um zu sehen, wie viel Zuwendung und gegebenenfalls Hilfestellungen notwendig sind.

Rituale

können eine Hilfe und Orientierung sein:

- für den Betreuer
- für seine Arbeit
- für die zu Betreuenden

Rituale sind Fixpunkte im Tagesablauf oder im Umgang mit anderen, auf die der Mensch sich einstellen kann und die ihm Hilfe bieten. Dieses können beispielsweise sein:

- besondere Zeitpunkte im Tagesablauf und Wochenrhythmus

BEISPIELE

Feste Essenszeiten im Heim.

Routinearztbesuche immer am Dienstagnachmittag nach dem Kaffeetrinken.

- individuelle Begrüßungsformeln

BEISPIEL

„Guten Tag, Frau Meier. Sie sehen heute aber wieder schick aus.“
Für eine Frau, die sich Mühe mit ihrem Aussehen gibt, bedeutet diese Begrüßung eine besondere Form der Zuwendung und ein Lob. Sie wird sich dem Betreuer gegenüber ganz anders verhalten als bei folgender Begrüßung: „Guten Tag, wir müssen uns beeilen.“

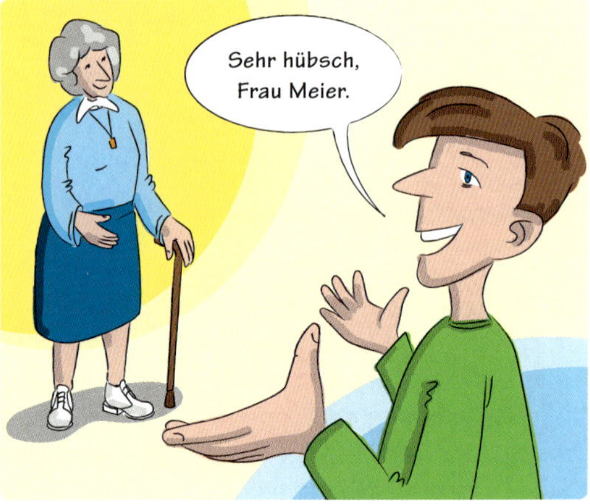

Rituale

- ein feststehender Ablauf bei der Verrichtung von Vorgängen (die Konzentration verlangen)

BEISPIEL

Ein geregelter Ablauf beim Verteilen von Medikamenten: Wenn Sie die Verteilung immer in derselben Weise vornehmen, fällt es Ihnen leichter.

Rituale bieten Sicherheit, Verlässlichkeit und Orientierung für Betreuer und Betreute. Besonders im Umgang mit alten Menschen und Menschen mit Behinderungen bieten Rituale Unterstützung und Hilfe.

Ausschnitt aus

Der kleine Prinz

Am nächsten Morgen kam der kleine Prinz zurück. „Es wäre besser gewesen, du wärst zur selben Stunde wiedergekommen", sagte der Fuchs. „Wenn du zum Beispiel um vier Uhr nachmittags kommst, kann ich um drei anfangen, glücklich zu sein. Je mehr die Zeit vergeht, umso glücklicher werde ich mich fühlen. Um vier Uhr werde ich mich schon aufregen und beunruhigen; ich werde erfahren, wie teuer das Glück ist. Wenn du aber irgendwann kommst, kann ich nie wissen, wann mein Herz da sein soll. [...] Es muss feste Bräuche geben."[1]

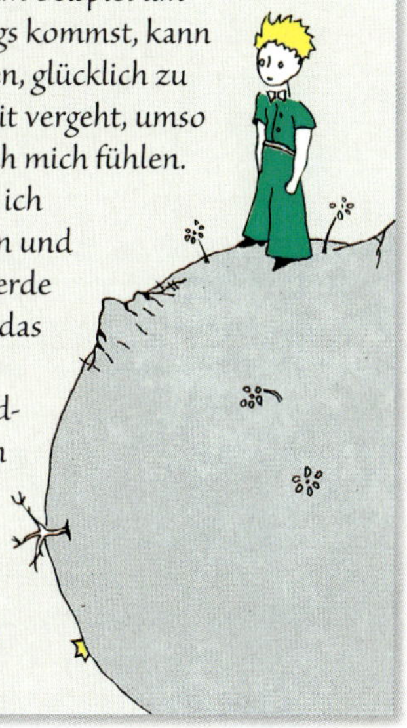

AUFGABE

1. Welche Rituale haben Sie in Ihrem Praktikum kennengelernt?

10.3.3 Aktive Auseinandersetzung mit Belastungen

Über die bereits dargestellten Entlastungsmöglichkeiten hinaus gibt es noch einige, die auf Eigenaktivitäten/-initiative beruhen. Hierzu zählen:

Gespräche

- **mit Kollegen**
  Grundsätzlich gilt: Man sollte auf Kollegen zugehen und diese um Rat fragen, wenn man sich nicht sicher ist.
- **mit Freunden oder Angehörigen**
  Sie betrachten die Angelegenheiten mit Abstand. Das bedeutet auch, dass sie einen anderen Blickwinkel haben und manches anders beurteilen als man selbst. Ein derartiges Gespräch entlastet und trägt häufig dazu bei, dass man sich bestimmter Zusammenhänge bewusst wird und sein Verhalten vielleicht ändert.
- **als regelmäßiger Erfahrungsaustausch in Dienstbesprechungen**
  Das dient der Information und trägt zum besseren Verstehen bei.
- **bei Konflikten**
  Hier gilt: Konflikte sollten in jedem Fall kurzfristig angesprochen und möglichst gelöst werden, da sie die tägliche Arbeit in erheblichem Maße beeinträchtigen können (vgl. Kap. 5).

Nach der Arbeit für Ausgleich sorgen

Das kann sein

- **körperlicher** Ausgleich
  wie Sport treiben, z. B. Tanzen oder Gymnastik
- **geistiger** Ausgleich
  wie Lesen oder Spielen
- **psychischer** Ausgleich
  wie Musik hören oder Entspannungsübungen machen

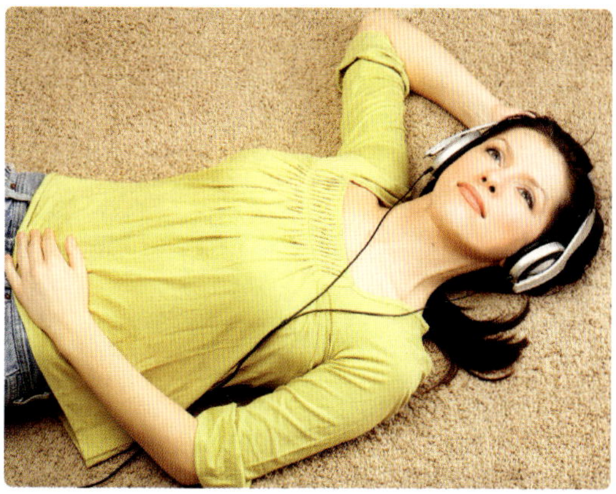

Abschalten und entspannen

AUFGABEN

2. Woran kann man erkennen, dass man entspannt ist?
3. Ist laute Musik Entspannung?
   Begründen Sie Ihre Antwort.

Mitarbeit in Organisationen

z. B. Betriebsrat oder Gewerkschaft

Durch die Mitarbeit im Betriebsrat oder in der Gewerkschaft kann man zur Verbesserung der Rahmenbedingungen beitragen.

[1] Saint-Exupéry, © 1950 und 2008, Karl Rauch Verlag, S. 68

Teilnahme an Fortbildungen

Die Teilnahme an Fortbildungen ist heute unverzichtbar. Technische (neue Hilfsmittel) und informationstechnische (neue Software und Geräte) Weiterentwicklungen können sonst zu zusätzlichen Belastungen führen, wenn man nicht mit ihnen umgehen kann. Durch die Erweiterung und Vertiefung des Wissens wird man sicherer in seiner Arbeit und beim Treffen von Entscheidungen.

Fortbildungen kann man

- einrichtungsbezogen, beispielsweise über den Betriebsrat, einfordern oder
- in Eigeninitiative bei den verschiedenen Weiterbildungsträgern belegen.

10.3.4 Inanspruchnahme professioneller Hilfen

Angebot der VHS

Supervision für Menschen in helfenden und heilenden Berufen

Den Einstieg in das Thema bilden Fallbeispiele aus den genannten Berufen. Über das Betrachten und Besprechen schwieriger Kommunikationsmuster wird elementares Wissen aus dem Bereich des neurolinguistischen Programmierens (NLP) vermittelt (Berücksichtigung von Stimme, Bewegung, innerer Haltung des Gesprächspartners – äußere Gestalt, um nur einige zu nennen).

Ziel des Kurses ist es, diese Kenntnisse und Fähigkeiten auf selbst erlebte Kommunikationssituationen zu übertragen.

Kurs 70M80

126 € (E: 84 €), 7 Termine, 21 Stunden

AUFGABE

1. a) Welche professionellen Hilfen werden bei Ihnen für Pflegende angeboten?
   b) Wie lange dauern sie?
   c) Wie werden sie finanziert?

Immer wieder kommt es im Berufsleben zu Situationen, in denen man an seine körperlichen, psychischen oder emotionalen Grenzen stößt und in denen man auf die – auch professionelle – Unterstützung durch andere angewiesen ist.

Das können sein:

- **Gruppengespräche unter Anleitung**
  Mit einer ausgebildeten Gesprächsleitung lassen sich
  - Ursachen und Auswirkungen leichter feststellen und
  - mögliche Maßnahmen zur Entlastung beraten.
- **Supervision**
  Supervision könnte man als eine Form der Beratung bezeichnen. In ihr wird die Besprechung von persönlich geprägten Erfahrungen/Problemen einer oder mehrerer Personen, die z. B. auf einer Station arbeiten, von einem Supervisor/einer Supervisorin begleitet.
  Der Supervisor/die Supervisorin hat als nicht teilnehmender Beobachter den Abstand, aber auch die Ausbildung und Erfahrung, zur Klärung von vergangenen und aktuellen Problemen beizutragen.
- **Einzelberatung**
- **sonstige Maßnahmen**
  Hierzu gehören beispielsweise Kuren und Krankengymnastik.
  Diese können finanziert werden durch
  - den Arbeitgeber,
  - die Krankenkassen oder
  - eigene Mittel.

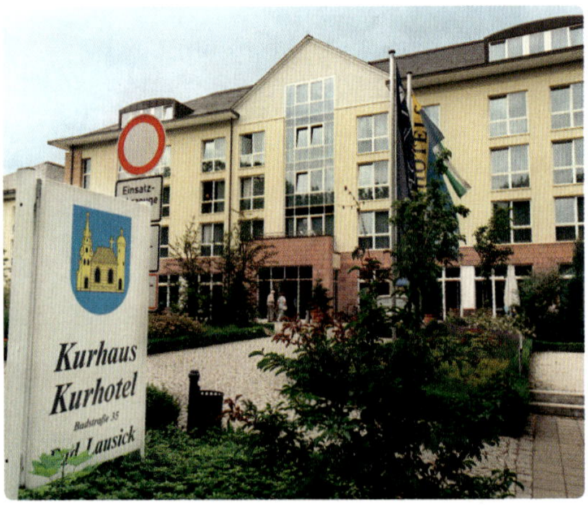

Kurheim

AUFGABE

2. Informieren Sie sich, unter welchen Bedingungen Sie Anspruch auf eine Kur haben und welche Maßnahmen von Ihrer Krankenkasse zur Erhaltung Ihrer Gesundheit unterstützt werden.

ZUSAMMENFASSUNG

- Jeder Mensch ist Belastungen ausgesetzt.
- Belastungen haben verschiedene Ursachen.
- Belastungen können von außen erzeugt werden (ungünstige Rahmenbedingungen, schlechtes Betriebsklima).
- Ursachen von Belastungen können in der eigenen Person liegen (falsche Berufswahl, überhöhte Anforderungen an sich selbst).
- Belastungen werden unterschiedlich wahrgenommen.
- Belastungen können Herausforderungen darstellen und zu besonderen Anstrengungen veranlassen.
- Belastungen können zu Überforderungen führen, vor allem im pflegerischen Bereich.
- Es gibt immer wieder Anforderungen, die man nicht bewältigen kann, die die eigene Leistungsfähigkeit überschreiten, die man abgeben muss oder bei denen man Hilfe braucht.
- Es gibt immer wieder Konflikte, mit denen man sich auseinandersetzen muss.
- Es gibt vielfältige Möglichkeiten, Belastungen zu verringern oder zu vermeiden. Für Pflegende zählen hierzu:
  - körperschonende Arbeitstechniken
  - Einsatz von technischen Hilfsmitteln
  - die richtige Einstellung
  - gute Arbeitsplanung
  - vielfältige Eigenaktivitäten
- Es gibt auch professionelle Hilfen, z. B. Beratung, Supervision, Krankengymnastik.

AUFGABEN

1. Menschen reagieren auf dieselben Belastungen sehr unterschiedlich. Wie ist das zu erklären?
2. Schildern Sie eine „positive“ Belastungssituation und Ihre anschließenden Gefühle.
3. Wodurch können Belastungen entstehen: im Privatleben, im Berufsleben?
4. Es kommt zu einem Konflikt mit einer Kollegin, weil Sie sich länger Zeit beim Essenreichen lassen.
   a) Warum könnte die Kollegin dies stören?
   b) Wie würden Sie sich verhalten?
   Begründen Sie Ihre Antworten.
5. Beschreiben Sie eine Situation, die Sie besonders belastet hat. Überlegen Sie:
   a) Was waren die Ursachen?
   b) Welche Möglichkeiten sehen Sie, die Belastungen zu verringern oder zu vermeiden?
   c) Was müssen Sie dazu unternehmen?
6. *Aussage einer Pflegeschülerin: „Ich weiß zu Beginn einer Schicht nie, was passieren wird. Ich muss immer auf alles gefasst sein und schnell reagieren können. Das empfinde ich als belastend. Man hat es mit kranken oder hilfsbedürftigen Menschen zu tun und darf sich keinen Fehler erlauben. Außerdem bereiten mir die Arbeitszeiten Probleme.“*
   Beurteilen Sie diese Aussage im Hinblick auf Ihre eigene Situation.
   Wie werden Sie damit fertig?
7. Was hat in Ihrem Praktikum am besten zur Entlastung beigetragen?
8. Erinnern Sie sich an Ihr Praktikum:
   a) Wie haben Sie die Lebenssituationen der Heimbewohner wahrgenommen?
   b) Was würden Sie sich in einer vergleichbaren Situation wünschen?
   c) Vergleichen Sie Ihre Vorstellungen mit der Realität und erläutern Sie diese mithilfe einer Mind-Map.
   d) Welche Ihrer Wünsche lassen sich realisieren und wie können Sie diese umsetzen? Versuchen Sie einige Aspekte im Rollenspiel darzustellen.
   e) Wie haben Sie sich als Ausführender im Rollenspiel gefühlt?
   f) Wie haben die Beobachter die Situation wahrgenommen?

11 Auseinandersetzung mit Tod und Sterben

Auszug aus

Maxie Wander:
Leben wär' eine prima Alternative

[...] der Besuch in der Radiologie hat mich arg strapaziert, nicht meinetwegen, aber die beiden Mädchen – die eine vielleicht sechzehn oder achtzehn, sehr schön, rabenschwarze große Augen, herrliches Profil, sehr dünn und ohne linken Arm – direkt unter der Schulter abgesäbelt. Sie sah traumhaft schön aus, aber als sie dann den Mund aufmachte und zu schimpfen anfing, bin ich erschrocken. Diese Erfahrung hab ich hier öfter gemacht: Die chronisch Kranken entwickeln mit der Zeit eine sehr traurige, wenn auch verständliche Haltung. Sie hängen durch, seelisch, geistig und körperlich. Du musst einmal sehen, wie die Mannsbilder hier rumrennen, auch die leichteren Fälle, ein Graus. Lassen sich gehen, achten nicht einmal mehr auf ihre Kleidung. Und dieses schöne Mädchen hatte ziemlich abgebaut. [...] Schrecklich ist das, wie die redete, schimpfte, nörgelte, wie sie Schultern und Wangen und alles hängen ließ und ihre Augen ganz stumpf und ausdruckslos wurden. Wahrscheinlich geschieht das mit den ganz jungen Menschen häufiger. Nichts interessiert sie, außer ihr Bestrahlungstermin und ihre lackierten Fingernägel. (Ich weiß, es ist hart von mir, wie ich das sage!) Sie hatte nicht einen freundlichen Blick oder ein Wort für das andere Mädchen, das mit uns wartete, im Bett. Vielleicht zehn Jahre alt, lange blonde Strähnen, fettig und dünn auf dem Kissen, blasse Haut, blutleer, und das Traurigste war dieser abwesende, hoffnungslose Blick aus hellen Augen. Als ich zu ihr redete und sie anlächelte, starrte sie mich an wie eine Wand. Neben dem Kissen eine Mandarine und ein Weihnachtsmann aus Schokolade, von ihrer Mutter, die das hingelegt hat, weil sie ja sonst nicht mehr viel tun kann, stell' ich mir vor.[1]

AUFGABEN

1. a) Wie reagieren die beiden Mädchen auf ihre wahrscheinlich unheilbare Krankheit?
   b) Wie würden Sie reagieren, wenn Sie erführen, dass Sie möglicherweise unheilbar krank sind?
   c) Wie beurteilt Maxie Wander die Situation – ihre eigene und die der Mädchen?
2. a) Malen Sie mit Fingerfarben ein Bild zum Thema „Tod".
   b) Notieren Sie Ihre Empfindungen (Wandzeitung) und erörtern Sie sie in der Klasse/Gruppe.

11.1 Was bedeutet der Tod für den Menschen?

Der Tod ist das Ende vom Leben

Jeder Mensch muss sich mit Tod und Sterben auseinandersetzen. Wie dies gelingt, ist eine Frage des Alters und der Lebenseinstellung. Häufig wird der Tod verdrängt. Eine Auseinandersetzung erfolgt erst, wenn ein Freund, ein naher Angehöriger oder man selbst unheilbar krank ist und sterben muss. Da jeder Mensch mit dem Sterben anders umgeht, ist es jedes Mal anders. Man kann sagen – jeder stirbt auf seine persönliche Weise.

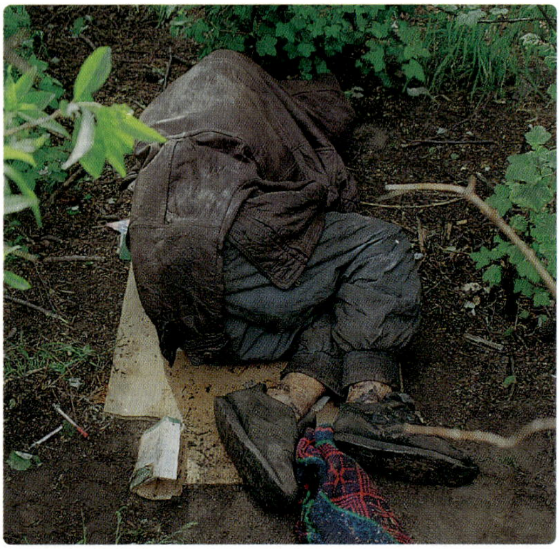

Tod eines Obdachlosen

[1] Wander, Suhrkamp Verlag, 2009, S. 82 f.

Für sozialpflegerisch Tätige bedeutet das, dass Tod und Sterben eines jeden Menschen einmalig sind und damit jeweils neue Anforderungen an die Betreuer gestellt werden.

Mit dem Tod eines nahestehenden Menschen sind immer verbunden:

- **Loslassen**
  Man muss einen Menschen äußerlich und innerlich freigeben. Je näher man einem Menschen gestanden hat, umso schwerer fällt einem das.
- **Abschied nehmen von Bisherigem**
  Man muss sich damit auseinandersetzen, dass eine gemeinsame Phase mit einem Menschen zu Ende ist. Damit verändert sich manches. Je nachdem wie nahe man jemandem stand und wie eng man mit ihm zusammengelebt hat, verändern sich einzelne Teile oder auch ein ganzes Leben.

BEISPIEL

Aussage einer Krankenhausseelsorgerin:
Sterben müssen heißt Abschied nehmen von Menschen, die man liebt, die einem wichtig sind, von Tätigkeiten, die Freude bereiten, von Tieren, Pflanzen, Sonnenschein, Regen, Sturm – eben vom Leben ...

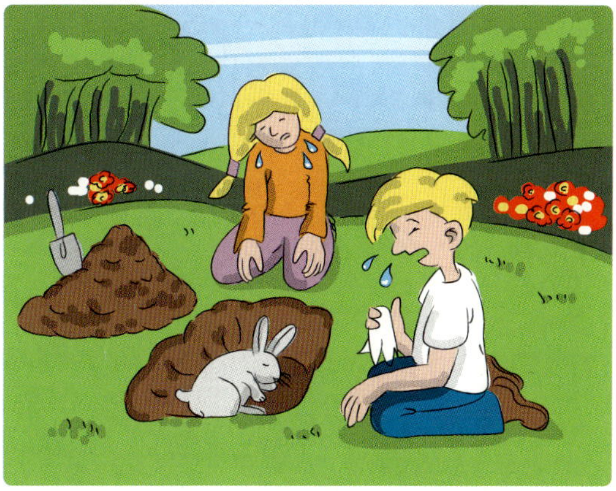

Begräbnis

- **Aufbruch zu Neuem**
  Der Abschied von „Altem" ist zugleich auch immer der Anfang einer neuen Phase.

Der Tod erfordert

- einen **individuellen Verarbeitungsprozess**
  Jeder wird auf seine Weise mit dem Tod eines befreundeten, verwandten oder bekannten Menschen fertig. Bei jedem Todesfall ist es anders. Jeder entwickelt seinen eigenen Weg, den Tod eines Menschen zu bewältigen.

Nach dem Krebstod ihrer 16-jährigen Tochter schreibt die Mutter:
„Ich wurde beim Schreiben von Tag zu Tag heiterer. [...] Du bist nicht umsonst gestorben. Du bist ein Vorbild für alle, die dich im Leben kannten, und wirst jetzt ein Vorbild für viele Menschen sein. Das Problem des Todes ist eine Frage, die jeden Menschen in seinem Leben beschäftigt. Die Angst, dazu selbst Stellung zu beziehen, ist groß – du wirst vielen Menschen dabei helfen. Für mich persönlich ist dein Vorbild der Maßstab für mein weiteres Leben!"[1]

- einen **emotionalen Verarbeitungsprozess**
  Gefühlsmäßig reagieren die Menschen sehr unterschiedlich. Einige sind zunächst völlig versteinert, andere brechen zusammen. Über manche Todesfälle kommt man schnell hinweg, über andere nur ganz schwer.
- einen **kognitiven Verarbeitungsprozess**
  Der Tod muss auch vom Verstand verarbeitet werden. Das heißt, man muss sich bewusst werden, dass man jemanden endgültig verloren hat und ohne ihn leben muss.

Vorstellungen über das Leben nach dem Tod sind Versuche des Menschen, die Endgültigkeit aufzuheben.

AUFGABE

Lesen Sie Todesanzeigen. Versuchen Sie herauszufinden:
- Wann hat der Tod die Hinterbliebenen besonders betroffen gemacht?
- Welche Einstellung zu Tod und Sterben geht aus den Anzeigen hervor?
- Welche Einstellung hatte der Verstorbene hierzu?

Die amerikanische Sterbeforscherin Elisabeth Kübler-Ross hat durch Interviews mit Sterbenden festgestellt, dass viele Menschen sich ähnlich verhalten, wenn sie wissen, dass sie sterben müssen. Sie hat das Sterben als ein Fünf-Phasen-Modell beschrieben.

[1] Zachert, 2008, S. 221

11.2 Das Fünf-Phasen-Modell nach Kübler-Ross

1. Phase: „Nicht ich!“

– Nicht-Wahrhaben-Wollen und Isolierung –

Wenn ein Mensch erfährt, dass er bald sterben muss, reagiert er häufig mit Verdrängung und Leugnung:

- Ungünstige Untersuchungsergebnisse werden nicht zur Kenntnis genommen.
- Auf die äußere Erscheinung wird Wert gelegt.
- Zukunftspläne werden gemacht.
- Wird der Tod immer mehr zur Gewissheit, ziehen die Menschen sich zurück (Isolation).

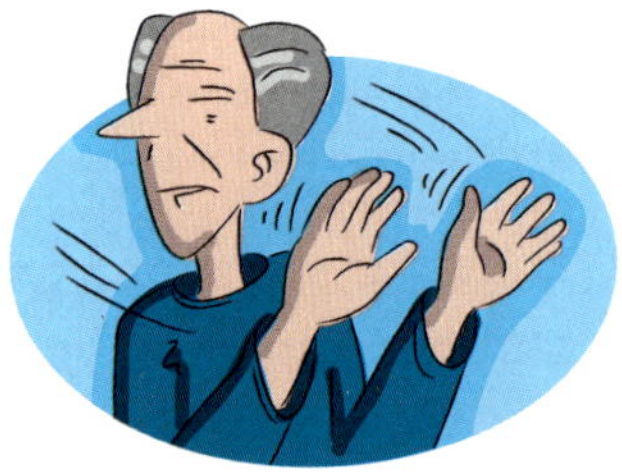

2. Phase: „Warum ich?“

– Zorn –

Der Betroffene kämpft verzweifelt gegen sein Schicksal an:

- Es werden ungerechtfertigte Vorwürfe gegen andere erhoben.
- Es kommt zu Unzufriedenheit und aggressivem Verhalten.

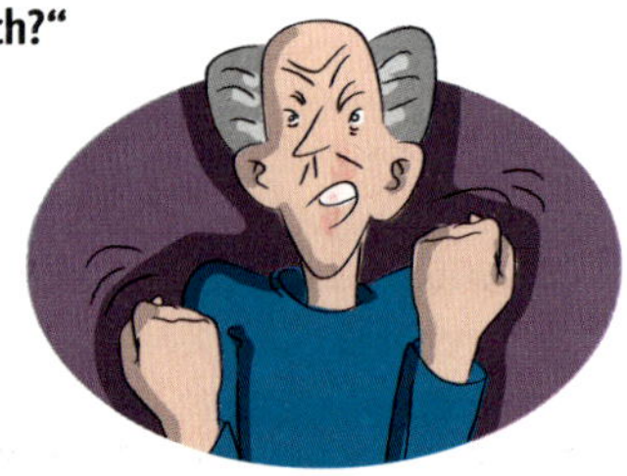

3. Phase: „Vielleicht doch nicht?“ „Jetzt noch nicht?“

– Verhandeln –

Diese Phase ist häufig sehr kurz und von Hoffnung geprägt:

- Versprechen werden gegeben und Gelübde abgelegt.
  „Wenn ich jetzt noch nicht sterbe, dann mache ich das und das oder ich verhalte mich ganz anders.“
- Gebete werden gesprochen und eine Zuwendung zu Gott und Kirche erfolgt.
- Teilnahme an unterschiedlichen Behandlungsmethoden und evtl. Einnahme von „Wundermitteln“.

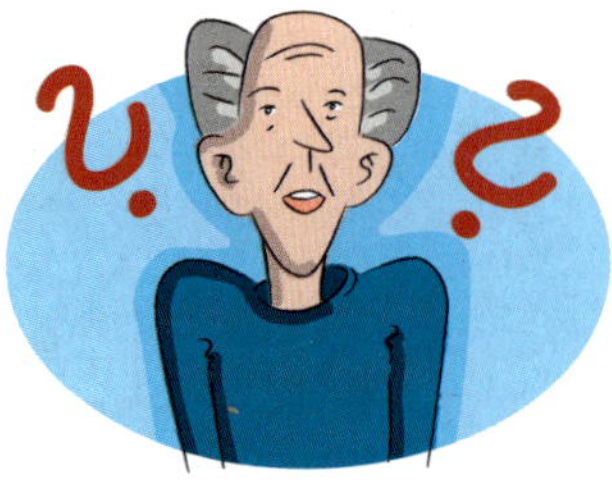

4. Phase: „Was bedeutet die Situation für mich?“

– Depression –

Hoffnungen und Ausflüchte sind verschwunden. In Gedanken wird das Leben noch einmal durchgegangen, Trauer und Niedergeschlagenheit können auftreten:

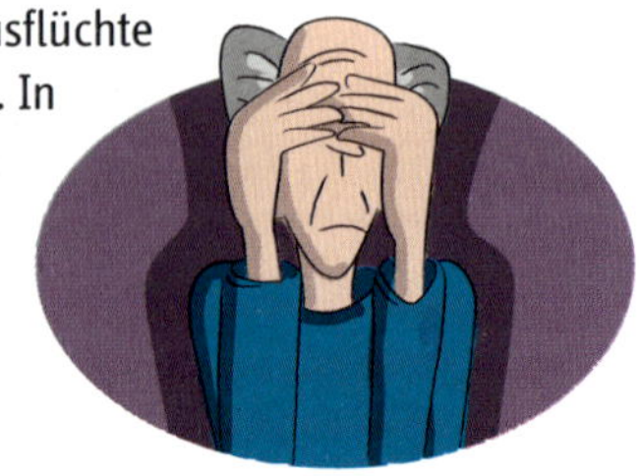

- Lebenserinnerungen werden wach.
  Vor allem lange zurückliegende Ereignisse kommen in das Bewusstsein.
- Handlungen werden bewertet.
  Bei manchen Verhaltensweisen und den damit verbundenen Ereignissen sagt man: „Wie schön, dass ich das gemacht habe.“ Bei anderen Begebenheiten bedauert man, dass man es unterlassen hat.
- Schuldgefühle können auftreten.
  In der Rückschau und am Ende des Lebens sieht man manches anders, besonders Situationen, in denen man jemanden verletzt hat.
- Schweigen gegenüber der Umgebung.

5. Phase: „Ja, ich kann mein Schicksal annehmen.“

– Zustimmung –

Der Sterbende nimmt sein Schicksal an. Das Sterben wird nun häufig als Erlösung empfunden:

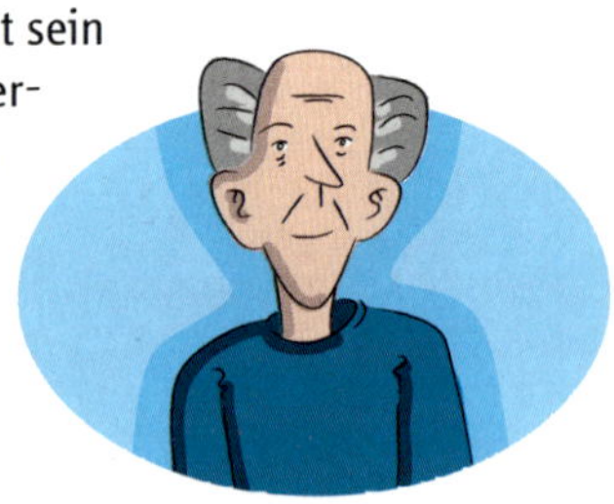

- Es erfolgt eine Lösung von sozialen Bindungen. Der Sterbende nimmt Abschied von Angehörigen und Freunden.
- Es zeigt sich eine besondere Sensibilität gegenüber Angehörigen und Pflegenden.

Da das Sterben ein individueller Prozess ist und damit bei jedem anders verläuft, können auch die Phasen des Sterbens unterschiedlich lang und stark ausgeprägt sein. Sie beziehen sich auf einen Sterbevorgang, der sich eine gewisse Zeit hinzieht und von dem Menschen bewusst erlebt wird.

Für Pflegende kann dieses Fünf-Phasen-Modell deshalb nur eine Orientierung darstellen und keine Handlungsanweisung sein.

11.3 Einstellung der Menschen zu Tod und Sterben – früher und heute

BEISPIEL

Erinnerungen einer älteren Frau:
„Meine Großeltern sind beide zu Hause gestorben. An meinen Großvater erinnere ich mich noch genau. Ich war damals fünf Jahre alt. Er lag friedlich mit gefalteten Händen und geschlossenen Augen auf seinem Bett. Damit sein Kinn nicht herunterklappte, hatte man unsere große Familienbibel daran gelehnt. Alle Verwandten und Bekannten kamen, um sich von ihm zu verabschieden."

AUFGABEN

1. Schildern Sie eigene Erfahrungen mit Tod und Sterben.
2. Informieren Sie sich über Sterberituale und Todeszeremonien, wie sie in anderen Kulturen gepflegt werden. Bearbeiten Sie die Aufgabe in Gruppen und stellen Sie Ihre Ergebnisse in der Klasse vor.
3. Warum werden diese Rituale durchgeführt? Überlegen Sie, welche Bedeutung sie für den Sterbenden, die Trauernden und die Umgebung haben.
4. Fragen Sie Ihre Großeltern nach Trauergewohnheiten aus ihrer Jugend.
5. Besuchen Sie einen christlichen und einen jüdischen Friedhof.
   a) Wodurch unterscheiden sich beide?
   b) Was haben Ihnen die Friedhöfe vermittelt?

Der Tod hat im Leben der Menschen schon immer eine große Rolle gespielt, wie auch aus Grabfunden deutlich wird.

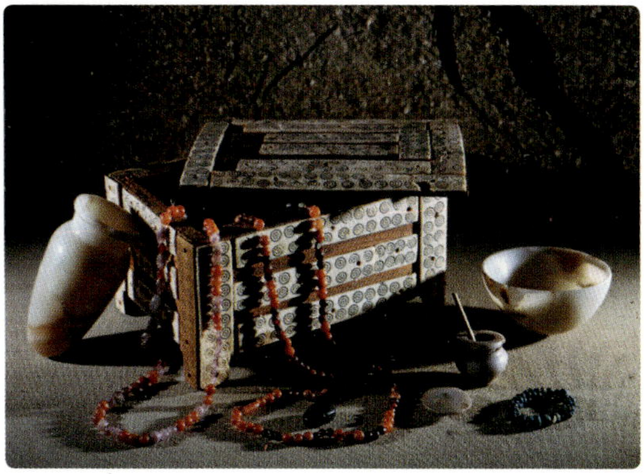

Grabbeigaben

Das Leben vollzog sich früher in dem Vertrauen auf ein ewiges Prinzip: „Stirb und werde". Das bedeutet, mit jedem Tod ist immer auch ein neuer Anfang, eine Geburt, verbunden.
Von diesem Bewusstsein sind auch die Religionen getragen.

Schon in der Bibel steht:

> Lehre uns bedenken, dass wir sterben müssen,
> auf dass wir klug werden. (AT, Psalm 90, Vers 12)

AUFGABE

6. Was könnte dieser Vers bedeuten?

Das Sterben erfolgte im Kreise der Angehörigen. Eingebettet in die helfende Gemeinschaft gehörten Tod und Sterben zum täglichen Leben.

Auch im Mittelalter wurde das Sterben in den Alltagsprozess integriert. Der Tod war öffentlich. Er war mit fest gefügten Ritualen und Zeremonien verbunden. Hierzu gehörten beispielsweise Totenklagen und Trauerkleidung.

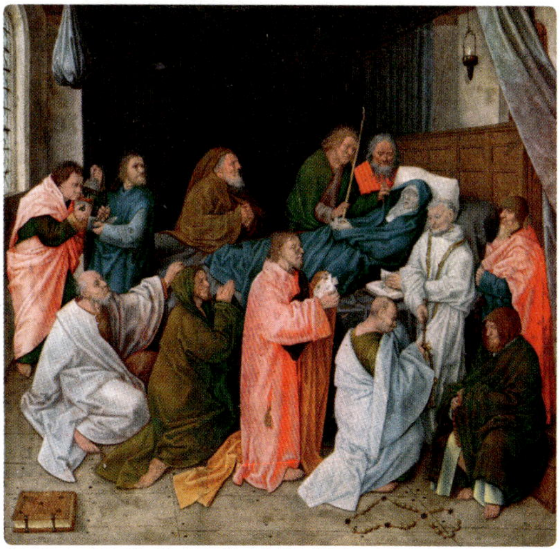

Sterbeszene

Der Tod war ein bewusst erlebter Prozess, an dem alle teilhatten, auch die Kinder. Mit dem Sterbenden wurde gesprochen. Er wurde bis zum Schluss von seinen Angehörigen begleitet.

11

Heute verhält man sich in der Regel anders:

- Das Sterben erfolgt „alleine“ und „heimlich“. Man sagt auch, der Tod ist individualisiert.
- Der Sterbende wird in vielen Fällen in das Krankenhaus und hier dann in das Sterbezimmer „abgeschoben“.
- Das Sterben soll möglichst so vor sich gehen, dass man davon nichts merkt.
- Üblicherweise wird einem Bestattungsunternehmen die Regelung aller Formalitäten übertragen.

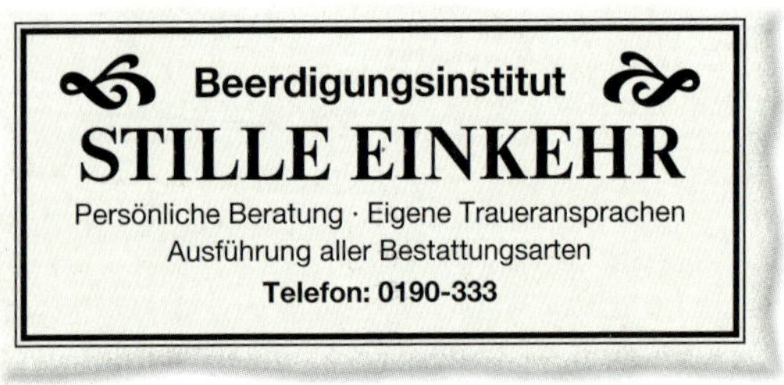

- Im privaten Bereich gibt es kaum noch öffentliche Trauer.
  Schwarze Kleidung wird immer seltener und über einen immer kürzeren Zeitraum getragen. Oft wird über einen Todesfall, beispielsweise eines alten Onkels, nur beiläufig geredet. Selbstkontrolle und Emotionslosigkeit werden nach außen gezeigt. Nur bei einem Staatsbegräbnis oder dem Tod einer berühmten Persönlichkeit wird öffentlich getrauert.

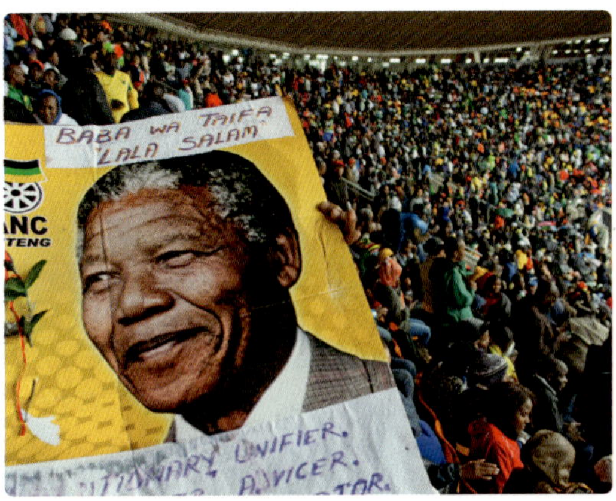

Trauerfeier für Nelson Mandela

- Ärzte, Krankenhäuser, Verwandte und Partner sagen häufig bei einer unheilbaren Krankheit nicht die Wahrheit und verdrängen sie, damit ein „leichtes“ Ende ermöglicht wird.

Wie ist dieses Verhalten zu erklären?

- Die Menschen empfinden Hilflosigkeit und Sprachlosigkeit gegenüber dem Sterbenden oder Trauernden.
  Man kann das auch in folgende Fragen fassen, denn man weiß nicht:
  - Wie soll man sich verhalten?
  - Was kann man sagen?
  - Was erwartet der andere von mir?

AUFGABE

1. Beantworten Sie diese Fragen für sich selbst.

- Die Menschen haben Angst vor dem eigenen Sterben und Tod.
  Die meisten Menschen hängen sehr an ihrem Leben und können sich ein Ende nicht vorstellen. Die Gedanken an den eigenen Tod lassen deutlich werden, was man zu Lebzeiten noch alles erledigen und erleben möchte und was dann nicht mehr möglich wäre.
- Tod und Sterben werden verdrängt, um sich damit nicht auseinandersetzen zu müssen.
  Das kann man am besten, wenn man sterbenden Menschen möglichst wenig begegnet. Sie werden deshalb „abgeschoben“ und der Tod wird so nicht mehr als natürlicher Bestandteil des Lebens erfahren.
- Angst vor Überforderung
  Viele fürchten, mit der Situation nicht zurechtzukommen: „Das habe ich noch nie gemacht/erlebt – das schaffe ich nicht. Vielleicht mache ich etwas falsch?“

In unserer Zeit hat eine Abstumpfung gegenüber dem Tod stattgefunden. Dies liegt auch daran, wie das Thema in den Medien präsentiert wird. Tod und Sterben kommen in Film, Fernsehen und Computerspielen in vielfältiger Weise vor. Sie werden auf dem Bildschirm oder der Leinwand aus zweiter Hand erlebt und finden weit entfernt vom Zuschauer statt.

AUFGABE

2. Sehen Sie einen Abend lang fern und notieren Sie, wie viele Menschen Sie im Fernsehen sterben sehen und was Sie dabei empfinden.
   Tauschen Sie Ihre Ergebnisse in der Klasse aus.

11.4 Bedürfnisse und Veränderungen des Menschen in der Sterbephase

Herr Erich hat multiple Sklerose. Die Stationsschwester Thea geht davon aus, dass er bald stirbt und äußert dies während des Schichtwechsels gegenüber der Nachtschwester.
[...] „Warum", fragte ich, „sein Zustand ist doch konstant?" – „Ihnen fällt das nachts nicht so auf", sagte Schwester Thea, „der isst doch seit Tagen nichts mehr, und das Atmen fällt ihm auch schon schwer. Die Krankheit hat sich auf die Atemwege gelegt, er wird ersticken." – „Kann man ihn denn nicht ins Krankenhaus einweisen lassen und künstlich beatmen?", schlug ich vor. „Kann man schon, aber er will net, sein Wunsch ist es, hier im Hause zu sterben. Er hat mit mir darüber gesprochen, er weiß, dass es bald so weit ist." Mir wurde eiskalt. Herr Erich, der so herzlich lachen konnte! Er war erst einundfünfzig Jahre alt. [...] Lieber Gott, betete ich egoistisch, lass ihn wenigstens nicht bei mir sterben! Es muss furchtbar sein, jemanden ersticken zu sehen.[1]

AUFGABE

Welches Bedürfnis hat Herr Erich?

Ebenso wie das Sterben ein individueller Prozess ist, sind die Bedürfnisse Sterbender unterschiedlich. Das können sein:

Körperliche Bedürfnisse

- **Befreiung von Schmerzen**
  Viele Sterbende haben den Wunsch, in der letzten Phase ihres Lebens nicht unter unerträglichen Schmerzen zu leiden, damit sie noch Zeit für andere Gedanken haben.
- **Ruhe**
  Sterbende sind häufig sehr schnell müde und erschöpft. Sie haben deshalb ein besonderes Bedürfnis nach Ruhe.
- **Hilfe bei Atemnot und Beklemmung**
  Die eingeschränkte Lungenfunktion beeinträchtigt oft das Atmen und führt bei den Sterbenden zu Beklemmungsgefühlen.
- **Durst**
  Darunter leiden viele Menschen in den letzten Lebenstagen.

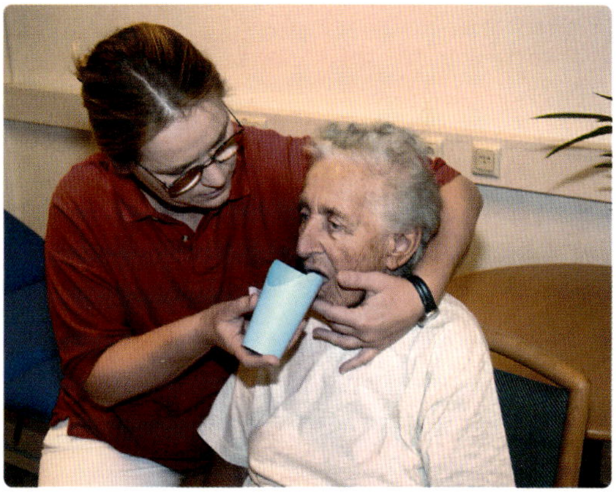

Hilfe beim Trinken

- **sorgfältige Körperpflege**
  Sterbende schwitzen vielfach sehr stark und können dadurch einen unangenehmen Körpergeruch verbreiten.

Psychische Bedürfnisse

- **Wahrung der Würde**
  Auch wenn man meint, der Sterbende nimmt nichts mehr wahr, muss man würdevoll mit ihm umgehen, z. B. seine Intimsphäre wahren, ihn vor fremden Blicken schützen.
- **Kontakt und Nähe**
  Der Mensch möchte im Sterben nicht alleine gelassen werden.
  Folgende Aussagen machen das deutlich:
  - „Vor dem Tod habe ich keine Angst, aber vor dem Sterben."
  - „Ich möchte nicht einsam sterben."
- **Der Wunsch nach Wahrheit**
  Viele Menschen möchten über ihren Gesundheitszustand die Wahrheit erfahren, damit sie sich auf ihr Ende vorbereiten können.
- **Regelung von persönlichen Angelegenheiten**
  Am Ende ihres Lebens ziehen viele Menschen Bilanz. Das bedeutet, sie erleben ihr Leben noch einmal in der Erinnerung.

[1] Mosenthin, 1988, S. 92 f.

Manches muss jetzt aufgearbeitet werden. Ihnen fallen Dinge ein, die sie noch erledigen möchten. Dazu gehören z. B.
- das Ordnen der Angelegenheiten
- ein Testament schreiben
- Gegenstände verschenken
- Abschied nehmen von Angehörigen und Freunden
- sich versöhnen

■ **Verfassen einer Verfügung**
Das kann sich z. B. auf eine Organentnahme oder auf die Ergreifung lebensverlängernder Maßnahmen beziehen.
Man unterscheidet
- Patientenverfügung
- Vorsorgevollmacht
- Betreuungsverfügung

■ **Der Wunsch nach Beendigung des Lebens**
Dauert eine Krankheit sehr lange und nehmen die Kräfte immer mehr ab, geht häufig der Lebenswille verloren.
Möglicherweise möchte der Mensch sein Leben beenden. Wenn er das aus unterschiedlichen Gründen nicht alleine kann, bittet er vielleicht einen anderen um Hilfe. Dabei kann man unterscheiden zwischen:
- **Hilfe bei Selbsttötung**
  z. B. das Beschaffen von entsprechenden Medikamenten
- **passiver Sterbehilfe**
  z. B. das Unterlassen oder Abbrechen von lebensverlängernden Maßnahmen
- **aktiver Sterbehilfe**
  z. B. Tötung auf Verlangen oder aus Mitleid

AUFGABEN

1. Setzen Sie sich in einer Kleingruppe mit jeweils einer Verfügung/Vollmacht auseinander.
   - Was muss beachtet werden?
   - Wann hat sie Gültigkeit?
   Tragen Sie Ihre Ergebnisse in der Klasse vor.
2. Hilfe zum Sterben ist in Deutschland strafbar. Was können die Gründe dafür sein?
   Diskutieren Sie das Thema mit Ihren Mitschülern.
3. *In Italien hat der Vater einer jungen Italienerin, die seit 17 Jahren im Wachkoma lag, durchgesetzt, dass ihre künstliche Ernährung eingestellt werden durfte.* Nehmen Sie zu diesem Fall Stellung und diskutieren Sie das Für und Wider.

11.5 Verhalten der Betreuer gegenüber Sterbenden und deren Angehörigen

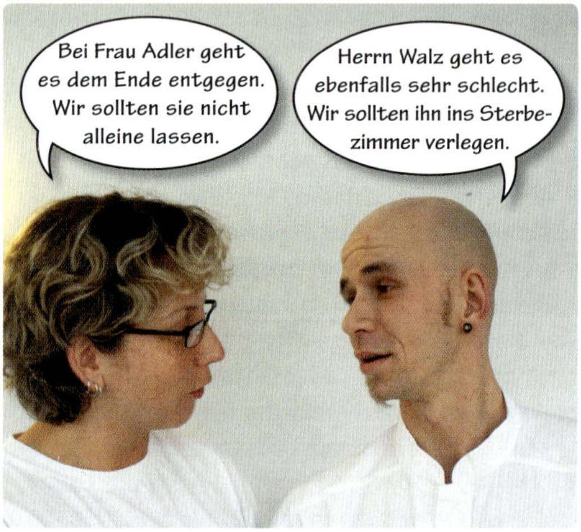
Bei Frau Adler geht es dem Ende entgegen. Wir sollten sie nicht alleine lassen.
Herrn Walz geht es ebenfalls sehr schlecht. Wir sollten ihn ins Sterbezimmer verlegen.

Unterhaltung zwischen zwei Pflegepersonen

AUFGABEN

4. Nehmen Sie zu den Aussagen Stellung.
5. Was ist Ihnen wichtig, wenn es Ihnen schlecht geht, und was möchten Sie dann auf keinen Fall? Bearbeiten Sie die Frage in einer Kleingruppe und vergleichen Sie anschließend Ihre Ergebnisse.

Da das Sterben ein individueller Prozess ist, muss man als Betreuungsperson die unterschiedlichen Bedürfnisse des Sterbenden wahrnehmen.
Das Erleben ist wesentlich abhängig von den Vorerfahrungen und dem Glauben eines Menschen. Der eine hat Angst und muss getröstet und beruhigt werden. Der andere empfindet den Tod als Freisein und Erlösung. In jedem Fall muss dem Sterbenden Unterstützung gewährt werden.

Körperliche Hilfen

Ich habe keine Angst vor dem Tod. Sie, Dr. Petri und Dr. Kern, haben mir alle Schmerzen genommen, und in den letzten Tagen war ich so glücklich wie noch nie.[1]

[1] Zachert, a. a. O., S. 224

- **Befreiung von Schmerzen**
  Nach Möglichkeit sollten einem Sterbenden die Schmerzen genommen werden, damit er in Ruhe sein Leben ordnen und sich auf den Tod vorbereiten kann.
  Das bedeutet, dass er Schmerzmittel nach Bedarf oder auf Verlangen erhält, aber nicht damit ruhig gestellt wird.
- **ruhige Atmosphäre, gute Lagerung und Pflege**
  Bereits kleine Anstrengungen können zu einer großen Belastung werden. Die notwendige und sorgfältige Körperpflege sollte deshalb ohne Hektik durchgeführt werden, möglichst wenn der Sterbende dazu in der Lage ist.
- **Flüssigkeitszufuhr**
  Es sollte auf eine ausreichende Flüssigkeitszufuhr geachtet werden, auch wenn der Sterbende sich nicht mehr verständlich machen kann.

Psychische Hilfen

- **Nähe und Kontakt**
  Für den Sterbenden ist es wichtig zu spüren, dass sich jemand um ihn kümmert.
  Das kann durch ein **Gespräch** geschehen. Erinnerungen, Ängste, vielleicht auch Schuldgefühle können ausgesprochen werden.
  Es ist wichtig, dass der Sterbende Bilanz ziehen kann und jemand ihm dabei hilft. Die Hilfe liegt im Wesentlichen im Anwesendsein und Zuhören. Das verschafft dem Sterbenden Erleichterung.
  Das kann auch durch einen **Händedruck** oder **Streicheln** geschehen, vor allem bei denen, die nicht mehr ansprechbar sind oder sich verständlich machen können.
- **Verlässlichkeit**
  Ein Sterbender muss das Gefühl haben, dass jemand da ist, wenn er ihn braucht. Hierdurch können beispielsweise auch Beklemmungen verringert werden.
- **Hilfe bei der Regelung von Angelegenheiten**
  Wenn er noch einige Dinge regeln möchte, sollte er dabei unterstützt werden.
- **eine angemessene Information über den Krankheitsverlauf geben**
  Hierbei ist die Persönlichkeit des Menschen zu berücksichtigen. Einige vertragen nicht die ganze Wahrheit, für andere ist sie wichtig. In jedem Fall sollte man sich die Wortwahl genau überlegen und dem Menschen Trost anbieten.

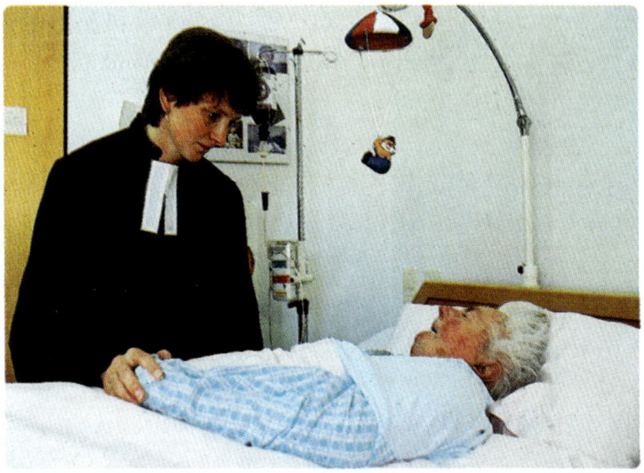

Pfarrerin am Sterbebett

- **Würde**
  Einen Menschen in Würde sterben lassen bedeutet, dass z. B. nicht um jeden Preis lebensverlängernde Maßnahmen angewendet werden.

„Wie ist das Ergebnis?" – „Schlecht. Die Metastasen haben sich vermehrt!" – „Dann bin ich also auch gegen die Platinex-Therapie resistent?" – „Ja!" – „Ich möchte nicht mehr therapiert werden. Wenn Gott wirklich ein Wunder an mir geschehen lassen will, dann braucht er keine Chemotherapie. Ich lege mein Schicksal in Gottes Hand! […]"
Mit Dr. Kern besprachst du noch die Einzelheiten. Du wolltest in Würde sterben, ohne über die Lunge zu ersticken, und, wenn es geht, ohne Schmerzen, damit deine Familie nicht so sehr leiden muss. Man versprach dir Hilfe gegen die Schmerzen und dass du ruhig einschlafen würdest.[1]

AUFGABEN

1. In welcher Phase des Sterbens nach Kübler-Ross (s. S. 218) befindet sich die Person?
2. Wie geht sie damit um bzw. welche Gefühle und Gedanken beschäftigen sie?

Die Gefühle der Sterbenden müssen ernst genommen werden.
Die Sensibilität der Sterbenden steigt in der letzten Phase. Veränderungen im Tonfall und Verhalten der Bezugspersonen werden sehr wohl wahrgenommen

[1] Zachert, a. a. O., S. 165

und gedeutet – manchmal auch missgedeutet. Es ist deshalb ganz wichtig, Hektik zu vermeiden und einen ruhigen Ton zu wahren.
Eine wichtige Rolle spielt in dieser Phase des Lebens die Religionszugehörigkeit, da sich die Sterberituale in den einzelnen Religionen unterscheiden. Für Betreuende ist es deshalb wichtig, die Glaubenszugehörigkeit und die Verbundenheit des Sterbenden zum Glauben zu kennen. Im Folgenden stichpunktartig die wichtigsten Merkmale einiger Glaubensrichtungen in unserer multikulturellen Gesellschaft:

Katholiken
Letzte Ölung/Krankensalbung; Kranken- oder Sterbekommunion
Protestanten
(heiliges) Abendmahl
Muslime
Begleitung durch die Familie (Freunde oder Imam) in den letzten Stunden
Juden
Dem Kranken unbedingt die Wahrheit sagen, da das Leben im Mittelpunkt des Glaubens steht und alles Wichtige geregelt werden muss; Besuch des Rabbiners

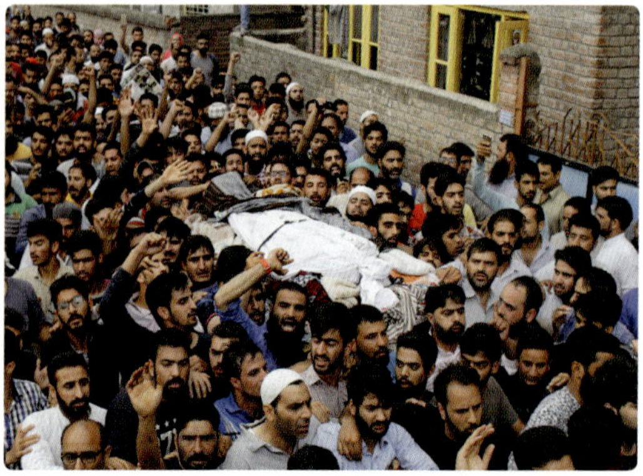

AUFGABE

1. Informieren Sie sich ausführlicher über die jeweiligen Sterberituale, auch von weiteren Religionen.

Probleme der Pflegenden bei der Betreuung Sterbender

Die eigenen Gefühle gegenüber Sterben und Tod können im Umgang mit Sterbenden zu folgenden Reaktionen führen:

- **Verstecken hinter Routine**
  - Man verhält sich sehr geschäftig – Pflegemaßnahmen werden schnell und sehr genau durchgeführt.
  - Im Gespräch über den Zustand werden medizinische Fachausdrücke verwendet.
  - Es wird eine Vielzahl an Medikamenten verabreicht, damit der Sterbende möglichst ruhig ist.
  - Der Sterbende wird in ein Einzelzimmer abgesondert, damit er die anderen nicht stört.
- **Vermeiden enger Kontakte**
  Man weicht dem Sterbenden aus, um nicht an den eigenen Tod erinnert zu werden und um sich nicht mit der eigenen Hilflosigkeit in dieser Situation auseinandersetzen zu müssen.

AUFGABE

2. Was empfindet die Nachtschwester in dem Auszug auf S. 221, die Herrn Erich betreut?

- **Aggressionen gegen andere**
  Zum Beispiel gegenüber Kollegen oder Angehörigen kann es zu aggressivem Verhalten kommen. Ursache hierfür können Hilflosigkeit, Unverständnis oder Schuldgefühle sein.

Verhalten gegenüber Angehörigen

Auch Angehörige verhalten sich sehr unterschiedlich, wenn sie erfahren, dass jemand unheilbar krank ist und eventuell bald sterben muss. Hier einige grundsätzliche Regeln:

- **Information**
  Die Angehörigen sollten über den Zustand und besondere Vorkommnisse – Beobachtungen, Veränderungen, Wünsche – informiert werden.
- **Zeit**
  Den Angehörigen sollte ermöglicht werden, in Ruhe Abschied nehmen zu können.
- **Raum**
  Damit Angehörige auch über einen längeren Zeitraum anwesend sein können, sollte eine Schlafmöglichkeit geschaffen werden.

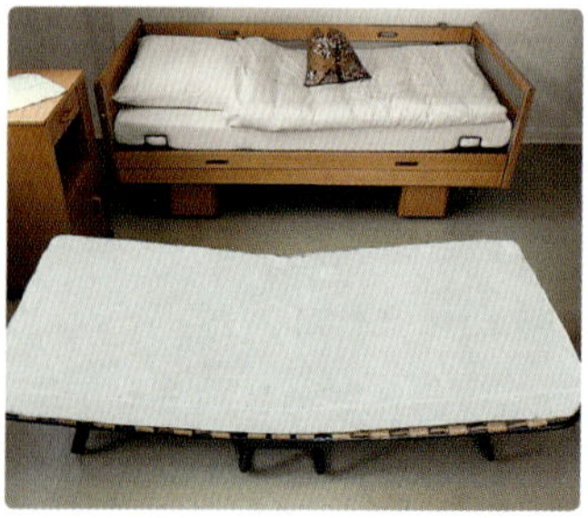

Notbett für Angehörige

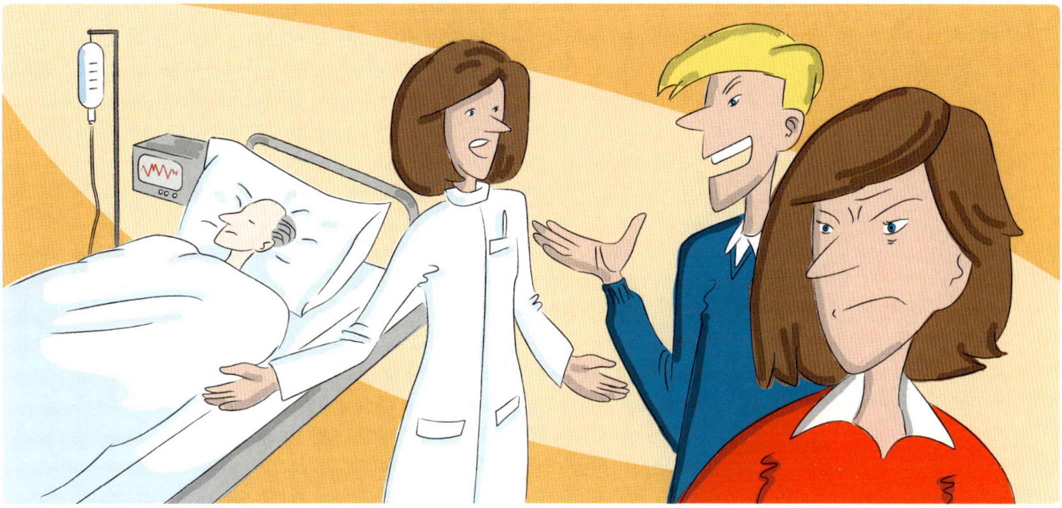

Meinungsverschiedenheiten

- **Vermeidung von Aggressionen**
  Auch wenn Sie vielleicht der Meinung sind, dass Angehörige sich nicht „richtig“ verhalten, zu wenig Zeit haben oder mit dem Sterbenden zu hart umgehen, sollten Sie ihnen keine Vorwürfe machen.

AUFGABE

1. a) Schildern Sie eine Situation, in der Sie oder eine Pflegefachkraft nicht mit dem Verhalten der Angehörigen einverstanden waren.
   b) Was hat Ihnen nicht gefallen?
   c) Wie könnte ein Pflegender in dieser Situation reagieren?

Wie verhält man sich gegenüber einem Trauernden?

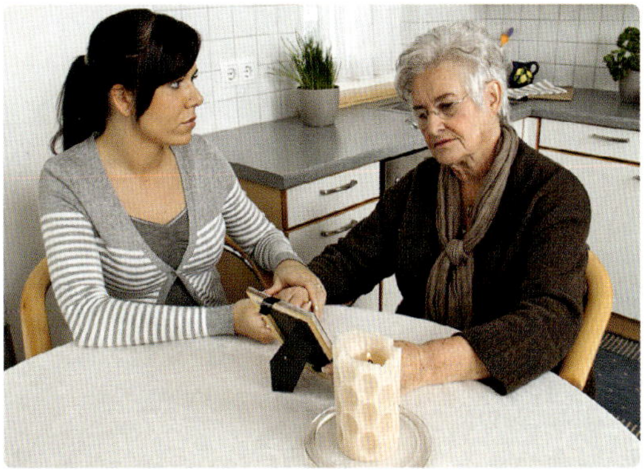

Beileidsbekundung

Auch wenn der Tod eines nahestehenden Menschen von jedem anders erlebt und verarbeitet wird, haben Trauernde einige grundsätzliche Bedürfnisse.

Unser aufrichtiger Dank geht an alle,
- die uns in der kurzen Zeit zwischen Hoffen und furchtbarer Gewissheit zur Seite standen und uns erkennen halfen, dass es sinnvoll bleibt, im Vertrauen auf unseren Herrgott in die Zukunft zu blicken;
- die in der ersten Zeit der schmerzlichen Leere durch liebevolle Worte in Briefen, Karten und Gesprächen uns dazu ermunterten, diese Leere wieder sinnvoll mit Handeln zu erfüllen;
- die nach Überwindung der eigenen Bestürzung die Kraft zu tröstenden Worten fanden und uns damit wieder Zuversicht gaben;
- die in ihrem Schmerz mit uns fühlten, ohne es ausdrücken zu können, und deswegen still an uns denken und uns in ihr Gebet einschließen.

Aus einer Danksagung

AUFGABEN

2. a) Welche Bedürfnisse der Trauernden werden in der Danksagung erwähnt?
   b) Welche Verhaltensweisen der Angehörigen sind aus der Danksagung zu erkennen?
   c) Was hat den Trauernden offensichtlich geholfen?
3. Warum müssen Menschen fähig sein zu trauern?

Peter Härtling:
Das ist der Tanz, bitte

Ich war vor einigen Wochen in einer Kneipe in der Altstadt, stand an der Theke, trank ein Bier. In diese Kneipe kommen vor allem ausländische Arbeiter: Türken, Spanier, Italiener, Griechen. Sie reden miteinander oder schweigen, trinken, denken an zu Hause. Ich döste vor mich hin. Es war ein toller Lärm. Da kam ein alter Mann herein. Er hatte wirres weißes Haar, war klein, gedrungen, ging schon ein wenig nach vorn gebeugt. Er stellte sich neben mich, lehnte sich an die Theke – und da bemerkte ich, dass er weinte. Lautlos. Die Tränen rannen ihm einfach aus den Augen über die Backen. Ich wollte ihn ansprechen, traute mich jedoch nicht. Wahrscheinlich hatte er eine traurige Nachricht bekommen. Vielleicht war ein lieber Mensch gestorben. Oder er hat seine Arbeitsstelle verloren. Niemand wagte es, ihn anzusprechen. Mit einem Mal geschah es. Die Musikbox spielte ein griechisches Lied. Zaghaft fing der alte Mann an, sich zu bewegen. Er stieß sich von der Theke ab, hob die Arme, noch immer weinend, machte einige Tanzschritte. Ein Kreis bildete sich um ihn. Nicht einer dachte daran mitzutanzen. Sie sahen ihm schweigend zu. Immer heftiger tanzte er. Jetzt klatschten die Zuschauer in die Hände. Ich auch. Ich war völlig gebannt von diesem Tanz. Er drückte alles aus. Die große Trauer. Den heftigen, unstillbaren Schmerz. Ich sah nicht mehr den alten Mann, ich sah den Menschen, über den Unglück gekommen war und der die Macht hatte, es auszudrücken. Im Tanz. Er redete im Tanz mit sich und mit uns. Und alle verstanden ihn. Er tanzte lange, in Schweiß geratend, heftig atmend. Als er fertig war, trat ein jüngerer Mann auf ihn zu, legte ihm den Arm um die Schulter und konnte jetzt zärtlich zu ihm sein, ihn trösten. [1]

AUFGABE

1. a) Woran erkennt man die Trauer des alten Mannes?
   b) Wie verhalten sich die anderen Menschen? Belegen Sie Ihre Aussagen jeweils mit Zitaten.
   c) Wie erklären Sie sich das Verhalten der „Zuschauer“ und was können Sie daraus lernen?

[1] Härtling, 1980, S. 45 ff.

11.6 Wo kann man sich Hilfe holen?

Gegen ein Uhr ging ich, von einer inneren Unruhe getrieben, zu Frau Hertrich. Ich wollte ihr zu trinken geben. Licht wollte ich nicht machen [...] Durch das Nachtlicht sind die Zimmer sowieso ein wenig beleuchtet. Leise schlich ich mich an Frau Hertrichs Bett. Sie lag wieder mit offenen Augen da. „Haben Sie Durst?“, fragte ich leise. Sie gab mir keine Antwort. Ich strich ihr über die Hand, aber sie sagte immer noch nichts. Mir fiel auf, dass ihre Hand kalt war. Jetzt machte ich doch das große Licht an. Frau Hertrich lag weiß und wächsern, mit weit aufgerissenen Augen da. Sie war sanft und ohne Todeskampf gestorben. Es lief mir eiskalt über den Rücken. Da hatte ich nun meine erste Tote!
Mit zitternden Fingern schloss ich ihr die Augen. Ich tat alles mechanisch, was ich theoretisch wusste, bisher aber noch nie hatte tun müssen. Bei all diesen notwendigen Dingen fühlte ich dieses endgültige Kalte, das von der Toten ausging. Grauen überkam mich wieder. Obwohl wir alle diesem armen Geschöpf den erlösenden Tod gewünscht hatten, war es jetzt doch schwer für mich. Vielleicht auch nur, weil ich so alleine war. Ob ich Schwester Thea holen sollte? [2]

AUFGABEN

2. Wen könnten Sie in einer vergleichbaren Situation um Hilfe bitten?
3. Wie kann man sich als Pflegende auf Sterbesituationen vorbereiten?

Für eine Betreuungsperson ist es immer schwer, einen Menschen sterben zu sehen und ihn dabei zu begleiten. Das gilt in besonderem Maße, wenn der Mensch

- der Erste ist, den man im Sterben begleitet.
- schon länger von einem betreut wird.
- schon längere Zeit liegt, Schmerzen hat und man ihm nicht helfen kann, sondern vielmehr „tatenlos“ zusehen muss.
- einem näher gekommen ist.

[2] Mosenthin, a. a. O., S. 45 f.

In einem Heim kann man mit den Kolleginnen sprechen. Indem man über seine Erfahrungen und Unsicherheiten redet, verarbeitet man sie auch. In einem Gespräch kann man außerdem feststellen, dass man mit seinen Gefühlen – das können Angst, Wut auf die eigene Hilflosigkeit, Ekel und Trauer sein – nicht alleine ist. Man kann das auch in einer Dienstbesprechung thematisieren und sich eventuell einen Berater von außen einladen (Supervisor).
In vielen Städten werden Sterbe- und Trauerseminare angeboten.

Offener Trauertreff

Für Angehörige, Freunde und Hinterbliebene

Mittwoch
16:30–18:00 Uhr

Hat man einen Sterbenden zu Hause zu betreuen, kann man sich um eine Sterbebegleitung bemühen. Ein menschenwürdiges Sterben wird von der **Hospizbewegung** angestrebt und organisiert.

BEISPIEL

Bericht eines Hospizhelfers:
„Die Ärzte hatten Frau Schreiber nur noch zwei Monate gegeben. Aber mit dem Wechsel von der Klinik nach Hause wuchs ihr Lebensmut. Sie hat noch ein dreiviertel Jahr gelebt und ihren letzten Frühling so intensiv erlebt, mit strahlenden Augen, als wäre es ihr allererster. Auch etwas Neues durfte Frau Schreiber kurz vor ihrem Tod noch kennenlernen: das erste Enkelkind, das sie sterbenskrank, aber glücklich, mit dessen Eltern erwartet hatte."

Wie das Beispiel deutlich macht, ermöglichen Hospizhelfer Sterbenskranken, die letzte Lebenszeit zu Hause zu verbringen. Sie verstehen sich dabei nicht als „Sterbebegleiter", sondern als „Lebensbegleiter sterbender Menschen". Denjenigen, die sie begleiten, helfen sie, ihre noch erfüllbaren Wünsche zu realisieren. Dabei kann es sich beispielsweise um einen Theaterbesuch oder einen Bummel über den Weihnachtsmarkt handeln. Wenn nötig leisten sie auch Nachtwachen, reden mit den Sterbenden oder sind einfach nur da.
Manchmal erfolgt eine Begleitung auch über einen längeren Zeitraum.

BEISPIEL

Bericht einer Hospizhelferin, die eine alte Dame seit einem Jahr regelmäßig besucht:
„Diese Besuche sind mittlerweile Bestandteil meines eigenen Lebens geworden. Auch wenn es mir manchmal schwerfällt, die Krankheit zu akzeptieren. An manchen Tagen kommt es vor, dass ich die bettlägerige Frau so daliegen sehe und mir dabei die Frage stelle, ob das überhaupt noch ein lebenswertes Leben ist. Sie wartet geduldig auf ihren Tod. Und ich, der ungeduldigste Mensch auf der Welt, werde dauernd mit ihrer engelsgleichen Ruhe konfrontiert.
Durch die Sterbebegleitung lerne ich auch viel über mich selbst. Sterben ist ein Prozess des Loslassens – eine Erfahrung, die einem in der Partnerschaft, bei den eigenen Kindern oder eben bei den Sterbenden zugute kommt. Der Umgang mit dem Tod hat mich mittlerweile auch davon überzeugt, dass Sterbende eine andere Bewusstseinsstufe haben müssen. Ich habe es schon einige Male erlebt, dass Sterbende Menschen sehen, die schon längst tot sind. Sie können sogar mit ihnen reden."

AUFGABEN

1. Warum arbeiten Menschen ehrenamtlich in der Hospizhilfe?
2. Was tun sie für die Sterbenden?
3. Was lernen die Sterbebegleiter im Umgang mit den Sterbenden?

Als Hospiz wurden ursprünglich christliche Herbergen für Pilger oder Reisende bezeichnet. Die ersten Sterbehäuser wurden in England für sterbende Krebskranke eingerichtet. In Deutschland gibt es zzt. 236 stationäre Hospize, mehr als 300 Palliativstationen und ca. 1 500 ambulante Hospizdienste.[1]

Menschenwürdig leben und sterben

HospizHilfe Bremen e.V.

Ziel der Hospizbewegung ist es, den Menschen das Sterben in einer menschenwürdigen Umgebung zu ermöglichen. In ein Hospiz kann grundsätzlich jeder aufgenommen werden, unabhängig von seiner finanziellen Situation und Religionszugehörigkeit.

[1] Vgl. Deutscher Hospiz und Palliativ-Verband e. V., www.dhpv.de

Die Sterbenden werden medizinisch, psychologisch und seelsorgerisch betreut und optimal versorgt, damit sie die letzten Tage Ihres Lebens möglichst schmerzfrei verbringen können. Die Bedürfnisse, Ängste und Wünsche der Sterbenden und ihrer Angehörigen stehen dabei im Mittelpunkt. Professionelle und ehrenamtliche Hospizhelfer umsorgen die Sterbenden und deren Angehörige sowohl zu Hause als auch in extra dafür eingerichteten Häusern, den Hospizen.

AUFGABEN

1. Welche Zielsetzungen haben Palliativstationen?
2. Die Zahl der Hospize und Palliativstationen steigt seit einigen Jahren. Wie erklären Sie das?

ZUSAMMENFASSUNG

- Die Auseinandersetzung mit Sterben und Tod ist die letzte Aufgabe im Leben eines Menschen und wird von den Betroffenen unterschiedlich bewältigt.
- Die Betreuer müssen sich auf jedes Sterben neu einstellen.
- Elisabeth Kübler-Ross teilt den Sterbevorgang in folgende fünf Phasen ein:
  - Nicht-Wahrhaben-Wollen/Isolierung
  - Zorn
  - Verhandeln
  - Depression
  - Zustimmung
- Die Einstellung zum Tod hat sich gewandelt: Früher wurde er als Teil des Lebens akzeptiert, heute ist er ein Tabuthema. Sterbende werden häufig allein gelassen oder in Pflegeeinrichtungen untergebracht.
- Da die Bedürfnisse Sterbender verschiedenartig sind, kommt ihrer Wahrnehmung eine besondere Bedeutung zu.
- In der letzten Lebensphase treten oft bestimmte körperliche und psychische Bedürfnisse auf, wie
  - Befreiung von Schmerzen
  - Ruhe
  - Durst
  - sorgfältige Körperpflege
  - Wunsch nach Wahrheit
  - Regelung der persönlichen Angelegenheiten
  - Bewahrung der Würde
  - Kontakt und Nähe
- Die Reaktionen der Angehörigen sind ebenfalls sehr unterschiedlich. Sie sollten die Möglichkeit haben, sich zu informieren und längere Zeit in der Nähe des Sterbenden zu verbringen.
- Bei Betreuern können folgende negative Reaktionen auftreten: Verstecken hinter Routine, Vermeiden enger Kontakte, Aggressionen gegenüber anderen.
- Hilfe bei der Begleitung Sterbender können Betreuer durch Beratungen und Fortbildungen erhalten.
- Hospize setzen sich für ein menschenwürdiges Sterben ein und begleiten Sterbende und Angehörige.

AUFGABEN

1. Sie erfahren, dass ein naher Angehöriger nur noch kurze Zeit zu leben hat. Wie würden Sie sich verhalten?
2. Ein Sterbender möchte ein Testament machen. Was würden Sie unternehmen?
3. Wie können Sie sicherstellen, dass ein Sterbender gut versorgt wird?
4. Erkundigen Sie sich, wo sich in Ihrer Nähe eine Hospizeinrichtung befindet und unter welchen Bedingungen eine Sterbebegleitung übernommen wird.
5. Schildern Sie, wie in Ihrer Praktikumsstelle mit Sterbenden umgegangen wurde. Waren Sie damit einverstanden oder würden Sie etwas ändern?
6. *Ein naher Angehöriger ist in der Nacht in einem Krankenhaus gestorben. Am nächsten Morgen holt die Familie seine persönlichen Sachen aus dem Sterbezimmer. Es ist Weiberfastnacht. Plötzlich geht die Tür auf. Die Schwestern haben Pappnasen aufgesetzt und rufen: „Alaaf und Helau!“*
   Wie wird dieses Verhalten wohl auf die Trauernden gewirkt haben?
7. Nach der Beerdigung findet der sogenannte „Leichenschmaus“ statt.
   Welchen Sinn könnte das gemeinsame Beieinandersein haben? Befragen Sie ältere Menschen hierzu.
8. *„Als meine Krankheit diagnostiziert wurde, befand ich mich wochenlang in einer Art Schockstarre, und dennoch hatte ich nie zuvor in meinem Leben einen so klaren Kopf. Ich konnte auf einmal kristallklar denken. […] Und dann, nachdem der Schock vorbei war, hatte ich nur noch positive Gefühle.“*[1]
   a) Welche Sterbephasen werden beschrieben?
   b) Wie geht die Sterbende damit um?
   c) Was können Sie für Ihre Arbeit daraus lernen?
9. Malen Sie mit Fingerfarben ein Bild vom Tod und vergleichen Sie es mit dem ersten (s. S. 216).
   Hat sich etwas verändert?

[1] Interview mit Barbara Rudnik, die im Mai 2009 im Alter von 50 Jahren an Krebs gestorben ist. Zeit Magazin, Heft 25, 2009, S. 13

Sachwortverzeichnis

A

B

C

D

E

F

Textverzeichnis

American Association of Mental Retardation:
http://www.aaidd.org/

Ariès, Philippe/Duby, Georges:
Geschichte des privaten Lebens (5 Bände).
Bechtermünz Verlag, Augsburg, 1999

Birkenbihl, Vera F.:
Erfolgstraining. Schaffen Sie sich Ihre Wirklichkeit selbst. 12. Auflage, mvg Verlag, München, 2001

Birkenbihl, Vera F.:
Signale des Körpers. Körpersprache verstehen.
20. Auflage, mvg Verlag, München, 2009

BMAS – Bundesministerium für Arbeit und Soziales:
Pressemitteilung „Behinderte Menschen gehören in die Mitte der Gesellschaft“ vom 15.06.2011 www.bmas.de

BMFSFJ – Bundesministerium für Familie, Senioren, Frauen und Jugend (Hrsg.):
Familie zwischen Flexibilität und Verlässlichkeit. Perspektiven für eine lebenslaufbezogene Familienpolitik – 7. Familienbericht, 2006

BMFSFJ – Bundesministerium für Familie, Senioren, Frauen und Jugend (Hrsg.):
Potenziale des Alters in Wirtschaft und Gesellschaft. Der Beitrag älterer Menschen zum Zusammenhalt der Generationen – 5. Altenbericht, 2005

Bundesministerium für Gesundheit (Hrsg.):
Über die Initiative „Leben hat Gewicht“; www.leben-hat-gewicht.de

Bundeszentrale für gesundheitliche Aufklärung (Hrsg.):
Aufregende Tage – Jules Tagebuch. Köln, 2004

Deutscher Bundestag (Hrsg.):
Schlussbericht der Enquete-Kommission Recht und Ethik der modernen Medizin. Berlin, 2002

Deutscher Hospiz und Palliativ-Verband e.V., Berlin; http://www.hospiz.net/bag/index.html

Deutsches Ärzteblatt:
Klaus-Dieter Thomann: Die Contergan-Katastrophe – Die trügerische Sicherheit der „harten“ Daten. Jg. 104, Heft 41, 12.10.2007, S. A 2778–82

Eberhard-Karls-Universität Tübingen:
Abt. Psychiatrie und Psychotherapie im Kindes- und Jugendalter http://www.medizin.uni-tuebingen.de/ppkj/Download/Geistige_Behinderung.pdf Tübingen, 2004

Geo:
Wie ein Charakter entsteht. Persönlichkeit – Typus – Temperament. Heft 8, 1998, S. 45

Geo Wissen:
Wie uns der Lebensweg formt. Die Facetten der Persönlichkeitsentwicklung – in Bildern. Heft 43, 2009, S. 6–27

Gordon, Thomas:
Familienkonferenz. Die Lösung von Konflikten zwischen Eltern und Kind. Heyne, München, 1989

Gordon, Thomas:
Managerkonferenz. Effektives Führungstraining. 19. Auflage, Heyne, München, 2005

Grönemeyer, Herbert:
Männer. EMI Music Publishing Germany GmbH, Hamburg

Härtling, Peter:
Zum laut und leise Lesen. Geschichten und Gedichte für Kinder. Rowohlt, Reinbek, 1980

Harvard Business Manager:
Michael Hengl/Oliver Menz/Johannes Wiek: Best Practice: Kollektiv handeln lernen. Heft 10, 2008, S. 44–51

Hawking, Stephen:
Einsteins Traum. Expeditionen an die Grenzen der Raumzeit. Rowohlt, Reinbek, 2005

Huxley, Aldous:
Schöne neue Welt. 65. Auflage, Fischer Taschenbuchverlag, Frankfurt/M., 2008

Holst, Evelyn:
Wenn ich einmal alt bin ... Erstveröffentlichung des Textes in der Zeitschrift Stern. Abdruck mit freundlicher Genehmigung der Autorin.

KarstadtQuelle Versicherungen (Hrsg.):
Studie: Die freie Generation 2009 – Das Lebensgefühl der Menschen ab 45 Jahre

Klencke, Hermann:
Das Weib als Gattin. 11. Auflage, Eduard Kummer, Leipzig, 1891

Knobling, Cornelia:
Konfliktsituationen im Altenheim. Eine Bewährungsprobe für das Pflegepersonal. 5. Auflage, Lambertus, Freiburg, 1999

Kruse, Andreas et al:
Konflikt- und Belastungssituationen in stationären Einrichtungen der Altenhilfe und Möglichkeiten ihrer Bewältigung. Schriftenreihe des Bundesministeriums für Familie und Senioren, Bd. 2. Kohlhammer, Stuttgart, 1992

Kübler-Ross, Elisabeth:
Interviews mit Sterbenden. Droemer Knaur, München, 2001

Landesinstitut für Schule Bremen (Hrsg.):
Projektmanagement macht Schule. Bremen, 2005

Leymann, Heinz:
Mobbing. Psychoterror am Arbeitsplatz und wie man sich dagegen wehren kann. Wunderlich, Reinbek, 2002

Loriot:
Menschen, Tiere, Katastrophen. Reclam, Stuttgart, 1993

Marmet, Otto:
Ich und du und so weiter. Kleine Einführung in die Sozialpsychologie. 10. Auflage, Beltz, Weinheim, 2010

Medizinauskunft.de:
WANC: Schutz vor Osteoporose: Weniger Fernsehen, mehr Bewegung. 23.02.2006; http://www.medizin auskunft.de/artikel/familie/kinder/23_02_osteoporose schutz.php

Mosenthin, Elfriede:
Nachtschwester auf der Endstation. Ein Bericht. Rosenheimer Verlagshaus, Rosenheim, 1988

Nickel, Horst:
Entwicklungspsychologie des Kindes- und Jugendalters (Band 1 und 2). 3. Auflage, Huber, Bern, 1982

Oerter, Rolf:
Entwicklung und Sozialisation. Kindheit, Jugend, Alter. 2. Auflage, Auer Verlag, Donauwörth, 1993

Pädagogische Rundschau:
Bracken, H. von: Behinderte Kinder in der Sicht ihrer Mitmenschen. Heft 21, 1967, S. 711–723

Robert Koch-Institut (Hrsg):
Körperliche Aktivität. Faktenblatt zu KiGGS Welle 1: Studie zur Gesundheit von Kindern und Jugendlichen in Deutschland – Erste Folgebefragung 2009–2012. RKI, Berlin www.kiggs-studie.de (Stand: 12.11.2014) URL: https://www.rki.de/DE/Content/Gesundheits monitoring/Gesundheitsberichterstattung/GBEDown loadsF/KiGGS_W1/kiggs1_fakten_koerp_aktivitaet. pdf?__blob=publicationFile (Abruf 01.03.2018)

Roth, Eugen:
Ein Mensch und mehr. Saur Verlag, München, 2002

Saint-Exupéry, Antoine de:
Der kleine Prinz. Karl Rauch Verlag, Düsseldorf, © 1950 und 2008

Schenk-Danzinger, Lotte:
Entwicklungspsychologie. 2. Auflage, G&G Verlagsgesellschaft, Wien, 2008

Schulz von Thun, Friedemann:
Miteinander reden (Bd. 1): Störungen und Klärungen. Allgemeine Psychologie der Kommunikation. 45. Auflage, Rowohlt, Reinbek, 2006

Schwertfeger, Bärbel:
Macht ohne Worte. Wie wir mit dem Körper sprechen. 2. Auflage, Heyne, München, 1989

Singh, J. A. L.:
Die Wolfskinder von Midnapore. Quelle & Meyer, Heidelberg, 1964

Sozialgesetzbuch – Neuntes Buch (SGB IX):
Rehabilitation und Teilhabe behinderter Menschen. Artikel 1 des Gesetzes vom 19.06.2001, BGBl. I, S. 1046; zuletzt geändert durch Artikel 2 des Gesetzes vom 30.07.2009, BGBl. I, S. 2495

Spiegel Online Wissenschaft:
Claudia Janetzko/Marc Krones/Eva Neuland: Von knorke bis gaga – die Entwicklung der Jugendsprache, 02.06.2008; http://www.spiegel.de/wissenschaft/ mensch/0,1518,557237,00.html

Statistische Ämter des Bundes und der Länder (Hrsg.):
Demografischer Wandel in Deutschland. Heft 2, 2008

Tinetti, M. E.:
Performance-oriented assessment of mobility problems in elderly patients. J. Am. Geriatr. Soc., Heft 34(2), 1986, S. 119–126

Tucholsky, Kurt:
Gesammelte Werke (1921–1924). Bd. 3, Rowohlt, Reinbek, 1975

UN-Konvention:
Übereinkommen über die Rechte von Menschen mit Behinderungen (2006). Zwischen Deutschland, Liechtenstein, Österreich und der Schweiz abgestimmte Übersetzung; http://www.bmas.de/portal/2888/ property=pdf/uebereinkommen_ueber_die_rechte_ behinderter_menschen.pdf

VdK-Zeitung:
Gehörlose Schönheitskönigin. Sozialverband VdK Deutschland e.V., Heft 11, 1994

Voges, Wolfgang:
Soziologie des höheren Lebensalters. Ein Studienbuch zur Gerontologie. Maro Verlag, Augsburg, 2007

Wander, Maxie:
Leben wär' eine prima Alternative. Tagebücher und Briefe. Herausgegeben von Fred Wander. Darmstadt/ Neuwied, Luchterhand Verlag, 1980. Frankfurt/M., Suhrkamp Verlag, 2009. Alle Rechte: Susanne Wander, Wien.

Watzlawick, Paul:
Wie wirklich ist die Wirklichkeit? Wahn – Täuschung – Verstehen. 6. Auflage, Piper, München, 2006

Zachert, Christel u. Isabell:
Wir treffen uns wieder in meinem Paradies. 13. Auflage, Bastei Lübbe, Bergisch Gladbach, 2008

Zeit Magazin:
Ich bin innerlich stabil. Heft 25, 2009, S. 13. Auszug aus einem Interview mit Barbara Rudnik. Das Interview führte Louis Lewitan im August 2008, nachzulesen in: Ders. (Hrsg.): Die Kunst, gelassen zu bleiben. Ludwig Verlag, München, 2009

Zimbardo, Philip G./Gerrig, Richard J.:
Psychologie. 18. Auflage, Pearson, München, 2008

Bildquellenverzeichnis

Alten- und Pflegeheim Rosengarten, Norderstedt: S. 100/2

AOK-Mediendienst, Bonn: S. 48

B.B.F. Berufsbekleidung-Fricke e. K., Dortmund: S. 209/1

Böttner, Frank, Fotografie, Düsseldorf: S. 198/2

Bundesinstitut für Bevölkerungsforschung, www.demografie-portal.de, Wiesbaden: S. 136, 154/2

Bundeszentrale für gesundheitliche Aufklärung (BZgA), (Mit freundlicher Genehmigung und Unterstützung), Köln: S. 124/1

dpa Picture-Alliance GmbH, Frankfurt am Main: S. 39/1 (Augenklick/Annegret Hilse/GES); 49/2 (Jochen Lübke); 126/2 (abaca); 127/2 (Infografik); 135 (Jazz-Archiv); 164/1, 169 (dpa-report); 170; 174/1; 176/1 (dpa-Bildarchiv); 181/1; 183 (dpa-report); 189/1; 198/1; 214 (Fotoreport); 219/1 (akg-images/Erich Lessing); 219/2 (akg-images); 220 (africamediaonline/Graeme Williams); 224/1 (picture alliance /NurPhoto)

Elbe-Werkstätten, Hamburg: S. 200/1 (Axel Nordmeier)

Fotolia Deutschland, Berlin, © www.fotolia.de: S. 10/1 (Monika Adamczyk); 10/2 (Robert Kneschke);

16/2 (Thomas Aumann); 18/1 (Deanm); 21/1 (Andreas Klein); 22/2 (Stephen Hew); 24/2 (Sven Bühren); 24/3 (Otmar Smit); 26 (Leah-Anne Thompson); 30/1 (Noam); 30/2 (Angelika Bentin); 30/3 (Monkey Business); 30/4 (andreas reimann); 30/5 (Starpics); 32/2 (kamasigns);

33/2 (Monkey Business); 34/1 (Sabine Schmalfuss); 35 (Monkey Business); 37/5 (chrisharvey); 38 (TOM ANG); 42/1 (AVAVA),2 (Miriam Böttner); 45/1 (Monkey Business),2 (Pavel Losevsky); 50 (philidor); 54 (Shmel); 56/1 (bilderbox), 2 (Khorzhevska),3 (Alta C.),4 (Konstantin Sutyagin); 58 (hapa09); 59/1 (Soupstock); 60/2 (Elenatherwise); 61 (Benny Weber); 65/1 (Robert Kneschke); 67 (Angelika Bentin); 68/2 (friedberg),5 (Sally Dexter); 78 (Alexander Raths); 79/1 (Galina Borskaya); 79/2 (Light Impression); 80/1 (Harald Soehngen); 97/3 (Naty Strawberry); 98/1 (Jeffrey Banke), 2 (Jörg Jahn),3 (Udo Kroener),4 (Digitalpress); 99 (Tatyana Gladskih); 100/1 (Shariff Che'Lah); 102/1 (Ramona Heim), 2 (Blue-Fox); 103/1 (Eléonore H.),2 (Franz Pfluegl); 104/2 (Igor Stepovik); 106/1 (Michaela Brandl),3 (Lucky Dragon); 107/2 (Philip Date),3 (cynoclub),4 (Tino Hemmann); 109/1(Julia Lami),2 (Nicole Effinger); 111 (olga demchishina); 112 (pershing); 113/1 (NiDerLander); 114/1 (Monika Adamczyk),2 (Grischa Georgiew); 118 (Jamie Duplass); 119 (Thomas Perkins); 121/1 (Andrei Vishnyakov),2 (Peter Albrektsen); 121/2 124/2 (Benny Weber); 125 (Franz Pfluegl); 127/3 (Pavel Losevsky); 138/1 (Martin Allinger),2 (Edward Shtern); 139/2 (Vinicius Tupinamba); 145 (Grischa Georgiew); 151 (Monkey Business); 152 (Yuri Tuchka); 153/2 (Dan Race); 159/1 (Torsten Schon),2 (Franz Pfluegl), 3 (Herby Meseritsch); 174/2 (elypse); 180 (foto frank); 213/2 (fotum)

Getty Images, München: S. 18/2 (Christopher Furlong); 32/2 (Evans); 120 (esthAlto/Axel Ley); 134 (Dan Hallman); 179/2 (Nick Daly); 192 (Huntstock)

Heilpädagogisches Centrum Augustinum, Oberschleißheim: S. 187/1

Heuser, Eric, Hamburg: S. 216

inlingua Deutschland, Arbeitsgemeinschaft internationaler Sprachschulen e. V., Hamburg: S. 75

iStockphoto, Berlin: S. 7/1 (Leslie Banks),2 (Sander van de Wijngaert),3 (Cameron Whitman),4,5 (Jacom Stephens); 9/3 (Lisa F. Young),4; 46/1 (Wendy Shiao); 68/4 (Pavle Marjanovic); 71/1 (Claude Dagenais); 73 (Pamela Moore); 81/1 (Uguthan Betin),2 (Angelika Schwarz),3; 89 (Arvid Entegren); 113/2 (Brian McEntire); 126/1 (Aldo Murillo); 127/1 (Jason Stitt); 129 (PK-Photo); 130/1 (Rafael Zdeb),2(Nikada); 139/1; 140/1 (Annett Vauteck); 140/2 (Scott Waite), 1 (Anne de Haas); 142/3 (Dr. Heinz Linke); 144; 158/1,2 (Rhienna Cutler); 164/2 (Rich Legg); 168 (Claude Dagenais); 172/1 (Ron Bailey),2 (TIM MCCAIG),3 (Stephanie Horrocks),4 (Sherwin McGehee); 178/1 (Roman Milert); 179/1 (Gary Martin); 190 (Stephanie Horrocks); 193/1 (eva sarabassa); 194 (Andrea Howe); 202/1 (Gerard Coles),2 (Phil Date); 203 (Dr. Heinz Linke); 207/2 (Mark Hatfield),3; 209/2 (Dale Hogan)

Johanniter-Unfall-Hilfe e. V., Berlin: S. 49/1

Kirchliche Sozialstation Marktoberdorf: S. 166/2

Klinikum der Universität München: S. 181/2

Krüper, Werner, Steinhagen: S. 9/2; 22/1; 23/2; 24/1; 34/2; 39/2; 51; 64; 69/2; 72; 106/2; 177; 186; 189/2; 197; 199; 200/2; 222; 223; 224/2

Meyra GmbH, Kalletal-Kalldorf: S. 167; 209/4

Neese, Anika, Fotodesign, Berlin: S. 142/2; 154 /1; 206/1; 209/3

Oberösterreichische Gesundheits- und Spital-AG (gespag): S. 221

Okapia KG Michael Grzimek & Co, Frankfurt am Main: S. 46/2 (S. Neufried)

Karl Rauch Verlag, Düsseldorf, © 1950 und 2008: S. 213/1

Shutterstock Images LLC, New York, USA: S. 31 (VCoscaron); 75 (Monkey Business Images); 108 (Juergen Faelchle), 225/2 (Lisa S.)

Verlag Handwerk und Technik GmbH, Hamburg: S. 9/1; 176/2; 177

WOODLAND Kindermöbel GmbH, Dormagen: S. 44/1

www.huka.nl: S. 33/1

www.optischetaeuschungen-online.de: S. 15

www.pixelio.de: S. 68/3 (Knipseline)

www.reutershagen.de: S. 195/1

Zentrum für selbstbestimmtes Leben, Köln: S. 195/2

Illustrationen: Wolfgang Herzig, Essen, www.des-illu.de

Internetadressen zum Thema Sozialpflege

www.altenpflegeschueler.de
www.beratung-therapie.de
www.burnout.net
www.dggeriatrie.de
www.elternimnetz.de
www.familie.de
www.familienhandbuch.de
www.familienratgeber.de
www.dhpv.de
www.intakt.info
www.kinder.de
www.lebenshilfe.de
www.lebenslanges-lernen.eu
www.lernportal.com
www.pflege-deutschland.de
www.pflegen-online.de
www.psychiatrische-familienpflege.de
www.schulz-von-thun.de
www.unbehindert-alzenau.com